AF357654

A TRAVERS L'EXPOSITION
(SOUVENIRS DE 1889)

PROMENADES D'UN MÉDECIN

PAR

Le Dr Georges CROUIGNEAU

Secrétaire-Général adjoint de la Société de Médecine Pratique de Paris
Médecin de la Crèche du IXe Arrondissement
Membre de la Société médicale de l'Opéra
Lauréat de la Faculté de Médecine de Paris
Médaille d'honneur de la Société Nationale d'Encouragement au Bien

PRÉCÉDÉES D'UNE PRÉFACE

DE

M. le Pr DUJARDIN-BEAUMETZ

Membre de l'Académie de Médecine
Professeur à la Faculté de Médecine de Paris

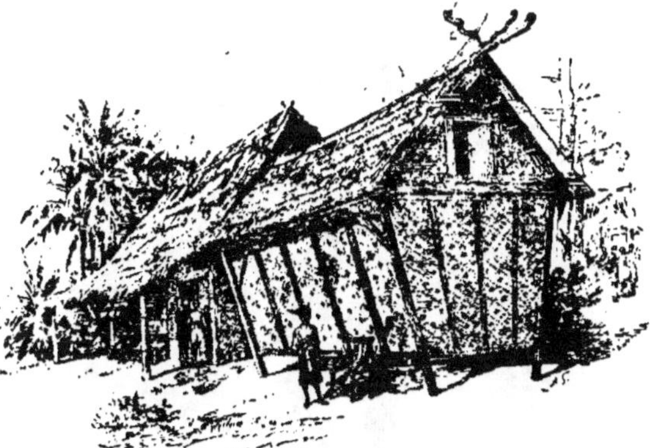

Ouvrage orné de 221 Gravures, dont 7 hors texte et 3 Cartes

PARIS
SOCIÉTÉ D'ÉDITIONS SCIENTIFIQUES
4, RUE ANTOINE-DUBOIS, 4
Place de l'École de Médecine

1891

PROMENADES D'UN MÉDECIN

A TRAVERS L'EXPOSITION

(SOUVENIRS DE 1889)

DU MÊME AUTEUR

Etude clinique et expérimentale sur la vision mentale. (Thèse inaugurale.) 1 vol. In-8°. — Babbé et Lecrosnier, éditeurs, place de l'École de Médecine. — 1884. Couronnée par la Faculté de Médecine de Paris.

Arrachement traumatique du muscle droit inférieur de l'œil gauche et arrachement simultané du globe oculaire droit, dans un cas d'automutilations répétées chez une mélancolique. — (Communication faite à la Société de Médecine Pratique de Paris, séance du 20 novembre 1887.) — In Bulletins et Mémoires de la Société et *Journal de Médecine de Paris*, n° 22, 27 novembre 1887.

Curabilité de la phtisie pulmonaire par les inhalations d'acide fluorhydrique. — 1 Broch. In-8°. — Imprimerie nouvelle, à Charleville (Ardennes), rue Forest, 41. — 1888.

Note sur la technique à suivre dans les inhalations d'acide fluorhydrique et sur le dosage thérapeutique de cet acide. — (Communication faite à la Société de Médecine Pratique de Paris, séance du 15 mars 1888.) — In Bulletins et Mémoires de la Société et *Journal de Médecine de Paris*, n° 14, 1er avril 1888.

Doit-on prendre des moyens prophylactiques contre la pneumonie au point de vue de la contagion ? — (Communication faite à la Société de Médecine Pratique de Paris, séance du 23 mai 1889.) — In Bulletins et Mémoires de la Société et *Journal de Médecine de Paris*, n° 26, 30 juin 1889.

Rapport sur l'industrie laitière à l'Exposition universelle de 1889. — Production, appareils pour la conservation du lait, pour son transport ; écrémeuses, barattes, etc. — Rapport lu à la Société de Médecine Pratique de Paris, séance du 25 juillet 1889. — (In Bulletins et Mémoires de la Société et *Journal de Médecine de Paris*, n° 43, 27 octobre 1889.) — (L'auteur avait été délégué par la Société pour suivre les expériences du jury à l'Exposition.)

Traitement de l'asthme par la lobéline. — *Journal de Médecine de Paris*, n° 46, 17 novembre 1889.

CLERMONT (OISE). — IMP. DAIX FRÈRES.

PROMENADES D'UN MÉDECIN

A TRAVERS L'EXPOSITION

(SOUVENIRS DE 1889)

PAR

Le Dr Georges CROUIGNEAU

Secrétaire-Général adjoint de la Société de Médecine Pratique de Paris
Médecin de la Crèche du IXe Arrondissement
Membre de la Société médicale de l'Opéra
Lauréat de la Faculté de Médecine de Paris
Médaille d'honneur de la Société Nationale d'Encouragement au Bien

PRÉCÉDÉES D'UNE PRÉFACE

DE

M. le Pr DUJARDIN-BEAUMETZ

Membre de l'Académie de Médecine
Professeur à la Faculté de Médecine de Paris

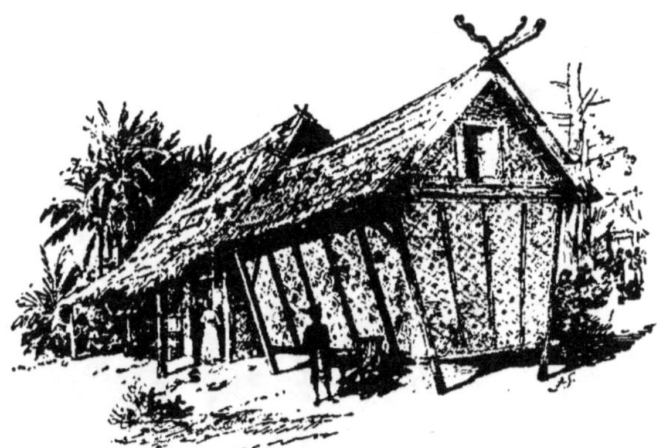

Ouvrage orné de 221 Gravures, dont 7 hors texte et 3 Cartes

PARIS

SOCIÉTÉ D'ÉDITIONS SCIENTIFIQUES

4, RUE ANTOINE-DUBOIS, 4
Place de l'École de Médecine

1890

PRÉFACE

—

Mon excellent confrère et ami, le docteur Crouigneau, me prie de présenter au public médical son livre intitulé : *Promenades d'un médecin à travers l'Exposition*. J'accepte avec empressement ce parrainage qui me permettra de dire tout le bien que je pense de cet ouvrage et de son auteur.

C'est pendant que j'étais président d'honneur de la Société de Médecine Pratique que furent instituées, sous l'active impulsion de son ardent et infatigable secrétaire-général, le Dr Gillet de Grandmont, ces promenades-conférences à l'Exposition Universelle. Elles eurent un grand et retentissant succès et ce livre est bien fait pour en perpétuer le souvenir.

Cet ouvrage n'est pas seulement destiné au public médical et de même qu'à ces conférences nous voyions accourir un grand nombre de personnes étrangères à la médecine, de même aussi le livre du Dr Crouigneau sera lu avec fruit par tous ceux qui s'intéressent aux choses de la médecine. Le nombre de ces derniers tend à croître chaque jour et je n'en connais pas de preuve plus certaine que la publication faite aujourd'hui par toute la presse quotidienne, grande et petite, du compte rendu des séances des Académies et Sociétés Scientifiques.

Pour l'Académie de Médecine, cet empressement est tel qu'il a modifié dans une certaine mesure nos débats académiques et les grandes questions qui s'y agitent aujourd'hui sur la dépopulation, les logements insalubres, en un mot sur tous ces problèmes d'hygiène sociale et publique, ont donné à ces séances un caractère qui les distingue complètement de celles qui avaient lieu autrefois. Est-ce un bien ? Est-ce un mal ? L'avenir seul en décidera. Mais il faut retenir ce fait important que je tenais à bien mettre en lumière, c'est l'intérêt soulevé dans le public par de pareilles discussions.

C'est à ce même public que s'adresse ce livre, qui sera pour le lecteur un souvenir durable de cette grande Exposition qui fut une exhibition commerciale, et surtout une manifestation sociale et scientifique d'une grande portée. Ce fut en effet une idée géniale de réunir à l'occasion du centenaire de 1789 tous les progrès accomplis pendant ce siècle dans toutes les branches de l'industrie, de l'art et de la science. Je n'ai pas à dire quel fut le succès de cette manifestation, mais ce livre laissera une trace durable de ce grand succès et il complétera l'ouvrage qu'a déjà fait paraître la Société de Médecine Pratique à l'occasion de cette Exposition et où on signalait les progrès accomplis dans les sciences purement médicales (1).

Je crois ce livre appelé à un réel succès, il récompensera le D<r> Crouigneau de la peine et du labeur qu'il a fournis pour nous donner une reproduction fidèle et exacte de ces conférences.

Novembre 1890.

DUJARDIN-BEAUMETZ.

(1) Société d'Editions Scientifiques. *Les Sciences médicales en 1889*, 4, rue Antoine-Dubois.

AVANT-PROPOS

—

L'Exposition n'est plus. Cet amoncellement superbe des richesses du travail, après une apothéose glorieuse, s'est peu à peu diffusé aux quatre coins du monde. Le vide s'est fait à nouveau sur cette immense plaine du Champ de Mars, qui pendant plus de six mois fut foulée par toutes les nations de la terre. Mais cependant tout n'est pas évanoui ; une chose reste impérissable au cœur de ces multitudes, c'est le souvenir.

Combien de familles dans nos villes, dans nos bourgades, dans les douars perdus de nos oasis sahariens, dans les villages ombragés par les palmiers du Sénégal, les bananiers de l'Inde, les eucalyptus d'Australie, les pins de Nouvelle-Calédonie, les arbres à laque du Japon, parlent aujourd'hui de nous et des splendeurs de notre capitale !

Quand il n'y aurait comme résultat que cette admiration inspirée à tous, pour répondre à ceux qui font une opposition systématique à nos Expositions, n'est-ce donc rien que le prestige de la France augmenté, affermi sous toutes les latitudes du globe ?

Le spectacle que Paris a donné de mai à novembre 1889 a fait réfléchir bien des inimitiés. Les regards se sont souvent portés de ce travail cyclopéen, la Tour Eiffel, à cet autre non moins grandiose la Galerie des Machines, et l'esprit saisi est resté stupéfait. « Quel est donc ce peuple

qui crucifie des lions ? » disaient autrefois, également éton-
nés, les mercenaires de Carthage. Quelle est donc cette
nation, ont intérieurement pensé nos hôtes d'un jour, qui
après avoir été ravagée par l'invasion, après avoir payé
une rançon formidable, nous convie à de telles fêtes et
étale à nos yeux éblouis tant de richesses et tant de puissance ?

Cette nation, c'est la France, qui, humiliée un jour, fait
encore l'envie de tous par la grandeur sans cesse renais-
sante qu'elle sait puiser dans le travail, dans l'ordre, dans
la paix.

Si tous les yeux indistinctement ont pu admirer l'harmonie majestueuse de l'ensemble de l'Exposition, quelques-
uns seulement ont poussé plus loin leurs investigations et
pénétré le secret de chaque chose, l'histoire de chaque
détail. Que de merveilles frôlées chaque jour, coudoyées à
chaque pas, et dont on ne soupçonnait même pas l'existence ! Il est vrai qu'il eût fallu être une encyclopédie
vivante pour pouvoir tout comprendre du premier coup
d'œil au milieu de cette multitude d'objets perfectionnés,
sublime expression du génie humain au XIXe siècle. Cette
insuffisance de notre pauvre intelligence a été, on peut le
dire, ressentie à peu près par tous à divers degrés, aussi
chaque fois que l'occasion s'en est présentée, a-t-on fait
appel à plus savant que soi, pour sortir de la promenade
banale à travers les cafés exotiques, la rue du Caire, les
théâtres et les restaurants, qui pour beaucoup constituent
tout ce qu'ils ont vu et retenu de l'Exposition.

Ce desideratum était assez difficile à réaliser pour chacun en particulier, si l'on n'avait le privilège d'occuper
quelque poste officiel, créant immédiatement autour de
vous une petite cour de sujets attentifs à chacun de vos

désirs. Mais la chose était faisable pour une personnalité multiple, comme une société, une association, un syndicat, dont tous les membres sont unis dans un même ordre d'idées et d'intérêts scientifiques ou commerciaux.

Notre savant confrère M. Gillet de Grandmont, secrétaire-général de la Société de Médecine Pratique de Paris, soutenu par un vote unanime de la Société et toujours conduit par la noble ardeur de tout approfondir, organisa avec le zèle le plus digne d'éloges, une série de promenades instructives sous la conduite de personnes autorisées.

Le succès dépassa bientôt toutes les espérances. Les demandes affluèrent de toutes parts ; chacun briguait la faveur de suivre nos travaux ; la grande presse elle-même se fit représenter par ses principaux reporters, et nous vîmes dans nos rangs les personnes les plus distinguées dans les lettres, les arts et les sciences.

Les dames furent admises à toutes nos visites, car selon la charmante expression de notre sympathique prédécesseur au fauteuil de secrétaire-général adjoint, M. Champigny, « *la science et la galanterie sont sœurs* ». Aussi vinrent-elles nombreuses rehausser par leur présence le charme de nos réunions.

Au lendemain de ces fêtes, où nous avons beaucoup vu, beaucoup entendu et quelque peu retenu, il nous a paru faire un travail utile en réunissant nos notes et nos souvenirs. Pour les uns, nous compléterons ce qu'ils n'ont pas eu l'occasion d'apprendre ; pour les autres, nous leur rappellerons des détails oubliés ou passés inaperçus ; pour tous, nous ferons revivre, s'il est possible, quelques-unes de ces belles journées, qui empruntaient au rayonnement glorieux de notre belle France le plus pur de leur auréole et de leur captivant attrait.

Nous nous ferions cependant des reproches d'ingratitude si, avant de commencer, nous ne rendions hommage à tous ces collaborateurs de bonne volonté, savants, explorateurs, industriels ou hommes de lettres, qui, par les renseignements qu'ils nous ont fournis, les travaux qu'ils nous ont communiqués, les magnifiques gravures qu'ils ont gracieusement mises à notre disposition, ont rendu moins téméraire l'entreprise que nous nous étions proposée.

Nous adresserons particulièrement nos plus sincères remerciements à MM. les administrateurs de l'*Illustration*, du *Monde Illustré*, du *Magasin Pittoresque*, des *Sciences Biologiques*, de la *Revue d'Anthropologie*, de la maison *Hachette et C*[ie], qui à l'envi, nous ont laissé puiser dans leurs merveilleuses collections de clichés, tant appréciés par leurs innombrables lecteurs de tous les pays.

Semblable accueil bienveillant nous a été réservé auprès de nos grands industriels :

MM. MERCIER (vins de Champagne) ;
    MENIER (chocolat) ;
    HIGNETTE (appareils de laiterie) ;
    GENESTE ET HERSCHER (applications du génie sanitaire ; appareils de désinfection) ;
    SOHY ET DUREY (appareils d'hygiène urbaine et de sauvetage) ;

et auprès de nos plus grandes maisons d'instruments de chirurgie : *Aubry, Collin, Mathieu, Mariaud, Galante.*

Quant aux noms amis de ceux aux portes desquels nous avons frappé pour obtenir un détail précis, un document historique, un éclaircissement précieux à notre ignorance, ils sont déjà connus de tous. Ce sont :

MM. Topinard, Hamy, Cartailhac, professeurs d'anthropologie et d'ethnographie ;

Bougarel, directeur de l'usine des produits chimiques
Adrian ;

Raoul, Rivière, explorateurs ;

Marichelle, Goguillot, professeurs à l'Institution
Nationale des sourds-muets de Paris ;

Poirier, avocat à la Cour d'appel de Paris ;

Masson, inspecteur de l'assainissement de Paris ;

Rogier, secrétaire-général des sauveteurs de la Seine

et nos très distingués confrères, les :

Drs Duchaussoy, professeur agrégé à la Faculté de
Médecine de Paris, secrétaire-général de l'Association des Dames françaises ;

Bouloumié, secrétaire-général de l'Union des femmes
de France ;

Bérillon, professeur libre des maladies nerveuses,
rédacteur en chef de la *Revue de l'Hypnotisme* ;

A.-J. Martin, secrétaire-général de la Société de
Médecine publique et d'hygiène ;

Gouel, médecin en chef de l'hôpital des phtisiques
de Villepinte ;

Saint-Yves-Ménard et Chambon, directeurs de l'Institut vaccinal.

Gruby, Jasiewicz, etc., etc..

Chez tous, nous avons rencontré une telle sympathie et
un si grand empressement à seconder nos efforts pour mener
à bien la tâche quelque peu difficile que nous avions entreprise, que nous sommes heureux de leur exprimer ici publi-
quement toute notre gratitude.

Ceux qui s'intéresseront à la lecture de ces promenades et en retireront quelque profit, sauront en faire remonter le mérite aux vrais savants qui les ont inspirées et excuseront leur modeste interprète de toutes les imperfections que pour sa part il y a apportées. Puissent-ils imiter en cela la bienveillante indulgence de notre vénéré maître, M. Dujardin-Beaumetz, qui, après avoir été l'illustre promoteur de tous ces travaux comme notre Président d'honneur, a bien voulu en accueillir notre compte-rendu avec son affabilité habituelle ! Cette marque d'estime est la plus belle récompense que nous osions espérer et pour laquelle nous ne saurions trop lui témoigner toute notre reconnaissance.

Dʳ G. Crouigneau.

PROMENADES D'UN MÉDECIN

A TRAVERS L'EXPOSITION

Iʳᵉ EXCURSION

LES ANGOLAIS

Une troupe d'Angolais était arrivée pour quelques jours à Paris, non pas pour faire partie de l'Exposition, les délais pour la réception étaient passés, mais pour continuer la série servant aux études anthropologiques devenues si populaires depuis quelques années, avec les Cingalais, les Hottentots, les Lapons, pour ne parler que des derniers. Notre savant président, M. le docteur Laburthe, décida que nous débuterions dans nos excursions en allant leur rendre visite. Celle-ci eut lieu le 23 juillet, sous les auspices de M. le docteur Topinard, professeur d'Anthropologie, à leur campement, rue Laffitte.

Disons tout d'abord que ces Angolais, à part deux ou trois individus, ne sont pas des Angolais ; ils sont mieux que cela au point de vue ethnographique. Ceci demande quelques mots d'explication.

Il est convenu d'appeler *Angola* les possessions portugaises de la côte ouest d'Afrique, qui s'étendent entre le Congo et le Cunene ou Kounené et qui comprennent, outre l'ancienne colonie d'Angola, encore les territoires de Benguela et de Mossamèdes. Toute cette région basse est peuplée de différentes tribus

Kiamba, Kissama, Mondombé, Bakisé, etc., fort mélangées, et ce n'est qu'à l'ensemble de ces tribus que l'on pourrait appliquer, d'après le territoire qu'elles habitent, le nom d'Angolais. La région montagneuse située plus à l'Est, dans l'intérieur du continent, et sur une partie de laquelle les Portugais ont étendu récemment leur domination, est un pays beaucoup plus intéressant.

Les races qui habitent cette région, c'est-à-dire les territoires de Bihé, les vallées du Kouando et des affluents du Kassaï, le royaume de Mouata-Yamvo, sont beaucoup plus pures et moins connues que celles de la côte. Or, il se trouve que, sauf deux ou trois Mondombé de la côte, la troupe de la rue Laffitte est composée précisément des représentants de ces races peu connues : on y voit quatre individus appartenant au peuple *Ganguela*, habitant le plateau borné à l'est par la haute vallée du Kouando, affluent du Zambezi, et à l'ouest par celle du Koubango ; on y voit aussi un homme de Bihé, région située plus au Nord, et une femme de la tribu de Baïloundo, dont l'habitat est à l'ouest de Bihé. Il y a dans ce groupe une femme et un enfant de la peuplade de Kioko ou Ahioko qui, cantonnée, il y a à peine 25 ans, à l'est des Ganguela, s'est avancée aujourd'hui jusqu'à la partie ouest du royaume indigène de Mouata-Yamvo, par le 7ᵉ degré de latitude sud. Un des hommes de la troupe et une femme semblent appartenir à la tribu des *Lounda*, qui forme la base de la population de ce royaume. Une tribu peu connue du bassin des affluents gauches du Congo, celle de *Louba*, nous a envoyé un des plus charmants spécimens de son beau sexe, une jeune fille. Enfin, des deux individus, dont la provenance n'a pu être dûment établie, l'un Cambouga, présente tous les traits des Hottentots (qui, comme on le sait, ne sont qu'un mélange de Bochimans et de Bantou), et l'autre Loupaka, garçon de 8 à 10 ans, offre une figure toute particulière qui, au premier abord, fait penser aux Akkas.

Voilà donc réunis, dans une petite boutique de la rue Laffitte, les représentants de six ou sept peuplades africaines dispersées

entre l'Océan Atlantique et les grands Lacs, dans la région des
sources du Koubango et des affluents du Congo et du Zambezi,
sur un territoire dont la superficie égale à peu près celle de la
France.

L'on sait que cette région a été à plusieurs reprises envahie
par les populations de race Bantou, c'est-à-dire apparentées aux
Zoulous et aux Cafres de la côte orientale ; la dernière de ces invasions était celle des « Djaga » — que certains auteurs (Bas-
tian, etc.), assimilent aux Ganguela actuels. Les envahisseurs se
mêlèrent à la race autochtone qui devait être probablement voisine des Bochimans et des Hottentots ; du moins, rencontre-
t-on dans le pays, jusqu'à présent, des types parfaitement bochi-
manoïdes et l'individu de la troupe dont nous avons parlé plus
haut appartient sans conteste à ce type : sa petite taille, sa
coloration claire, son nez écrasé, ses pommettes saillantes, tout
l'ensemble de son être parlent en faveur de son origine bochi-
mane. Quoi qu'il en soit, la majorité de la population d'Angola
et du pays situé plus à l'est appartient à la race Bantou, et notamment à la subdivision de cette race que l'on est convenu
d'appeler « groupe central »; il forme comme un passage du
groupe méridional, composé de Zoulous, de Betchouanas et de
Hereros, au groupe septentrional formé de Douallas, d'Ossyeba,
ou Fans et des tribus des affluents du Congo moyen.

Les *Mondombé, Bandombé,* ou simplement *N'dombé* (les pré-
fixes *Mon* et *Ba* voulant dire *gens, peuple),* qui habitent dans
la province de Benguela, et aussi entre Mossamèdes et Capan-
goumbé, sont les plus mêlés de toutes les peuplades dont nous
venons de parler. Aussi leur type varie-t-il considérablement.

Parmi les trois individus (deux hommes et une femme) de
cette tribu que nous avons examinés, deux sont mésaticéphales
et un dolichocéphale ; deux sont très petits de taille, tandis que
le troisième est grand (1 m. 73 centimètres) ; deux ont le nez
aplati, large, tandis que le troisième a le nez allongé, étroit,
etc. C'est une peuplade de mœurs farouches, vagabondes et qui
n'a aucun goût pour les travaux sédentaires. Les rapports pro-

longés avec les Européens ne leur ont fait faire aucun progrès ; tout ce qu'ils y ont gagné, c'est de devenir des consommateurs effrénés d'alcool.

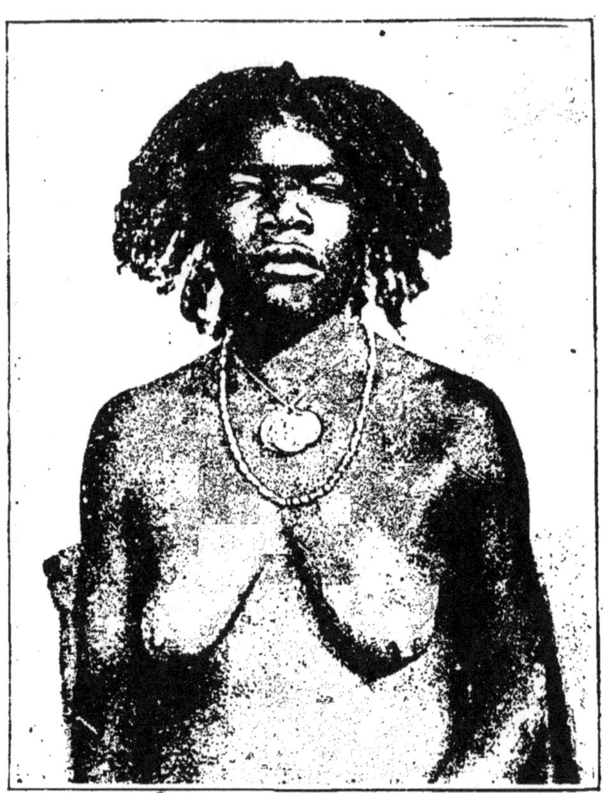

Fig. 1. — Mondombé de la côte.
(D'après la photographie du prince Roland Bonaparte.)
(Tiré des *Sciences Biologiques*).

Leur vêtement, chez les deux sexes, se compose de deux peaux attachées à la ceinture ; seuls, parmi les indigènes de la côte ouest d'Afrique, les Mondombé portent des sandales qu'ils tiennent, toutefois, le plus souvent à la main ou suspendues à leur

ceinture. Ils ont l'habitude d'enduire leur chevelure d'une pom-
made composée d'huile ou de beurre rance et de poussière de
charbon, et de couvrir leur corps, leurs armes et leurs vêtements
d'une épaisse couche de graisse, ce qui les rend sales et repous-

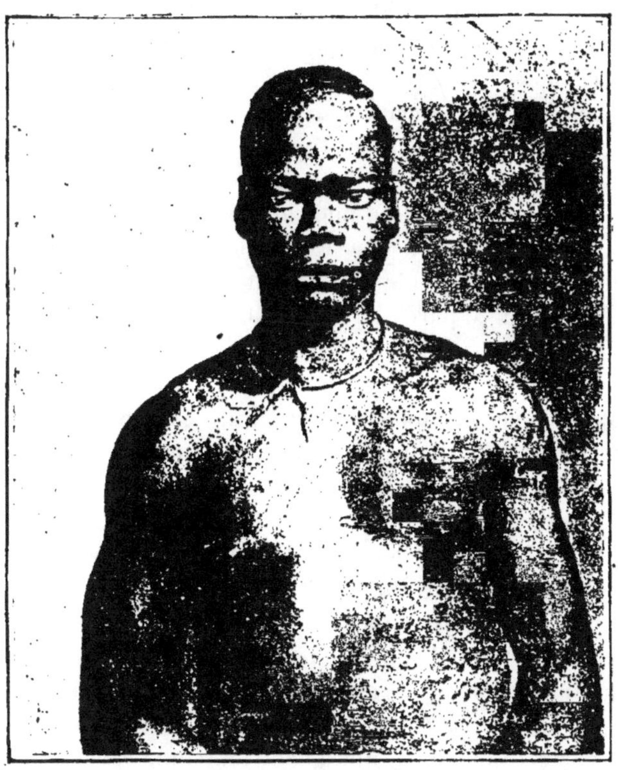

Fig. 2. — Une femme Ganguela.
(D'après la photographie du prince Roland Bonaparte.)
(Tiré des *Sciences Biologiques*).

sants de malpropreté. Un usage ancien, encore pratiqué aujour-
d'hui chez les Mondombé non civilisés, est celui de *Vakoungo* :
c'est la vente aux enchères, pour une nuit, des jeunes filles dont

les parents ne sont pas assez riches pour payer le repas somptueux de la noce ; les parents promènent la fiancée toute nue et badigeonnée d'argile blanche, de maison en maison, l'offrant au plus fort enchérisseur.

Les *Ganguela* ou *Qouangela* forment une population paisible, agricole et marchande ; elle comprend une grande variété de tribus ; ce sont des hommes grands, bien faits et généralement dolichocéphales.

Les *Lounda* sont décrits par les voyageurs comme étant plus grands et plus clairs que les nègres de la côte ; cependant la femme Lounda que nous avons étudiée était la plus petite de toute la troupe (1 m. 38), mais aussi elle avait la peau la plus claire. Les Lounda sont une race pacifique, bonne, affable. Ils adorent un esprit de bien, « Zambi », qui donne le bonheur ; mais ils sont aussi paresseux et ont la réputation de grande frivolité.

La peuplade de *Kioko* ou *Ahioko* est représentée dans le groupe qui nous occupe par une femme et un garçon de 8 ans. Les yeux brillants et la figure ouverte et intelligente les distinguent de tous leurs compagnons et répondent parfaitement à la renommée d'intelligence, de hardiesse et d'esprit d'initiative dont jouit leur race, qui poursuit lentement sa migration de la région des sources du Kouando (affl. du Zambezi) vers le Nord dans les basses vallées des affluents de gauche du Congo. Les Kioko sont connus aussi comme les meilleurs forgerons de la région.

Il y aurait beaucoup de choses à dire à propos du *Louba*, dont une représentante se trouve également à Paris ; c'est un peuple étrange, très-intelligent, qui a subi toute une révolution sociale et religieuse, depuis que l'usage de fumer le « Rambia » (sorte de chanvre) s'y est répandu et surtout depuis qu'il y est propagé comme un culte par des sociétés secrètes. Mais le temps nous presse, et il faut dire encore quelques mots à propos des objets ethnographiques qui accompagnent l'exhibition des Angolais.

On y trouve toute sorte de choses de diverses provenances. On voit que, dans ce coin de l'Afrique, traversé par les caravanes du

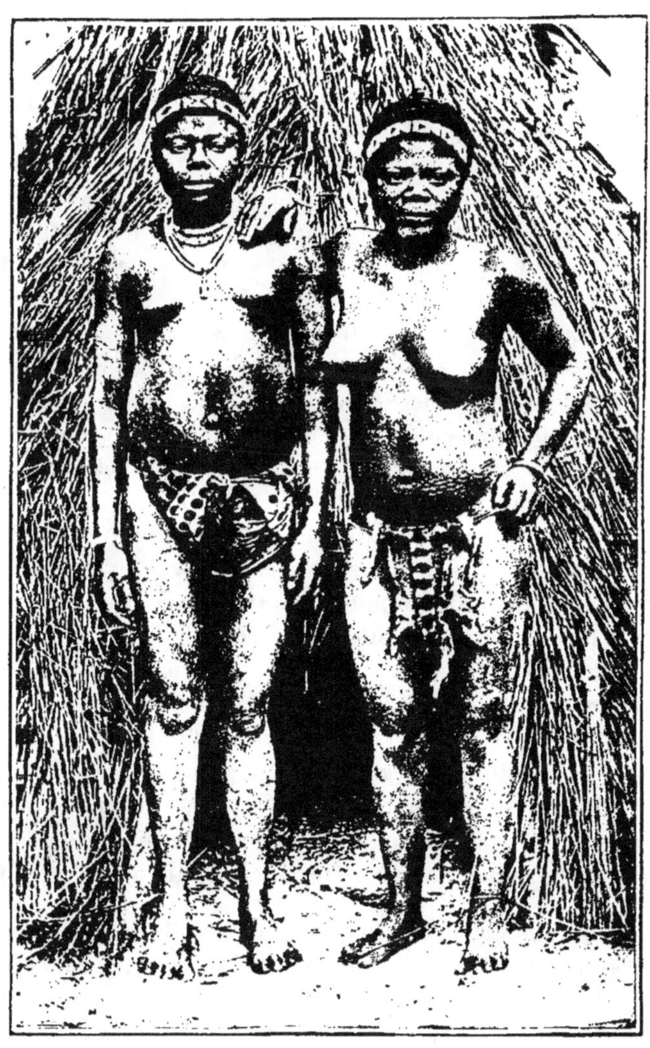

Fig. 3 et 4. — Jeunes filles Louba et Ganguela.
(D'après la photographie de M. Bucquet.)
(Tiré des *Sciences Biologiques*.)

nord-est et du sud-est du continent, les objets de la civilisation zoulou se rencontrent avec ceux des peuples du haut Nil et du Soudan oriental. C'est ainsi que nous voyons les Angolais, tour à tour, taper sur les tambours longs de 2 à 5 mètres qui sont en usage chez les Karagoué (à l'ouest du lac Nianza), toucher la *marimba*, sorte d'harmonica ou claque-bois des Monbouttou ou pincer l'atroce *Simba*, boîte à musique primitive des Cafres.

Parmi leurs ornements, on remarque surtout les tatouages des femmes, autour de la taille et sur le ventre, sortes de cicatrices chéloïdes qui n'ont rien de commun avec le tatouage habituel, et les bracelets en fil de laiton, large de 6 millimètres, enroulé en trente ou quarante tours de spire. Ces bracelets, très-répandus en Afrique centrale, chez les Choueli, les Niam-Niam, les Makaraka, etc., présentent un exemple frappant des sacrifices que peuvent s'imposer les femmes pour « être belles ». Chacun de ces ornements pèse de 2 et demi à 3 kilogrammes, et il y en a quatre aux jambes et aux bras. C'est donc un poids de 10 à 12 kilogrammes que les élégantes négresses portent volontairement toute la journée, sans compter le grave inconvénient que présentent ces masses métalliques en s'échauffant au soleil ardent de l'Afrique et brûlant la chair. On dit même que les femmes riches ont des esclaves préposées spécialement au service de verser des pots d'eau sur les bracelets afin de pallier à cet inconvénient. Toute une organisation à propos d'un vilain ornement. Mais c'est toujours la même histoire : l'homme sauvage s'imposera des tortures pour un ornement et ne bougera pas du doigt pour fabriquer une chose utile sans y être absolument forcé.

— Après avoir chaleureusement remercié M. Topinard des très-intéressants détails qu'il venait de nous donner, rendez-vous fut pris pour la semaine suivante à l'Exposition, dans la section d'Anthropologie, où le savant professeur allait, au milieu de ses précieuses collections, nous initier à cette science, qui ne se présente que pour la seconde fois au public dans une exposition universelle.

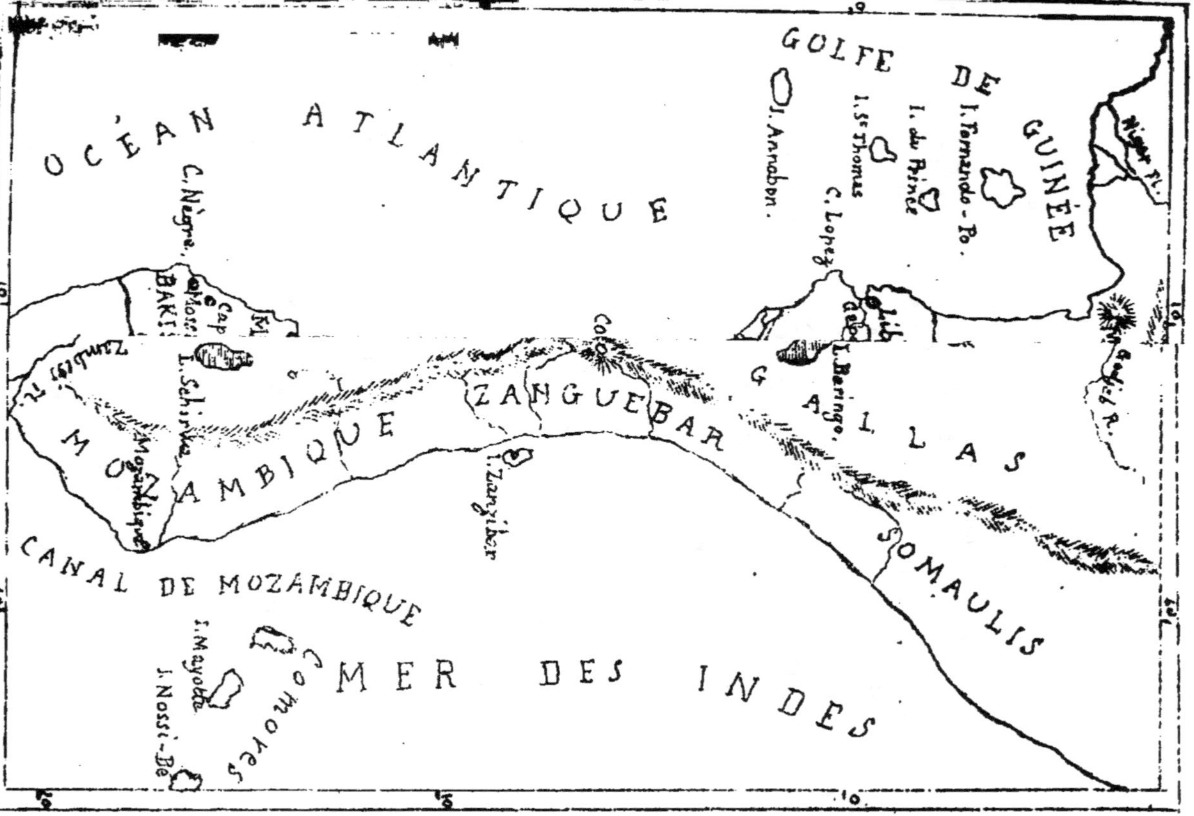

Niger Fl.

GOLFE DE GUINÉE

I. Fernando-Po.

I. du Prince

I. St Thomas

C. Lopez

J. Annobon.

Godjeb R.

Lib...

L. Baringo.

GALLAS

SOMAULIS

ZANGUEBAR

OCÉAN ATLANTIQUE

MER DES INDES

I. Zanzibar

MOZAMBIQUE

CANAL DE MOZAMBIQUE

Comores

M...

Cap

C. Nègre.

Mossa...

BAKI...

L. Schirwa

Mozambique

Zambèse R.

I. Mayotte

I. Nossi-Bé

Dessinée par le Dr Cruvignieu et L.

ANGOLA - CONGO - GABON.
GOLFE DE GUINÉE
I. Fernando-Po.
I. du Prince
I. St Thomas
C. Lopez
I. Annabon.
Niger Fl.
Mt Cameroun.
TRIBUS DE LANGUE
BANTOU
GABON
Libreville
Gabon R.
Ogooué Fl.
FANS ou PAHOUINS
BA-RALÉ
OKANDA
CONGO
BOUDU
Banghi R.
BANGHI
MONBOUTTOU
NIAM
Nil Blanc Fl.
Sobat R.
GALLAS
SOMAULIS
Francville
ADOUMA
Nanyange
Congo Fl.
KIAMBA
Congo Fl.
Ouellé R.
AKKAS
Congo Fl.
L. Rusizi.
Lac Albert Nyanza
Kéri R.
KARAGOUÉ
Nyanza
L. Baringo
NIAM
ZANGUEBAR
BA-LOLO
Kasaï R.
LOUBA
LOUNDA
Lac Tanganyica
Mt Kilimandjaro
DJAGA
OUNYAMOUEZI
ROYAUME
Cuango R.
Kasaï R.
OCÉAN ATLANTIQUE
Loanda
Cuanza Fl.
KISSAMA
BAILOUNDA
TOYO
Lubi R.
Liambai R.
Lac Dilolo.
MOUATA-YAMVO
Kouanza R.
I. Zanzibar
ANGOLA
BIHE
Benguela
MONDOMBE
Capangoinbe
Mossamedes
BAKISÉ
Cunéné R.
C. Nègre.
GANGUELA
Cuanza R.
Tchobé R.
Lac Nyassa
Zambesi Fl.
L. Schirwa
Mozambique
MOZAMBIQUE
COMER DES INDES
Comores
I. Mayotte
I. Nossi-Bé
CANAL DE MOZAMBIQUE
Zambési Fl.
BOSCHIMANS
HOTTENTOTS
Dessinée par le Dr Crouguinou et tirée au Mimeograph Th. Edison.

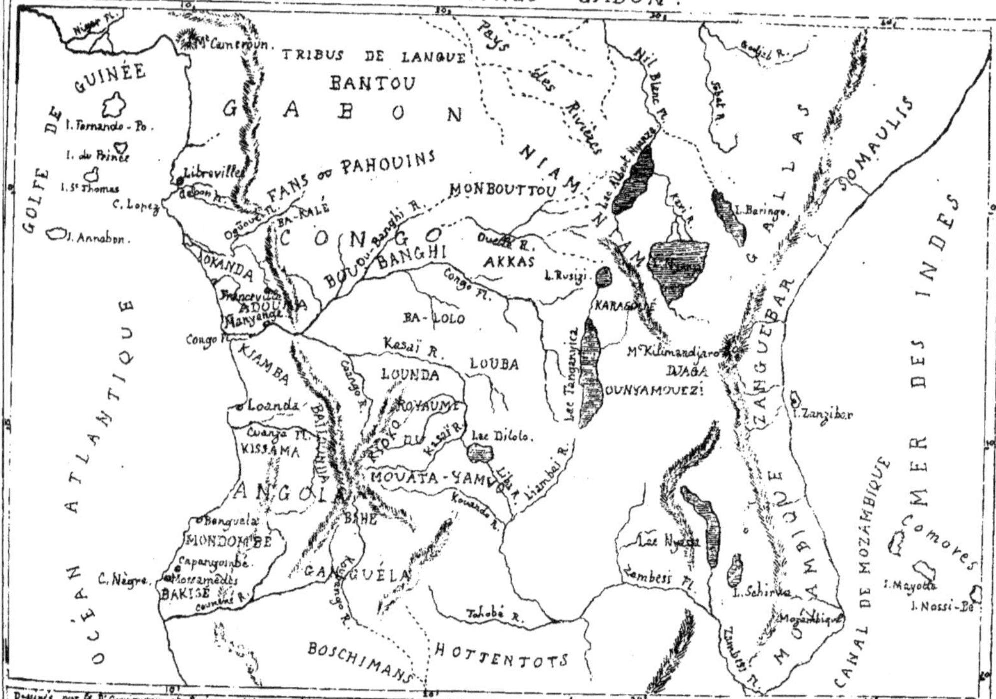

IIe EXCURSION

PREMIÈRE VISITE DANS LA SECTION D'ANTHROPOLOGIE

Explication des objets exposés

ANTHROPOLOGIE, SON OBJECTIF. — LA DISTANCE DE L'HOMME A L'ANIMAL. — LES RÉSULTATS DONNÉS PAR LA STATISTIQUE SUR LA COULEUR DES YEUX ET DES CHEVEUX EN FRANCE, POURSUIVIE PAR M. TOPINARD EN 1877-78 AVEC LE CONCOURS DU MINISTÈRE DE LA GUERRE ET DE LA MARINE ET DE L'ASSOCIATION FRANÇAISE.

Le 21 juillet, nous avions rendez-vous dans la section I du Pavillon des Arts Libéraux pour passer en revue les magnifiques collections d'anthropologie qui s'y trouvaient réunies. Monsieur le docteur Topinard, professeur à l'école d'anthropologie, avait bien voulu se charger de nous guider à travers cette science, restée peut-être un peu étrangère à ceux qui n'en font pas leur spécialité.

L'anthropologie est de l'anatomie surtout, ou, pour se servir d'une expression plus large, de la morphologie.

C'est la comparaison des hommes entre eux et des races entre elles, puis du groupe humain dans son ensemble avec le groupe zoologique voisin.

Assurément, dans cette dernière voie, la science est peu avancée, il y a beaucoup à chercher. Lamarck le premier, Darwin ensuite, ont émis à ce sujet des idées qui, trop généralisées, ont soulevé des tempêtes. On est cependant obligé de reconnaître qu'au point de vue de sa constitution même, au point de vue de sa forme, le crâne de l'homme semble être le crâne du poisson, qui aurait évolué suivant toute apparence, se serait simplifié, perfectionné et adapté, surtout dans les dernières étapes des mammifères, aux besoins de l'organe intérieur qui est la haute caractéristique de l'homme. De même, le type des circonvolutions cérébrales de l'homme ne se trouve que chez les singes, et le développement relatif des hémisphères avec leurs lobes frontaux et du cervelet est le même, au degré près, chez l'homme et chez le singe. Il est frappant aussi que la main, cet instrument incomparable dont l'action si intelligente se révèle dès les premiers hommes connus de nous, a son précurseur chez le singe, sinon chez des mammifères plus anciens. On ne saurait se dissimuler enfin que l'attitude verticale propre à l'homme, en quelque sorte, apparaît à l'état d'ébauche ou de tentative chez les singes anthropoïdes. Tout cela prouve que l'homme aurait pu se constituer (brusquement ou progressivement) aux dépens de formes antérieures animales qui déjà s'acheminaient vers la sienne. Que cette doctrine d'évolution ne soit qu'une hypothèse, qu'une apparence, elle a son utilité comme fil conducteur, elle fait travailler et le public doit la connaître.

Toutefois, s'il y a des probabilités que l'homme est issu, à une époque plus ou moins lointaine, de quelque souche animale, il est du moins évident qu'actuellement, entre l'homme quaternaire et quinaire, seul accessible jusqu'ici à nos investigations, et les animaux les plus proches, il y a une distance infinie, un abîme que l'imagination et des raisonnements fort logiques peuvent combler, mais que les faits positifs laissent béant.

L'anthropologie, dans l'état de la science, comporte donc quatre objets d'étude principaux : 1° déterminer les races, leurs caractères, leurs filiations, leurs origines ; 2° déterminer la distance qui sépare l'homme de l'animal, par le crâne, le squelette, les muscles, les viscères de toutes sortes et par-dessus tout le cerveau ; 3° suivre les transformations zoologiques qui, dès les premiers essais de la puissance d'organisation, ont conduit d'étape en étape, particulièrement chez les vertébrés, jusqu'à l'homme, ce merveilleux couronnement de l'œuvre de la création.

Ce sont ces objectifs que M. Topinard s'est efforcé de faire comprendre par des objets tangibles, qui sont représentés çà et là par des séries afférentes à l'étude du crâne, du squelette, des muscles, de la main, du cerveau, et qu'expriment une suite de tableaux extraits de ses cours.

Le premier montre la place de l'anthropologie dans les sciences anthropologiques.

SCIENCES ANTHROPOLOGIQUES.

« Etude de l'homme dans sa totalité »

I. *Sciences fondamentales.*

Etude de l'homme au point de vue animal.......... { Anthropologie { Homme comparé avec les animaux. Races humaines comparées entre elles.

Etude de l'homme au point de vue social........... { Ethnographie (Peuples).

Etude de l'homme au point de vue moral........... } Psychologie.

II. *Sciences auxiliaires.* — Paléontologie.— Archéologie.— Histoire. — Géographie. — Linguistique. — Démographie.— Etc.

Le second tableau, qui revient à la classification de Cuvier, porte sur la place de l'homme parmi les mammifères.

Place de l'homme parmi les mammifères

Ordre des Primates.

1ᵉʳ sous-ordre : L'homme (Homo { sapiens (Cuvier). industriosus (Topinard))

2ᵉ sous-ordre : Les singes { Parfaits... { Anthropoïdes. Pithéciens. Cébiens. Imparfaits { Arctopithèques. Lémuriens.

Un troisième tableau, que je ne reproduis pas, est celui de la généalogie du règne animal, de Lamarck, généalogie qui aboutit, par le chimpanzé, à l'homme.

Un quatrième montre, d'une façon schématique, l'énorme distance qui existe de l'animal à l'homme actuel par le poids du cerveau.

D'autres tableaux encore portent sur des points particuliers, tels que les différences qui existent dans le poids du cerveau, suivant les âges, les sexes et la condition sociale.

Dans les vitrines, qui entourent cette salle, la partie instrumentale de la crâniométrie et de l'anthropométrie est assez complètement représentée. Les crânes de race le sont moins, quoiqu'on y rencontre, soit en originaux, soit en moulages, un peu de tout. En revanche, les bustes, figures en pied et masques, y sont nombreux.

Les objets venus de l'étranger occupent une place fort importante. Tels sont les bustes de Smithsonian Institute, toute l'exposition du Bengale, les instruments, les cartes et les types crâniens de MM. Ranke, Virchow, de Hoelder, Benedikt, de Vienne, du professeur Meyer, de Dresde, ou encore de M. Ladislas Netto, le directeur du Musée national de Rio de Janeiro ; la belle collection d'anthropologie criminelle de l'Italie ; celle non moins intéressante de la Belgique, du Danemark.

Montant au premier étage, nous nous arrêtons un instant devant la curieuse exposition des photographies composites de M. Francis Galton, Président de l'Anthropological Institute. Cet illustre savant pense qu'en superposant plusieurs photographies d'un même groupe d'individus (famille, race, condition sociale), s'il y a un point commun, on peut le voir ressortir dans une résultante donnant le type caractérisant ce groupe particulier. M. Topinard a repris de semblables expériences avec la collaboration compétente de M. Nadar, photographe, mais il en a tiré cette conclusion qu'actuellement, pour lui, ces données n'aboutissaient à aucun résultat scientifique sur lequel on pût se baser.

En effet, il a vu ces résultantes varier selon l'ordre dans lequel on superposait les photographies formant le composite.

Dans cette galerie, se trouve la précieuse vitrine renfermant les collections du prince Roland Bonaparte. Au nombre des curiosités qui y sont contenues, nous devons signaler le crâne de Charlotte Corday, cette héroïque personnalité de la Révolution Française. L'authenticité en est établie par un dossier considérable de pièces. Il est enfermé sous un globe de verre, à trois pas des photographies des crânes de Raphaël et de Beethoven. Est-ce hasard ou irrévérencieuse préméditation ? sous ce dernier, se trouve un superbe crâne de chimpanzé avec lequel s'établit une ressemblance vraiment frappante.

A côté, on remarque encore un squelette d'Hindou avec le buste de son vivant ; six crânes lapons, fort précieux, rapportés par le Prince lors de son voyage au cap Nord ; enfin, toute une collection de photographies ethniques.

Un peu plus loin, nous nous trouvons en face de magnifiques cartes, dressées par M. Topinard, sur la répartition de la couleur des yeux et des cheveux en France.

Ce sujet peut paraître un peu futile aux non initiés. Il est cependant d'une extrême importance au point de vue de l'origine des races qui se sont succédées sur notre sol et dont nous sommes les descendants.

D'autre part, semblable étude a déjà été entreprise en divers pays de l'Europe, notamment en Grande-Bretagne, en Allemagne, en Suisse, en Belgique et en Autriche, et a donné des cartes d'un grand intérêt. C'est alors que M. Topinard, qui depuis longtemps s'était particulièrement occupé de cette question dans ses cours de l'Ecole d'anthropologie, résolut de se charger de cette enquête pour la France.

C'était un travail énorme et plein d'écueils pour se rapprocher autant que possible de l'exactitude, car il fallait s'adresser dans bien des cas à des appréciations toutes personnelles.

Après avoir tout d'abord fait un examen critique de toutes les méthodes d'observations employées jusqu'à ce jour, il conclut de n'opérer que sur l'adulte en se plaçant à distance, sans tenir compte des divers détails de coloration.

La division de la couleur des yeux et des cheveux fut établie en trois groupes : un foncé, un clair et un moyen, fondés sur les longues gammes de chevelures et d'yeux artificiels allant du plus foncé au plus clair qu'on trouve dans le commerce.

Des milliers de circulaires furent envoyées, accompagnées de modèles, s'adressant à la bonne volonté de tous.

Environ 2,000 collaborateurs répondirent, venant de toutes les classes de la société, mais principalement des chirurgiens civils, militaires et de la marine. C'est alors qu'après avoir été subventionnée pour la mise en train par l'Association française, cette œuvre obtint le patronage des ministères de la guerre et de la marine.

Peu à peu, les feuilles revinrent, et, lorsque le nombre total des observations eut atteint le chiffre de 200,000, on s'arrêta.

Au fur et à mesure de leur retour, les feuilles avaient été dépouillées et chaque cas classé par arrondissement ; une sorte de contre-dépouillement fut fait pour avoir la preuve qu'aucune erreur ne s'était glissée dans ce dépouillement. Il fallut alors se livrer à quelques milliers d'opérations d'arithmétique, ayant pour objet de mettre en valeur les matériaux recueillis et de les faire aboutir à des chiffres synthétiques simples que la mémoire pût retenir et qu'il fût facile de rapprocher de chiffres analogues en d'autres pays.

Restait à savoir maintenant s'il fallait associer les couleurs directement, ou les résultantes données par les yeux et les cheveux séparément.

Après de nombreux essais, les listes de départements furent établies en prenant la moyenne entre les yeux foncés et clairs, la moyenne entre les cheveux foncés et clairs et enfin la moyenne des deux moyennes, c'est-à-dire à la fois de la résultante des yeux et de la résultante des cheveux. Comme le groupe moyen définitif ne contenait en réalité que les cas douteux et incertains, et par conséquent ne pouvait être qu'une cause d'erreur dans les résultats, il fut supprimé, et les deux groupes extrêmes, francs dans leurs données, furent seuls conservés.

En somme, la méthode des proportions, au total des cas recueillis par département, donne les proportions vraies de chaque chose. La méthode des moyennes de rang des départements ordonnés, suivant ces proportions, convient parfaitement lorsqu'on a en vue un vaste territoire subdivisé en une foule de sections comme la France, où l'on tient surtout à avoir des valeurs ou des positions relatives. Enfin, la méthode de la suppression du groupe moyen facilite la comparaison avec toutes les races exotiques ou européennes. C'est ce qui ressort de ces trois méthodes que M. Topinard mit au net et convertit en 20 cartes coloriées, qui forment l'exposition de la section que nous étudions.

Si l'on regarde parmi celles-ci les plus synthétiques et principalement la carte N° 13 qui se prête le mieux à un premier coup d'œil, on constate de suite que la France est divisée en deux zones, l'une au nord-est, blonde ou relativement blonde, et l'autre au sud-ouest, brune ou relativement brune, par une ligne irrégulière dont la direction moyenne s'étend de la Savoie à l'extrémité du Finistère. Un département seulement dans chaque zone fait enclave de couleur différente : la Côte-d'Or qui est brune dans la zone nord-est et la Charente-Inférieure qui est blonde dans la zone sud-ouest. Toutefois, de la zone blonde se détachent deux poussées de départements qui descendent au sud et pénètrent plus ou moins dans la zone brune : la première longe la rive gauche du Rhône et comprend l'Isère, la Drôme et Vaucluse ; la seconde part du Loiret et, par le Cher et la Creuse, arrive au cœur du massif central de la France.

Dans la zone blonde du nord-est, les plus blonds se répartissent en trois masses : la première avoisinant le littoral de la Manche et comprenant tous les départements du Nord jusqu'à la Manche, et tous ceux en arrière jusque vers Beauvais d'une part et Chartres de l'autre ; la seconde méritant le nom de groupe champenois et allant des Ardennes et de la Meuse à la Haute-

Marne; la troisième méritant le nom de groupe frontière s'étendant de l'Alsace-Lorraine au Jura et à l'Ain inclusivement.

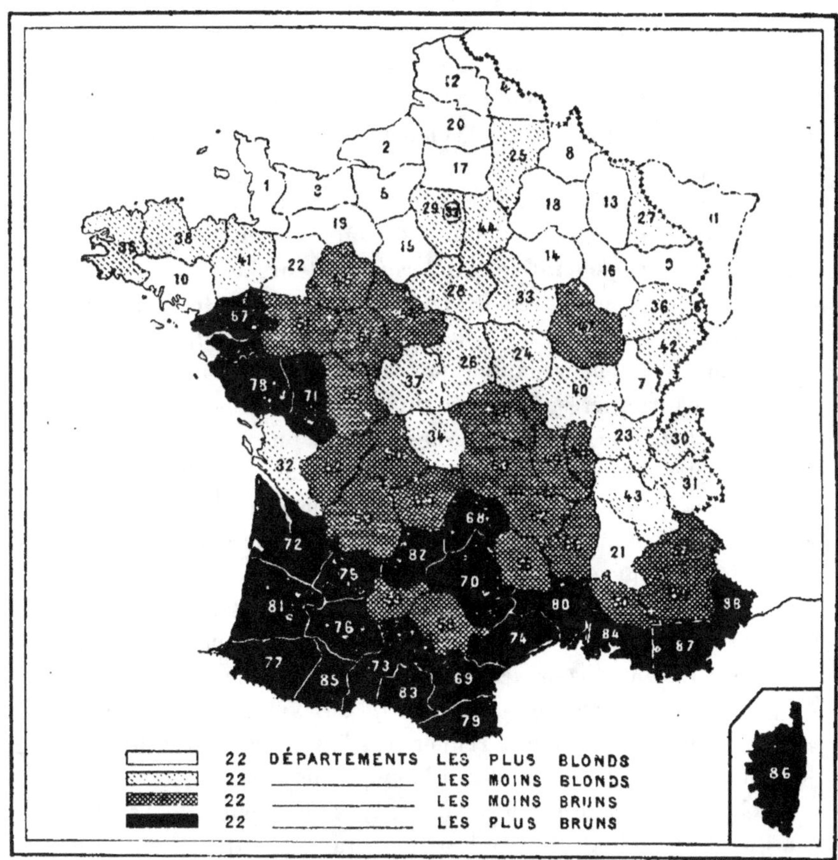

Fig. 5. — Carte n° 13.
(Tirée de la *Revue d'Anthropologie*).

Dans la zone brune du sud-ouest, les départements les plus foncés se groupent également de trois façons. Un premier groupe très-net mérite le nom de Ligure et va des Alpes-Maritimes aux Bouches-du-Rhône, et comprend la Corse qui, avec le Var, en est le département le plus accentué. Il donne la main au second centre qui longe les Pyrénées et semble avoir pour foyer d'irradiation les Basses-Pyrénées. De cet endroit, il envoie par les Landes et le Gers, un prolongement vers le nord-est qui comprend successivement le Lot, le Lot-et-Garonne, le Cantal et le Puy-de-Dôme. Le troisième centre, plus modeste, répond de la façon la plus inattendue à la Vendée, s'étendant aux Deux-Sèvres et au-delà.

Sans vouloir préjuger de ce qu'il y aura à dire plus tard lorsqu'il faudra rapprocher ces données d'autres données anthropologiques et de considérations historiques et archéologiques, on ne peut s'empêcher de remarquer que cette répartition si simple, ces groupements et ces poussées se présentent : 1° comme si les blonds s'étaient répandus sur notre territoire à la fois par deux de nos frontières, par terre de la Belgique à la Suisse, par mer de la Belgique jusqu'à Vannes, tel qu'on nous décrit les invasions des Francs et des Burgondes d'une part, des Francs, des Saxons, des Normands et des Bretons de l'autre ; 2° comme si les bruns étaient venus d'une part de la Méditerranée, particulièrement en Ligurie, de l'autre de l'Ibérie, un peu par la passe du cap Cerbère, beaucoup par la passe de Saint-Sébastien. Parmi les poussées, celle des blonds le long de la rive gauche de la vallée du Rhône et celle des bruns de Saint-Sébastien le long du golfe de Gascogne, ne s'arrêtant qu'en Vendée où, se heurtant aux blonds, elle tend à refluer vers l'intérieur et à remonter le cours de la Loire jusque vers Blois, est fort curieuse.

Quelques dissonances, çà et là, avec ces vues générales se remarquent cependant et seront à expliquer par des influences locales. Ainsi, l'interruption du courant ascendant des bruns le long du littoral du golfe de Gascogne, au niveau de la Charente-Inférieure, peut être due à l'influence anglaise en Saintonge, plus tard à la concentration des protestants plus souvent blonds alors, aux environs de la Rochelle, sans parler des colliberts de la Sèvre-Niortaise. Il en est de même pour le Morbihan, qui est indiqué comme très-blond, plus blond que les Côtes-du-Nord et le Finistère.

Il arrive quelquefois que, dans un même département, une prédominance par les cheveux plus ou moins bruns correspond à une prédominance par les yeux plus ou moins blonds. C'est que, dans une population formée de deux éléments, l'un brun et l'autre blond, le brun se lègue par les cheveux davantage et le blond par les yeux.

Un seul département fait exception à cette règle et est classé avec les blonds par les cheveux et avec les bruns par les yeux, c'est Vaucluse. Pourquoi ? Nous attendrons que le savant professeur ait approfondi la question, qui reste toujours à l'étude.

IIIe EXCURSION

UNE VISITE CHEZ LES AÏSSAOUA

Le 5 août 1889, la Société de Médecine pratique de Paris était conviée à visiter les Aïssaoua, campés rue du Caire, à l'Exposition universelle. C'est avec la cordialité la plus parfaite que ses membres furent reçus et initiés aux exercices si curieux de ces fanatiques Marocains.

Après l'Arabie, c'est le Maroc qui est considéré comme le lieu d'origine le plus noble pour les vrais mahométans. Des tribus entières sont composées de *chorfâ* ou descendants du Prophète ; d'autres, sans prétendre à une aussi illustre parenté, sont néanmoins très respectées, et c'est au Maroc qu'ont pris naissance presque tous les ordres religieux du Maghreb (1), notamment les quatre confréries orthodoxes les Tidjaniya, les Madaniya, les Ghinaliya et les Aïssaoua.

Les Aïssaoua ou « Jésuites » — tel est le sens de leur nom — sont originaires de Meknès, près de Fez. Cette cité, souvent désignée comme le « Versailles marocain », est, ainsi que toute la région, redoutée des étrangers à cause du zèle religieux des habitants.

Tous les ans, les Aïssaoua visitent en foule la *zaouya* (couvent)

(1) Maghreb (en arabe, occident), nom donné par les Orientaux à la côte de *Barbarie* depuis l'Egypte, c'est-à-dire la Tripolitaine, la Tunisie, l'Algérie et le Maroc.

qu'ils possèdent dans la ville et ils sont tenus d'y faire un pèlerinage solennel tous les sept ans ; alors la *mellah* (la ville juive) est fermée et nul Israélite n'a le droit d'en sortir ; les Aïssaoua sont les maîtres de la ville pendant douze jours et nul autre ne peut se montrer dans les rues à côté d'eux. Aussi la plupart des habitants de Meknès se sont-ils fait admettre, au moins pour la forme, au nombre des *Khouan* (1).

La *Koubba* (mausolée) de Moulaï-Edris, au nord de Meknès, est le lieu le plus vénéré de l'empire : jusqu'à nos jours, aucun voyageur étranger n'osa s'y aventurer. Lors des grandes fêtes, les hommes, les femmes, saisis de délire, s'arment de couteaux et de haches et se balafrent le corps et le visage ; il en est qui se précipitent sur les animaux qu'ils rencontrent, chiens, chèvres, moutons et les déchirent à belles dents ; il est arrivé, dit-on, que des hommes ont été ainsi dévorés vivants (Elisée Reclus).

Cette confrérie, ainsi que beaucoup d'autres, ne reste pas localisée dans le Maroc. On en retrouve des membres jusqu'en Algérie et en Tunisie ; chez beaucoup l'apparence pieuse est devenue plus affectée que réelle. Ce ne sont plus guère que de simples corporations ambulantes, chanteurs, danseurs, charmeurs de serpents, acrobates, et diseurs de bonne aventure. Néanmoins, à côté de certaines pratiques tenant évidemment au charlatanisme, on est forcé de reconnaître que certaines autres ne sont guère possibles que sous l'influence d'une modification toute particulière du système nerveux, assez semblable à celle que nous observons dans certains états d'hypnotisme.

Avant de commencer leurs exercices, tous les Khouans s'asseyent à terre, les jambes croisées, en demi-cercle, leur chorfâ, ou descendant du Prophète, placé au milieu d'eux. Ils récitent ou plutôt psalmodient leur prière tirée du Coran tantôt en écartant les bras, tantôt en cachant leur visage dans leurs mains. Puis ils s'accompagnent sur des *bendios* ou grands tambours de

(1) Khouan. — Ce nom correspond à ceux de fakir dans l'Orient asiatique et de derviche en Turquie.

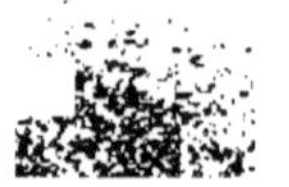

basque, dont ils tendent de temps en temps la peau en les faisant tourner au-dessus d'un réchaud de charbons ardents. Ils frappent d'un mouvement rythmé et monotone, assez semblable à celui d'une machine à battre, alternativement avec la pointe des doigts au centre du tambour et avec la paume de la main sur la région périphérique.

L'Aïssaoua, qui va se livrer à ces exercices, se tient alors debout au milieu du demi-cercle et face au chorfà. Il est jambes nues et pieds nus, n'ayant pour tout costume qu'un pantalon blanc bouffant et s'arrêtant au genou, un tricot sur la poitrine, et la *gandoura*, ou grande robe blanche tombant du cou jusqu'à terre.

Suivant la mesure de la batterie des sept ou huit tambourins qui l'entourent, il saute à pieds-joints sur place et balance en même temps sa tête d'arrière en avant à toute volée, la laissant dans la résolution la plus complète. Tout autour de lui, on fait brûler sur des réchauds du benjoin dont il respire la fumée. Cette danse effrénée dure sept à huit minutes consécutives, pendant lesquelles on le débarrasse de sa gandoura.

Il s'arrête alors tout à coup, la respiration oppressée, bondit d'un bout à l'autre de la pièce en poussant des rugissements comme un animal, se frappant la tête contre les murs, l'anesthésie semble en ce moment complète.

Il prend des couleuvres, ils disent des vipères, les excite, joue avec elles et se fait mordre par elles ; il fait pénétrer sous l'épiderme du ventre la pointe d'un yatagan ou d'un poignard spécial dont la poignée est constituée par une grosse boule de bois ; il se traverse la joue de dedans en dehors ou la langue de part en part avec une longue aiguille qu'il décore du nom de bistouri. L'endroit de la piqûre reste à peine marqué et aucune gouttelette de sang ne s'écoule.

Il est aussi insensible aux brûlures. Il place entre ses dents des morceaux de charbons ardents, remue le brasier avec ses pieds nus, promène sous ses jambes et ses bras une touffe d'àlfa enflammée. Si certains de ces exercices peuvent ne pas paraître très-extraordinaires, si l'on songe par exemple à la dureté et au peu de sensibilité que peut présenter la face plantaire des pieds des gens qui ont une longue habitude de marcher sans chaussures, il n'en sera plus de même lorsqu'on le verra s'armer d'une large palette de fer rougie au feu et éteindre celle-ci en la frappant alternativement de la paume de ses mains et surtout de sa langue, à moins que l'on invoque le phénomène physique de la *formation sphéroïdale* de la salive ou de la sueur qui inonde son corps.

Les organes internes eux-mêmes semblent doués d'une vitalité anormale toute particulière. En effet, si on lui tend un morceau de verre, il le broie entre ses dents, le réduit en poussière sans se couper, ni se piquer, et l'avale. Il dévore de même gloutonnement un morceau de feuille piquante d'un cactus, et enfin un scorpion vivant après s'en être joué comme un chat d'une souris.

Tous ces exercices ne sont pas exécutés par le même Aïssaoua. Ils sont plusieurs, chacun ayant plus ou moins une spécialité selon le don dont l'a gratifié le Prophète. Ainsi l'un est plus particulièrement charmeur de serpents, un autre est incombustible, un autre est gourmand et mange tout ce qui lui tombe sous la main, et ainsi de suite.

Mais tous se martyrisent également le corps et semblent également insensibles.

Lorsque chacun d'eux a terminé son travail, les chants s'accélèrent, le battement des tambours se précipite de plus en plus. Le Khouan se remet à sauter avec frénésie et à balancer sa tête jusqu'à ce qu'enfin il tombe à terre inanimé. Aussitôt un des assistants se jette sur lui, l'assied et le plie en deux jusqu'à ce que sa tête ait atteint ses genoux, puis, le redressant, il le soulève par-dessous les bras et le remet sur ses pieds. Le sommeil hypnotique est alors dissipé, l'Aïssaoua va aussitôt baiser le chorfà au front, puis chacun de ses compagnons, et il reprend sa place dans le cercle.

Ces séances étranges laissent un peu rêveur sur l'état réel du système nerveux de ces fanatiques, qui presque tous les jours se livrent à de semblables pratiques.

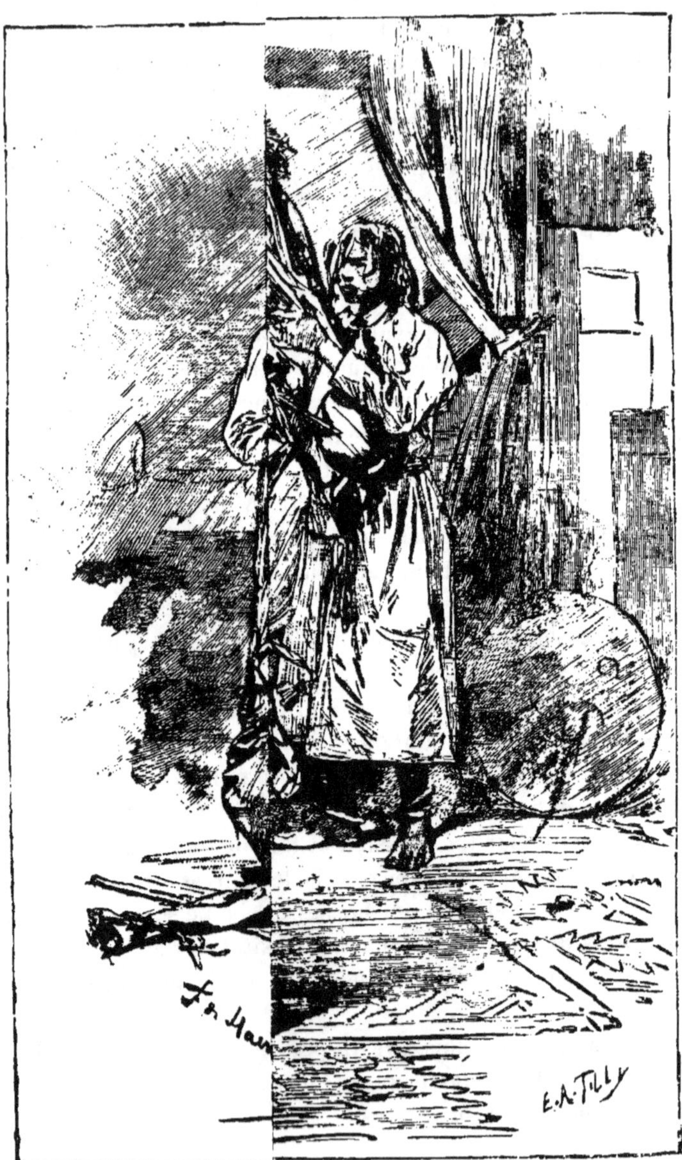

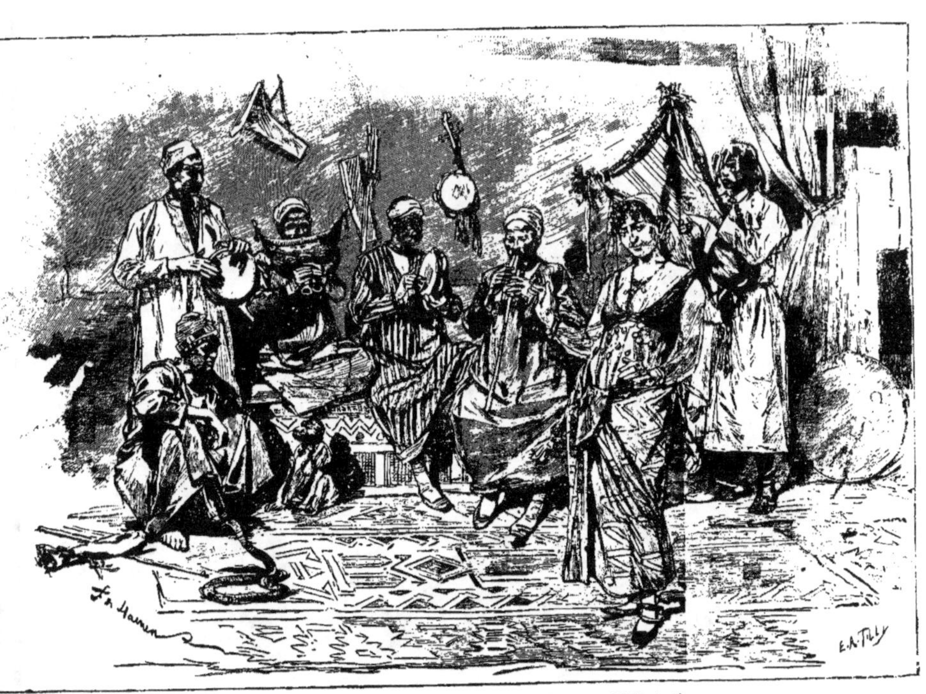

Fig. 6. — Les Almées marocaines (Danse du ventre). Tiré du journal l'*Illustration*.

Pour dissiper l'impression un peu pénible laissée par ces mœurs barbares, on passe au rez-de-chaussée dans la pièce des *danseuses marocaines*. Celles-ci se recrutent plutôt parmi la race juive que dans la race mahométane. Ce sont des troupes nomades, assez semblables aux bayadères de l'Inde ou aux tsyganes de l'Europe. Insouciantes et rieuses, elles poussent de temps en temps ce cri aigu particulier aux femmes marocaines : You ! you ! you ! you ! signe d'allégresse et de bienvenue envers l'étranger. Elles dansent sur une cadence monotone et toujours la même, produite par une série de *tobol*, tambours de formes variées, et par la *rebaza*, qui n'est autre que notre violon.

Leur chorégraphie traînée et langoureuse, parfois lascive, n'est pas dépourvue de grâce ni de charme. Elle est aussi différente que possible de nos danses européennes, qui ne procèdent guère que par sauts et par bonds avec jetés, battements de jambes, pirouettes. Celles-ci représentent bien la finesse, l'agilité des races du Nord, tandis que l'autre rappelle plutôt la langueur et la sensualité des peuples de la zone tropicale.

La danse du ventre est particulièrement intéressante par la faculté qu'acquièrent ces danseuses de contracter à leur volonté et isolément les muscles droits de l'abdomen, les pectoraux et les muscles du bassin. C'est cet art, qui plus que tout autre a le don de passionner les Africains et les Asiatiques.

IVe EXCURSION

—

DEUXIÈME VISITE DANS LA SECTION D'ANTHROPOLOGIE

Explication des objets exposés

ARCHÉOLOGIE PRÉHISTORIQUE. — LES RITES FUNÉRAIRES DE L'ÉPOQUE QUATERNAIRE ET DE LA PIERRE POLIE. — GRAVURES ET SCULPTURES SUR OS DE L'AGE DU RENNE.

Malgré ce programme quelque peu antédiluvien, l'assistance était nombreuse, même en dames, le 7 août, autour de M. Cartailhac, de Toulouse. C'est qu'on pressentait que de ces cailloux mystérieux, de ces ossements et de ces débris de toutes formes et de toutes sortes renfermés sous ces vitrines, muettes à un bien grand nombre de visiteurs, le savant professeur allait faire surgir tout un passé, reconstituer toute une histoire perdue dans la nuit des siècles, histoire qui est celle de nos ancêtres et de notre patrie. Ce sont ces silex, ces coquillages, ces quelques os qui, seuls témoins à travers tant de milliers d'années qu'il est impossible de les déterminer exactement, viennent nous raconter ce qu'était la terre, ce qu'était la France d'alors. On éprouve un peu la sensation de l'astronome cherchant avec son télescope à lire les secrets de la vie des mondes gravitant à des trillions de lieues de son objectif. Aussi a-t-on suivi avec un captivant intérêt les explications si nettes, si précises du maître.

Age de la pierre.

Les plus anciennes œuvres de l'homme Européen, acceptées comme telles par tous les auteurs, appartiennent au quaternaire. Ce sont des pierres travaillées, et comme la pierre a été long-temps la principale matière première de l'industrie, à l'exclusion de tous les métaux, les archéologues ont nommé cette première phase de la civilisation l'*âge de la pierre*, âge dans lequel on a pu reconnaître deux grandes divisions : la *période paléolithique* (ou de la pierre ancienne) et la *période néolithique* (ou de la pierre récente). La période paléolithique ayant duré énormément se présente à nous avec des aspects variés et successifs ; on a dû la subdiviser à son tour.

Première période paléolithique.

Age de la pierre taillée.

Les objets d'industrie les plus anciens de l'Europe se montrent dans les alluvions des grands fleuves aux bords desquels vivaient nos ancêtres ayant autour d'eux une faune magnifique, deux espèces d'Eléphants, deux Rhinocéros et quantité d'autres animaux qui semblaient s'être donné rendez-vous de l'Asie et de l'Afrique sur le territoire européen.

Dans les alluvions quaternaires du gisement de Cœuvres, par exemple, d'où provient la collection de M. Vauvillé, à Pommiers (Aisne), nous voyons ces ossements d'éléphants mammouth, de rhinocéros, de cheval, de bœuf, de marmotte. De même dans la collection de M. l'abbé Maillard, à Thorigné-en-Charnie (Mayenne), provenant des grottes de la vallée de l'Erve.

Dans la vitrine de M. Elie Massenat, dont les objets proviennent de la station paléolithique des abris sous roche de Laugerie-

Basse, sur les bords de la Vézère, nous trouvons, en outre des animaux précédents, les ossements d'Ours, de grand Loup, d'Antilope, de Renne, de Chamois, de Castor et d'Aurochs (Bison Europœus). La plupart de ceux-ci ont été fendus pour l'extraction de la moelle que l'on mangeait et que l'on utilisait, ainsi que le font encore des sauvages de nos jours.

La flore nécessaire à la vie de nombreux herbivores était favorisée par un régime climatérique chaud et pluvieux.

L'homme de cette période est connu non par ses ossements, mais par son industrie. Nous avons ses pierres taillées ; les autres matières premières de son outillage et de son armement étaient périssables et il n'en reste aucun vestige. Ainsi que nous le voyons dans les objets provenant des stations de la Marne, de l'Yonne, de l'Aube, de Laugerie haute et basse, de la grotte du Moustier, les pierres étaient choisies avec soin pour le genre de travail qu'elles devaient subir. Ce sont surtout des silex, puis, dans quelques régions, des quartz, des quartzites, des grès, des chalcédoines, des obsidiennes. Ces silex sont simplement taillés, jamais polis. Ils ont quelquefois leurs arêtes usées par suite de l'emploi qu'on en a fait. C'étaient surtout des outils destinés au travail de l'os et du bois.

Les instruments ont été très-habilement formés par l'enlèvement de grands éclats sur tout ou partie du bloc utilisé. De plus fines retouches, par le choc et la pression, ont aiguisé les bords ou les pointes. On ne distingue pas les armes des outils. Les exemplaires varient beaucoup de forme, de grandeur, de fini dans le travail ; quelques-uns sont façonnés avec art et avec élégance.

Cette civilisation extrêmement singulière régnait dans une grande partie du monde. On a retrouvé ses vestiges dans l'Europe occidentale, au nord et au sud de l'Afrique, dans l'Inde, aux Etats-Unis. Aucune industrie des sauvages actuels ne la rappelle.

Deuxième période paléolithique.

Age du renne.

Combien de milliers d'années se sont passés ? C'est ce qu'aucun point de repère certain ne permet de déterminer. Toujours est-il que nous trouvons tout changé, profondément modifié, coutumes, sol, climat. A la pluie, à la chaleur ont succédé la sécheresse et le froid. Les animaux qui ne pouvaient vivre sans chaleur humide ont disparu. En revanche, nous rencontrons en abondance ceux qui sont aujourd'hui retirés vers les régions boréales tels que le Lièvre des glaces, le Renard bleu, le Renne, et sur nos montagnes élevées, le Bouquetin, le Chamois ; il y a aussi l'Antilope Saïga.

Quelques plantes contemporaines recueillies en Wurtemberg, dans la tourbe, ont été reconnues pour des espèces qui aujourd'hui ne descendent pas au-dessous du cercle polaire.

Les plaines de l'Europe se trouvaient donc transformées en steppes analogues à celles du sud-est de la Russie.

Les glaciers, qui antérieurement et à plusieurs reprises, étaient descendus jusqu'à la plaine en couvrant largement les hautes vallées ont pris au sommet des montagnes leurs cantonnements actuels.

C'est pendant cette époque que l'Europe, qui vient à peine de se séparer du continent africain, voit ses liens avec l'Angleterre définitivement rompus.

L'industrie est lente à se transformer, elle est d'abord trèssemblable à celle de la période écoulée ; puis des formes nouvelles se montrent. Les pierres qui étaient jusque là taillées sur les deux faces sont remplacées peu à peu par des éclats hardiment détachés de blocs matrices ou nucléus. Un des plus beaux spécimens qui nous reste est le grand et volumineux nucléus des ateliers célèbres du Grand-Pressigny (Vienne) aux environs de Châtellerault qui fait partie de la collection de Madame Capitan.

Une face de ces éclats reste brute, c'est-à-dire plane et polie, l'autre est retaillée avec soin. Ce sont des pointes qui ont dû servir à armer des traits, d'autres silex sont plutôt des outils ; on appelle grattoirs et racloirs, ceux qui ressemblent aux instruments de ce genre utilisés par des sauvages actuels, tels que les Esquimaux.

Plus tard encore le travail de la pierre prend un merveilleux développement. Les outils se distinguent tout à fait des armes. Celles-ci sont des pointes de traits, lances ou flèches, confectionnées avec de minces lames de silex, souvent larges et longues, retaillées et ciselées avec soin sur les deux faces. Les outils, en général de petite dimension, sont déjà très variés.

Les lames détachées des nucléus, puis retouchées, sont devenues des scies, des burins, des perçoirs, des grattoirs parfois fort tranchants, et ont permis d'utiliser les ossements de tous les animaux. On a retrouvé sur l'emplacement des demeures des milliers de ces silex et de ces os travaillés. Les ossements ont servi à faire des parures, perles et pendeloques, des amulettes, des harpons barbelés, des flèches, des sifflets, principalement avec des phalanges de cervidés et une foule d'objets, que nous retrouvons dans toutes les collections, et dont nous ne pouvons pas toujours reconnaître la destination malgré les renseignements que nous puisons dans l'étude des peuplades qui sont encore attardées à ce niveau de la civilisation.

Le vêtement existait-il ou ces populations vivaient-elles à l'état nu comme quelques-unes de l'époque actuelle ? Nous pouvons répondre avec certitude qu'elles s'habillaient, d'abord parce que nous avons vu le climat devenir très-froid, ensuite parce que nous rencontrons en grande quantité des aiguilles en os avec chas de toutes grandeurs, qui ne laissent aucun doute à cet égard.

Quant à savoir quels étaient ces vêtements, quelle était leur forme, si c'étaient des peaux ou des tissus ? Aucun document n'est parvenu jusqu'à nous, les plus anciens vestiges que nous ayons ne dépassant pas l'époque suivante, celle des cités lacustres. Nous savons cependant que la teinture était déjà employée.

Si nous nous arrêtons en effet devant la collection de M. le Vicomte de Lastic Saint-Jal, provenant de la grotte des Forges, sur les bords de l'Aveyron, près Bruniquel (Tarn-et-Garonne), nous voyons, au milieu de coquillages marins ayant fait partie de parures, un cardium qui a servi de godet pour mettre de la couleur rouge. Un peu plus loin dans la vitrine, à M. Elie Massenat, au milieu d'objets provenant de la station de Laugerie-Basse (Dordogne), nous trouvons de la sanguine destinée à fournir du rouge et à côté un godet en pierre pour la broyer. C'est du reste dans l'histoire de l'humanité la couleur qui semble toujours avoir eu toute prédilection : c'est la dominante dans les tombeaux des Troglodytes préhistoriques, sur la toile rouge des momies de Thèbes d'il y a trois mille ans, dans la pourpre royale romaine, sur les robes des magistrats et les uniformes militaires contemporains.

Des coquilles venues de l'Océan ou de la Méditerranée, des roches et des silex apportés de gisements éloignés témoignent des relations commerciales ou de longs voyages, soit à la poursuite des troupeaux sauvages, soit à la recherche de meilleurs territoires de chasse.

Nos ancêtres fréquentaient les entrées des cavernes, les grottes peu profondes et les abris sous les escarpements rocheux au bord des rivières poissonneuses.

Ils ne paraissent pas avoir connu d'animal domestique ; le Renne et le Cheval étaient sauvages, les Bœufs étaient l'Aurochs ou Bison d'Europe, et l'Urus ; le Chien domestique n'existait pas. Aucune trace de céréale n'a été rencontrée, ni aucun instrument, tel que la meule, pouvant permettre de croire que l'agriculture était déjà pratiquée. La poterie n'était pas en usage.

Cette civilisation à laquelle on donne souvent le nom d'Age du Renne est la période artistique par excellence de tous les temps préhistoriques. C'est une efflorescence inattendue, sans précédents. Pour la première fois l'homme dessine, grave, sculpte, représente les êtres vivants qui l'entourent avec une esthétique étonnante et il n'oublie pas sa propre image. Certaines pièces nous présentent simplement des gravures ornementales géométriques en creux et en relief, mais les autres sont des chefs-d'œuvre au point de vue du fini comme au point de vue de l'étude.

Dans la collection de M. le Vicomte de Lastic Saint-Jal, nous remarquons une magnifique tête de bœuf sur un bois de renne troué, deux têtes d'équidés sur un fragment de côte, un poisson, plusieurs petits bâtons finement sculptés et terminés par une tête d'animal, d'un usage inconnu. La poitrine et les jambes de devant sont figurés en raccourci le long de l'os.

Les artistes de cette époque aimaient assez volontiers répéter en série le même sujet. Un des plus beaux exemples consiste dans la file de chevaux gravée sur une sagaie de la collection de M. Paysant et provenant des stations du Lot et du Lot-et-Garonne. La même disposition se retrouve pour les têtes de bouquetin (?), d'autres mammifères et les oiseaux gravés sur un fragment d'os long de la collection de M. Maurice Feaux, à Périgueux ; cet objet provient de la station de Raymonden (Dordogne).

Ce sont en général les reproductions d'animaux qui dominent et qui en tout cas sont les mieux faites ; cependant, de temps en temps nous pouvons distinguer la silhouette de l'homme. Nous la trouvons par exemple dans la riche collection de M. Elie Massenat, à Brives, qui provient des roches de Laugerie-Basse, sur une remarquable gravure connue sous le nom de « l'homme chassant l'aurochs ». C'est cette pièce célèbre qui a servi à reconstituer avec une stricte fidélité la disposition des cheveux du vieillard du joli groupe préhistorique : *Premiers artistes, un abri sous roche de la Vézère, âge du renne*, exposé dans la cour. Les autres gravures de cette collection figurent le cheval, des cervidés, l'antilope, la loutre, la truite, et d'autres poissons, et encore deux ébauches de silhouette humaine. Parmi les sculptures, on remarque aussi une ébauche de tête humaine laissant toujours fort à désirer et bien inférieure comme exécution aux têtes de bœuf géminées, au félin ayant servi de pendeloque ou d'amulette, au poisson ou au lièvre, que nous voyons à côté.

Non seulement la fidélité d'exécution témoigne une grande observation des formes et des détails chez l'artiste, mais certaines pièces viennent nous prouver que pour connaître leurs sujets à fond ils n'hésitaient pas à les disséquer. En effet, nous trouvons des écorchés, comme par exemple dans la vitrine renfermant la merveilleuse collection de M. Ed. Piette, à Angers, provenant de la grotte du mas d'Azil (Ariège). Il s'y trouve le moulage d'une des plus belles pièces connues, dont grâce à M. Cartailhac nous pouvons voir l'original unique. C'est un os offrant la sculpture de trois têtes de cheval dont une décharnée. Le modèle et les retouches au trait de ces têtes sont absolument remarquables, les détails les plus fins sont observés.

Deux autres têtes de cheval également écorchées se trouvent dans la même collection. Nous admirons beaucoup aussi un aurochs sous la tête duquel se voient les jambes de l'animal qui devait être représenté courant.

Evidemment ces œuvres si délicates et si fines, étant donnés les instruments dont on disposait, dénotent une rare patience et une merveilleuse habileté. Le bois de renne est excessivement dur, si nous voulons le tailler, comme dans ces temps-là, avec un silex, il ne nous faut pas moins de 17 heures de travail acharné pour pénétrer d'un centimètre. Nous n'avons pas, il est vrai, le tour de main de l'ouvrier habile, mais néanmoins cette expérience nous laisse à penser le temps qu'il fallait pour confectionner ces jolies œuvres d'art.

Un point aussi qui attire toute notre admiration, c'est comment avec leurs silex ils pouvaient détacher ces plaquettes d'os assez minces pour être transparentes et y découper des têtes de cheval, de rhinocéros, des amulettes, etc., comme celles que nous voyons dans ces mêmes vitrines. La pièce la plus remarquable dans ce genre se trouve à gauche de la vitrine 12, dans la collection de M. Michel Hardy, à Périgueux, et est originaire de Laugerie-Basse. C'est une plaquette discoïdale en os présentant une très-fine gravure au trait sur les deux faces, figurant une biche, ici couchée, là debout. Elle pourrait certes lutter sans crainte avec nos plus jolies œuvres plus jeunes cependant de *quelques centaines de siècles*.

Pour M. Cartailhac, dans l'histoire de l'humanité la sculpture semble avoir été antérieure à la gravure.

— Les chasseurs de rennes avaient le culte des morts. Ils ne construisaient pas encore de sépultures, ils n'enterraient pas; mais ils plaçaient souvent leurs morts isolés dans les grottes mêmes qu'ils avaient occupées, sur les cendres de leurs foyers éteints, au milieu de tous les débris de cuisine ou d'industrie, et l'habitation de la grotte ne discontinuait pas. Une coutume analogue se retrouve encore de nos jours chez certaines peuplades de Madagascar et de la Nouvelle-Zélande. Les cadavres sont laissés sur le sol et ce sont les vautours, les hyènes, les chacals qui, dépouillant rapidement les os, suppriment ainsi tous les inconvénients de la putréfaction.

Les morts, dans quelques cas au moins, étaient l'objet de soins particuliers. Après la disparition des chairs, le squelette était couvert de poudre rouge, ainsi qu'en témoignent des tibias, des fémurs très nettement teints.

En fait d'objets, on ne trouve auprès de lui que des coquilles marines ou des dents d'animaux perforées, rangées d'habitude dans un ordre parfaitement régulier. Ainsi dans les exemples que nous avons sous les yeux, sur le squelette de l'homme et les deux squelettes d'enfants, dans leur gangue, recueillis dans la grotte répondant à l'âge du renne de Baoussé-Roussé, près Menton, par M. Émile Rivière, nous trouvons des coquilles, *percées d'un trou*, à la partie interne des genoux, et d'autres symétriquement placées en ligne autour de la ceinture et en diagonale sur le bassin. Évidemment ce sont là les restes d'ossements, cousus à un costume qui enveloppait le cadavre au moment de la mort, et dont l'étoffe a entièrement disparu.

La majorité des hommes de cette période appartient à la race dite de Cro-Magnon et à une autre d'aspect bien sauvage, dit de Canstast ou de Spy, du nom des localités où elles sont le mieux caractérisées.

Les stations dans lesquelles tous ces vestiges se rencontrent sont au nombre de plus de cent sur notre territoire et quelques-unes appartiennent aux régions voisines.

Aucun phénomène naturel pris pour chronomètre n'a permis jusqu'ici de fournir des dates pour évaluer l'ancienneté des périodes de l'âge de la pierre. De ces âges lointains, la mémoire de l'humanité n'en a même pas gardé le vague souvenir.

Période néolithique.

(*Age de la pierre polie et des cités lacustres.*)

Lorsque nous abordons l'étude de cette troisième période, tout est encore changé à la surface de notre pays. Au froid et à la sécheresse de l'âge du renne succède le climat actuel d'abord un peu plus humide qu'aujourd'hui. Il n'y a plus de rhinocéros, plus d'éléphant, ni de grand ours, qui sont des espèces éteintes, ni le renne et les animaux qui lui faisaient cortège et qui ont émigré vers le Nord.

Il reste les animaux sauvages actuels de l'Europe, mais bien plus nombreux qu'aujourd'hui. Le cerf remplace le renne.

Les races domestiques paraissent enfin dans notre pays, le chien est la première et il est probable que le cheval est la dernière venue.

Les plantes cultivées se montrent en même temps, mais successivement aussi et ce ne sont pas toujours les variétés que nous possédons. Le lin était utilisé, mais non le chanvre.

L'industrie nous indique de son côté avec quelle lenteur la civilisation a évolué. Un outillage nouveau est en rapport avec des mœurs bien différentes de celles des chasseurs paléolithiques. L'homme vit davantage en dehors des cavernes et les traces de son séjour sont plus effacées. Mais comme il eut l'idée d'installer ses habitations au-dessus des lacs, ceux-ci nous ont conservé dans la couche tourbeuse de leur fond, des ruines et des accumulations de débris qui nous fournissent les renseignements les plus complets. Les cités lacustres ou palafittes, construites sur pilotis habilement installés, sont des agglomérations de huttes et de cabanes bien établies qui ne diffèrent pas beaucoup de celles que plus tard habiteront les Gaulois.

Le littoral maritime était très peuplé. On y rencontre d'énormes accumulations de coquillages comestibles, restes des repas, au milieu desquels d'assez rares ossements de bêtes et des objets travaillés. Ceux-ci sont probablement les plus anciens que nous ayons pour la période néolithique. Ils ont des formes spéciales et témoignent d'une civilisation très sauvage.

Une industrie à peu près similaire se montre sur un certain nombre de points à l'intérieur, notamment sur les plateaux du bassin de la Seine.

Après des débuts encore très obscurs, l'outillage néolithique se montre caractérisé par la hache de pierre taillée et polie. Cette hache de pierre polie devient tellement abondante que de nombreuses communes en ont chacune fourni des milliers.

L'Ethnographie nous apprend que ses usages étaient très variés. C'est tantôt une arme, tantôt un insigne de chef, tantôt un outil ou un instrument à piocher la terre.

Ces haches, dont nous connaissons les divers systèmes d'emmanchement et qui avaient des destinations très différentes, sont fabriquées avec les roches locales et varient de forme suivant les régions. Cela s'observe pour tous les objets contemporains. Il y avait donc des groupes distincts dans la population de notre France à cette époque. Partout on rencontre cependant un nombre variable d'armes, d'outils, de parures qui sont faits de matières étrangères au pays et sont surtout la preuve de relations commerciales. Il y avait çà et là des ateliers de silex qui fabriquaient pour l'exportation, notamment au grand Pressigny dans la Vienne. A Meudon, près Paris, dans la Marne, dans l'Aveyron, il y avait des mines de silex avec puits et profondes galeries d'exploitation.

L'os, la pierre, le bois étaient travaillés avec talent et pour les destinations les plus variées. La poterie de terre était fort répandue et la tourbe des lacs de la Suisse nous a conservé des lambeaux des étoffes diverses qu'on savait tisser. Parmi les objets provenant des stations de Robenhausen, constituant la collection de M. Valentin-Smith, nous trouvons précisément des fragments de tissus, cordes et filets en fibres de lin absolument semblables aux produits modernes et témoignant déjà des connaissances approfondies dans cette industrie.

Le culte des morts prend un développement considérable. Les cadavres sont d'abord traités comme à l'âge du renne ; ils restent à l'air soumis à toutes les causes de destruction. Plus tard on s'avise de réunir tous les morts dans des demeures communes, on groupe les ossements ou les cadavres dans des cavernes naturelles, dans des souterrains artificiels, dans des constructions en grosses pierres que nous appelons cryptes mégalithiques, dolmens, allées couvertes, etc. Ces ossuaires renferment souvent les plus beaux objets de leur temps ; cependant il n'y a plus aucune trace de l'art merveilleux de l'âge du renne. On ne connaît aucune figure d'être vivant, sauf une représentation humaine sculptée en relief sur les parois des grottes sépulcrales de la Marne et de plusieurs dolmens de la Normandie et de la Provence.

Les haches en pierre polie que l'on trouve dans ces sépultures, et elles sont nombreuses, sont toutes systématiquement brisées en signe de deuil.

Si nous examinons avec soin les ossements eux-mêmes, nous restons stupéfaits devant ce qu'ils nous apprennent sur un point de la chirurgie déjà connu dans ces âges lointains. On trépanait ! Les localisations cérébrales, que nous commençons à peine à entrevoir à la fin du XIXe siècle de notre ère, auraient-elles été connues de ces troglodytes vivant plusieurs milliers d'années, perdus dans la nuit des temps ? Toujours est-il que dans la très intéressante collection de M. Cartailhac, nous trouvons une rondelle crânienne détachée par la trépanation, provenant d'un dolmen du Lot, et un crâne humain avec deux perforations artificielles, l'une faite pendant la vie, l'autre après la mort, du dolmen de

Salvage (Aveyron). Il est facile de dire en effet avec nos connaissances actuelles si l'os a déjà subi un commencement de réparation cicatricielle, pendant combien de temps, à quelques jours près, l'opéré a survécu, ou si au contraire la mort avait préexisté. Ainsi, par exemple, pour le crâne trépané de la grotte néolithique de Feigneux (Oise), collection de M. Topinard, on peut dire avec certitude que la trépanation a amené la mort dans les trois ou quatre jours qui ont suivi l'opération.

Celle-ci se pratiquait de deux façons, qui ont pu être reproduites expérimentalement au moyen d'instruments de silex.

Premier procédé. — On circonscrivait la rondelle, qui devait être enlevée, par un profond sillon circulaire (1er temps de l'opération). On introduisait ensuite un morceau de bois ou d'os en un point de ce sillon, à travers la table interne, et au moyen d'un mouvement de levier un peu fort, on faisait sauter la rondelle sans léser la dure-mère.

Deuxième procédé. — Le deuxième procédé, moins généralement employé, consistait simplement à faire une perforation cratériforme au moyen d'un fort raclage.

D'après les pièces ainsi retrouvées dans les sépultures, la trépanation à cette époque donnait peu de succès, presque tous les opérés mouraient soit immédiatement, soit au bout de peu de jours. Ces résultats malheureux devaient surtout provenir d'hémorrhagies dues à ce que les couronnes de trépan, au lieu d'être placées sur les parties latérales du crâne, comme nous le faisons actuellement, étaient presque toujours médianes ; en sorte qu'elles devaient ouvrir continuellement le sinus supérieur, d'où perte de sang considérable, difficile à arrêter, et par conséquent rapidement mortelle.

Quoi qu'il en soit, cette opération de grande chirurgie nous témoigne d'un profond esprit d'observation uni à une initiative d'idées et à une habileté pratique, qui dénotent une civilisation déjà bien avancée.

Du reste, les temps préhistoriques touchent à leur fin. Grâce
aux relations commerciales, qui s'étendent de plus en plus, nous
voyons peu à peu apparaître les métaux, l'or, l'argent, le cuivre
et *le bronze*, qui pendant plusieurs siècles va remplacer la pierre
pour les objets usuels, au point de laisser son nom à cette période
transitoire appelée aussi *période celtique*. Comme pendant toute
cette époque on mit beaucoup en pratique l'incinération, il nous
en reste relativement peu de chose et il faut arriver à la période
suivante, l'*âge du fer* ou *période gauloise*, avec ses riches Tumulus où le Gaulois était souvent inhumé sur un char de parade ou
sur un char de bataille avec ses chevaux pompeusement harna-
chés, pour rentrer dans l'histoire et retrouver toute une série de
documents qui nous éclairent amplement sur ces fameuses expéditions lointaines, sur ces descentes en Italie, qui, si longtemps,
furent la terreur des Romains.

Ve EXCURSION

—

TROISIÈME VISITE DANS LA SECTION D'ANTHROPOLOGIE
ET D'ETHNOGRAPHIE

~~~~~~~~~~~~

Explication des objets exposés.

MŒURS ET COUTUMES DES POPULATIONS PRIMITIVES.

</div>

Après avoir étudié, comme nous l'avons fait dans la précédente excursion, les nombreux documents, qui des temps préhistoriques sont arrivés jusqu'à nous, et après en avoir tiré les déductions si intéressantes qui découlent de leur enseignement, il paraissait utile d'en rendre les résultats scientifiques perceptibles et tangibles à la masse des profanes, en reconstituant de toutes pièces quelques-unes des principales scènes de la vie de ces temps lointains.

Dans la cour intérieure de la section d'anthropologie, sept groupes de grandeur naturelle attirent les regards de tous les curieux. Cet intérêt qu'y apporte le public est un juste hommage rendu à l'esprit artistique et à l'exactitude scrupuleusement consciencieuse dont M. le docteur E. Hamy, conservateur du Musée d'Ethnographie, a fait preuve dans la reconstitution de ces âges oubliés. Ce n'est pas une représentation à peu près exacte qu'il nous est donné de contempler ; toutes les parties jusqu'au
~~~~~~~~~~~~

moindre détail sont reproduites fidèlement, d'après un modèle authentique.

C'est M. Hamy lui-même qui, le 14 août, nous a fait les honneurs de cette exposition, fruit de son travail et de ses soins.

I. — Premiers industriels.

UN ATELIER DE TAILLEURS DE SILEX.

(Age du mammouth.)

« Au pied d'un arbre creux, qui peut leur fournir un asile, un homme et une femme éclatent et taillent le silex, pour en tirer les premières armes et les premiers outils. »

٭ Cette scène est inspirée d'un dessin de Baines, représentant des Australiens de nos jours pratiquant les mêmes opérations industrielles. Les Australiens du Queensland et de Western Australia sont, en effet, les représentants actuels les mieux caractérisés de l'industrie paléolithique qu'il s'agissait de mettre en scène.

Les proportions et les formes générales du corps, les courbes céphaliques, la morphologie générale de la face ont été données par les ossements humains trouvés à diverses reprises dans les cavernes les plus anciennement habitées, Spy, La Naulette, Goudan, etc. Les parties molles, et, en particulier, les nez, les lèvres, les seins, sont reproduits d'après des types ataviques, observés spécialement aux environs de Paris et en Belgique.

La hache emmanchée est imitée de celles de Western Australia.

Les éléments du costume sont empruntés à diverses peuplades sauvages de nos jours.

II. — Premiers artistes.

Un abri sous roche de la Vézère.

(*Age du renne.*)

« Dans un abri sous roche de la vallée de la Vézère, une femme
et un jeune homme taillent des bois de rennes, le chef de la
famille rentre de la chasse, rapportant un quartier de bouquetin. »

L'abri sous roche reproduit exactement celui de Laugerie Basse,
au niveau des célèbres fouilles de M. Elie Massénat. Les trois personnages sont reconstitués à l'aide des squelettes presque entiers
trouvés dans les abris sous roche de la région, Laugerie Basse,
Cro-Magnon, etc., grâce auxquels on a pu fixer les proportions
du corps, les formes essentielles du crâne et de la face. Les parties
molles sont faites d'après plusieurs individus de race similaire, et,
en particulier, à l'aide de têtes moulées sur des Berbers, du type
de Cro-Magnon ; les armes du personnage debout, les outils et les
bois de renne des deux autres ont été refaits d'après les pièces
originales des abris de la Vézère. La disposition des cheveux du
vieillard est celle de la célèbre gravure sur bois de renne, que nous
avons vue dans la collection de M. Elie Massénat et connue sous le
nom de *l'homme chassant l'aurochs* ; les coquilles du front,
des bras et des jambes sont aux places où M. Cartailhac les a
trouvées sur l'homme fossile de Laugerie. Les coquilles et les
amulettes en ivoire de la femme et du jeune homme sont imitées
de celles de Cro-Magnon.

Les vêtements de peau sont de pure convention (nous ne savons
rien du costume de ces troglodytes du midi de la France) ; mais
on n'a pas hésité à les réduire considérablement et à représenter presque nus des hommes qui devaient vivre exactement
comme les chasseurs Peaux-Rouges du Haut-Nord Américain que
les voyageurs nous représentent tels.

Les amas d'ossements sur le sol de l'abri donnent une faible idée de ceux que les troglodytes laissaient accumuler autour d'eux.

III. — Premiers constructeurs.

CONSTRUCTION D'UN DOLMEN DANS LA VALLÉE DE LA SEINE.

(*Age de la pierre polie.*)

« Trois hommes travaillent à préparer un monument funéraire. Le premier sculpte une figure, le second polit une hache, le troisième monte un vase à la main. »

La période de la pierre polie, qui succéda à celle de la pierre taillée, représentée dans les n°s 1 et 11, est caractérisée par le polissage de la pierre, le développement des industries céramiques, l'invention de l'architecture et de la sculpture sur roche, etc. On a essayé de mettre en scène les principales de ces découvertes.

Le monument en cours d'exécution, avec la pierre trouée qui sépare le vestibule de la chambre funéraire, est copié sur celui qu'a découvert M. Brongniart à la Belle-Haie, non loin de Gisors. La première pierre à gauche du trou porte dans ce monument une figure féminine, que l'on retrouve ailleurs, en Normandie, et qui est identique à diverses autres figures rencontrées dans la Marne et dans le Gard. Elle est reproduite ici avec l'artiste qui l'achève.

Le polissoir du deuxième ouvrier est copié sur celui de la collection Capitan ; le vase du troisième est une sorte d'*olla* façonnée à la main et qui n'est pas rare dans les dolmens.

Les deux premiers personnages ont été exécutés à l'aide de crânes de dolmens ; il est curieux que cette restitution, faite sans parti pris aucun, ait abouti à donner aux sujets un type germanique très décidé. Le troisième, le potier, a le type de l'une des races de Furfooz, où la plus ancienne poterie connue, de grandes dimensions, a été découverte par M. Dupont.

Leurs vêtements ont été recomposés à l'aide des documents découverts dans les stations de Robenhausen, Suisse (collection Valentin-Smith), qui nous ont conservé les restes incinérés de presque tout le matériel de l'âge de la pierre polie. L'abondance relative des pièces d'écorces brûlées, trouvées dans le gisement, a autorisé à supposer qu'elles entraient pour une large part dans l'habillement du temps, et on a vêtu d'écorces battues deux des personnages. La teinture de la toile de lin qui complète les costumes a été faite soit avec l'ocre, soit avec le bleu de pastel, très anciennement connu dans l'Europe occidentale. Les chaussures sont inspirées de celles du dieu au marteau, figure qui était déjà archaïque à l'époque gallo-romaine, et doit par conséquent nous avoir conservé un type d'habillement très ancien.

IV. — Premiers métallurgistes.

UN ATELIER DE MOULEUR AMBULANT.

(*Age du bronze.*)

« Près d'un gros rocher, protégés du vent par un grossier fascinage de bois mort, un fondeur et son aide coulent des outils de bronze. »

Ces deux personnages représentent l'introduction du bronze en Occident. L'un, le serviteur, reproduit le type des *nutons de Belgique*. C'est encore un type de Furfooz qui a été choisi. On sait que la grotte de ce nom, située dans la vallée de la Lesse, contenait des squelettes en grand nombre de deux types bien distincts, dont on s'est servi pour ces restitutions, afin de compléter le tableau des races primitives occidentales.

Le maître fondeur offre le type Ligure ancien, restitué d'après les principes précédemment rappelés.

Ils ont pour tout costume un épais tablier de cuir. Le premier manie le soufflet double de l'Extrême-Orient, reproduit d'après une très ancienne sculpture de l'Inde ; la présence de ce soufflet est destinée à rappeler au visiteur les origines orientales de la métallurgie du bronze.

Le second coule, à l'aide d'un creuset, saisi entre les mors d'une grande pince de bronze (amplification de la pince de fer découverte dans un des ateliers du Beuvray et qui est à Saint-Germain), le métal bouillant dans les moules. Creusets et moules sont copiés d'après ceux du musée de Saint-Germain.

Dans de grossiers récipients, on voit les débris de vieux bronze qui servent à la refonte de nouveaux instruments. Une douzaine de haches toutes neuves gisent par terre, enfilées pour la vente.

V. — Forgerons nègres du Soudan.

(Représentants actuels de l'Age du fer.)

Il a été impossible de restituer la forge primitive d'Europe ; les matériaux manquent pour une telle reconstruction. Mais l'Afrique ayant connu, de temps immémorial, l'industrie du fer et l'ayant conservée jusqu'à nos jours sous l'aspect le plus primitif, M. Hamy s'est décidé à choisir, pour représenter *l'âge du fer*, la forge dessinée dans le célèbre ouvrage de Denham et Clapperton.

Les deux nègres qu'on a sous les yeux ont été moulés sur nature ; leurs têtes, prises dans la collection du Muséum de Paris, représentent l'une, le type élevé et l'autre le type inférieur des nègres du Soudan occidental.

Le tronc et les membres reproduisent, sans les exagérer, les caractéristiques les plus essentielles de la race, moulées d'après nature sur des sujets montrés au Nouveau-Cirque de la rue Saint-Honoré.

Le soufflet est la reproduction exacte d'un soufflet indigène ; l'enclume, le marteau, etc., sont des pièces originales empruntées au musée d'ethnographie du Trocadéro.

VI. — Aztèques fabriquant le papier d'agave (1).

Le Mexique a inventé le papier et ce groupe en indique les anciens procédés de fabrication. Les Aztèques faisaient avec l'agave une pâte à peu près analogue à celle que nous produisons pour obtenir le papier de bois ; ils la battaient ensuite pour la réduire en une couche mince, qu'ils séchaient au moyen d'une pierre à repasser.

Les deux ouvriers Aztèques sont reproduits d'après des types envoyés au Muséum d'histoire naturelle par l'Institution Smithsonienne de Washington. Le battoir et la pierre à repasser sont copiés sur des pièces du musée d'ethnographie, et la première de ces pièces a été remontée d'après des termes de comparaison fournis par M. A. B. Meyer, de Dresde.

VII. — Campement des Samoïèdes.

En établissant au milieu de la cour un campement de Samoïèdes du gouvernement d'Arkhangelsk, les organisateurs de cette exposition ont voulu rapprocher de l'âge du renne quaternaire *l'âge du renne contemporain*, transformé, malheureusement, en partie déjà, par les progrès de la civilisation russe.

Une tente en toile (les tentes en cuir ont disparu), garnie d'une portière en peau de renne, s'étale sur des piquets formant une carcasse conique, et s'ouvre par le haut pour laisser échapper la fumée. Un quartier de renne suspendu au bout d'une

---

(1) AGAVE, plante grasse, de la famille des broméliacées, au tronc cylindrique et creux, s'élevant jusqu'à trente pieds, aux feuilles épaisses, embrassant la tige. Les deux espèces les plus utiles sont : *l'agave américaine*, dont on extrait des fils très forts et très souples, ayant l'utilité et les propriétés du chanvre ; *l'agave du Mexique*, qui, possédant les mêmes avantages que la précédente, a, en outre, celui de fournir par ses feuilles une liqueur douce, sucrée, vineuse et enivrante, très en usage au Mexique.

perche, boucane à la fumée qui s'échappe entre les extrémités des piquets.

A l'intérieur, une mère de famille, coiffée d'un bandeau d'étoffe, vètue d'une longue tunique entremêlée de peau et de drap de couleurs voyantes, berce un nouveau-né, en soignant sa marmite attachée à un croc de bois. L'enfant est couché dans le berceau à fond plat en bouleau, propre aux Samoïèdes. Le père rentre de la pêche, marchant sur ses liges, appuyé sur un gros bâton ; son jeune fils conduit un traîneau léger, portant un phoque mort et attelé d'un renne qu'il guide avec une perche. L'attelage de l'animal est remarquable par les chevêtres en bois de renne qui lui serrent le front et que l'on a rapprochés des bâtons troués de même matière, rencontrés dans les grottes et abris sous roche de *l'âge du renne*. Les pendeloques en cuivre découpées, qui descendent de la bride, ne sont pas moins intéressantes, à cause de leurs formes archaïques.

Le père et l'enfant sont vêtus de peaux de rennes, des pieds à la tète ; la figure de l'homme et celle de la femme ont été moulées sur les Khanikoff, famille de Samoïèdes qui descendent d'Arkhangelsk, tous les hivers, pour vendre leurs produits à Saint-Pétersbourg sur la Neva gelée. La tête d'enfant est une étude qui a été exposée par M. Jules Hébert, au salon de 1887 (Exposant M. Varat).

VIII. — Entre le groupe des « premiers constructeurs » et celui des « premiers métallurgistes ».

Un relief : Puits et galeries des mines pour l'extraction du silex à l'âge de la pierre, mis au jour et successivement détruits par l'exploitation actuelle des bancs calcaires (pierre à chaux), à Mur de Barrez (Aveyron).

Plan exécuté, sous la direction de M. Marcellin-Boule, par M. Hébert, sculpteur.

Au dos de ce relief, on a tracé le plan des galeries et on a placé auprès les objets qu'on y a rencontrés : haches de pierre, pics en bois de cerf, etc., recueillis par le propriétaire de la carrière.

Le matériel, qui fut primitivement en usage chez les peuples aujourd'hui civilisés, ressemble presque exactement à celui qu'utilisent encore les peuples sauvages. Les comparaisons, que ces *survivances* permettent d'instituer, sont tout à fait indispensables pour compléter et pour interpréter l'outillage primitif, et c'est pourquoi M. Hamy n'a pas hésité à encadrer les collections archéologiques d'un certain nombre de collections ethnographiques, choisies de manière à leur fournir un commentaire.

C'est ainsi qu'en Australie, au Queensland, et dans les principales îles de l'Océanie, nous retrouvons des lances en silex taillé ; des couteaux-scie armés d'éclats de quartz fixés dans une rainure latérale avec la gomme d'une *xantorrhée (black boy gum)* ; des casse-tête et marteaux formés de deux éclats de roches, assujettis au bout d'un court bâton par un manchon de résine; des haches, soit taillées, soit polies, emmanchées avec de la gomme et du jonc recourbé ; des harpons et des chevilles de bois servant à la pêche, analogues à ceux que nous avons vus si nombreux dans les collections de fossiles.

Dans la Nouvelle-Guinée et les îles d'Urville, nous reconnaissons les grattoirs, les poinçons en os travaillé de l'âge du renne.

Une lance en obsidienne (type du Moustier) emmanchée, appartenant à M. Cartailhac, provient des îles de l'Amirauté.

Aux îles Hawaii, à côté des haches en pierre polie emmanchées, nous remarquons des pièces de *tapa*, étoffe battue en écorce de *broussonetia*, et, dans la riche collection du prince Roland Bonaparte provenant du Nil Blanc et du Soudan Oriental, au milieu d'armes, d'amulettes et d'instruments de toutes sortes, nous voyons aussi un morceau d'étoffe en écorce de figuier, de la famille royale d'Ouganda, qu'il nous est impossible de ne pas rapprocher des nombreux fragments retrouvés dans les stations lacustres de Robenhausen, avec lesquels on a essayé de reconstituer en partie le vêtement des premiers constructeurs du dolmen de la vallée de la Seine.

Nous retrouvons les ornements en coquillages troués des squelettes fossiles des grottes de Menton sur des pièces d'habillement en usage sur les côtes sud-est de la Nouvelle-Guinée et dans les iles d'Entrecasteaux.

Des collections très riches d'objets de pierre ont aussi été apportées d'Amérique, provenant surtout des *mounds* du Wisconsin, de l'Ohio, du Minnesota et de la vallée de Mexico, dans les environs de Vera-Cruz.

Ces termes de comparaison sont extrêmement intéressants, car ils nous permettent de comprendre et de nous représenter d'une façon bien nette ces coutumes si anciennes dont nous n'avons aucun autre vestige.

VIe EXCURSION

—

PROMENADE D'EXPLORATION

DANS LA

SECTION DES PRODUITS CHIMIQUES, PHARMACIE

Explication des objets exposés.

PRODUITS NATURELS ET MANUFACTURÉS APPLICABLES A L'ART MÉDICAL.

Depuis une dizaine d'années, les progrès réalisés dans toutes les branches de la médecine et de la chirurgie sont considérables. Une véritable révolution s'est produite sous l'action des travaux mémorables venus de toutes parts apporter leurs tributs aux deux grands courants qui dominent toute cette phase de l'histoire médicale : l'origine microbienne méconnue d'un grand nombre de maladies, le classement de plus en plus net des entités d'origine nerveuse. Dans le document scientifique, qui fera date, élevé à cette grande évolution par la Société de médecine pratique de Paris sous le titre : « *Les sciences médicales en 1889* », un chapitre, qui ne fut pas un des moins remarqués, est celui consacré à la Pharmacie. A mesure que le jour se faisait sur l'étiologie, sur l'évolution, sur les lésions exactes de chacune de nos maladies, la thérapeutique voyait surgir des séries ininterrompues de nouveaux médicaments, quelques-uns météores éphémères aussi vite éteints qu'allumés, d'autres plus durables,

4

qui sont venus enrichir notre arsenal de moyens de défense puissants, auxquels nous avons recours actuellement à chaque pas de notre pratique.   .

La science technique que nous retirons de ces lectures n'est cependant pas absolument suffisante. Connaître de nom les armes qui sont mises à notre disposition, c'est très bien ; les connaître de vue, c'est mieux encore. C'est pourquoi nous avons tenu à venir étudier en détail les nombreux produits chimiques et pharmaceutiques exposés avec beaucoup de goût classe 45, travée 6, près de la galerie des machines.

Nous aurions voulu que le temps passât moins vite pour pouvoir pénétrer un peu les détails de fabrication et de réaction de ces produits nouveaux et acquérir la connaissance de ces petits caractères particuliers, souvent pratiques, qui nous échappent et que connaît bien le chimiste qui prépare ces corps et les voit naître sous ses yeux. Mais une journée entière ne nous aurait pas suffi pour passer ainsi en revue les innombrables richesses renfermées sous ces brillantes vitrines. Force nous fut donc de hâter un peu le pas et de nous contenter de nous les faire présenter avec quelques mots d'explication seulement, visite néanmoins qui fut des plus instructives et des plus intéressantes.

De nombreux exposants, ayant répondu à l'appel de M. Bougarel, chimiste de la Maison Adrian, qui était chargé de nous piloter, les honneurs de chaque vitrine nous furent faits par son propriétaire lui-même.

C'est ainsi que nous avons admiré (pour ne citer que celles qui ont frappé le plus notre attention), les vitrines de MM. Chassaing, Fournier, Desnoix, Armet de l'Isle, Taillandier, Duquesnel, Vée, Delpech, Bocquillon-Limousin, Billauet, Poulenc frères, de la pharmacie Mialhe, de la pharmacie Centrale, etc..., ainsi que les produits remarquables par leur nouveauté de MM. les docteurs Hardy et Gallois, et l'exposition si intéressante et si personnelle des découvertes de M. Tanret.

La vitrine de la Société Française est une des plus considérables. Elle est divisée en deux parties :

Nous y voyons, d'un côté, les produits chimiques parmi lesquels, le chloroforme, le perchlorure de fer, les iodures et bromures, les alcaloïdes et glucosides divers, *arbutine, strophantine, ésérine, daturine, fraxine, sulfate de spartéine*, de magnifiques échantillons d'*aconitine et de quassine amorphes et cristallisées, l'atropine et son sulfate* obtenus d'après le procédé de M. Moreau. Nous avons également sous les yeux une splendide coupe de *digitaline cristallisée*, de quoi tuer toute une ville, produit différent de la digitaline amorphe chloroformique, de la digitaléine et de la digitine, obtenus dans la préparation du glucoside pur. Puis, nous passons en revue toute une série de corps résultant de l'action oxydante ou hydratante des réactifs sur le térébenthène de Berthelot, c'est-à-dire des terpines d'essences diverses, des terpinols distillant à des degrés variables, etc., etc.

Dans la seconde partie de la vitrine, nous remarquons plusieurs groupes :

Produits pharmaceutiques d'une préparation parfaite, pastilles, capsules, pilules, granules, extraits de sucs de plantes obtenus par le froid. Ce mode d'extraction a été en même temps, mais séparément, étudié par M. Adrian et par M. Vée. La différence entre ces deux modes de concentration consiste dans :

L'obtention d'un bloc glacé qui doit être râpé avant d'être essoré (procédé Adrian) ;

L'obtention d'une sorte de sorbet (procédé Vée).

Nous trouvons aussi des extraits secs remarquables par le peu d'altération de la matière colorante, comme ceux d'*Ipéca*, de *Quinquina* ;

Des *peptones*, résultant de la digestion de diverses substances albuminoïdes ;

Les *viandes* desséchées et en *poudre*, et un *aliment complet*, que nous goûtons et qui nous semble assez bien répondre à un desideratum souvent formulé, trouver une poudre très nutritive qui ne soit pas trop désagréable à prendre.

Cette catégorie de produits a, du reste, été particulièrement étudiée par M. Adrian.

Une coupe aussi, renfermant des masses soyeuses d'*hémoglobine*, préparées par le procédé de M. Deschiens, est encore fort remarquable.

Avant de nous séparer, nous nous arrêtons un instant devant l'exposition collective de la Pharmacie Française.

Là, M. André Poutier, avec une patience admirable, a groupé toutes les découvertes, publications, appareils, produits obtenus, collections diverses, c'est-à-dire tous les efforts faits par les pharmaciens français, civils ou militaires, depuis un siècle.

M. André Poutier a eu là une pensée très heureuse ; il a fait un travail patriotique, qui peut montrer à tous que si, chez nous, le pharmacien touche d'un côté au commerçant, il appartient largement, d'un autre côté, au monde savant.

—

EXPÉRIENCES PHONOGRAPHIQUES

Au milieu de l'affluence inouïe d'étrangers, venant de tous les points du globe, attirés par l'aimant fascinateur de Paris, un nom a particulièrement fixé l'attention du monde savant, je pourrais même dire de la population tout entière, c'est celui d'Edison.

Depuis longtemps, les magnifiques découvertes du grand Electricien avaient proclamé sa gloire aux quatre coins du monde, les ouvrages scientifiques comme les feuilles publiques avaient raconté partout et à tous les mille problèmes résolus par son génie merveilleusement inventif, mais pour la première fois il quittait lui-même ses laboratoires et ses machines pour passer l'Océan et venir comme les autres s'éblouir à son tour dans la Ville-Lumière. Malheureusement en voyage, ce n'est pas un petit bagage que la popularité. Comme tout le monde, sous le prétexte de vous faire honneur, veut surtout avoir celui de vous posséder pendant quelques instants, les réceptions, invitations, banquets, conférences vous assaillent depuis le lever du soleil jusqu'à son coucher, et même plus tard à Paris, sans vous laisser une minute de cette liberté, qui n'est l'apanage que des obscurs et fait qu'à certains moments les humbles deviennent un sujet d'envie pour les grands.

Suivant l'entraînement général, nous avons voulu, nous aussi, qu'Edison vînt nous initier à toutes les merveilles qu'il avait créées et nous présenter particulièrement son dernier chef-d'œuvre, le *phonographe*. Mais si la bonne volonté peut être inépuisable, les forces humaines ont des limites. Le grand savant, épuisé de fatigue, nous pria d'agréer tous ses regrets et d'être un peu indulgents à son égard. Il nous envoya, pour le remplacer, son représentant M. Wangemann.

La conférence devait avoir lieu dans les ateliers de la manufacture de pianos Pleyel et Wolf, à Saint-Denis.

Aussi le quai du train-tramway de la gare du Nord présentait-il un mouvement inaccoutumé dans la matinée du 23 août.

A peine la machine eut-elle stoppé, que les voitures furent littéralement envahies, sans distinction de classes ; n'était-on pas tous de la même famille ?

Pont de la Révolte !.... Comme une fourmilière subitement mise en émoi, une foule saute hors des wagons, riant, s'appelant, se formant par groupes, et se dirige, tout en devisant joyeusement, vers l'usine qui n'est qu'à dix minutes de distance à peine.

Notre secrétaire général, M. Gillet de Grandmont, M. Wangemann, M. Lyon, représentant la maison Wolf, étaient déjà arrivés pour nous recevoir.

Comme le temps était assez favorable, on resta dans l'immense cour de la fabrique où on forma un grand carré autour d'une table sur laquelle avait été disposé le phonographe. Des banquettes avaient été réservées aux dames.

M. Wangemann, avec son fort accent américain, excusa à nouveau M. Edison de son absence forcée, et se mit en devoir de nous présenter le merveilleux instrument dû au génie de son maître et auquel il a collaboré pour sa part.

Le *phonographe*, tout le monde le sait, est un appareil donnant réellement la reproduction des sons. Le premier phonographe a été construit par M. Edison vers la fin de l'année 1877 et au commencement de 1878. Le principe de cet appareil était, à n'en pas douter, inspiré par l'admirable découverte de Graham Bell. En effet, puisque la membrane du téléphone peut vibrer sous l'influence des sons, et vibrer de telle manière que les sons soient reproduits, il s'ensuit qu'en inscrivant les vibrations de cette membrane, on doit avoir un ensemble de mouvements qui donne

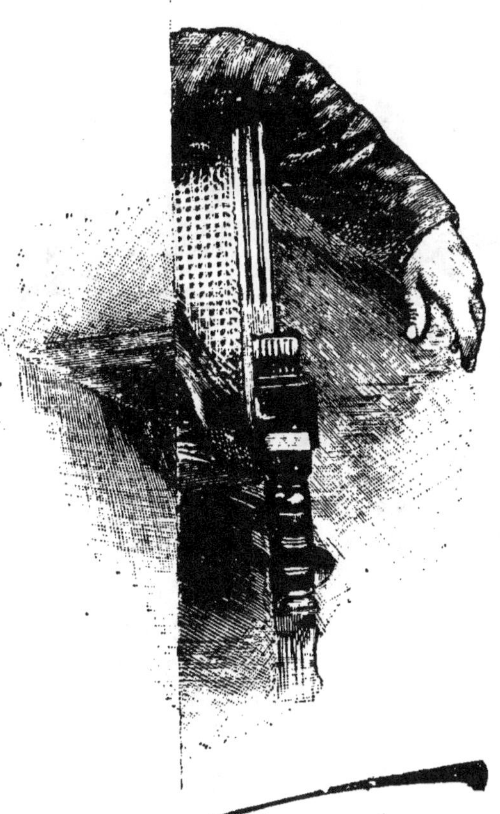

us A Edison

nde illustré).

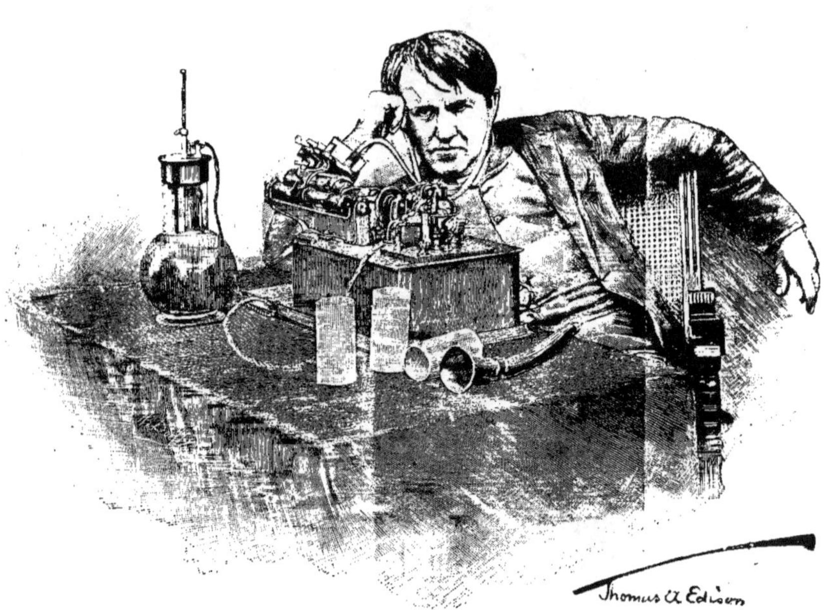

Fig. 7. — M. Edison, d'après une peinture exposée à la Galerie des Machines. (Tirée du *Monde illustré*).

l'image graphique de la vibration primitive. Supposons alors que cette vibration inscrite soit rendue par une membrane analogue à la première, le son se trouvera reproduit avec sa forme originelle.

Ainsi, la découverte de Bell, en montrant expérimentalement que dans les vibrations d'une membrane se trouvent contenues toutes les modalités du son, a été le principe de la découverte du phonographe, mais c'est Edison, qui, sans contestation possible, a découvert la phonographie.

Le phonographe est composé essentiellement d'un cylindre rotatif sur lequel on adapte un rouleau creux d'une certaine composition capable de recevoir et de garder les empreintes les plus légères. C'est en effet sur ce rouleau, mis en mouvement par un appareil électromoteur d'une extrême précision, que viennent s'inscrire les oscillations d'une légère plume-stylet.

Les vibrations de la voix mettent en mouvement une membrane, laquelle meut le stylet : aussitôt la vibration du stylet s'inscrit sur le rouleau. Quand la vibration sonore a été inscrite, si l'on fait repasser un stylet mousse par les mêmes points, l'ébranlement de ce dernier fait vibrer la membrane, et cette vibration se transmet alors à l'air extérieur, en produisant un son absolument identique au son originel.

L'appareil de la membrane avec stylet est actionné suivant un mouvement longitudinal par le même moteur électrique : alors il se meut devant le rouleau mobile, de sorte que la ligne décrite ainsi est une hélice sans fin.

Ce qu'il y a de très remarquable, c'est que le réglage d'un appareil aussi délicat est rapide et facile. On met en place le rouleau, on abaisse le stylet adapté à la membrane, on met en mouvement la pile qui fait marcher le tout, et c'est fait.

Les premiers appareils d'il y a dix ans étaient encore peu adaptés à la pratique. Ils étaient lourds, chers, et surtout le rouleau sur lequel se faisait l'inscription étant en étain, le sillon tracé par l'aiguille d'acier ne persistait pas longtemps. En 1885, M. Tainter, collaborateur de M. Edison, a substitué au cylindre d'étain un cylindre de cire, ou plutôt d'une composition spéciale de paraffine et de cire, grâce à laquelle le phonographe est devenu maniable, l'inscription plus facile et plus durable.

Le rouleau est d'une extrême légèreté. C'est une écorce d'arbre, d'un millimètre à peine d'épaisseur, recouverte d'une couche de cette cire dont l'épaisseur n'est pas d'un demi-millimètre. Le diamètre du rouleau est de 0,03 centimètres et la longueur de 0,20 centimètres, mais évidemment cela peut varier, et on doit supposer qu'on construira, s'il est nécessaire, des rouleaux plus longs ou d'un diamètre plus grand.

Les sons émis par le phonographe peuvent être recueillis dans de longs tubes de caoutchouc conducteurs qu'on adapte aux oreilles. Mais l'effet est plus saisissant encore, quand on recueille les sons par un cornet amplificateur. Alors tout le monde peut entendre. Une nombreuse assemblée peut assister en même temps à ce phénomène stupéfiant de la reproduction de la voix humaine, ou de la répétition d'un bruit quelconque.

Le résultat est d'une netteté éclatante. S'il s'agit de la voix, les nuances, les hésitations, l'accent, les pauses, les finesses de la tonalité, tout est parfaitement reproduit. Ce qu'il y a de plus étonnant peut-être, c'est d'entendre le phonographe reproduire la musique d'un orchestre. On entend les clairons, les trombones, les hautbois, les flûtes, les tambours, les violons. Vraiment cela est au moins aussi merveilleux que la photographie.

M. Wangemann nous a d'abord fait entendre la voix de M. Edison lui-même. C'était une petite allocution qu'il avait prononcée au dernier banquet qui lui avait été offert. L'effet de cette voix mystérieuse, sortant on ne sait d'où, dépasse tout ce que l'on peut imaginer. On applaudit malgré soi, qui ? quoi ? L'orateur, la machine, le génie inventeur ? On ne sait au juste, peut-être tous les trois ensemble.

Nous écoutons ensuite une marche triomphale, spécialement composée en l'honneur de M. Edison et qui lui fut jouée par une fanfare à la fête dont nous venons de parler. Le son différent de chaque instrument se détache avec une telle netteté, que si le chef d'orchestre avait possédé ce phonographe dans une répétition, il aurait pu faire entendre à ses propres musiciens le passage qu'ils venaient d'exécuter, tel qu'ils l'avaient exécuté, et ils auraient très nettement constaté que le cornet à piston avait dans une mesure accroché une note et que le crescendo d'une rentrée n'avait pas été fait. C'est cette extrême fidélité, jusque dans les plus infimes détails, qui faisait s'écrier à cet autre grand maitre, Gounod, s'entendant ainsi jouer et chanter son *Ave Maria* : « Dieu soit loué ! je n'ai pas fait de faute ! »

Le rouleau ayant été changé, nous assistons à un concert. D'abord, on entend ce bruissement particulier d'une foule, fait des mille conversations à mi-voix et du monde qui s'agite. Bientôt le silence s'établit. Des arpèges nettement dessinés préludent sur un piano et semblent entendus dans un éloignement mystérieux. Puis, une voix de femme, claire et puissante, chante une ravissante romance hongroise, que toutes les personnes qui entourent l'instrument peuvent très distinctement entendre. Enfin, le morceau se termine et immédiatement éclatent les tonnerres d'applaudissements et les rappels de cette foule ainsi photographiée au milieu de son enthousiasme. Cette petite scène peut être reproduite aussi souvent qu'on le désire ; il suffit, au moyen d'un déclenchement, de ramener le stylet mousse de la membrane parlante au commencement du cylindre. Celui-ci, grâce à l'emploi de la cire paraffinée de M. Tainter, est à peu près inusable et peut servir à plusieurs milliers de répétitions.

Non seulement il nous fut donné d'écouter les paroles emprisonnées sur des cylindres tout préparés d'avance, mais on enregistra aussi devant nous certaines parties de notre séance, auxquelles maintenant pourront peut-être assister également un jour nos enfants ou même nos arrière-petits-enfants. Ce fut d'abord une jolie romance chantée par la voix charmante d'une jeune fille de l'assistance accompagnée au piano. Puis, les paroles suivantes, paroles de remerciement, prononcées au nom de notre Société par M. Gillet de Grandmont :

« Au nom de la Société de Médecine Pratique de Paris, j'a-

« dresse mes remerciements à M. Th. Edison pour la faveur qu'il
« nous a faite en nous offrant cette séance phonographique.

« Je remercie également son dévoué collaborateur M. Wange-
« mann ; c'est à son inépuisable patience que nous devons de
« pouvoir répéter à loisir toutes les expériences que suggère
« l'esprit scientifique devant un aussi admirable instrument.

« Je remercie enfin M. Lyon, qui nous offre une cordiale hos-
« pitalité dans cette maison si honorablement connue du monde
« entier : la maison Pleyel, Wolff et Cie.

« Mais je tiens surtout à dire à M. Edison l'admiration que
« nous avons pour son incomparable génie. Lorque la nouvelle
» de sa venue en Europe s'est répandue, nul pays plus que la
« France n'a ressenti ce frisson d'émotion qui signale l'approche
« du génie, et chacun de nous a pensé que si, au lieu de naitre
« Américain, M. Edison était venu au monde sur le sol Français,
« sa patrie eût été bien fière de son enfant.

« Nous aspirons au moment où le merveilleux phonographe sera
« à la portée de tous ; et nous prions, en attendant, M. Edison de
« fixer sur l'un de ses cylindres merveilleux quelques-unes de ses
« paroles que nous pourrons entendre répéter plus tard à loisir
« en poussant comme aujourd'hui le cri de : Vive Edison ! »

Cette allocution, ainsi que le morceau de musique, nous furent
fidèlement répétés par l'appareil docile, au milieu de l'enthousiasme général.

Afin de pouvoir compléter ces études si intéressantes,
M. Nachet se tenait dans une cabane voisine avec un de ses magnifiques microscopes binoculaires si universellement renommés
pour nous montrer, avec cette autre merveille, le tracé à peine
visible à l'œil nu laissé sur le cylindre par le petit couteau-stylet.
Ce tracé présente l'aspect d'un ruban ondulé inégalement, chaque
pli alternativement clair et ombré marquant une vibration. Or,
on sait que le son, qui n'est qu'un ensemble de vibrations, n'est
perceptible pour nos oreilles qu'entre 32 vibrations simples par
seconde pour le son le plus grave et 70.000 par seconde pour le
son le plus aigu.

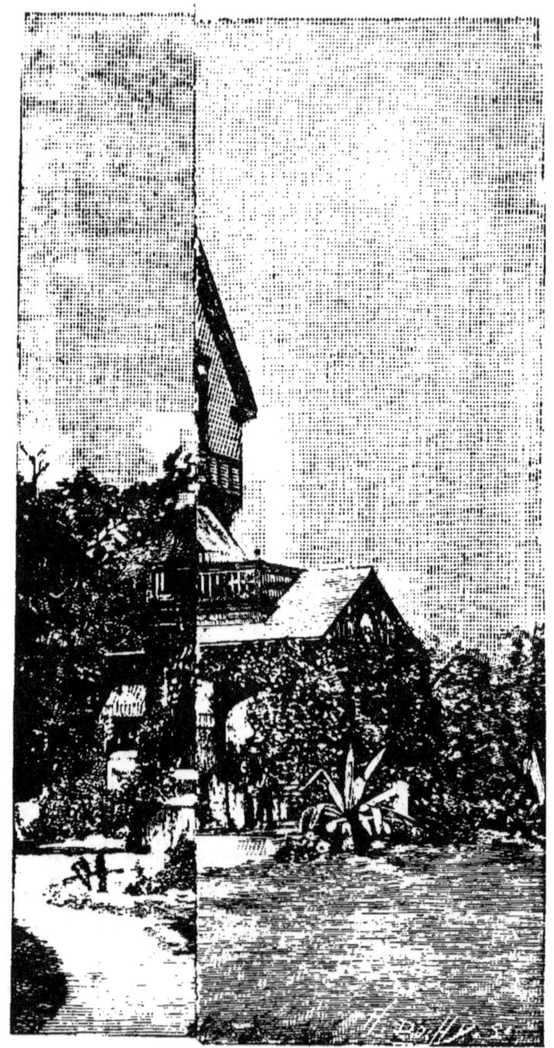

.le illustré).

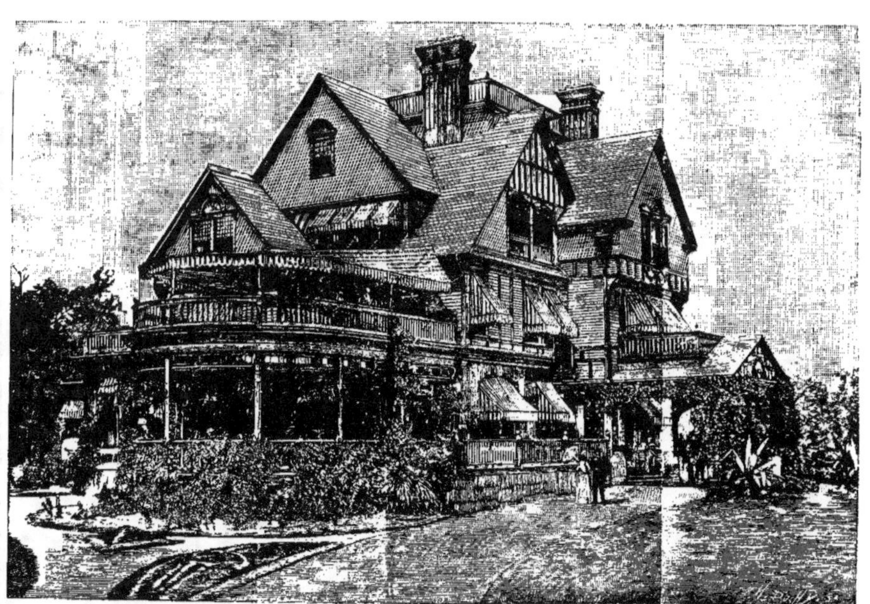

Fig. 8. — Habitation de M. Edison. — Llewellyn Park, Orange, à New-York. (Tirée du *Monde illustré*).

Ce n'est pas tout. Ainsi que l'a démontré Helmholtz, dans un son vraiment musical et agréable à l'oreille, celle-ci entend, en même temps que la note principale, qui produit la sensation dominante, plusieurs notes concomitantes qui constituent le *timbre* même du son et qu'on appelle ses *harmoniques*. Ces sons secondaires eux-mêmes sont inscrits. Si l'on regarde avec grande attention et surtout si l'on a un peu l'habitude de voir dans un microscope, on distinguera sur le tracé de chaque vibration un nombre de stries plus ou moins considérables. Ce sont les harmoniques de cette vibration, et, d'après les examens pratiqués sur les appareils dont on dispose actuellement, on a pu constater que le phonographe enregistre jusqu'au douzième harmonique.

Devant de semblables résultats, on reste stupéfait en songeant à quel degré de perfection doit atteindre un stylet capable de tracer l'empreinte de détails aussi infiniment petits, et comment on peut établir une boule assez microscopique pour qu'elle puisse repasser non seulement dans toutes les vibrations, mais encore dans chacune des stries des harmoniques, sans les détériorer le moins du monde, afin de reproduire les sons initiaux un nombre presque infini de fois. Cela tient du prodige.

Le petit régulateur de l'appareil est aussi une merveille de précision si l'on songe qu'une fois le mouvement donné, celui-ci ne doit pas varier de fractions de seconde pendant tout le cours de l'expérience. En effet, nous savons que la *hauteur* d'un son, c'est-à-dire son degré d'acuité ou de gravité, dépend du *nombre de vibrations* qu'effectue le corps sonore dans un temps déterminé. La moindre irrégularité dans la marche du phonographe se traduirait donc immédiatement par une perturbation en hausse ou en baisse des sons émis, ce qui, notamment pour la musique, en rendrait toute interprétation impossible.

Le phonographe, tel qu'il est construit, est donc une des plus belles manifestations du génie humain. Néanmoins, il est encore bien nouvellement arrivé et n'est pas absolument parfait. Ainsi les sons de la voix sont un peu grêles et auraient besoin d'être amplifiés, ce qui, par là même, rendrait le timbre des sons musicaux plus harmonieux. D'un autre côté, l'inscription se fait mal quand on ne parle pas directement et à voix forte dans le pavillon acoustique du transmetteur, ce qui est un inconvénient assez grave pour l'usage pratique de l'appareil, par exemple si on voulait le substituer à la sténographie, ce qui serait un progrès incontestable.

Néanmoins, tel qu'il est, il peut rendre déjà de grands services. Ainsi on peut dicter une lettre, un travail au courant de l'improvisation, et il sera toujours temps de les transcrire quand on en aura besoin ; de même pour les improvisations musicales, impitoyablement saisies sous les doigts même de la Muse à mesure qu'elles s'envolent au gré de la pensée.

Il sera très utile aussi aux orateurs, aux acteurs, aux chanteurs qui pourront, de cette façon, s'entendre eux-mêmes avec beaucoup plus de netteté qu'ils ne le font actuellement et juger ainsi de leurs effets avec une bien plus grande précision. Il leur sera facile d'étudier avec toute la perfection désirable un discours ou une pièce en langue étrangère, lorsque le phonographe leur répétera à loisir et sans jamais se lasser, avec l'accent propre et les intonations particulières, le morceau qu'ils s'efforceront d'apprendre.

Enfin, au point de vue agrément, ne serait-il pas charmant, dans les heures de solitude et d'ennui, d'entendre auprès de soi une voix aimée de parent ou d'ami converser avec vous, plutôt que de lire la froide lettre plus ou moins griffonnée qui n'apporte que bien peu de l'être absent ! On pourrait ainsi conserver, bien longtemps après nous, ce qu'il y a pour ainsi dire de plus vivant en nous, notre parole. Et l'hiver, au coin du feu, entre deux travaux, pour nous délasser l'esprit, qui nous empêcherait d'entendre un acte de Faust, une pièce de la Comédie-Française, ou un morceau d'un artiste en renom, qu'il faut actuellement payer bien cher pour en obtenir autant !

Tous ces rêves d'aujourd'hui seront peut-être la réalité de demain, car s'il n'y a pas encore de phonographe dans le commerce, la Société fermière du brevet d'Edison à ce sujet est en train de s'installer pour une production et une exploitation régulière. Son intention serait tout d'abord, non pas de vendre, mais de louer les appareils, aux Etats-Unis du moins, au prix de 0,50 centimes par jour. Ce procédé nous paraît peu pratique pour les étrangers et peu en rapport avec nos goûts. Heureusement que l'expérience se charge de modifier bien des projets. Attendons encore un peu avec patience, prêts à saluer avec enthousiasme l'apparition définitive de ce chef-d'œuvre parmi nous.

VIIIe EXCURSION

—

VISITE DES CAMPEMENTS INDIGÈNES

A L'ESPLANADE DES INVALIDES

ASIE :   Temple Bouddhique, Village Annamite.
AFRIQUE : Villages nègres du Congo, du Gabon et du Sénégal.
OCÉANIE : Villages Canaques et Javanais.

Le 28 août, à 10 heures du matin, nous nous trouvions tous réunis à l'entrée de l'Esplanade des Invalides, pour visiter un des points les plus pittoresques et les plus intéressants de l'Exposition.

Nous allions en quelque sorte faire le tour du monde, non pas devant un panorama aussi fidèle que possible, ni au milieu de tableaux vivants cherchant à copier scrupuleusement la vérité, nous allions nous trouver réellement transportés en plein monde étranger, au milieu de huttes, de pagodes, de villages construits avec les matériaux même du pays, animés par les habitants authentiques, qu'ils soient originaires d'Hanoï ou de Saint-Louis, de Constantine ou de Nouméa.

ASIE

—

Temple bouddhique.

Nous commençâmes par nous rendre, sous la conduite de M. G. Dumoutier, Inspecteur de l'enseignement franco-annamite en Indo-Chine, au Temple bouddhique où l'on allait célébrer un office. Tous les jours, les bonzes invoquent Bouddha et lui offrent le tribut de leurs prières et de leurs dons. Ce n'est point, ainsi qu'on pourrait le croire, une représentation fantaisiste, mais bien la célébration sincère et rigide d'un culte qui compte ses adeptes par centaines de millions.

La cérémonie de la *messe* est très imposante.

Le temple présente la forme d'un T. c'est la figure consacrée que l'on retrouve partout dans l'Inde, comme la croix dans nos églises catholiques. Il a été construit à Hanoï même, tout en superbe bois de teck d'une telle densité qu'il ne peut flotter. Pour le transporter, on a été obligé de le charger à grands frais sur des bâtiments spéciaux. Les colonnes et les sculptures ont été taillées par les artistes de Cochinchine avant le départ.

Dans la branche verticale, se dresse un autel chargé de divinités en bois rehaussées d'or et de couleurs violentes. Ce sont les bouddhas, tendant vers les spectateurs leurs mains qui esquissent des gestes hiératiques, les bouddhas maigres, ventrus, souriants, grimaçants, accroupis, agenouillés, assis sur le dos de l'éléphant blanc et du lion vert. Ils sont placés les uns au-dessus des autres sur un plan incliné, de telle sorte que jusqu'au sommet de la pagode on voit s'étager ces figures immobiles aux yeux obliques et fixes. De ci, de là, tout autour de l'autel se trouvent d'autres statuettes, qui différencient de suite ce temple des vrais temples bouddhiques de l'Inde. En effet, ce ne sont plus de véritables bouddhas, mais des créatures divinisées. Ici, c'est un grand général qui s'est illustré par des victoires, là un grand

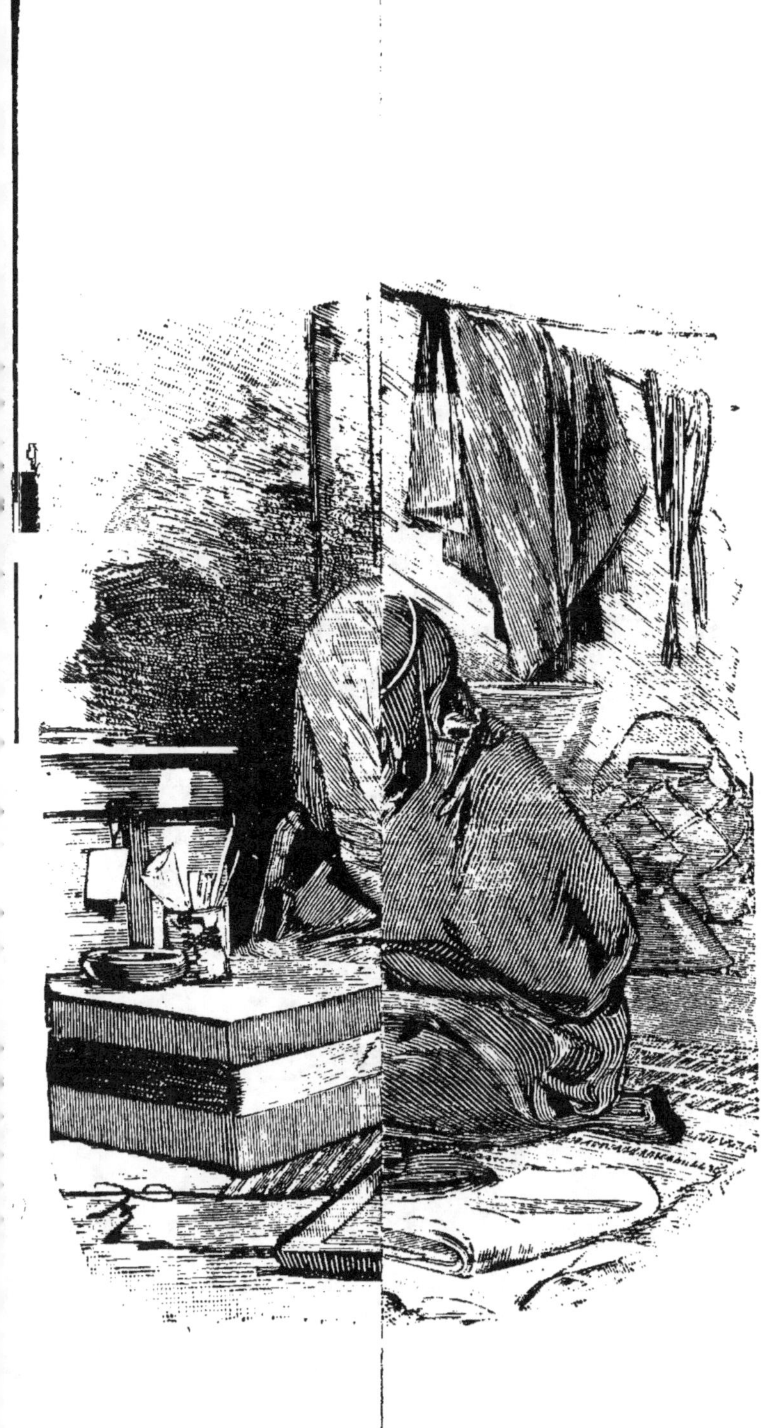

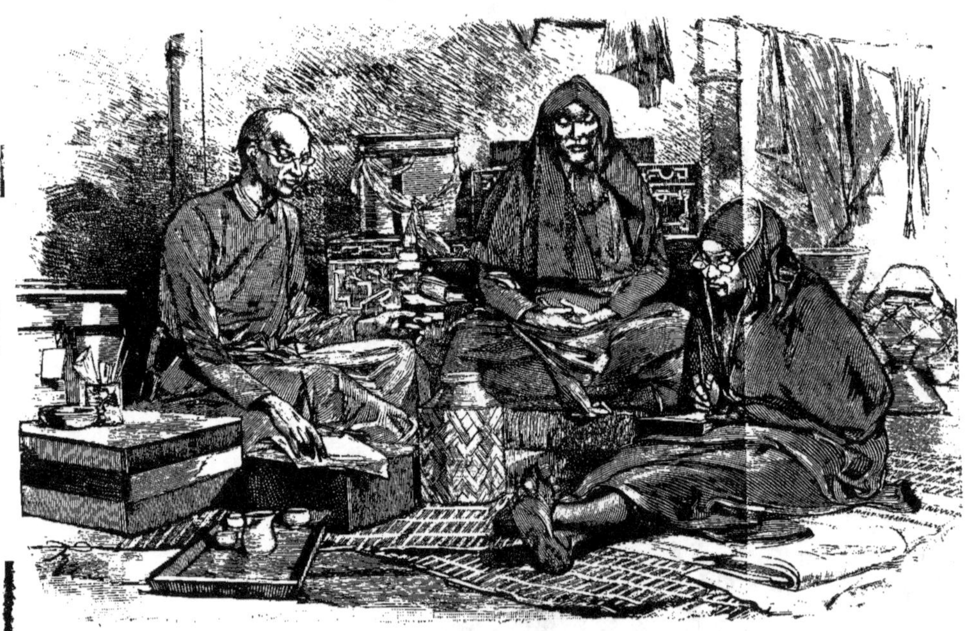

Fig. 9. — Les Prêtres Annamites. (Tiré du journal l'*Illustration*.)

philosophe ou un grand mandarin. Place même est ouverte aux étrangers, car ce n'est pas sans stupéfaction que dans certaines pagodes, on découvrit parmi les bouddhas sur les autels la statue de Napoléon Ier.

Leur culte en effet n'est pas purement bouddhiste. C'est un mélange de bouddhisme et de confucionisme. Ils sont, de plus, extrêmement tolérants en fait de religion. Chez ces peuples profondément ignorants, tout ce qui les frappe dans la nature et ce qu'ils ne comprennent pas est pour eux un dieu. C'est pourquoi ils vont jusqu'à diviniser leurs propres oppresseurs.

Les astres du ciel, soleil, lune, étoiles, et les principaux phénomènes météorologiques, foudre, pluie, vent sont surtout l'objet de leurs adorations. Parmi les plantes, la fleur sacrée, que l'on retrouve dans tous leurs ornements, que les prêtres portent toujours dans les cérémonies, qui est l'emblème de la vie et de la perfection, c'est la fleur du lotus. Ce rite s'est du reste étendu depuis l'Egypte, à travers toute l'Inde et l'Indo-Chine, jusqu'en Chine et au Japon.

Au début de l'office, nous voyons précisément les bonzes, tenant religieusement le lotus, exécuter devant l'autel une sorte de danse mystique. Sous leurs pieds, on remarque, dessinés sur le sol, les deux cercles concentriques, ancienne image de la religion dans le brahmisme.

Ils s'arrêtent ensuite, s'assoient sur leurs jambes, et psalmodient en un plein-chant funèbre un chapitre quelconque d'un livre sacré. De temps en temps retentit un coup de gong, tandis que l'encens brûle dans des cassolettes. Ces bonzes sont couverts d'étoffes voyantes, de rouge, couleur du bonheur, de jaune, couleur de l'empire.

Mais le temps passe, et nous quittons la pagode pour continuer notre exploration.

Village Annamite.

En sortant du temple, nous pénétrons dans le village Annamite. C'est un grand quadrilatère entouré de cases en bambou,
ou caï-gna, représentant fidèlement, quoique en réduction, la
place du marché à Hanoï. Cette agglomération est administrée,
pour le compte du protectorat, par M. Viterbo, un Niçois à la
figure énergique, colon du Tonkin, qu'il habite depuis cinq années ; les habitants sont tous des ouvriers de sa maison de commerce d'Hanoï. Tout d'abord, on nous présente un de nos confrères, le médecin Binh qui, paraît-il, jouit d'une certaine réputation auprès de ses compatriotes ; il porte sur la poitrine le
ruban de la Légion d'honneur. Cette haute distinction lui a été
conférée par notre protectorat pour les services qu'il a déjà rendus. La médecine, cependant, est encore fort empirique dans
ces pays d'Extrême-Orient, ils ne se servent guère que de simples,
d'écorces et de plantes sauvages. Ce n'est pas la plupart du temps
qu'ils leur croient une vertu spéciale sur le mal dont ils ignorent
le plus souvent la nature, mais voyant du prodigieux partout, ils
pensent dans leur superstition conjurer les mauvais esprits qui
seuls causent toutes les maladies.

Nous passons ensuite en revue toutes les cases, dont chacune
contient un corps de métier.

Voici les fabricants de lanternes aux mille couleurs, bariolées
du dragon fantastique de l'Annam, ou de toutes ces figurines
chinoises, bien connues sur nos marchés d'Europe. Puis les fabricants de ces magnifiques éventails, en plumes d'oiseaux mul-
ticolores s'épanouissant à l'extrémité d'un long manche, que les
serviteurs balancent de chaque côté des palanquins de personnages de distinction.

Plus loin, nous voyons les gongs et les tam-tam forgés et mar-
telés avec les instruments les plus primitifs. Très-curieux est le
soufflet annamite, consistant en deux auges de bois, véritables

corps de pompe, dans lesquels se meuvent à frottement doux deux pistons refoulant l'air. Puis viennent les somptueux parasols pour mandarins, véritables œuvres d'art par la richesse de leurs

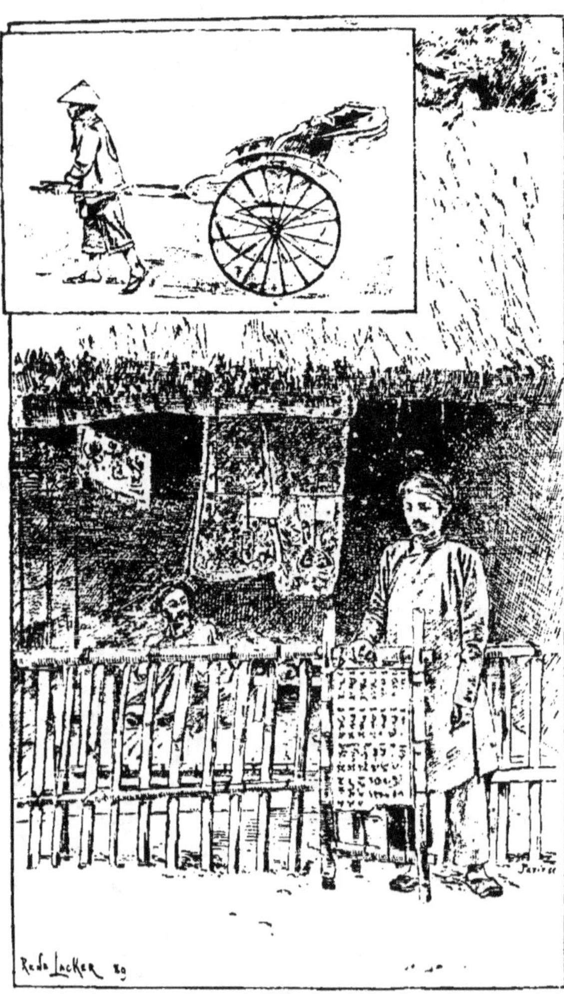

Fig. 10. — Pousse-pousse et atelier de brodeurs. (Tiré de *Annamites et Tonkinois*, par E. Raoul.)

couleurs et la finesse de leurs broderies. A côté, les tisseurs avec leurs métiers assez semblables à ceux que l'on retrouve dans nos campagnes ; leurs dessins originaux sont du reste peu variés.

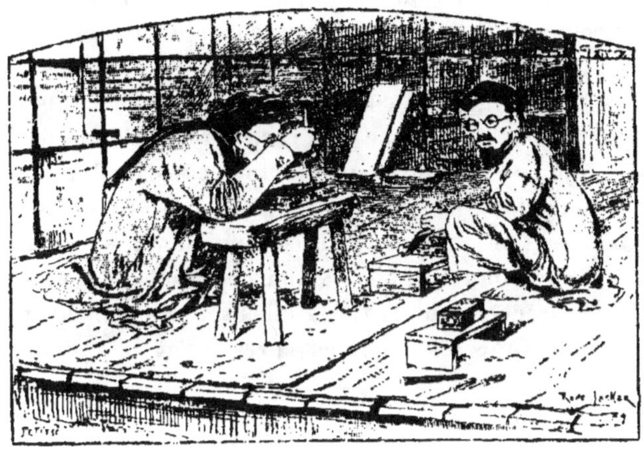

Fig. 11. — L'atelier des sculpteurs au village tonkinois (Tiré de *Annamites et Tonkinois*, par E. Raoul)

La caï-gna suivante nous montre les bijoutiers. Un d'eux fabrique une jolie épingle de cravate ornée du caractère *tho*, qu'on peut traduire : « Longue vie et félicité » ; c'est un porte-bonheur.

Enfin nous terminons avec les laqueurs, les brodeurs, les sculpteurs et les incrusteurs. Ces derniers attirent tout spécialement notre attention. Ils enlèvent la nacre par lamelles extrêmement minces de coquillages qu'ils brisent, ils la découpent selon les dessins qu'ils veulent reproduire et ils l'incrustent dans le bois. Or ils n'ont comme outils que de mauvais canifs, quelques clous et des marteaux. C'est merveilleux de voir avec quelle délicatesse et quelle patience ils travaillent, pour arriver à confectionner ces incrustations si délicieuses et si fines, qui font ces meubles admirables devant lesquels nous restons en contemplation sans nous lasser.

Dans une dernière case un peu plus luxueuse que les autres,

avec une sorte de plancher couvert de nattes, de vieilles écharpes et d'ustensiles divers, nous retrouvons dignement drapés les bonzes ou grands-prêtres qui tout à l'heure officiaient.

Au point de vue anthropologique, les Annamites ne constituent pas une race pure. Bien loin de là, ils sont au contraire fort métissés, et cela à cause des nombreuses conquêtes qu'eut à subir leur pays. Principalement sur les frontières de Chine, les colonies militaires y ont largement contribué avec leurs éléments variés : Tartares, Kalmoucks, etc.. Le seul caractère persistant de la race primitive, que l'on retrouve quelquefois, consiste dans la déviation en dedans du gros orteil qui devient presque opposable. De là le nom que l'on donne à la race dominante, — les giao-chi, qui signifie pied fourchu. Les femmes surtout ont conservé les principaux caractères de la race, elles se ressemblent presque toutes, tandis que les hommes présentent des types très variés.

Longtemps confinés dans le Tonkin, où ils sont encore plus nombreux que dans tout le reste de la Cochinchine, ils gagnent peu à peu sur les populations du midi.

Leur taille est petite, mais bien proportionnée ; l'obésité est plus rare chez eux que chez les Chinois. Ils rachètent par leur souplesse leur manque de force. Leur visage est large et plat, la paupière est très oblique ; enfin, suivant l'éducation, le lieu de séjour, les travaux, la couleur varie du blanc sale à celle du chocolat. La barbe ne vient que tard et seulement au-dessus des lèvres et au menton. Généralement les dents sont teintes en noir et laquées.

Les Annamites vieillissent vite, un homme de cinquante ans est déjà cassé par l'âge. Hommes et femmes, moins différents qu'en d'autres pays par les traits et la voix, portent également les cheveux longs ramassés au sommet de la tête. Le costume consiste, pour les deux sexes, en un large pantalon (ké-kuan), une robe (ké-ao), et une ceinture nouée sur le devant. Cette dernière joue un rôle indispensable ; dans ses plis sont enfoncés le tabac, le bétel, le porte-monnaie, et tous autres objets portatifs et d'un usage courant. Les pieds nus sont chaussés de sandales. Les hommes portent un chapeau en forme de cône, sous lequel leur petite figure se voit à peine. Nous pouvons saisir le pittoresque de cet habillement chez tous les conducteurs de « *pousse-pousse* », ces élégantes petites voitures à bras fort employées comme moyen de locomotion dans tout l'Empire de Chine. Les

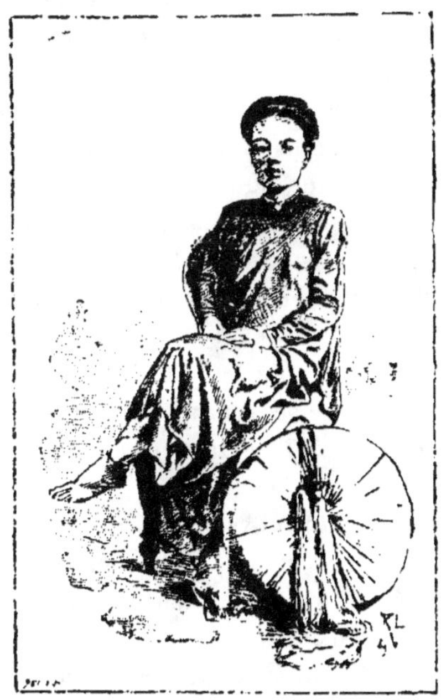

Fig. 12. — Jeune fille annamite (Tirée de *Annamites et Tonkinois*, par E. Raoul.)

femmes portent plutôt une espèce de plateau rond, très léger, analogue à la coiffure que nous voyons sur la tête des *linhtap*, ou bataillons annamites, aidant à la défense de la colonie.

L'Annamite semble froid, quoique railleur. Il a le culte de la famille, respecte ses parents, consulte sa femme en toute entreprise, élève ses enfants avec sollicitude. Il est d'une grande doucœur naturelle, peu enclin aux aventures et à la lutte. Cependant si on l'attaque, il a la force de résistance et sait mourir héroïquement.

Il aime le sol natal avec passion et n'émigre qu'avec douleur. Son intelligence est vive ; aussi, chose bizarre, et qui renverse toutes les idées reçues en Europe à cet égard, en Annam, les fonctions publiques sont données aux plus savants.

L'instruction sert de niveau égalitaire et l'homme le plus humble peut devenir un mandarin chargé d'importants emplois s'il a passé avec succès ses examens de bachelier (thù-thai), de licencié (cùnhoù), de docteur. Ce ne sont d'ailleurs pas là des titres faciles à acquérir. Au lieu de figurer phonétiquement les mots comme les langues européennes, la langue annamite se figure en effet idéographiquement ; les Européens écrivent en donnant le son du mot, les Indo-Chinois écrivent en donnant l'image de la pensée.

Il faut à un Annamite comme à un Chinois dix ans d'études pour commencer à connaître ses caractères, c'est-à-dire son alphabet ; mais du même coup il se trouve avoir appris son dictionnaire.

Aujourd'hui, grâce aux nouvelles écoles ouvertes dans les villages de la Cochinchine française, il n'y a peut-être pas d'indigène de la nouvelle génération qui ne sache lire et écrire en caractères latins. Les nombreux cahiers d'écoliers exposés dans le pavillon cochinchinois étaient très curieux et très intéressants à consulter à ce sujet. ·

Pour la langue aussi bien que pour l'origine, les Annamites sont apparentés aux Chinois. Ils se comprennent très bien les uns les autres, et du reste, le dialecte savant que l'on parle encore à la cour de Hué est le pur mandarin.

A cette influence chinoise, jadis sans conteste, s'en oppose maintenant une autre, qui fait de rapides progrès, celle de la France.

AFRIQUE

—

Congo.

Disant adieu à nos possessions d'Indo-Chine, nous passons en Afrique sous la direction de M. le Dr Ballay, sous-gouverneur du Congo.

Le Congo constitue actuellement un nouvel Etat, de fondation récente, à frontières assez mal délimitées, passant souvent dans des contrées encore complètement inexplorées. Il emprunte son nom au grand fleuve dont le cours fut scientifiquement décrit pour la première fois par Stanley, lors de son héroïque traversée du continent noir en 1876. Depuis cette époque si récente, des résultats considérables ont été obtenus par une légion de voyageurs qui parcourent en tous sens tout le bassin du Congo.

Ce pays, d'une superficie huit fois grande comme la France, est situé sous l'équateur, sur la côte occidentale d'Afrique, au sud du Gabon. Ses rivages sont baignés par le golfe de Guinée.

Le climat varie avec les différentes régions. Sur le bas Congo, on trouve un petit hivernage d'octobre à la fin de décembre, précédant une petite saison sèche de janvier au milieu de février ; puis vient la saison des fortes pluies, jusqu'en mai, et tout le reste de l'année, de mai à septembre, constitue la grande saison des sécheresses, pendant laquelle il ne tombe pas une goutte d'eau. Mais à mesure qu'on s'avance du littoral vers la région équatoriale de l'intérieur, sous la zone des calmes, il pleut pendant tous les mois de l'année. Rarement le ciel est pur, et cette humidité constante, les rosées et les brouillards continuels du matin, forment le plus grand obstacle à l'acclimatement des Européens dans ces régions pernicieuses.

La température moyenne de l'été est aux environs de 30° et l'hiver elle peut descendre jusqu'à + 12°.

Tandis que les savanes occidentales, souvent parcourues par

l'incendie, sont presque entièrement dépeuplées et qu'on n'y rencontre ni quadrupèdes, ni reptiles, ni oiseaux, les parcs naturels de l'Orient, où les prairies s'entremêlent aux bouquets de bois, sont prodigieusement habités.

Le bassin du Congo appartient en grande majorité aux populations de langue bantou. On n'observe point de type pur. D'incessants mélanges ont eu lieu, changeant constamment la race, tout en laissant la langue.

La plupart d'entre eux ont gardé la mode antique du tatouage variant suivant les tribus.

Depuis l'arrivée des Européens et des Arabes dans leur pays, ces peuplades ont appris à cultiver le maïs, le manioc et d'autres plantes étrangères qui fournissent largement à leur nourriture avec la chasse et la pêche.

Dans le Congo occidental, les maisons sont toutes disposées en forme de carrés longs, avec un toit à l'européenne et une sorte de véranda. Dans la région du haut Congo et des grands lacs, les huttes sont presque partout rondes et à toits coniques. Elles sont généralement construites avec des tiges de papyrus desséchées, comprimées et cousues ensemble. Nous en avons plusieurs spécimens sous les yeux.

Sous l'auvent des cases alignées le long de l'avenue du village, les femmes filent, soignent leurs enfants et palabrent, c'est-à-dire jacassent bon train; les hommes fument le chanvre ou le tabac; le « neptune », chaudron de cuivre, bout sur le feu; à l'heure des repas apparaît en jabotant un familier, le perroquet gris. Mais la nuit vient, chacun alors sort de chez soi pour le plaisir.

La « palabre », causerie oiseuse, interminable, a déjà employé une bonne partie de leur temps; la fête du « tam-tam » termine la journée inutile des noirs.

« A peine l'ombre est-elle descendue que le roulement monotone des *ngoma*, tambours de toute grandeur, appelle à la ronde amis et voisins. A l'éclat des torches, la girandole se forme; elle est entrecoupée de pauses; elle est parfois un véritable ta-

bleau vivant, représentant une allégorie obscène dont le cynisme
a pudeur de s'exposer aux blancs. Le vin de palme et l'eau de
feu coulent ; les sexes et les âges sont mêlés. La nuit s'avance.

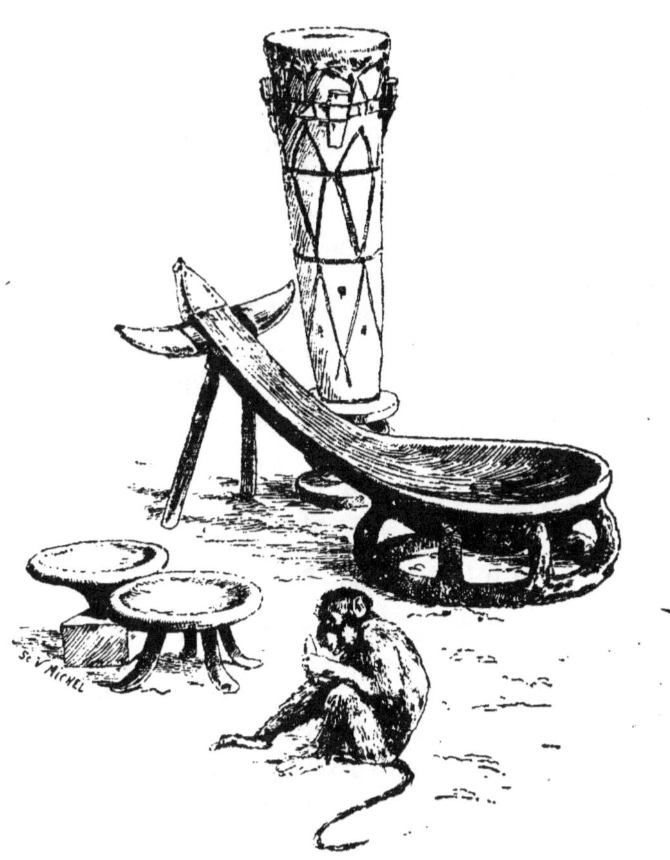

Fig. 13. — Sièges, instruments de musique du Gabon-Congo.
(Tiré de *Gabon-Congo*, par E. Raoul.)

Les cerveaux grisés s'allument à ces chants lascifs d'air et de
paroles, ils vibrent au bruit des sons, au mouvement des danses
effrénées. Tout s'oublie dans la fureur d'une commune orgie, et

l'aube matinale, à ses premières lueurs, les revoit palpitants à la place où ils sont tombés. » (1)

L'Afrique noire, engourdie par les ardeurs du jour, chaque nuit se réveille au bruit sourd du tam-tam, résonné d'écho en écho, de solitude en solitude.

On sait que depuis 1884, une bonne moitié de cet immense bassin constitue, sous le nom « d'Etat indépendant du Congo » une sorte d'empire appartenant à la couronne de Belgique. Quelques postes riverains sont seuls occupés.

Le reste des contrées du versant congolais est partagé entre l'Allemagne, le Portugal et la France, laquelle possède tout le territoire compris entre le haut Ou-Banghi et Manyanga, qui confine à ses possessions du Gabon. Les populations y sont très nombreuses, remarquables par la force et la beauté du corps. Le cannibalisme y est encore général, tous les captifs sont mangés. Très-entreprenants, commerçants nés, les habitants sont presque tous porteurs de denrées. Les grands bateaux des Bou-Banghi sont fort élégants, toujours montés par des pagayeurs peints et ornés de plumes. Un enfant siège à l'avant ; un homme se tient à l'arrière battant du pied pour régler le rythme des pagaies ; un autre homme agite une sonnette pour effrayer les hippopotames, très-nombreux dans les canaux latéraux du Congo et de l'Ou-Banghi.

Ils ont un véritable système monétaire au moyen de coquillages et de spirales de cuivre. Leurs échanges portent surtout sur le manioc, les tiges de raphia avec quoi ils construisent leurs maisons, la canne à sucre, la pistache de terre, le tabac, l'ivoire, etc..

Presque toutes ces tribus reconnaissent l'autorité du roi Makoko, bien connu par le fameux traité de vasselage envers la France qu'il signa avec M. de Brazza.

(1) Paul Barret, l'Afrique occidentale, la nature et l'homme noir ; 2 vol., avec 2 cartes. Challamel, Paris, 1888.

Gabon.

Franchissant par la pensée la frontière qui sépare virtuellement au nord-ouest le Congo de la Gabonie, nous pénétrons dans un village Pahouin, ce qui présente infiniment moins de danger ici à l'Exposition qu'en réalité sur les plateaux montueux de l'intérieur du haut Ogôoué.

Le Gabon ou France équatoriale dépasse un peu en étendue la métropole européenne. Cet immense bassin, arrosé de nombreux cours d'eau, présente surtout deux fleuves d'une extrême importance : le Gabon au Nord, l'Ogôoué plus au sud, déversant chacun une masse d'eau supérieure au Rhône et au Rhin.

A l'Est du Gabon et au nord de l'Ogôoué, la plus grande partie du territoire est occupée par les tribus des Fan, c'est-à-dire les « Hommes » que les Français de Libreville désignent d'ordinaire par l'appellation de Pahouins. Ce sont des conquérants, redoutés de tous, devenant, partout où ils se présentent, les maîtres incontestés. On évalue approximativement leur nombre à plus de 150.000 et c'est des relations qui s'établiront entre les blancs et ces terribles envahisseurs que dépend surtout l'avenir de l'influence française dans le pays. Les autres peuplades, divisées à l'infini, ne sauraient opposer de sérieux obstacles.

Au point de vue anthropologique, on n'est pas encore absolument fixé. Cependant l'opinion dominante, c'est qu'ils appartiennent à la même famille que les Niam-Niam du pays des Rivières et des régions du haut Ouellé. La tête est ronde et large, le nez droit à grosses narines, les lèvres saillantes comme chez ces derniers. Cependant les Pahouins ont le teint plus clair, leurs cheveux sont moins laineux. Ils ont la coutume bizarre de se limer en pointe les incisives.

Les hommes, n'ayant d'autre travail que de porter leurs armes et de parcourir les forêts à la poursuite du gibier, sont en général élancés et maigres, quoique fort bien musclés ; ils ont la démarche fière, le regard assuré.

Ce sont les femmes qui sont astreintes à tous les travaux pénibles du ménage et de la culture.

Il est peu de tribus en Afrique chez lesquelles jeunes hommes et jeunes filles se plaisent plus à se couvrir d'ornements.

Aux tatouages on ajoute la peinture ; on mêle à la chevelure des perles, des herbes et des plumes, des guirlandes de verroterie, des boutons de porcelaine entourent le cou et la taille ; des anneaux de cuivre surchargent les bras et les jambes au point d'empêcher certaines femmes de marcher.

L'anthropophagie se fait de plus en plus rare chez les Fan, qui sont extrêmement actifs et industrieux. Ce sont des forgerons habiles, des armuriers ingénieux se fabriquant des arbalètes d'ébène pour chasser le singe ou l'antilope, qu'effraye la détonation des armes à feu. Leurs flèches sont trempées dans un poison très subtil, qu'ils appellent *onaï* ou *iné*.

Comme jardiniers, comme potiers ils sont très renommés. Certains sculptent d'une façon fort remarquable l'ivoire. L'un d'eux fait circuler entre nos mains une défense d'éléphant sur laquelle il a gravé, depuis qu'il est à l'Exposition, une série de types européens, tels qu'il les a vus autour de lui. Ce qui l'a plus particulièrement frappé, ce sont nos coiffures, car on voit qu'il s'est surtout attaché à reproduire nos chapeaux à haute-forme, nos chapeaux mous, nos chapeaux de paille, et autres, qui évidemment lui ont paru très-bizarres et qui, représentés avec beaucoup d'humour, font de cette pièce une œuvre d'art extrêmement curieuse.

— Peuple guerrier, exposé par conséquent aux attaques, ils construisent leurs demeures dans les forêts, et les disposent de manière à ne pouvoir être surpris à l'improviste. Le village forme un vaste carré. Toutes les cases sont les unes contre les autres sans aucune ouverture sur l'extérieur. Elles communiquent toutes entre elles, de sorte que l'on peut faire le tour du village à l'abri sans sortir. On pénètre dans l'intérieur du carré par deux entrées où veillent des gardiens. Au centre s'élève une grande case, la *m'bandja*, où viennent conférer les guerriers au moment de leurs *palabres*. Le tout est construit en palmier bambou, *l'é-nimba*, recouvert de plaques d'écorce de *mkoundj* et d'une paillotte *d'omparo*. Les toits sont faits au moyen des longues feuilles

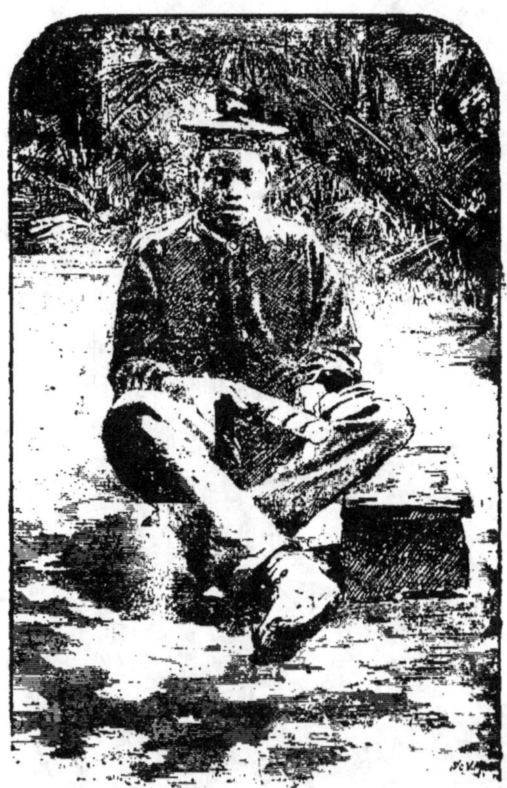

Fig. 14. — Sculpteur sur ivoire (Tiré de *Gabon-Congo*, par E. Raoul.)

de raphia vinifera repliées en deux autour d'une baguette et imbriquées les unes sur les autres.

Au sud de l'Ogôoué, le long du littoral, des estuaires et des rivières vivent diverses peuplades fournissant presque uniquement

des piroguiers pour le transport des marchandises dans l'intérieur du pays. Deux d'entre elles sont représentées à l'Exposi-

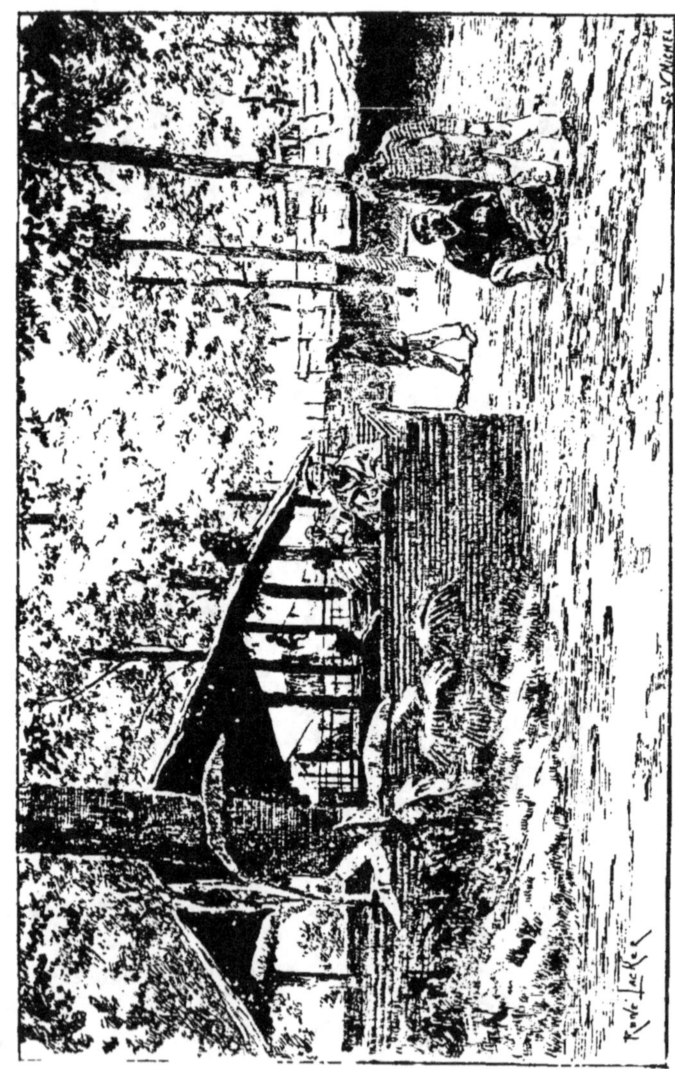

Fig. 15. — Le village Pahouin (Tiré de *Gabon-Congo*, par E. Raoul.)

tion, celle des *Okanda*, très-beaux hommes qui malheureusement sont en voie de disparition, et celle des *A-Douma*, un peu plus petits, qui vivent très-nombreux au milieu d'un admirable pays dont la ville européenne est Franceville. Tous sont d'une rare audace et d'une incroyable habileté lorsqu'ils dirigent leurs frêles pirogues à travers les rapides et les cataractes où le courant fuit entre les berges avec une vitesse de plus de 10 kilomètres à l'heure.

La température de la Gabonie est plus égale que celle du Congo. Elle varie entre 31° centigrades extrême de chaleur en mars et avril, et 23° centigrades extrême de froid en juillet et août. Ce n'est donc pas non plus la chaleur qui est à redouter dans ces contrées, mais la grande quantité de vapeur d'eau contenue dans l'atmosphère. Aussi n'y existe-t-il pas d'Européen qui échappe complètement aux fièvres.

Dans les nombreuses factoreries de la côte, dont un modèle est construit en face du village pahouin, on échange les tissus de coton, fusils, poudre, eau-de-vie, tabac, verroterie, poterie, confections communes contre l'huile de palme, l'ivoire, le bois d'ébène ou de santal, le caoutchouc, la gomme copal, etc..

Sénégal.

Passant la ligne de l'Equateur, et remontant toujours vers le Nord, nous pénétrons dans une de nos principales colonies, le Sénégal, comprise entre la Guinée et le Sahara.

Cette vaste contrée, arrosée par la Casamance, la Gambie, le Saloum et le Sénégal, est sablonneuse et marécageuse, à l'ouest, dans le voisinage de la mer (le Oualo, le Djoloff et le Cayor), couverte, au centre, de forêts d'arbres très-épineux (le Fouta), montagneuse à l'est (le Fouta-Djallon).

Différentes races se partagent le pays. Au nord, sur la rive droite du Sénégal, qui sert de délimitation très-nette entre les races Berbères et les Nigritiens, la région est occupée par des tribus nomades de *Maures*. Au sud du fleuve sont diverses peuplades noires, dont nous pouvons étudier de visu les principaux types : les *Yolofs* ou *Ouolofs*, au teint noir, au nez épaté, aux lèvres épaisses et aux cheveux crépus, dans les plaines de l'ouest ; les *Peuls*, qui ont le teint rougeâtre, la face assez semblable à celle des Européens, et qui, musulmans convertisseurs et conquérants, ont fondé plusieurs Etats, entre autres le Fouta ; les *Mandingues*, complètement noirs, dans les contrées montagneuses de l'Est.

Nos comptoirs commerciaux de la côte occidentale d'Afrique ont apporté chez les peuplades avec lesquelles ils sont en relations d'échange, un degré de civilisation très appréciable.

— Le pays des *Yolofs* ou *Ouolofs,* qui comprend toute la région des plaines bordant les côtes et s'étendant des rives du Sénégal à celles de la Gambie, a été divisé depuis longtemps déjà en de nombreux Etats, dont les principaux sont aujourd'hui : le Oualo, le Djoloff et le Cayor.

Les Yolofs sont grands et robustes, bien que leurs jambes soient un peu grêles, leurs traits sont fins et réguliers, la physionomie est douce et expressive, leur teint est d'un noir très brillant, ils ont les cheveux crépus et bon nombre d'entre eux se rasent la tête. Ces nègres passent pour être les plus beaux de l'Afrique occidentale. Race très ancienne, ce sont les Sénégalais par excellence. Ils sont intelligents, comparativement aux autres races près desquelles ils vivent ; ils aiment le commerce et sont quelque peu voyageurs. C'est ainsi qu'on les trouve généralement partout où il y a un établissement français, voire même dans les coins reculés de l'intérieur. Ils sont affables, causeurs et excessivement doux. Leur affabilité envers les étrangers n'est le plus souvent inspirée que par l'appât de cadeaux ; mais entre eux ils pratiquent une sincère cordialité. Ils se font remarquer, ainsi que leurs femmes, par une mise propre et soignée et par l'excellente opinion qu'ils ont d'eux-mêmes et qu'ils tirent des légendes se rapportant à leur puissante origine. Cette supériorité qu'ils s'attribuent est, dans une certaine mesure, reconnue par les autres races nègres. On n'arrive pas facilement à leur faire abandonner leur costume national, et ils préfèrent refuser les places que nous leur offrons plutôt que de s'habiller à l'Européenne.

Ils sont superstitieux à l'excès et la sorcellerie a beaucoup de créance parmi eux. Les femmes enjouées savent habilement simuler une maladie soi-disant apportée par un sorcier aperçu, pour obtenir de leur mari les objets de luxe qu'elles convoitent. La maladie ne peut être apaisée que par la présence de celui qui a jeté le sort ou par la satisfaction des demandes de la malade. Le prétendu sorcier étant naturellement introuvable, il ne reste à l'époux qu'à satisfaire les caprices exagérés de sa femme, et la maladie prend fin instantanément.

Les femmes yoloves fument presque toutes dans de petites pipes en fer ou en terre. Les hommes sont beaucoup moins fumeurs.

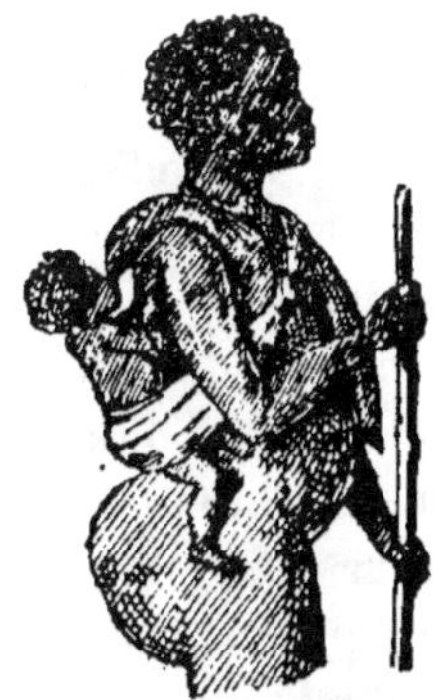

Fig. 16. — Négresse et son enfant.
(Tirée des *Sciences Biologiques*).

Elles ont l'ensellure très forte, ce qui provient peut-être en partie de ce que le port de l'enfant sur le dos a fini par produire une modification anatomique, transmise et fixée par l'hérédité. Mère dévouée comme presque toutes les Africaines, la Ouolove du Sénégal porte toujours son nouveau-né : elle le « *botte* » avec soin, à cheval sur la hanche, retenu par un mouchoir ; quand l'enfant a déjà quelques mois, la sœur aînée s'en empare et l'attache à son dos comme le fait la mère, pour que celle-ci puisse travailler plus librement : on voit des fillettes se promener avec une bouteille attachée sur les reins, afin de se préparer au fardeau vivant que plus tard elles auront à porter (1).

La polygamie est dans les mœurs, et la femme est « enchaînée » à son mari comme la jeune fille était enchaînée à son père ; elle n'a point de droits personnels, et quand son mari meurt, elle appartient à son beau-frère : elle doit même simuler la mort, rester accroupie et sans mouvement jusqu'à ce que la sœur du mari vienne la ressusciter, pour ainsi dire, en lui faisant sa toilette de deuil.

Le culte des morts est très prononcé. Avant l'ensevelissement, les voisins s'assemblent pour louer ou blâmer le défunt, célébrer ses vertus ou déplorer ses vices ; mais au bord de la tombe, on ne doit plus que de la bienveillance aux morts. Dans quelques pays ouolofs, dans le *Baol* notamment, le toit de la cabane est enlevé et placé sur la tombe, nouvelle demeure de l'ami qu'on vient de perdre. Une coutume touchante prévaut encore chez les Ouolofs, fétichistes, mahométans ou chrétiens : pendant toute l'année qui suit la mort, la part de nourriture habituelle du défunt est remise à un voisin pauvre ou à un esclave. En revenant du cimetière ou de la maison du mort, il faut prendre bien soin de faire beaucoup de détours et d'errer comme à l'aventure, afin d'égarer le génie du mal qui voudrait entrer dans une autre cabane et saisir une nouvelle proie.

Les deux centres de la domination française, Saint-Louis et Dakar, sont en plein territoire Yolof. Saint-Louis est une ville surtout mahométane. La plupart des Yolofs, du reste, professent avec ferveur la religion musulmane. Comme tout bon musulman, ils réservent dans l'intérieur de leurs cours un coin ensablé et à l'abri des animaux pour y faire leurs prières. Les femmes font

(1) De Poly. *Revue contemporaine*, 25 septembre 1885.

les leurs dans l'intérieur des cases ou sur une partie quelconque de la cour, mais jamais à la place réservée au mari. Néanmoins toutes les fêtes, musulmanes, chrétiennes ou païennes, sont célébrées avec un égal enthousiasme par les Yolofs.

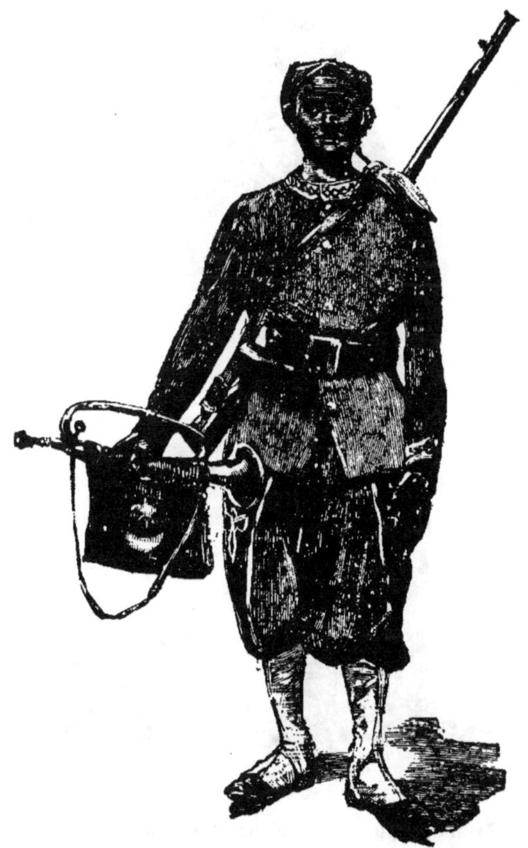

Fig. 17. — Dramendaé, clairon de tirailleurs sénégalais.
(Tiré du *Monde Illustré*).

Ils présentent en général de grandes qualités de cœur. Ainsi il n'est pas de travail qu'ils n'accomplissent avec joie quand on fait appel à leur sentiment de l'honneur, pas d'œuvre de dévouement à laquelle ils ne se sacrifient quand on leur en fait un devoir. Pour franchir la barre et se hasarder au milieu des brisants, tous

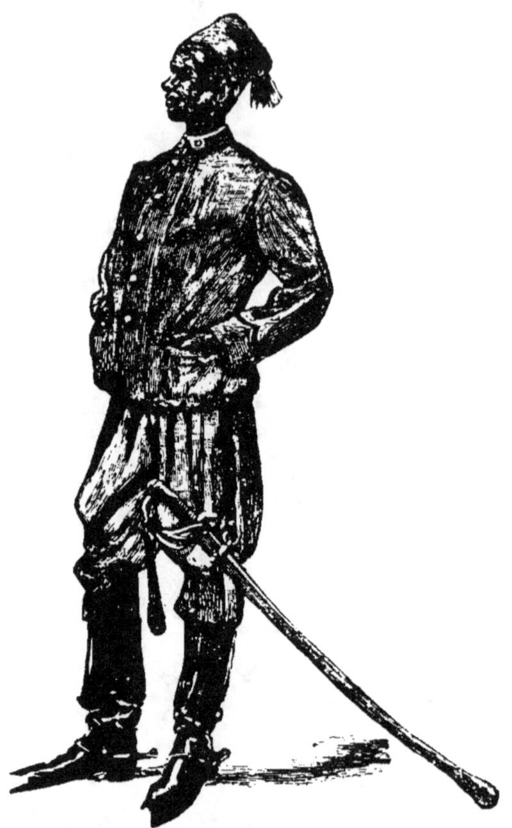

Fig. 18. — Samba Daye, maréchal des logis de tirailleurs sénégalais.
(Tiré du *Monde Illustré*).

les piroguiers yolofs sont des héros, et l'on ne cite point d'exemple d'un blanc qui ait été abandonné par les noirs dans un naufrage. Tandis que les autres nègres du Sénégal ne sont que les sujets ou les douteux alliés de l'étranger d'Europe, les Yolofs de Saint-Louis sont associés aux Français : ce sont eux qui constituent la nation franco-sénégalaise, et c'est par milliers que l'on a trouvé des volontaires parmi eux, toutes les fois qu'il s'est agi de défendre un point menacé du fleuve, à Médine, à Bakel ou aux escales des Maures.

Leur langue est facile à apprendre et est parlée par beaucoup de nègres étrangers. C'est un type d'idiome agglutinant. Il a pris une grande importance, car c'est le langage usuel du commerce dans toute la Sénégambie. Quant à la langue écrite, c'est l'arabe, ou plutôt un dérivé de l'arabe, transmis aux marabouts enseignants par les Maures de la rive droite du Sénégal.

Leur nourriture se compose principalement de farine de mil (couscous) et de poissons frais ou secs.

Signalons encore sur ce territoire une sous-race parente des Yolofs assez importante, les *Serer*, habitant le bassin du Saloum. L'esclavage n'existant pas chez eux, ils sont honnêtes et laborieux, mais malheureusement ils sont en train de se corrompre par l'ivrognerie.

— Les *Peuls*, hommes de race étrangère, distincts de tous les Nigritiens qui les entourent, se sont interposés entre les nègres du littoral et ceux du Fouta-Djallon. Ils comprennent plusieurs peuplades, éparses sur un territoire très-étendu, le Fouta et le Bondou.

La tribu la plus nombreuse, qui constitue le principal groupe ethnique de cette race, est celle qui a donné son nom au pays, les *Foula* ou *Foulbé*. Ce sont eux qui paraissent avoir gardé les traits de race dans la plus grande pureté. Ils ont la peau de nuance rouge ou bronzée, et la forme de leur visage diffère peu de celle des Berbères. Leur figure est ovale, entourée de cheveux bouclés ou même lisses, leur nez est droit, les lèvres sont fines et assez minces : il en est beaucoup, surtout parmi les femmes, dont la face resplendit d'une véritable beauté, telle que la conçoivent les artistes d'Europe, et cette beauté charme d'autant plus qu'elle est accompagnée de la douceur du regard et du sourire, de la grâce des mouvements, de la noblesse du maintien, du goût dans le costume et les ornements. Ils se considèrent eux-mêmes comme tout à fait distincts des nègres, et leur origine semblerait plutôt être arabe.

Plus encore que par les traits et la couleur de la peau, les Foula se distinguent de leurs voisins les noirs par leurs mœurs de bergers. Moins nomades que les Maures, ils changent cependant volontiers de résidence, abandonnent même les villages sans esprit de retour quand le bien-être des troupeaux l'exige. C'est en suivant leurs zébus qu'ils se sont répandus dans toutes les régions de l'Afrique occidentale. La propreté qu'ils observent dans leurs bouveries a quelque chose de religieux ; les Foula du Bondou reçoivent leurs hôtes dans leurs parcs à bestiaux, pour témoigner ainsi de leur respect pour l'étranger.

Cependant dans certains districts, ils sont devenus agriculteurs tout en élevant leur bétail avec grand soin, et alors ils se sont fixés au sol ; presque tous les métis Foula sont excellents laboureurs.

Dans l'industrie, les Foula deviennent aussi de fort habiles artisans. Ils savent extraire des riches mines du Sénégal le minerai, qu'ils purifient, fondent et dont ils forgent le métal pour en fabriquer des instruments de ménage et d'agriculture, des couteaux, des armes ; les bijoutiers travaillent avec beaucoup de goût les métaux précieux ; les charpentiers, les maçons bâtissent des cases solides et commodes ; les corroyeurs et les cordonniers préparent une grande variété d'ouvrages en cuir ; enfin, parmi les tisserands, il en est qui produisent avec le coton du pays des tissus presque aussi fins que la mousseline.

Comme guerriers, les Foula sont les égaux en bravoure de toute autre race africaine. En temps de guerre, tous les hommes valides marchent au combat, et dans leurs expéditions ils font preuve d'une habile stratégie.

La grande majorité a, depuis longtemps, embrassé le mahométisme et même de nombreuses peuplades sont animées d'une vive ardeur de propagande. La prière occupe une large part dans leur vie, mais leur zèle religieux ne les a pas rendus intolérants :

bergers pour la plupart, ils ont une piété douce et contemplative.

Comme les autres musulmans, les Foula admettent la polygamie, mais ils ne la pratiquent guère, ce qui tient principalement au respect que l'on a pour la femme et à l'ascendant qu'elle prend sur son mari : il est rare qu'elle permette l'entrée d'une deuxième épouse dans la maison. La femme foula sait conquérir sa place. « Qu'elle entre esclave dans une case, disent les Yolofs, elle en sera bientôt maîtresse. »

Les gouvernements ne sont pas despotiques chez les Foula comme chez la plupart des Nègres leurs voisins. Presque chaque Etat constitue, depuis le milieu du siècle dernier, une espèce de république théocratique, dont le chef, dit Almamy ou « prince des croyants », n'exerce son pouvoir de souverain temporel et de grand-prêtre qu'en prenant l'opinion des anciens et des notables ; dans chaque village l'élément électif possède une grande part de l'administration locale. En réalité ce sont les familles riches qui gouvernent. Il en est de même chez les Foula métis ou Toucouleurs du Fouta.

Ceux-ci, beaucoup moins purs, sont répandus sur les bords du Sénégal. Ce sont les habitants notamment des quatre provinces riveraines du fleuve, dites Damga, Fouta, Toro et Dimar, entre la bouche de la Falémé et le lac de Paniéfoul, que les Français de Saint-Louis désignent sous le nom général de *Toucouleurs*, dérivé de l'ancienne appellation du pays, le Toukourol.

Ce qui distingue les Toucouleurs, c'est leur fanatisme musulman et, si on les a fréquemment décrits comme les représentants de la race foula, c'est à cause de l'importance que leur propagande armée leur a value dans l'histoire de l'Afrique, mais en réalité ce sont les moins foula de tous. Intelligents, énergiques, ambitieux, les Toucouleurs sont redoutés de leurs voisins et des résidents français. Encore ennemis au nord dans le Kaarta et le Dambara, ils nous y interdisent l'entrée de leur pays.

— Les *Mandingues* habitent les pays montagneux du haut Niger où ils furent longtemps en guerre avec leurs voisins les

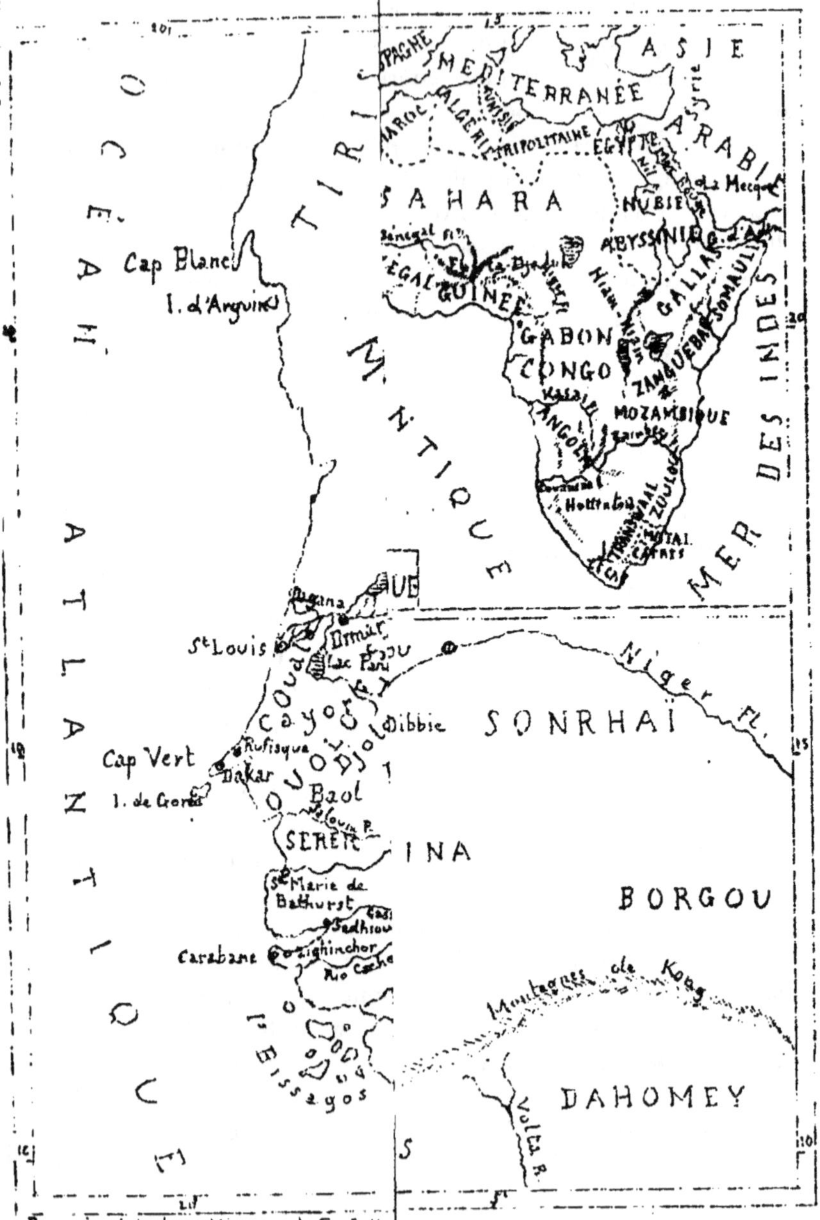

OCÉAN
ATLANTIQUE
MÉDITERRANÉE
ASIE
ARABIE
MAROC
ALGÉRIE
TUNISIE
TRIPOLITAINE
ÉGYPTE
SAHARA
NUBIE
La Mecque
Sénégal Fl.
ABYSSINIE
SÉNÉGAL
GUINÉE
Niger
GALLAS
SOMAULIS
GABON
CONGO
ZANGUEBAR
Kassaï
MOZAMBIQUE
ANGOLA
Zambèze
Hottentots
TRANSVAAL
ZOULOU
NATAL
CAFRES
Cap Blanc
I. d'Arguin
M   N   T   I   Q   U   E
MER DES INDES
T   I   R   I
UE
Lugana
St Louis
Dmur
Ile Foù
Le Fârû
OUALO
CAYOR
Dibbie
SONRHAI
Niger Fl.
Cap Vert
Rufisque
Dakar
DJOLO
I. de Gorée
Baol
Sérour Fl.
SÉRÈRE
INA
BORGOU
Ste Marie de
Bathurst
Gambie
Sedhiou
Montagnes de Kong
Carabane
Zighinchor
Rio Cache
l'Eissagos
Volta R.
DAHOMEY
S
Dessinée et tirée au Mimeograph Th. Edis.

SÉNÉGAMBIE

OCÉAN ATLANTIQUE

TIRIS

ADRAR

SAHARA

M A U R E S

TAGANT

Cap Blanc
I. d'Arguin

Araouan

Tombouctou
Lac Dibbie

SONRHAI

Niger Fl.

MASSINA

BORGOU

DAHOMEY

ACHANTIS

Lac de Cayar
Bodor
St Louis
Dimar Toro Saldé
Fouta
Namya
Lac Paniefoul
KAARTA
Cayor
DJOLOF
TOUCOULEURS
Baol
Rufisque
Cap Vert
Dakar
I. de Gorée
SERER
Toula R.
Ste Marie de Bathurst
Gambie R.
Sedhiou
Carabane
Ghinchor
Rio Cacheo
Rio Grande
l'Bissagos
Rio Nunes
Timbo
M A N D I N G U E S
Djalon
D'AMBARA
Bakel
Cataractes du Félou
Médine
Bondou
AKOLÉ DU SONINKÉ
Niger Fl.

AFRIQUE

OCÉAN ATLANTIQUE

MER DES INDES

SAHARA

MÉDITERRANÉE

MER

ESPAGNE
MAROC ALGÉRIE TRIPOLITAINE ÉGYPTE NUBIE ABYSSINIE
ASIE ARABIE Syrie
SÉNÉGAL GUINÉE Niger
GABON CONGO
GALLAS ZANGUEBAR SOMAL
MOZAMBIQUE ANGOLA
Hottentots
TRANSVAAL NATAL CAP

é et tiré au Mimeograph Th. Edison par le Mr Crouzignaou.

Peuls du Fouta. Ce sont des nègres de haute taille, aux traits assez réguliers et d'un teint noir moins brillant que celui des Yolofs, avec lesquels ils ont beaucoup d'analogie physique. Ils ne se rasent pas la tête comme une partie de ceux-ci ; ils ont les cheveux crépus coupés très courts.

Les femmes arrangent leur chevelure avec beaucoup de soin. Les cheveux sont roulés en petites torsades échelonnées, et enduits de graisse ou de beurre pour les rendre brillants.

Les hommes sont d'un tempérament querelleur et pillard. Ils dédaignent les travaux de la terre qu'ils font exécuter par leurs captifs. Incapables de se procurer par le travail les richesses qu'ils désirent, ils sont constamment prêts pour la guerre et s'enrôlent sous n'importe quelle bannière, sans s'inquiéter de la cause, pourvu qu'il y ait partage de butin. Ils sont musulmans fanatiques et portent toujours au cou un gri-gri ou amulette qui contient un verset du Coran. Ils en sont cependant peu fidèles observateurs. Ils s'adonnent à l'ivrognerie et leurs mœurs laissent beaucoup à désirer.

Leur justice est d'une grande sévérité et ils appliquent la peine du talion.

L'habillement des Mandingues se compose d'un pantalon flottant descendant jusqu'aux genoux et d'une vaste chemise ou *boubou*, en étoffe bleue ou blanche. Pour coiffure, ils portent un bonnet de même étoffe, orné de deux pointes relevées à l'avant et à l'arrière de la tête. Ils ont le cou et les bras chargés de gris-gris et de bracelets en cuir. Jamais ils ne circulent sans leurs armes, particulièrement sans un large sabre suspendu à l'épaule gauche et un poignard à la ceinture. Pour se rendre d'un village à un autre, le Mandingue ajoute un fusil à ses deux armes inséparables, et les vieux, une lance.

Le divertissement favori des hommes est la lutte, et ils apportent une certaine passion dans cet exercice. Celui des femmes est la danse.

Les cases des Mandingues sont construites en forme de carré et divisées en compartiments ou chambres pour les membres de la famille. Les murs sont en pisé, et la toiture en paille tressée. Une petite porte d'entrée et des ouvertures sont pratiquées sur les faces pour l'aération.

Une petite case en paille, en forme de hangar, est spécialement affectée à la cuisine. Les animaux domestiques ont aussi une case en paille de même forme pour la nuit ; dans le jour, ils se répandent de tous côtés dans le village sans être surveillés.

Toutes les cases d'une même famille sont entourées d'un enclos en écorce de bambou. Les cases des chefs sont entourées d'une forte palissade de troncs d'arbres. Nous allons pouvoir examiner ces différentes dispositions en visitant tout à l'heure le campement.

Au moment de la récolte, les gerbes de mil et de maïs sont étendues sur les toitures des cases.

La déplorable habitude qu'ont les indigènes d'entretenir la nuit un feu ardent dans leurs cases, est une cause fréquente d'incendie et amène parfois la destruction rapide d'un village entier. Lorsqu'un incendie se déclare, le propriétaire et sa famille détruisent la case à coups de perche pour circonscrire le feu. Les voisins demeurent gais et paisibles spectateurs, quand ils ne s'enfuient pas dans la forêt ; mais il ne vient à l'idée d'aucun d'entre eux d'éteindre le feu en versant de l'eau ou de la terre. Les flammes provoquent la joie et la contemplation des plus menacés. C'est un sort, ou Dieu l'a voulu, disent-ils, et ils ne sont pas autrement émus.

Les mariages entre Mandingues sont contractés devant le marabout et le chef du village, qui reçoivent chacun un présent en marchandises ou en graines d'une valeur de 20 fr.

Les hommes ont de une à trois femmes, selon leur fortune. Les jeunes filles recherchées en mariage sont achetées à leurs parents. Leur valeur varie suivant l'âge et la beauté ; le prix maximum est de 300 fr.

Les enfants nés d'une liaison avec une captive sont déclarés libres, et la mère ne peut plus être vendue.

Lorsque, dans un ménage, se trouvent plusieurs épouses, elles vivent généralement en bonne intelligence ; chacune d'elles prépare à son tour les aliments, sauf le cas où, par punition, le mari inflige une interdiction individuelle de cette occupation, qui est considérée comme un honneur. Les femmes mandingues se tiennent généralement assez propres.

Les principales fêtes observées sont celles de la *Circoncision*, de la *Tabaski* et du *Korité*.

De 14 à 17 ans, tous les jeunes gens, même les jeunes filles, ce qui semble particulier aux Mandingues seulement, subissent l'opération de la circoncision. Cette opération est faite par les griots-médecins, exclusivement voués à cette fonction. C'est l'occasion de grandes fêtes donnant lieu à des manifestations bruyantes. Les coups de fusils se succèdent jusqu'au coucher du soleil, les tams-tams, musique obligée de toutes les réjouissances nègres, retentissent accompagnant les chants et les danses. Les parents des jeunes gens sont parés de leurs plus belles étoffes et de tous leurs bijoux. Les hommes et les femmes attachent une grande importance à la circoncision, sans laquelle ils ne pourraient contracter un mariage avantageux.

La fête de la *Tabaski* a lieu vers le milieu du douzième mois de l'année musulmane.

Quant au *Korité*, ou jeûne forcé, il correspond au Ramadan des Arabes.

Dans les pays mandingues, les terrains cultivés sont gardés pendant le jour par les hommes disponibles, ou lorsque ceux-ci sont empêchés, par les enfants du village. Les hommes préposés à la garde des cultures sont ordinairement armés d'un sabre ou d'un fusil ; ces gardiens se tiennent en observation sur une éminence, d'où ils surveillent une certaine étendue de cultures. Ils en défendent l'approche aux animaux domestiques en leur lançant des cailloux ou des blocs de terre ou de bois, et aux oiseaux, en jetant de grands cris avec force gestes. Lorsque le terrain ne comporte pas d'élévation naturelle susceptible d'être appropriée à la surveillance, les indigènes élèvent avec des perches longues et solides, à une hauteur de 1 m. 75, au-dessus du sol, une sorte de tremplin sur lequel ils se placent. Ils accrochent à ce tremplin, de distance en distance, des herbes sèches ou des lambeaux d'étoffe, qui, balancés par le vent, sont destinés à effrayer les animaux et les oiseaux.

Quand des dégâts ont été commis, volontairement ou involontairement, par des habitants ou par leurs animaux domestiques, la contestation est portée devant le chef du village. Après examen sur les lieux il fixe l'indemnité à allouer à la partie lésée, laquelle indemnité consiste en mesures de grain ; et, quelle que soit sa décision, une mesure au moins lui est attribuée comme rémunération de son office.

Les principales productions du pays sont, l'arachide, le gros et le petit mil, l'igname, le maïs, le riz, les patates, le nyambi, le coton et l'indigo. Presque tous les légumes d'Europe s'y acclimatent aussi et croissent rapidement.

Les fruits sont nombreux pendant la plus grande partie de l'année : on récolte des oranges, citrons, limons, bananes, mangots, ananas, goyaves, grenades, etc.

Les fruits du calebassier, coupés en deux, fournissent aux indigènes des récipients précieux dans leurs travaux domestiques.

Mais ce qui fait l'objet d'une surveillance plus particulièrement rigoureuse, ce sont les palmiers, qui sont cultivés partout, près des villages comme dans les forêts. Ils donnent, en effet, une excellente boisson rafraîchissante (*simgo*) ou vin de palme, au moyen d'incisions pratiquées aux branches et sous lesquelles les indigènes placent une bouline (calebasse non coupée) pour recevoir la sève. Ils ont un goût prononcé pour cette boisson.

Les amandes de palme, qui donnent l'huile de palme, sont très recherchées pour l'exploitation.

Les rizières appartiennent aux femmes et sont cultivées par elles seulement.

Tous les indigènes aisés élèvent du bétail. Les bœufs et les vaches sont nombreux dans chaque village. Ces animaux, qui viennent des bords du Sénégal et du Cayor, ont une bosse de chair sur les épaules comme le zébu.

Les chèvres, les porcs, les poules et les canards se trouvent dans toutes les cases, mais on y voit peu de chevaux et de moutons, et ces derniers, au lieu de laine, ont un long poil.

Dans les forêts touffues qui gagnent celles du Fouta, sous les ombrages gigantesques des baobabs, des roniers, des fromagers, des figuiers, des ébéniers, des acacias, vivent les panthères, les léopards chassant les antilopes et les biches. Les lions et les buffles sont très-rares. Une infinité d'oiseaux aux mille couleurs, colibris, perruches, flamants se jouent dans les branches avec les singes de toutes races. On rencontre aussi souvent dans les cours d'eau des caïmans, des hippopotames et le serpent d'eau à crochet.

Les industries de ces peuplades sont très-peu développées, les habitants n'ayant, en dehors des besoins ordinaires, que peu de goûts de luxe ou de caprices à satisfaire. Celles qui se rapportent aux échanges entre indigènes sont : la fabrication des nattes, chapeaux, tamis à vanner le mil, paniers en paille tressée, et le tissage des bandes de coton destinées à l'habillement. Le coton brut est d'abord filé à la main par les femmes, puis il est remis au tisserand qui, à l'aide d'un petit métier des plus rudimentaires et d'une sorte de navette, obtient une étoffe épaisse et solide, d'une longueur de 2 à 3 mètres sur une largeur de 0^{m}15 à 0^{m}20. Quelques tisserands poussent l'habileté jusqu'à former des dessins réguliers sur leurs bandes avec des fils de différentes couleurs. Ces dernières bandes sont très recherchées des négresses coquettes pour leur parure. Les indigènes teignent assez bien leurs étoffes avec l'indigo qu'ils récoltent. Cette teinture est préférée à celle d'Europe.

Les forgerons ou bijoutiers sont loin de pouvoir rivaliser avec leurs confrères de Saint-Louis. Avec de la monnaie d'argent, ils fabriquent de grossiers bracelets, et, avec le fer acheté au commerce, des sabres, des lances, des balles, etc.

Les cordonniers travaillent assez habilement le cuir qu'ils tei-

gnent de diverses couleurs en l'agrémentant de dessins originaux faits au poinçon chauffé (1).

Une race secondaire, qui habite les contrées du Sénégal moyen,
entre les deux branches maîtresses du fleuve, et que la plupart
des ethnologistes relient à la grande division des Mandingues,
constitue les *Sarakolé* ou *Soninké*. Très-doux, volontiers amis
du blanc, ils vont en caravanes échanger les marchandises de
village en village. Ils prennent souvent du service dans nos compagnies de terre et de mer où ils sont très-appréciés.

Bons agriculteurs, voyageurs enthousiastes, et réunissant ainsi
les qualités des résidents et des nomades, naturellement heureux et gais, ils semblent destinés à devenir dans la région du
haut Sénégal ce que les Ouolofs sont dans la région basse, les
Français de la colonie.

— Après cet aperçu général sur l'anthropologie et l'ethnographie de ces peuplades composant la population de la Sénégambie, le coup d'œil que nous jetons autour de nous devient fort
intéressant. En effet, nous reconnaissons les objets que nous
voyons et notre esprit classe chaque spécimen malgré le pêle-
mêle où il se trouve.

Le village, ou plutôt le campement Sénégalais, tout de convention puisqu'il réunit côte à côte des races qui ne vivent pas
dans les mêmes contrées, est partiellement entouré de fortifications que nous avons vues en usage chez les Mandingues. Un
des coins est dominé par la tour de Saldé, réduite aux 2/3. Ce
blockhaus, construit en 1859 au village de Tébékout, sur les bords
du Sénégal, est un des plus remarquables postes militaires semés
un peu partout par le général Faidherbe, pour tenir en respect
les naturels qui auraient des velléités de révolte.

Groupées dans un pittoresque imprévu, nous trouvons : la
grande case dite *Coampan*, qui coûte, là-bas, de 500 à 600 francs,

(1) Ch. Bour, commandant de cercle. Etude sur le fleuve Casamance,
dans la *Revue maritime et coloniale*, tome LXXV, 254° livraison, novembre
1882.

et qui est habitée par les indigènes aisés de Saint-Louis ; la mosquée construite en terre sèche et ornée de bas-reliefs d'une bizarre naïveté ; la case Toucouleur, semblable à celle du village de Dagana et à celle du Toro ; la cahute des Yolofs, à la porte de laquelle sèchent les filets de pêche du maître ; la case Fouta-Djallon, dont la véranda circulaire offre une certaine recherche de confortable ; l'habitation Dambara, occupée autrefois par Damas, l'ancien roi de Kaarta.

Puis, au hasard de la visite, voici le parc à bestiaux, le gourbi des pasteurs, le grenier à mil, la fontaine-lavoir, le poulailler, le haut-fourneau primitif des forgerons du Fouta-Djallon, le bar, espèce de banc en terre sèche, abrité par un auvent de paille, sur lequel s'assoient les notables pour traiter les affaires du pays. Voici l'ingénieuse installation des gardiens de récolte, véritable observatoire perché sur 4 piquets, et du haut duquel le nègre, chargé de cette besogne, agite le *tourleul*, afin d'éloigner les oiseaux.

Tant d'objets si intéressants réunis en un si petit espace captivent toute notre attention. Nous remercions chaleureusement M. le Dr Ballay du long et instructif séjour qu'il vient de nous faire faire dans nos possessions de l'Ouest africain, et nous nous embarquons avec M. E. Raoul, délégué de Taïti, pour les îles lointaines de l'Océanie.

OCÉANIE

—

Nouvelle-Calédonie.

En partant du Sénégal, nous avons à descendre l'Océan Atlantique le long des côtes d'Afrique, doubler le Cap, traverser toute la mer des Indes, saluer au passage Melbourne, la capitale européenne de l'Australie, avant de nous retrouver sur une terre française, la Nouvelle-Calédonie. Près de 4,000 lieues de traversée ; mais grâce au pouvoir magique de la Fée de l'Exposition, nous n'aurons pas à subir pendant de longs mois le bercement plus ou moins courroucé des vagues. Un désir, un coup de baguette, et le décor est changé.

Nous voici transportés au milieu d'un village canaque, les tentes coniques ornées de leurs fantastiques *Tabous* nous entourent, les arcs et les flèches empoisonnées pendent à un tronc d'arbre attendant l'heure de la chasse ou d'une expédition guerrière, les habitants originaires des environs de Nouméa nous regardent d'un air un peu craintif.

La *Nouvelle-Calédonie*, située à 1,000 kilomètres de l'Australie est une grande île de 280 kilomètres de longueur sur 55 de largeur moyenne. Elle est traversée par une haute chaîne de montagnes et enveloppée d'une vaste ceinture de récifs et d'îlots. Au sud-est est la petite *île des Pins* avec plusieurs îlots, et, à l'est, le groupe des *îles Loyalty*, comprenant trois grandes îles et un grand nombre d'îlots.

La population est composée de sauvages assez farouches et même anthropophages, dont le nombre peut être estimé à 40,000 individus environ, divisés en tribus qui se font la guerre. La plupart ont dû être soumises par la force.

Cependant la colonie canaque, au milieu de laquelle nous nous trouvons, a été certainement en relation depuis de longues années avec nos établissements français, car elle a perdu tout caractère farouche et ses membres paraissent extrêmement doux, même timides. Ils comprennent 10 personnes, 7 hommes et 3 femmes dont une protestante. L'un d'eux porte fièrement une médaille d'honneur qui lui a été décernée par la France.

Les corps sont forts et bien proportionnés, les traits ne sont pas désagréables. Le chef de la troupe, fils d'un chef puissant dans son pays, est jeune, grand, élégant, je dirais même distingué sur sa réserve un peu hautaine. Un de ceux qui l'accompagnent est instituteur à Canala et parle très bien notre langue. Un troisième exerce la profession de médecin (takata).

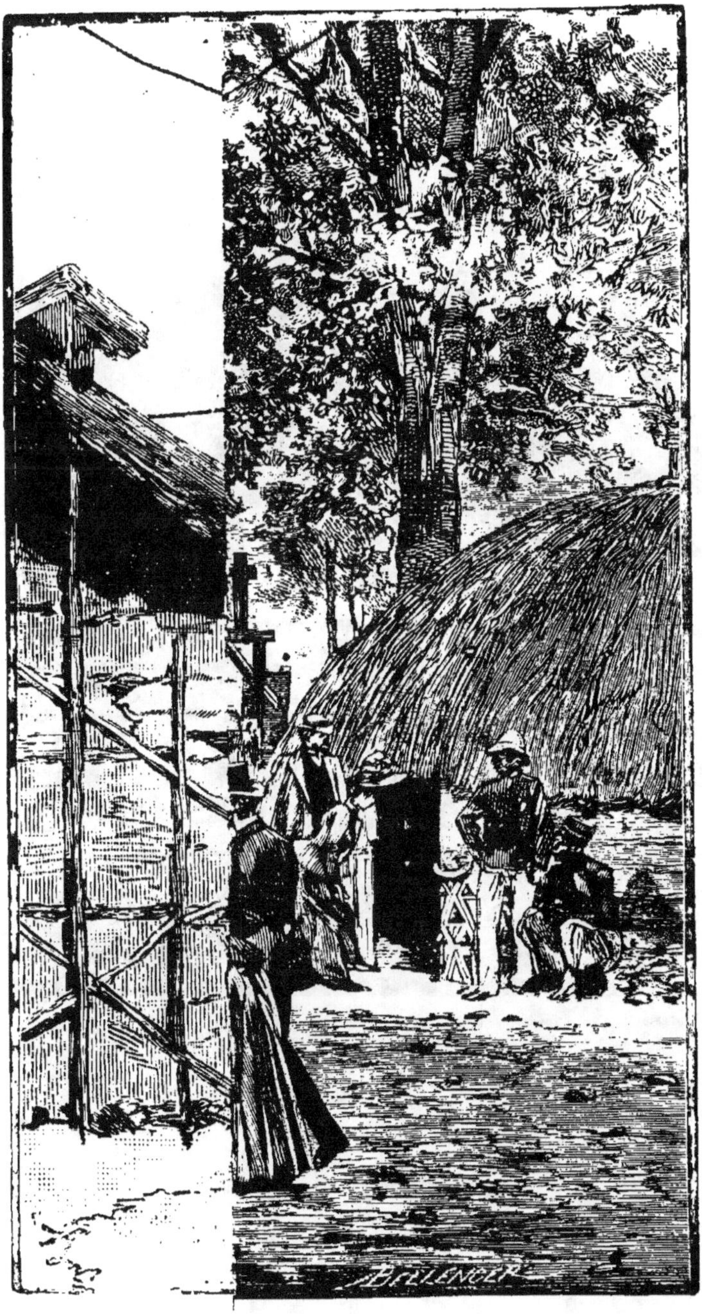

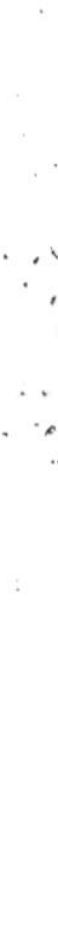

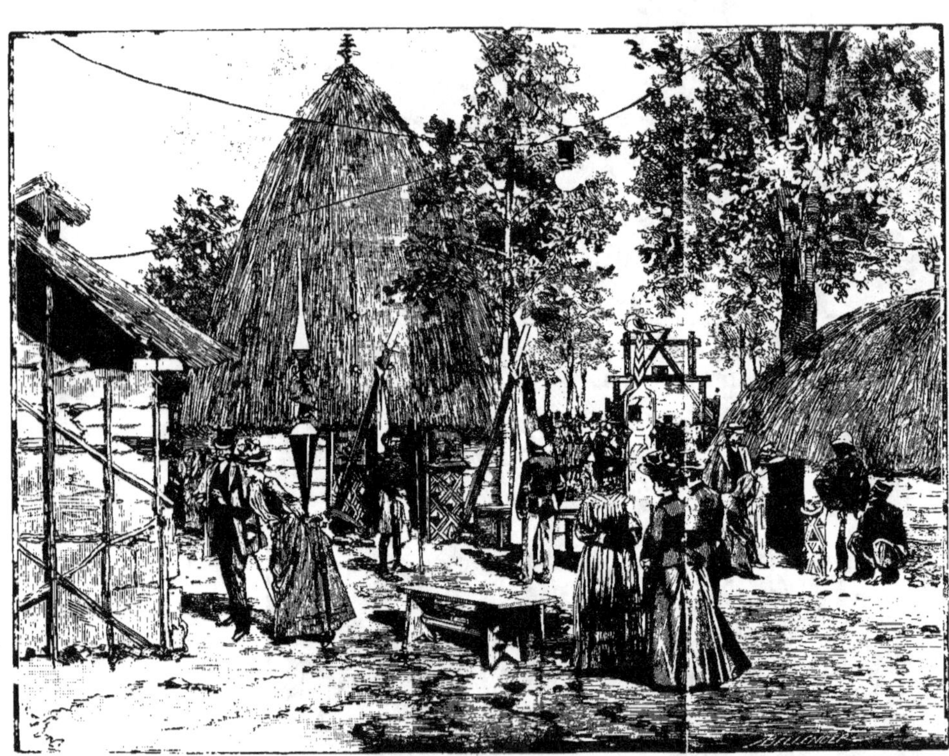

Fig. 10. — Le village Canaque (Tiré du journal l'*Illustration*.)

Selon une mode canaque, l'instituteur a les lobules des oreilles largement perforés. Toute la partie charnue du lobule a disparu, il ne reste qu'une mince bordure de peau périphérique. On obtient ces perforations en introduisant dans le lobule de l'oreille de petits cylindres de bois de volume progressif et des feuilles de palmier enroulées qui agissent par leur distension continue à la façon d'un ressort.

La peau est d'un ton chocolat, qui semble tenir le milieu entre la race nègre et le type chinois ou mongol. Le tatouage est assez en honneur, tatouage cicatriciel à peu près analogue à celui que nous avons vu sur les femmes des Angolais. Ce tatouage, produit au moyen d'instruments tranchants ou de brûlures, est particulier à la race noire. On comprend en effet aisément que les fins dessins obtenus par les Arabes, en emprisonnant simplement dans le derme des grains de poussière noire ou bleue au moyen de piqûres d'aiguille, ne ressortent nettement que sur une peau blanche et restent parfaitement invisibles sur un nègre.

Les tentes, en forme de pains de sucre, sont uniformes et d'une simplicité rudimentaire. Elle sont construites avec des troncs d'arbres de petite taille, reliés entre eux avec des cordes et des lianes ; la toiture est recouverte d'écorce de *maouli*. Ces cases, sans autre ouverture qu'une porte basse, conservent, même par les chaleurs torrides, une température fraîche et agréable.

La tente du chef se distingue par les *Tabous* monumentaux qui en décorent l'entrée. Ces Tabous sont des fétiches naïvement sculptés, grossièrement bariolés de rouge et de noir, qui ont été spécialement exécutés par les artistes du cru en vue de l'Exposition. Ces monstres informes représentent le génie du mal, qui est à peu près la seule divinité des Canaques.

La Nouvelle-Calédonie a un sol généralement fertile qui donne l'igname, nourriture ordinaire des habitants, la patate, la canne à sucre, le tabac ; on y trouve du charbon de terre. Protégée par ses récifs, elle a l'avantage de posséder d'excellentes rades, surtout celle de Canala, à l'est, et, au sud-ouest, celle de *Nouméa*, chef-lieu de la colonie. Les missionnaires ont, sur divers points, des établissements ; mais presque toute la population blanche, composée d'environ 500 individus venus pour la plupart d'Australie, est groupée autour de la baie de Nouméa ; on y a fondé un établissement où des condamnés sont déportés.

Le commerce, encore peu développé, ne se fait guère qu'avec Sydney et consiste en importations de bestiaux et de denrées alimentaires, en exportations d'huile de coco, d'écaille de tortue, etc.

Nous ne nous attardons pas plus longtemps dans ces pays voisins des antipodes. Après cette courte escale, nous rembarquons, le cap au nord, dans la direction des îles de la Sonde et de la Cochinchine, attirés par Java, cette merveille des mers intertropicales.

Village Javanais.

Non loin du pavillon de l'Annam et du Tonkin, on aperçoit deux tourelles d'aspect bizarre, reliées par une sorte d'arc formé de branches de palmier et dominant une double porte entièrement composée de tiges de bambous. Cette porte franchie, on se trouve au milieu d'un Kampong (village) javanais, dont toutes les constructions sans fenêtres, maisonnettes, boutiques, cafés-concerts, montants, toitures et cloisons sont en bambou tressé, en feuilles sèches de palmier ou d'imperatoria.

L'île de Java, « le chef-d'œuvre de la création », est pour les Hollandais une cassette d'or. Avec Madura, son annexe, elle entretient près de 24 millions d'habitants sur moins de 13 millions et demi d'hectares. Ce merveilleux développement vient de la paix profonde qui règne depuis longtemps dans ces belles vallées et du grand développement de la culture. Java mesure 950 kilomètres de longueur sur 200 de largeur ; grâce à l'étroitesse de son territoire montagneux qui la livre entière aux vents de l'océan Indien, elle n'est pas tout à fait aussi chaude que Sumatra, sa voisine. Au-dessous des coulées de laves de ses quarante-cinq

volcans, encore pour la plupart en activité, s'assemblent les forêts de teck, dont le bois défie les climats et le temps, et, plus
bas, des vergers opulents et des jardins plantureux, où nous trou-

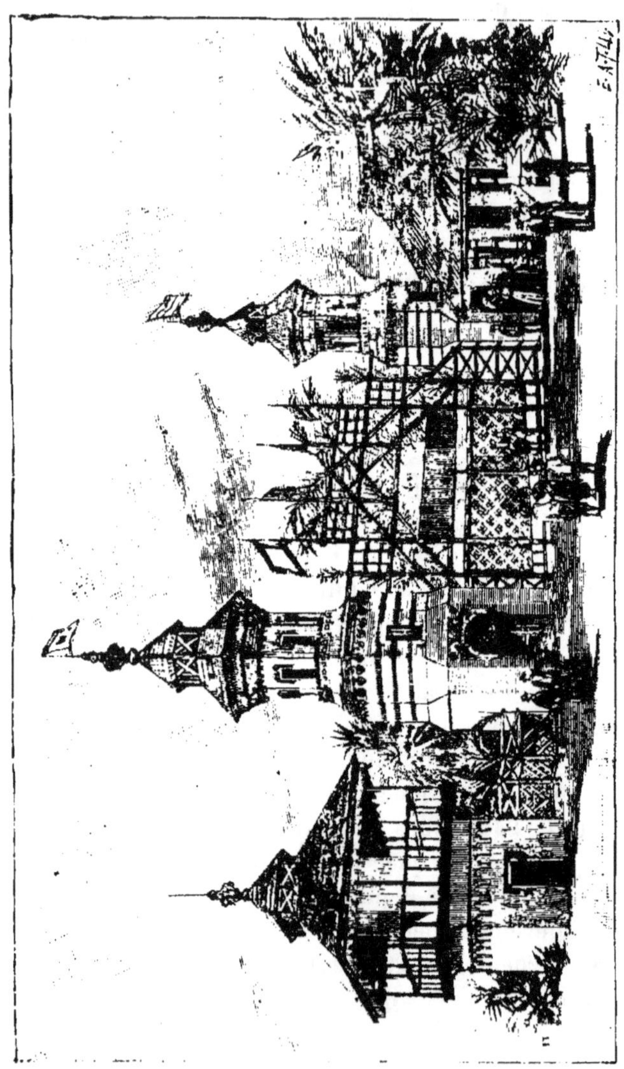

Fig. 20.—Entrée du Kampong javanais. (Tirée du journal l'*Illustration*.)

vons la végétation des tropiques dans tout ce qu'elle a d'exubérant et de grandiose.

Les Javanais sont, à proprement parler, une race métisse. Les premiers habitants connus de cette admirable région furent les Alfoures, nègres de petite taille, qui ne tardèrent pas à être absorbés, sinon anéantis, tout au moins refoulés par les Malais, lesquels font aujourd'hui la très grande majorité de l'archipel. « Le peuple javanais, leur nation la plus brillante, dit M. E. Reclus, se civilisa grâce à l'Inde, dont il adopta la religion, puis il conquit, convertit, colonisa tout autour de lui. Ses entreprises le menèrent dans la presqu'île de Malacca : là, il rencontra des musulmans, adopta l'islam et en devint le propagateur fanatique ». Ajoutons que la population de Java comprend, outre les Javanais proprement dits, des Soundanais, des Madurais et des Malais, parlant chacun une langue différente. Les Javanais représentent la civilisation dans ce jardin merveilleux, qui est la gloire du tropique d'Asie.

Tandis que les Malais manquent de beauté, avec leur nez court écrasé, leurs pommettes saillantes, leurs yeux obliques et leur peau d'un brun rougeâtre, les Javanais comptent parmi les plus belles races du grand rameau indo-européen. Les séduisantes Maories de Tahiti et de Samoa pourraient seules disputer aux Javanaises le prix de beauté.... mongole. Celles qu'il nous a été donné de voir dans le Kampong javanais ont les yeux obliques, le nez légèrement aplati, mais la pureté de leur regard autant que leur grâce coquette, leur démarche imposante et la mobilité de leur physionomie font bien vite oublier les traits du visage, un peu étrange au premier abord. Elles ont des dents superbes ; malheureusement, elles se dorent ou se laquent les incisives, après les avoir fait limer, parce qu'elles craignent affreusement d'avoir des dents blanches, c'est-à-dire « des dents de jeune chien », ce qu'elles regardent comme le comble du ridicule. La couleur de leur peau varie du jaune pâle au chocolat, suivant leur caste ou leurs occupations en plein air ; la nuance la plus appréciée chez une Javanaise est celle « où l'on voit briller comme un reflet d'or ». D'un caractère doux, affable, laborieux, le peuple javanais professe le respect le plus profond de l'autorité, et un millier de soldats néerlandais suffit pour maintenir l'ordre dans l'île.

Dans la campagne, le travailleur javanais a pour unique vêtement le *sarong*, pièce d'étoffe bariolée où la couleur brune domine, et où les dessins malais reproduisent des dents à l'infini. Le sarong se noue autour des reins. Les gens très aisés seuls font usage de chaussures. Les Javanais portent les cheveux très longs et relevés au moyen d'un peigne, mais recouverts d'un foulard noué avec deux cornes. Quand un grand dignitaire passe, le Javanais enlève d'un tour de main peigne et foulard et fait tomber ses cheveux dénoués autour de ses épaules, ce qui est une marque de déférence. Les femmes ornent leur chevelure de bijoux et ne se privent ni de fard, ni de poudre de riz.

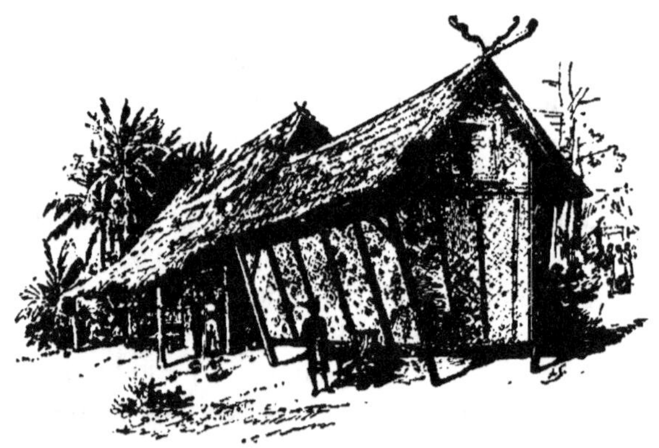

Fig. 21.— Magasin de riz. (Tiré du journal l'*Illustration*.)

En entrant dans les maisonnettes du Kampong, nous voyons tout d'abord qu'elles sont divisées en deux parties, dont l'une est abandonnée aux enfants. A l'intérieur, peu ou pas de meubles : quelques caisses et des paniers dans un coin ; un lit de camp tendu d'une simple natte, avec un coussin rembourré de crin végétal, destiné à servir d'oreiller ; un ou deux bancs en bambou et un rideau en cotonnade à dessins primitifs, voilà tout l'ameublement. Sur une des caisses, la boîte à bétel et du tabac. A terre, quelques poteries pour la cuisson des aliments et quelques plats ou bols ; un mortier servant à broyer et à pulvériser les condiments, les pâtes et les sauces javanaises dont la confection est aussi épicée que compliquée.

Le matin, le Javanais mange du riz froid et absorbe une décoction chaude de feuilles de caféier. Le soir apparaît le riz avec

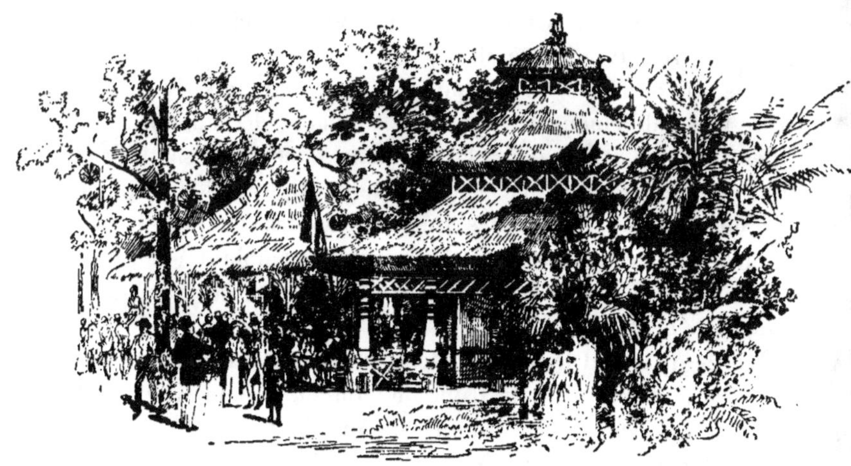

Fig. 22. — La buvette. (Tirée du journal l'*Illustration*.)

ses condiments innombrables ; parfois on y ajoute du poisson frais, salé, séché, des volailles au kari, au tamarin, des lanières de viande séchée, un potage pimenté de légumes au lait de coco, des vers palmistes, des oignons frits, des pois, des haricots, etc. Les Javanaises excellent dans la préparation des entremets sucrés et des crèmes.

A l'Exposition, la nourriture est préparée en commun, pour tout le Kampong, sous un hangar, par les *Kokki*, cuisiniers. Le repas se fait dans un chaudron de cuivre, appelé *dang-dang*, qui est rempli au quart d'eau et dans l'intérieur duquel on suspend un panier de bambou tressé, le *koukoussang*, contenant du riz ; quand l'eau bout, commence la cuisson du riz par la vapeur, ce qui permet à chaque grain de conserver intacte sa forme autrement agréable à la vue et au goût que l'affreuse pâtée gluante et visqueuse du riz dit *crevé* de nos cuisiniers européens.

Les Javanaises se couvrent la poitrine et le torse avec une espèce de courte veste, échancrée aux épaules et à manches très courtes, sorte de camisole, appelée *kotang*. Quelques-unes se drapent simplement dans une pièce d'étoffe, nommée *kemben*, croisée sous les bras. Un second vêtement à manches très serrées, le *klambi*, recouvre le premier.

Dans une des cases du Kampong, une femme en corsage blanc tresse très habilement des chapeaux en paille de bambou.

Les Javanais comme les Polynésiens excellent dans l'art de tirer, par de patientes macérations de ces tiges rigides de bambou, des lanières plus minces que des feuilles de papier, avec lesquelles ils fabriquent des chapeaux ressemblant à ceux que nous connaissons dans le commerce sous le nom de chapeaux de manille.

Mais ce qu'il faut le plus admirer, ce ne sont pas les tresseuses, ce sont ceux qui, d'un tronc de bambou que nos yeux européens ne différencient pas d'un vulgaire morceau de bois, parviennent à tirer des feuillets nacrés si minces et si délicats.

Fait curieux, c'est un Français, un Parisien même, M. Leduc, qui fait travailler tout le village de *Tangerang* (résidence de Batavia), dont les chapeaux sont directement expédiés à ses magasins de Paris. Ce sont ses ouvriers que nous voyons ici au Kampong.

Une autre femme, accroupie un peu plus loin, est occupée à tracer à main levée sur une pièce de toile des dessins bizarres et assez originaux. Elle se sert pour cela d'une petite cupule à bec effilé dans laquelle elle met de la cire fondue, entretenue dans cet état sur un fourneau devant elle. On peut ensuite plonger la pièce d'étoffe dans une teinture quelconque ; le dessin, protégé par la cire, se détachera très net. On peut même varier et entremêler différentes couleurs. Si, à la voir travailler avec tant de rapidité et de précision, on reste quelque peu étonné, il ne faut pas oublier que chaque famille a cinq ou six modèles seulement qui lui sont transmis de père en fils et constituent comme une sorte de marque de fabrique.

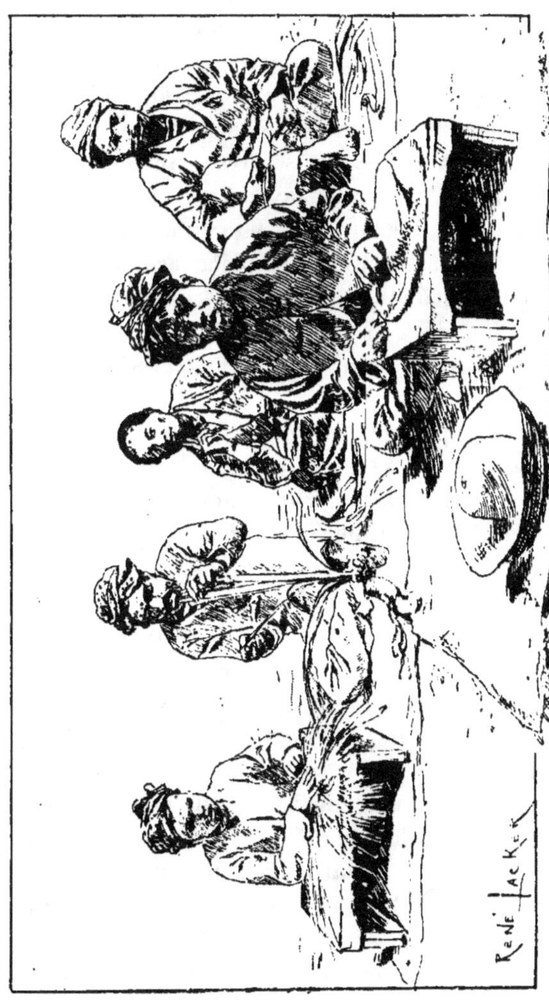

Fig. 23. — Une fabrique de chapeaux de bambou. (Tirée de *Javanais et Javanaises*, par E. Raoul.)

Malgré tout l'attrait que présente chacun des points de ce grand village, il faut avouer que la curiosité est tout particulièrement attirée vers un grand bâtiment en bambous, disposé en forme de café-concert. La foule s'y presse, non pas pour se reposer sur les bancs outrageusement européens qui sont mis à sa disposition, non plus que pour boire les bocks que lui servent les garçons des établissements de nos grands boulevards, mais pour entendre un *gamelang*, ou orchestre javanais.

Au-dessus des têtes flotte le drapeau français, au milieu de tous les pavillons jaunes, noirs, rouges, analogues à ceux de la Chine. Dans le fond de la salle, se dresse une estrade.

Bientôt arrive un groupe de Javanais, en vestes de drap sombre et en pantalons très larges, la tête entourée du foulard traditionnel. C'est l'orchestre, qui ici se place face au public tout à fait dans le fond et de chaque côté de la scène. Là, par exemple, nous entrons dans l'incompréhensible.

Les instruments se composent du *gender,* série de planchettes en forme d'harmonica de densité et de longueur diverses ; du *bedong,* sorte de tam-tam ; du *rodjek,* formé de tiges de bambou, qu'on agite, et qui donne à peu près l'accord parfait ; de la lyre, *seloukat* ; de la flûte, *souling* ; du haut-bois primitif, *selompret* ; de *gongs* de différents timbres ; du *bona* et du *djemlong,* sorte de jeux de cloches plus ou moins grands, composés d'une série de vases de bronze renversés, donnant la gamme, et sur lesquels un artiste accroupi frappe au moyen de deux baguettes.

Le morceau commence. Dussé-je passer pour un profane, j'avoue en toute sincérité n'avoir rien compris à l'harmonie bizarre qui sort de ces singuliers instruments. Serait-ce à dire pour cela que leur musique ne va pas au delà de la cadence, qu'ils marquent au moyen de sons incohérents frappés au hasard ? Dans ce cas, la fameuse boutade « la musique est un bruit plus désagréable que les autres » n'aurait jamais été plus vrai ; mais il n'en est rien. Si on les écoute attentivement et surtout à plusieurs reprises, de manière à laisser l'oreille se familiariser avec ces sonorités inaccoutumées, on finit par distinguer au passage certaines phrases de mélodie réelle, souvent répétées et d'une facture très simple, dites, non pas par un seul instrument, mais par plusieurs ensemble, ce qui semblerait bien prouver qu'ils savent ce qu'ils jouent. De plus, les changements de mouvements, les ral-

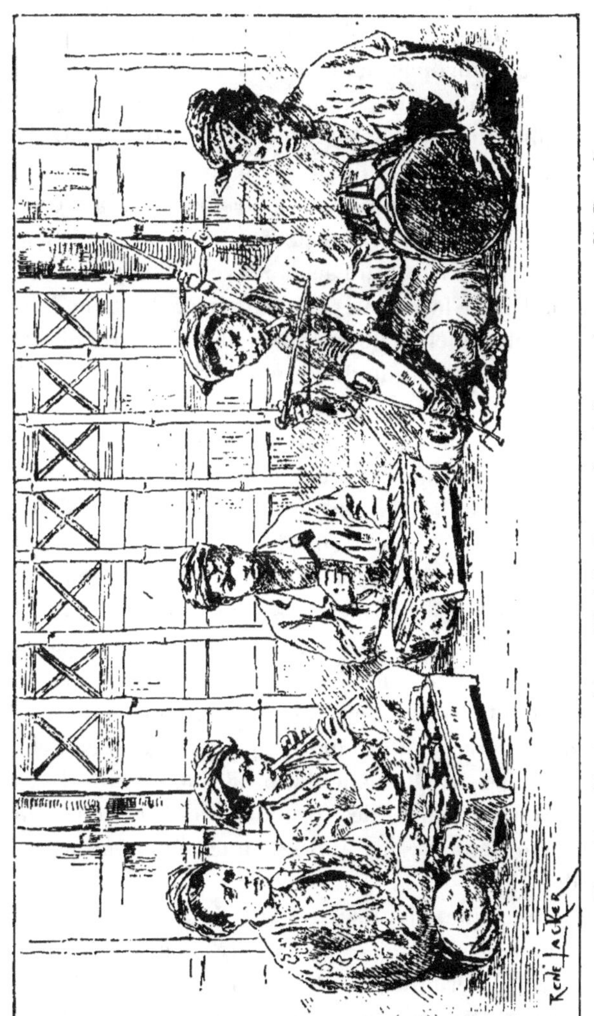

Fig. 24. — Un Gamelang. (Tiré de *Jacanais et Jacanaises*, par E. Raoul).

lentendo et les più vivo se font parfaitement ensemble, bien qu'il n'y ait pas de chef d'orchestre pour battre la mesure. Enfin, un point de commun très net et très curieux avec nous, c'est que presque toutes leurs finales sont d'une allure beaucoup plus vive et plus brillante que le reste du morceau. D'ailleurs on peut écrire leur musique, ainsi qu'on en a plusieurs exemples.

Si nous ne goûtons pas leur art musical, nous n'avons pas pour cela le droit d'en rire, ni de le traiter de sauvage, c'est que nous ne le comprenons pas, non plus que leur langue. Pour savoir entendre, il faut une longue éducation. Je n'en veux pour exemple que ce qui arrive tous les jours parmi nous. Que de fois n'avons-nous pas rencontré des personnes, non musiciennes par elles-mêmes ou peu accoutumées à suivre les séances musicales, qui entendant pour la première fois des pages comme l'ouverture de Sigurd, la chevauchée de la Walkyrie ou le prélude de Parsifal n'ont pas fait de grande différence avec un des ballets javanais !

Et cependant si nous les revoyons plusieurs mois ou quelquefois plusieurs années après, quelle n'est pas notre surprise en les retrouvant fanatiques, brûlant ce qu'elles avaient adoré, adorant ce qu'elles avaient brûlé ! A force d'écouter, elles ont entendu ; on leur a expliqué ce qu'elles ne comprenaient pas, le bruit informe s'est peu à peu dissocié ; comme dans le chaos d'une langue étrangère inconnue, elles ont commencé à percevoir des mots, puis des phrases, enfin toute une harmonie dont elles ne s'étaient pas doutées, alors elles ont admiré. Et bien, quand on voit la passion de tout un peuple aussi civilisé que les Javanais pour ces divertissements, n'est-il pas plus sage de penser que nous sommes comme les profanes dont je viens de parler, que nous ne sommes pas initiés, que nous ne pouvons pas comprendre ?

Sur cette musique, vient se dessiner toute une chorégraphie, qui, évidemment pour nous, n'est guère plus attrayante. Comme conception elle déroute les Européens, habitués à des ballets rapides, mouvementés et tourbillonnants. C'est plutôt une pantomime rythmée, où quatre jeunes filles d'une douzaine d'années, pleines de souplesse et d'élégance, s'enguirlandent, en cadence,

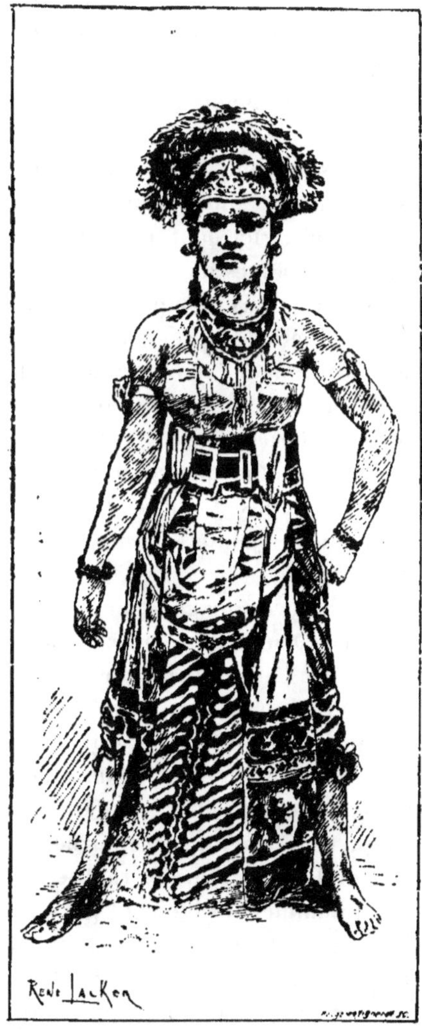

Fig. 25. — Danseuse du prince Mangkou-Negoro. (Tirée de *Javanais et Javanaises*, par E. Raoul.)

avec une langueur doucereuse, mais berçante. Ces bayadères font partie du corps de ballet du prince Mangkou-Négoro, le sultan de Solo ou Soerakarta, une des deux grandes provinces de Java, qui a bien voulu nous les prêter pendant l'Exposition. Elles répondent aux noms harmonieux de Wakiem (12 ans), Taminah (16 ans), Sariem (14 ans) et Soekia (13 ans). Ces deux dernières sont sœurs.

Les costumes qu'elles portent sont magnifiques. Les unes sont coiffées d'un casque fait de lames d'or, les autres d'une tiare surmontée de plumes noires formant panache ; sur le corselet de velours vert ou violet, à franges d'or, éclate une large plaque de ceinture ciselée avec art ; aux tempes et au cou brillent des amulettes, bijoux et colliers de perles ; aux bras des bracelets de prix ; à la ceinture, une longue écharpe dont les deux extrémités, retenues par chaque main, sont agitées en mesure, sur la jupe raide et couverte de broderies.

Les cils et les sourcils sont un peu noircis ; les lèvres épaisses encore accusées par des lignes d'ambre ; les dents et les gencives sont rougies ; les bras et les jambes, teints en jaune, ont des tons de bronze.

Sur la musique qui les accompagne, elles dessinent des gestes lents et mesurés, tout de convention, avec quelque chose de symbolique et de mystérieux. C'est une longue suite de poses noblement rythmées, de défilés nonchalants, de légères inclinaisons de tête, de frissons d'épaule, le tout sans signification bien évidente pour nous autres occidentaux qui n'y comprenons absolument rien. Le visage reste impassible ; tout est dans le mouvement des bras et des mains qui se tournent, se retournent et s'entrelacent avec quelque chose de l'ondulation des reptiles.

Cependant ces pantomimes, froidement graves, ont une réelle signification, elles retracent les épisodes fabuleux des âges héroïques de la Malaisie. C'est à la vieille légende javanaise de Damar-Woelan et de Damar-Djinga, si riche en épisodes d'amour et en drames, que les sujets de danse sont la plupart du temps empruntés. C'est du reste la source d'où découle en partie l'art javanais. C'est dans ce poème d'amour que danseurs, poètes, peintres, viennent chercher le plus souvent des motifs d'inspiration.

Voici, en quelques lignes, cette histoire épique que tous les Homères des îles de la Sonde ont chantée sur tous les modes, avec accompagnement de *gamelang* :

« Il y avait une fois un vice-roi appelé Damar-Woelan, dont la femme était belle comme la lune.

« La reine-mère Damar-Djinga aimait éperdument le vice-roi.

« Pour l'éloigner de son épouse adorée, elle lui demande un jour aide et secours contre un ennemi puissant qui menace ses États.

« Il résiste d'abord, car son amour est profond, puis il part bien loin, au delà des fleuves, des lacs et des montagnes, à la tête de ses guerriers.

« Quand il revint victorieux, il trouva sous les ruines de son palais brûlé, le cadavre de sa femme.

« Sa colère et son désespoir furent grands. Puis ils s'apaisèrent comme les flots après l'orage, sous les amoureuses caresses de Damar-Djinga.

« Le vice-roi épousa bientôt la reine-mère, et le mariage fut célébré par des danses et de grands festins où l'on mangea beaucoup de Naci-Koemir et des gâteaux de Bras-Ketan. »

Grâce à de bienveillantes indiscrétions, nous avons pu pénétrer quelques-uns des secrets de cette danse hiéroglyphique, et surprendre la traduction de certains gestes de ces petites idoles échappées des pagodes dorées des pays du soleil.

Ainsi, les mouvements qui reviennent le plus fréquemment, dans la danse javanaise, sont le jeu si gracieux des écharpes, et le geste qui consiste à appuyer le pouce sur l'épaule en agitant les doigts.

Le premier de ces mouvements est négatif, le second affirmatif, ou, pour mieux dire, le premier exprime un refus, le second un consentement.

Exemple : Deux acteurs sont en scène. L'homme, très amoureux

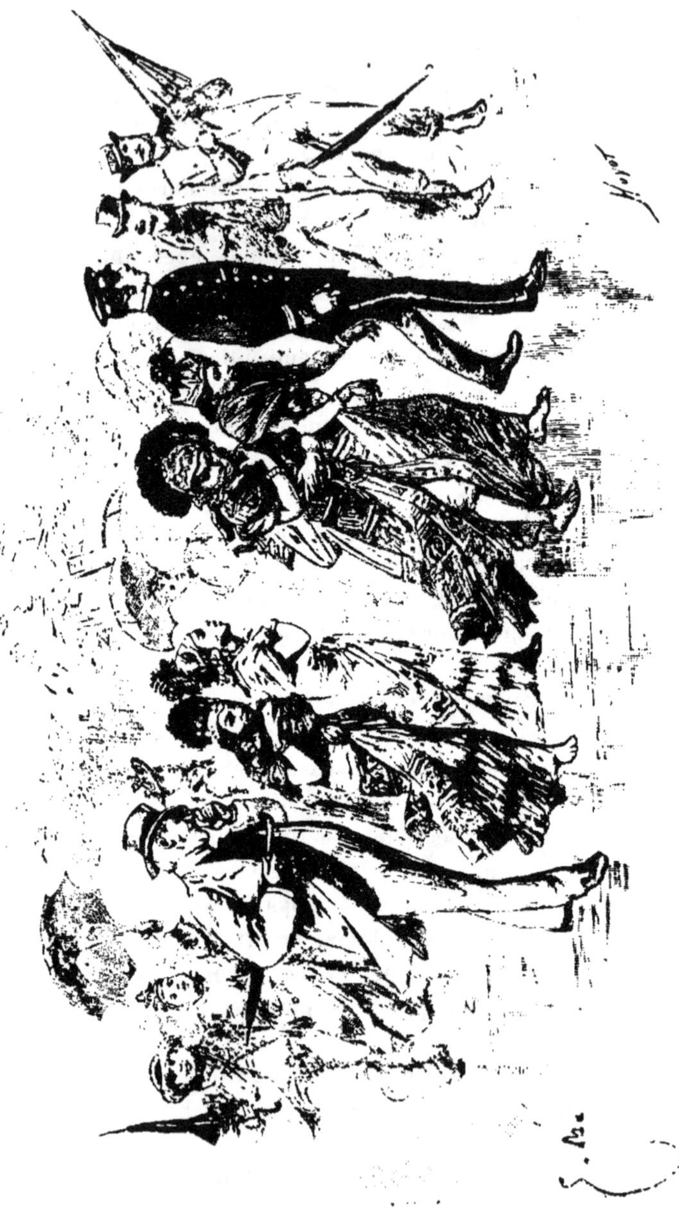

Fig. 26. — Après la représentation. (Tiré du journal *l'Illustration*.)

de sa partenaire, lui fait, à l'aide d'une mimique très compliquée
dans son expression en apparence fort simple, les plus séduisantes propositions :

— Sois à moi, dit-il dans son silencieux langage, et je te don-
nerai avec mon cœur mes champs, mes rizières, mes buffles.

Et la coquette d'agiter dédaigneusement son écharpe en dessi-
nant une fuite simulée qui rend le prétendant très anxieux. Ce
n'est que lorsqu'il se dispose, à bout d'arguments et de promes-
ses, à s'éloigner de la cruelle, qu'elle le retient en faisant jouer
ses doigts sur son épaule.

Dans la danse javanaise, la femme remplit très souvent le rôle
de l'homme, et son travestissement n'est indiqué que par la présence d'un Kris (poignard malais), qu'elle porte derrière la ceinture.

La musique qui les accompagne traduit bien, par ses accents
langoureux, ces danses berceuses. Il y a dans ce divertissement
de la séduction, de la danse hiératique, de la marche et du
ballet.

Etant donnée l'ignorance généralement absolue que nous avons
des mœurs de ces peuples lointains, et la différence extrême qui
les sépare de nos goûts et de nos coutumes, nous ne pouvons supporter un peu de temps ce spectacle sans en éprouver bien vite de
la lassitude, et cependant, à petite dose, il a quelque chose d'attrayant et de réellement captivant par son étrangeté même.

— Notre tour du monde était fini. Il s'était forcément prolongé
un peu tard et depuis longtemps l'heure du déjeuner était passée
lorsqu'on se sépara, mais personne n'avait songé à se plaindre,
car en quelques heures nous avions plus vu et plus appris que
beaucoup en bien des voyages.

IXe EXCURSION

—

VISITE DE L'INSTITUT PASTEUR

A la fin de l'année 1888, une inauguration eut lieu, qui eut un certain retentissement dans le monde entier ; c'était celle de *l'Institut Pasteur*. Tout le monde se rappelle encore l'imposante cérémonie du 14 novembre, qui consacrait aux yeux de toutes les nations une des plus éclatantes personnifications du génie français. Que certaines questions spéciales soulèvent des polémiques et aient des détracteurs, il n'en est pas moins vrai que l'Ecole microbienne, qui aujourd'hui rayonne sur tout le globe, sapant et renversant les théories erronées acceptées cependant par plusieurs siècles, présente son chef, notre illustre Pasteur, comme une des plus grandes figures de notre époque.

En cette année de 1889, où la France montre avec orgueil toutes ses gloires, il nous eût semblé qu'il nous manquait quelque chose, si nous n'avions été saluer officiellement le père de la médecine et de la chirurgie moderne.

Voilà pourquoi le vendredi 30 août, la rue Dutot, d'habitude si paisible et si calme, présentait une animation inaccoutumée.

L'Institut occupe, à côté du boulevard de Vaugirard, entre la rue Dutot et la rue des Fourneaux, une superficie de 11,030 mètres. Il se compose essentiellement de deux bâtiments reliés l'un à l'autre par une large galerie. L'un, celui du premier plan, a sa façade sur la rue Dutot, et l'autre, situé au second plan, a la sienne tournée vers la rue des Fourneaux.

La façade du premier, du style Louis XIII, a un aspect assez sévère. Sur deux cartouches placés à la hauteur de l'étage, on lit ces mots : « Souscription publique 1888 », et au-dessous : « Institut Pasteur ». Un large perron donne accès au rez-de-chaussée. A droite se trouvent les appartements particuliers de

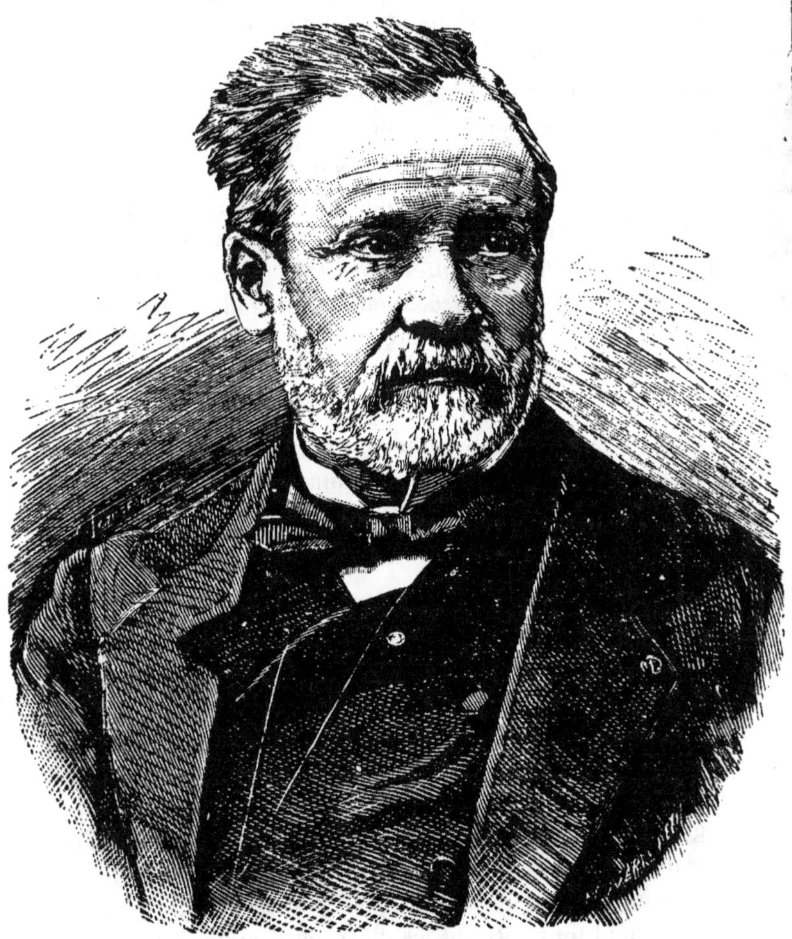

Fig. 27. — M. Pasteur.
(Tiré des *Sciences Biologiques*).

M. Pasteur : la salle à manger, le salon et deux cabinets de travail ; à gauche, la bibliothèque, éclairée par huit fenêtres, et servant en même temps de salle de conseil. Au-dessous, dans le soubassement, sont le laboratoire particulier de M. Pasteur, le laboratoire de son préparateur et plusieurs pièces réservées à l'économe de l'Institut. Dans les combles, les magasins et quelques chambres d'employés.

Le second bâtiment renferme les salles destinées au public, ainsi que les laboratoires d'enseignement et de recherches.

Nous pénétrons tout d'abord à droite, au rez-de-chaussée, dans les salles dites « *de la rage* », où nous saluons M. Pasteur qui nous fait lui-même les honneurs de sa maison. Ces salles comprennent : les *salles d'attente du public*, où nous coudoyons une foule cosmopolite et bigarrée, venant demander au grand maître aide et protection contre la mort terrible qui déjà circule dans ses veines ;

Les *salles d'inoculation et de syncopes*, où les personnes évanouies reçoivent des soins immédiats. La foule défile par séries devant le médecin opérateur, qui muni de la fameuse seringue, injecte dans le flanc de chaque malade le virus atténué, poison terrible qui entre ses mains est devenu un élément de vie et de salut ;

Les *archives*, vaste salle de travail où affluent toutes les publications du globe, triées et classées dans un ordre parfait ;

Enfin, *la salle réservée à la préparation des vaccins* et *celle destinée à la conservation des moelles des animaux.* Cette dernière est chauffée à une température constante. Elle est à doubles-portes et à doubles-fenêtres.

A gauche sont les *services spéciaux de laboratoires*, un *amphithéâtre* pour les cours faits aux élèves, avec une grande glace mobile à guillotine en verre dépoli pouvant s'interposer entre l'emplacement du maître et les élèves et destinée aux projections électriques, une *salle de dissection*, une *salle de zoologie*, un *aquarium* et un *atelier de photographie.*

Le service du traitement de la rage est dirigé par M. le professeur Grancher.

Le premier étage de ce second bâtiment est réservé aux *laboratoires d'enseignement* dépendant, à droite du service de microbie générale dirigé par M. Roux, devenu pour le reste de la visite notre savant cicerone, et, à gauche, du service de chimie biologique placé sous la direction de M. le professeur Duclaux.

Ces laboratoires sont pourvus de vitrines destinées aux collections, de salles d'étuves, de laveries, et aussi d'une salle spéciale où les préparateurs et les élèves peuvent travailler ensemble.

Au deuxième étage sont les *laboratoires des recherches*, divisés comme au premier étage. Mais ici ce ne sont plus les élèves qui travaillent pour apprendre, ce sont les savants, rompus à la pratique, qui poursuivent leurs travaux spéciaux. Aussi plus de grande salle générale, mais une série de petits laboratoires particuliers.

Les savants étrangers sont admis à suivre les cours et à participer aux travaux. Des laboratoires ont été mis déjà à la disposition de deux savants russes, MM. Gamaleïa et Metchnikoff.

Dans l'espace resté vide entre le second corps de bâtiment et la rue des Fourneaux, existe un certain nombre de maisonnettes d'un aspect vraiment pittoresque qui dépendent de l'Institut Pasteur.

Ici c'est une bergerie, là un chenil, plus loin une volière, des clapiers pour les lapins, les cobayes, des poulaillers, etc.. Il y a même une maisonnette à deux étages surmontée d'un clocheton où des animaux sont soumis à l'action du virus. Deux petits bâtiments, déjà construits lors de l'acquisition du terrain, ont été rehaussés, puis aménagés pour des logements d'employés. Des massifs d'arbustes entourent toutes ces constructions que domine une cheminée de 33 mètres de hauteur, desservant les foyers d'un générateur de vapeur placé dans le sous-sol du second corps de bâtiment et qui sert au chauffage de tous les services.

Avant que nous ne nous séparions, M. Roux nous montre les malheureux lapins en train de mourir de la rage paralytique, dont les moelles doivent servir aux inoculations préventives. Deux victimes sont nécessaires chaque jour pour assurer la régularité du service. On se sent pris de pitié et on serait tenté de demander grâce pour ces pauvres bêtes, si en même temps on ne songeait à toute cette foule anxieuse de la première salle, sur qui plane la plus affreuse des morts, et qu'on doit sauver par n'importe quel moyen.

L'achat du terrain et la construction de l'Institut ont coûté un million et demi. Le monument, établi sur les plans de M. Petit, architecte, décédé au mois d'octobre 1887, a été continué et achevé par son collaborateur, M. Brébant.

Xe EXCURSION

—

UNE SOIRÉE AUX CAMPEMENTS DES INDIENS

DU COLONEL CODY (BUFFALO-BILL)

Le 3 septembre 1889, la Société de Médecine pratique de Paris était très gracieusement reçue par le colonel Cody, qui lui faisait lui-même l'honneur de son si curieux campement.

Cette rare faveur nous venait de la généreuse attention de notre zélé secrétaire-général.

Je vais peut-être commettre une indiscrétion qui m'attirera le juste courroux de sa modestie offensée ; j'implore mon pardon ; mais j'ai promis, en commençant, de raconter tout ce que j'ai vu et tout ce que j'ai entendu.

Un Indien du campement était porteur d'un mal à l'œil, qui le gênait beaucoup. Il voulut profiter de son passage à Paris pour consulter à ce sujet ; on l'adressa à notre savant oculiste M. Gillet de Grandmont. Une petite opération était nécessaire, elle fut décidée pour le lendemain et l'interprète insinua très complaisamment à notre confrère que si 2 heures de l'après-midi ne lui étaient pas une heure incommode, il pourrait ensuite assister à une représentation. Mais à Américain Américain et demi. M. de Grandmont, d'un air très digne et très correct, lui répondit : « Monsieur, quand j'opère, je ne m'amuse pas et quand je m'amuse, je n'opère pas. » L'effet fut complet, cette réponse lui valut presque un triomphe.

Le lendemain, après l'opération magistralement enlevée, l'interprète vint lui demander le chiffre de ses honoraires qu'il avait mission de lui compter séance tenante. Mais le chirurgien ne voulut rien accepter, ne demandant en retour qu'une faveur.

— « Parlez, ce que vous voudrez vous sera accordé. »

— « Je demande l'autorisation d'amener la Société de Médecine Pratique de Paris, qui trouvera un grand attrait à l'étude de votre campement et de vos Indiens. »

— « C'est dit ; combien de places ? »

— « Trois cents. »

! ! ! ! !

Ce chiffre ne pouvant être compté pour une quantité négligeable, le subalterne crut devoir en référer à son chef suprême, le colonel Cody, à qui il raconta l'histoire. Aussitôt le colonel vint présenter ses hommages à notre honorable confrère, le remercier chaleureusement de ses bons soins et immédiatement il lui signa le permis qu'il demandait.

Voilà comment ce soir-là, sous la mélancolique clarté lunaire des lampes électriques, nous cheminions dans de véritables rues bordées de grandes tentes étranges.

Plusieurs, particulièrement les Américaines, étaient presque luxueuses.

On les trouve souvent divisées en deux et trois parties au moyen de tentures, faisant salon et cabinet de travail sur le devant, chambre à coucher par derrière et enfin dans le fond cabinet de toilette. Certes il n'y faut pas entrer en trop nombreuse société si l'on veut pouvoir s'y retourner, leur objet n'est pas de servir de salles de réception, ce qui serait d'une maigre utilité dans les vastes plaines du Missouri. L'entrée en est coquettement ornée de petites plates-bandes de fleurs qui leur donnent un air tout à fait confortable.

Les tentes des chefs de tribus indiennes, beaucoup plus simples, se remarquent par les dessins plus ou moins artistiques peints sur leurs toiles. Généralement ce sont des guerriers brandissant le tomahawk, chevauchant avec leur grand manteau de plumes, sur leur coursier orné de chevelures scalpées à l'ennemi.

Une grande baraque avait été spécialement aménagée pour recevoir la nombreuse assistance où l'élément féminin était des plus gracieusement représenté.

Tous les membres des différentes tribus indiennes étaient là présents.

M. le Dʳ Topinard et M. Thomas Wilson, secrétaire du Musée d'Anthropologie préhistorique de Washington, exposèrent en quelques mots les caractères anthropologiques et ethnographiques de la *race rouge*.

Bien que lorsqu'on veuille établir nettement les caractères d'une race à l'état pur, cela soit extrêmement difficile à cause des nombreux croisements survenus qui ont plus ou moins modifié le type primitif, on peut cependant démêler dans l'Amérique du Nord trois populations distinctes :

Les *Aztèques*, qui occupèrent originairement le Mexique, l'Amérique centrale et un peu aussi l'Amérique du Sud avec les Araucans et une race au crâne allongé peu connue.

Les *Pueblos* (Peaux-Rouges de petite taille) qui ont occupé aussi l'Amérique du centre, principalement les territoires de l'Arizona. Ceux-ci ont eu une civilisation extrêmement avancée. Ils ont élevé des monuments remarquables dont on retrouve des vestiges, avec des sculptures qui rappellent celles de l'Egypte. Leur langue, qui était la plus pure, possède une véritable littérature. Malheureusement, actuellement, on n'en connaît plus un seul mot, il est impossible non seulement de traduire, mais même de lire.

Enfin les *Indiens* (Peaux-Rouges de haute taille) qui occupaient toute l'Amérique du Nord, sauf les côtes du détroit de Davis, de la mer de Baffin et de la mer Polaire où l'on rencontre encore les Esquimaux. C'est cette troisième race qui va tout particulièrement nous occuper.

Les Peaux-Rouges proprement dits, tous de haute taille, sont robustes, intelligents, supérieurs par bien des points de vue à nous autres Européens. Si, cependant, ils sont toujours battus et dominés par la race blanche, c'est qu'ils n'ont pas su suivre le progrès que chaque temps apporte, qu'ils ne savent pas s'ac-

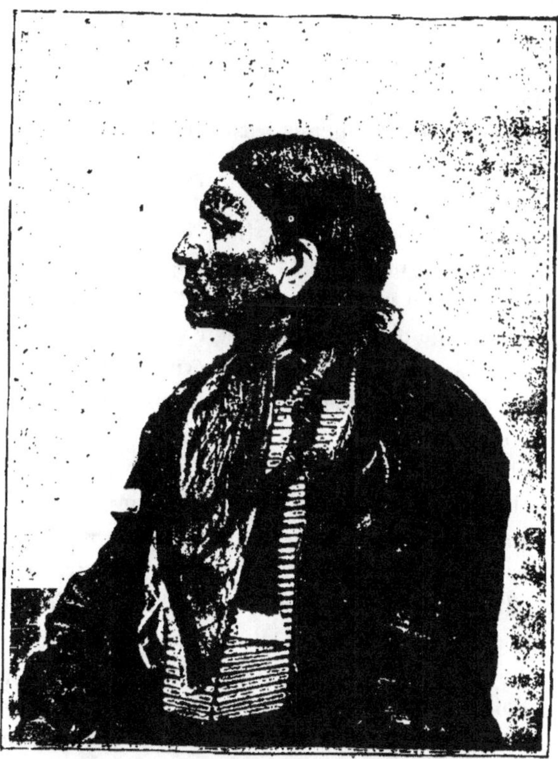

Fig. 28. — Red Schirt, chef indien, type Peau-Rouge pur.
(D'après une photographie du prince Roland Bonaparte).
(Tiré des *Sciences Biologiques*.)

commoder à la vie actuelle. Ils ne sont plus seuls à habiter l'Amérique du Nord, un nouveau peuple cosmopolite, descendant d'Anglais, d'Irlandais, d'Ecossais, de Français, d'Espagnols, plus ou moins métissés entre eux, est venu former cette agglomération civilisée qu'on désigne sous les noms de Mexicains et d'Américains.

Cette nouvelle civilisation, par son extension continue, tend de plus en plus à refouler la race primitive, à la disperser, à l'englober par croisements, mais elle ne l'a pas encore fait disparaître.

Ces Peaux-Rouges sont toujours les descendants des fières tribus dont les exploits ont été si dramatiquement chantés par Fenimore Cooper. Cependant, comme le célèbre auteur américain l'a appris, le dernier des Mohicans s'est éteint depuis longtemps déjà.

Aujourd'hui, ce qui reste de ces peuplades primitives est refoulé à l'ouest du Mississipi et se trouve parqué en quelque sorte sur certains territoires que l'on appelle « réserves ». Au dernier recensement, on comptait environ 66,000 Indiens, vivant dans ces conditions, généralement de leur chasse.

Si nous cherchons à analyser les caractères les plus tranchés, qui constituent le type de cette race, nous verrons que les Peaux-Rouges ont les cheveux droits, comme des crins, tombant en baguettes sur leurs épaules ; leur tête est ronde et surtout grosse et très haute. Leur visage, assez rudement taillé, nous paraît chez quelques-uns rectangulaire et non ovale comme chez nous autres. Il est un peu plat, ce qui fait paraître très considérable la saillie du nez. Celui-ci est très haut de la racine à l'extrémité ; c'est, dans ce sens, le plus long qu'on connaisse. Il est aussi busqué d'une façon toute particulière ; ce n'est pas le nez aquilin ; c'est vers sa racine une petite proéminence caractéristique, qui en a fait un genre bien déterminé, le nez américain. Nous en avons un exemple chez une de nos anciennes familles royales, les Bourbons.

Ils n'ont pas l'œil bridé, ce qui les sépare bien nettement de la race jaune, bien qu'ils aient, comme cette dernière, le cou court et les épaules larges. Le front est généralement bas.

Un point à remarquer aussi, c'est qu'aucun d'eux n'a de barbe au visage ni de poils sur le corps, sauf les cheveux, les sourcils et les cils. Ils sont absolument glabres, mais il faut ajouter qu'on les a toujours connus s'épilant, de sorte que ce caractère pourrait bien être un résultat de l'atavisme.

Leur peau est plutôt un peu jaunâtre que rougeâtre. Leur nom de « Peau-Rouge » viendrait surtout de leur ancienne habitude de se teindre en rouge, surtout lorsqu'ils partaient en guerre.

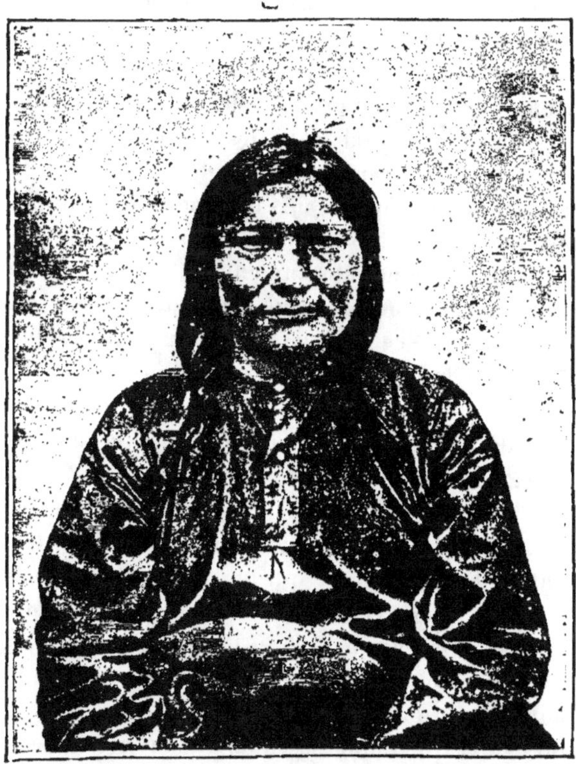

Fig. 29.— No-Neck, guerrier indien, type plus mongoloïde.
(D'après une photographie du prince Roland Bonaparte).
(Tiré des *Sciences Biologiques.*)

En somme, jusqu'à nouvel ordre, ces Indiens ne doivent être rattachés à aucune autre race existante, et former par eux-mêmes un groupe absolument distinct et autonome.

Ils comptent encore plus de 200 tribus, dont les principales sont ici représentées. Ce sont : les Sioux, les Arrapahoc, les Brûlés, les Ogallallahs, les Cheyennes, eux-mêmes subdivisés en nombreuses familles. Ils parlent 79 langues aussi différentes les unes des autres que nos idiômes européens. Néanmoins, et c'est là un des points où ils se montrent bien supérieurs à nous, lorsqu'ils se rencontrent dans leurs lointaines pérégrinations, ils arrivent tous à se comprendre et à entretenir de véritables conversations au moyen d'une pantomime extrêmement expressive et fort ingénieuse, dont chacun des gestes a fini par prendre quelque chose de conventionnel et de nettement déterminé. C'est là un véritable volapück, mis utilement en pratique par eux bien avant que nous en ayons même inventé le nom.

Deux Indiens d'origine absolument différente se sont interwievés ainsi devant nous, et nous avons pu apprécier la remarquable ingéniosité de ce langage, grâce à un interprète qui nous en détaillait tout le mystère. La clarté, la précision, la richesse de tous ces signes étonnent et excitent l'admiration pour ces fières peuplades, qui, sous le rapport de l'intelligence, n'ont certes rien à envier aux Européens.

Un chef Cheyenne, ayant demandé la parole, raconta qu'il y a bien longtemps déjà, le premier blanc qu'il rencontra dans ses chasses fut un Français égaré qui lui demanda « coucher ». Il a depuis toujours retenu ce mot qui est le seul de notre langue qu'il connaisse. Il aime beaucoup la France et a trouvé Paris très beau et les femmes blanches très gracieuses et jolies. Enfin « son cœur serre la main à toute l'assemblée ».

Plusieurs salves d'applaudissements couvrirent ses dernières paroles et lui montrèrent toute la sympathie que lui et les siens avaient su éveiller en venant parmi nous. On n'oublia pas le brave colonel Cody, superbe avec sa taille d'athlète et sa charmante tête fine et intelligente, qui avec une courtoisie toute chevaleresque nous fit pénétrer dans ses immenses arènes, où les meilleures places nous avaient été réservées.

Là nous fûmes initiés aux mille aventures de cette grande vie nomade, à travers les espaces sans limite, avec ces chevauchées fantastiques inconnues dans nos pays à population dense et serrée où chaque lopin de terre a son propriétaire et sa barrière.

Je ne puis malheureusement raconter ici par le détail tous les exercices qui vinrent tour à tour captiver notre attention, luttes entre Cow-Boys et Indiens, chasse au lazzo de chevaux sauvages ou de buffles, dressage de chevaux indomptés, attaque d'une diligence dans les plaines du Dacotah, danses et chants de guerre des différentes peuplades Indiennes.

Mon récit ne pourrait être qu'une pâle reproduction des scènes passionnantes, si magistralement décrites par Fenimore Cooper. Le romancier ne s'est pas laissé entraîner par l'imagination, et la réalité que nous avons aujourd'hui sous les yeux ne reste pas au-dessous de ce qu'il nous a si fidèlement représenté.

Les hommes et femmes Cows-Boys sont merveilleusement habiles comme tireurs à la carabine. L'un d'eux lançait en l'air des boules blanches comme des œufs et le tireur ou la tireuse les brisait au vol soit en les visant de face, soit en les visant de dos en regardant dans un miroir. La position aussi leur semblait indifférente, assis, couchés, ou emportés sur un cheval lancé à toutes brides, peu leur importait ; à peine la balle blanche s'élevait-elle dans l'espace qu'elle volait en éclats sous le projectile dirigé d'une main mathématiquement sûre.

Quant à leur talent d'écuyers uniques au monde, il a été trop universellement proclamé pour que j'y revienne à mon tour. La façon dont ils s'emparent de chevaux indomptés et les montent restera toujours gravée dans le souvenir des personnes qui ont pu assister à ces exercices émouvants et du dernier pittoresque.

XI° EXCURSION

—

LA MORGUE ET LE LABORATOIRE DE TOXICOLOGIE

DU

PROFESSEUR BROUARDEL

Un des coins de Paris, qui excite toujours la curiosité d'une certaine classe du public, avide des drames de la rue et fortement subjugué par le mystérieux qui plane autour de chaque cadavre, c'est assurément *la Morgue*. Il est peu de femmes, surtout de condition ouvrière, qui n'y soient, une ou plusieurs fois, entrées en cachette, poussées par ce besoin insatiable d'émotion que réclame leur nature de névrosée. Inutile de dire que le corps médical, un peu blasé sur ces genres de spectacle, n'y met en général les pieds, que lorsqu'une affaire spéciale lui rend cette visite absolument obligatoire.

Il est cependant d'un certain intérêt de connaître dans tous ses détails la constitution et la marche d'un établissement de cette importance. C'est ce qui a donné la pensée à notre sympathique Secrétaire-général de nous le faire visiter sous la direction de M. le professeur Brouardel, lui-même.

Mais au dernier moment, notre grand maître de médecine légale, retenu hors de Paris, s'excusait par une lettre fort aimable de ne pouvoir nous faire les honneurs de ses salles. Il déléguait à sa place M. le docteur Vibert, chef des travaux pratiques de médecine légale à la Faculté, qui, le 6 septembre, recevait la Société de médecine pratique et la mettait au courant du fonctionnement de tous les services de la Morgue, avec une simplicité, une clarté et une complaisance qui lui attirèrent tous les suffrages.

La Morgue, dans l'esprit de ceux qui l'ont fondée, a deux buts : 1° Recueillir et *conserver* les cadavres jusqu'à l'instruction de l'affaire s'il y a eu crime ; 2° *exposer* les morts inconnus aux yeux de tous, pour qu'on parvienne à établir leur identité, si possible.

De là deux salles principales autour desquelles viennent se grouper des pièces secondaires pour tous les services accessoires.

Salle de conservation. — La salle, destinée uniquement à la conservation des morts, est assez vaste, haute de plafond, entièrement dallée. Dans l'une de ses parois, se trouvent ménagées des sortes d'alvéoles, ayant en profondeur la longueur d'un corps. Ces alvéoles, assez semblables chacune à un four de boulanger, sont fermées par des portes en bois à verrous les obturant hermétiquement. Elles sont disposées sur trois étages. Les parois intérieures de ces cellules sont sillonnées de tuyaux, juxtaposés dans le rang le plus inférieur, s'écartant les uns des autres et par conséquent diminuant de nombre au fur à mesure que l'on monte dans les rangs supérieurs. Ils établissent une circulation continue d'un liquide réfrigérant (chlorure de calcium), qui abaisse la température jusqu'à 20° centigr. au-dessous de 0, dans le rang inférieur ; les autres ne dépassent pas 10° et 8°.

A 20°, les corps sont gelés dans toute leur épaisseur, viscères y compris. Ce n'est plus qu'un bloc, dur comme du marbre, qu'on ne peut briser qu'à la hache et au marteau. Dans cet état, ils peuvent se conserver intacts à peu près indéfiniment, et il est souvent curieux d'assister à la stupéfaction qu'éprouvent certains criminels, arrêtés un an ou même plus tard encore après leur assassinat, lorsqu'on les amène pour ce que la justice appelle *la confrontation* et qu'on leur présente leur victime avec ses plaies dans l'état identique où ils l'ont laissée.

C'est à cette température que l'on expose aussi les noyés repêchés dans la Seine et déjà en putréfaction plus ou moins avancée. Certes, ils ne reviennent pas ce qu'ils étaient auparavant, mais toute décomposition se trouve complètement arrêtée.

Si le procédé au point de vue de la conservation est excellent, il présente de sérieuses difficultés lorsqu'il s'agit de faire l'autopsie. Celle-ci, en effet, pour être rigoureusement scientifique, exige que le cadavre ait repris sa souplesse primitive. Or, exposé ainsi congelé à la température extérieure, même en été, il lui faut encore plusieurs jours pour revenir à son état naturel ; grave inconvénient quand on songe que la chair, qui a été gelée, tombe rapidement en putréfaction lors du dégel.

Pour obvier à cet obstacle, on a établi dans une pièce voisine une étuve dont la température peut être élevée au-dessus de 200° c. Les corps y sont exposés pendant trois à quatre heures, après quoi on peut procéder à l'autopsie.

Lorsqu'on sait que l'on n'aura pas à conserver aussi longtemps les cadavres, on les enferme dans les alvéoles supérieures où les téguments et les muscles seuls sont congelés, mais non les organes intérieurs. La conservation est encore très suffisante pour quelques semaines, et le dégel s'obtient beaucoup plus facilement.

Salle d'exposition. — La salle d'exposition est celle qui est accessible au public. Très vaste, elle est partagée en deux parties à peu près égales par une paroi entièrement vitrée. D'un côté, l'accès est libre avec la rue ; de l'autre, l'espace est entièrement clos et sert d'abri aux cadavres, couchés sur des tables d'amphithéâtre, les pieds du côté du public, la tête relevée par un billot pour être bien vue de face. Ils ont tous leurs vêtements et sont tels qu'on les a trouvés, afin que le moindre indice permette de les reconnaître si une personne, qui les a connus de leur vivant, venait par hasard à passer devant la vitrine. Dans ce cas, il n'y a qu'à faire sa déclaration au greffier qui est là à demeure.

La température intérieure est maintenue constamment entre 2° centigrades au-dessus ou au-dessous de 0. A ce degré, les cadavres ne peuvent guère être laissés plus de 8 à 10 jours. Déjà à cette époque, ils commencent à dégager une odeur caractéristique et on est obligé, ou de les transporter dans la chambre à basse réfrigération que nous avons vue tout à l'heure, ou de procéder à leur enterrement.

Le dispositif employé pour obtenir le froid dans cette salle est le suivant. A la partie supérieure et au-dessous de la voûte, se trouve un double plan incliné· à lamelles imbriquées à la manière d'un toit. Son arête s'étend dans toute la largeur de la pièce. La conduite de chlorure de calcium vient s'ouvrir en ce point, et répand ainsi le liquide réfrigérant en deux larges nappes présentant une grande surface de contact avec l'air ambiant. Au bas de chacun des toits, une rigole le recueille et le déverse dans un tube couvert de givre qui le ramène à la chambre des machines.

L'entretien permanent du froid, qui est cependant relativement peu intense, revient fort cher à cause de l'élévation beaucoup trop considérable de la salle et de son extrême capacité. Le premier entrepreneur, qui demandait une vingtaine de mille francs par an, s'était énergiquement élevé contre ce vice de construction et avait réclamé à maintes reprises qu'on lui réduisît les dimensions absolument inutiles de ce vaste local, mais les architectes s'y sont formellement opposés pour ne pas nuire à la perspective et détruire le cachet de leur œuvre, et la ville a payé.

Depuis la dernière adjudication, la dépense se trouve réduite de près de moitié par la substitution, aux machines à vapeur, de l'air comprimé comme force motrice.

Ainsi que nous l'avons vu, l'abaissement de température est dû à la dissolution de chlorure de calcium anhydre qui, en passant de l'état solide à l'état liquide, produit un froid suffisant pour congeler le mercure (—40°). Des pompes font circuler cette solution dans les tuyaux que nous avons vus à l'intérieur des cellules de la salle de conservation des cadavres, et sur le double plan incliné de la salle d'exposition. L'air, au contact de ce froid intense, se met bien vite au niveau.

Ces pompes étaient mues par une machine à vapeur renfermée dans un petit local attenant à la Morgue. Cette machine n'existe plus, et la force motrice provient uniquement de l'air comprimé, fourni par les usines Popp et Cie et amené au moyen de leur canalisation spéciale. On a ainsi réalisé une économie très notable et supprimé le grave inconvénient de voir, à certains moments de l'année, les employés enfermés dans ce petit espace, tomber malades de chaleur alors qu'ils sont occupés à produire de la glace.

On pourrait, au besoin, produire le froid par la détente même de l'air comprimé, ce qui deviendrait alors très économique, mais l'administration n'a pas encore voulu adopter cette manière de faire.

Enfin, avec les deux grandes salles à réfrigération et la chambre des machines, signalons un bel amphithéâtre où l'on procède aux autopsies et où les élèves viennent écouter la parole du maître. A côté, un petit laboratoire où l'on ne fait que les recherches élémentaires et où l'on recueille dans des bocaux spéciaux toutes les pièces qui devront être soumises à un plus minutieux examen. Plus loin encore et près de la porte d'entrée, un joli cabinet où peuvent se réunir les médecins de l'établissement.

Laboratoire de toxicologie. — Lorsqu'on doit se livrer à un examen plus attentif sur le sang, les différents viscères ou leur contenu, comme dans les cas d'empoisonnement ou d'asphyxie par des gaz délétères, on porte les pièces, recueillies selon les règles médico-légales, au *laboratoire de toxicologie*, qui se trouve de l'autre côté du parvis Notre-Dame, à la préfecture de Police.

Nous y étant tous rendus, nous fûmes reçus par M. Ogier, chef du laboratoire de chimie, qui nous montra les différents

appareils le plus couramment en usage. Je ne m'étendrai pas
sur ce point, tous les laboratoires de chimie se ressemblant entre
eux. Je signalerai cependant le classique appareil de Marsh pour
les empoisonnements par l'arsenic, les appareils perfectionnés
pour l'analyse du sang, les étuves à dessiccation et à stérilisation,
les plateaux pneumatiques pour préparations dans le vide, les
microscopes et leurs appareils à photographie d'un maniement
très simple et donnant les superbes épreuves de préparations
d'histologie et de microbiologie que nous avons pu tous admirer,
les polarimètres et les spectroscopes dans des chambres noires,
etc. Les laboratoires sont spacieux, très clairs, très riches en
matériel de toute sorte.

Nous avons trouvé dans les collections quelques pièces anatomiques et des moulages très intéressants, entre autres celui d'un
malheureux brûlé par de l'acide sulfurique qu'on lui avait lancé
au visage.

Les photographies nous retiennent aussi quelque temps. Nous
avons pu repasser en revue tous les drames célèbres des derniers
temps : ici, Marie Aguétan, Marie Regnault, sa bonne et sa petite fille, Mme Cornet, la femme coupée en morceaux ; là, les as-
sassins Pranzini, Marchandon, Pel, etc., etc. Nous avons retrouvé
également les malheureuses victimes de l'Opéra-Comique asphy-
xiées ou carbonisées, telles qu'on les relevait au lendemain de la
catastrophe.

Bref, midi était sonné depuis longtemps déjà que nous termi-
nions à peine cette visite quelque peu macabre et, cependant,
fort intéressante et très instructive.

XIIᵉ EXCURSION

—

LES SERVICES SANITAIRES EN TEMPS DE GUERRE

Visite des installations et du matériel des sociétés de la Croix-Rouge française :

1° Société de secours aux blessés militaires ;
2° Association des Dames françaises ;
3° Union des Femmes de France.

Lors de la guerre de 1870-71, à côté de l'organisation militaire des services sanitaires, une seule Société civile existait, la Société de secours aux blessés militaires. Après les terribles hécatombes produites par nos armes perfectionnées, hécatombes qui seront, hélas ! de beaucoup dépassées encore dans la prochaine lutte, nous avions cruellement constaté la notable insuffisance de nos moyens de secours. De semblables faits ne devaient plus se représenter, et parallèlement à la réorganisation de la défense nationale devaient s'étendre, se décupler des sociétés ayant pour but de nous sauver et de nous rendre en aussi grand nombre que possible les jeunes soldats tombés une première fois sur le champ de bataille. Or tandis que la statistique nous dit que nous n'aurons pas trop de tous les hommes valides du pays pour lutter à nombre égal contre les masses profondes de nos envahisseurs, elle nous dit aussi, la statistique, qu'il faudra plus de 200.000 personnes rien que pour soigner nos malades et nos blessés, c'est-à-dire une armée tout entière, qui, au lieu de marcher à la frontière, restera immobilisée dans nos ambulances et nos hôpitaux.

Un moyen existe cependant de rendre tous ces bras à la patrie ; c'est l'Allemagne qui nous l'a montré. Il suffit de placer au chevet du malade et du blessé celle que la nature a spécialement faite pour soigner et pour consoler, la femme. A l'homme de frapper, à elle de relever. Aussi au cri, devenu européen, de : Tous les hommes sous les drapeaux ! doit répondre celui de : Toutes les femmes aux ambulances !

Cependant, en 1877, sept ans après les dures leçons que la guerre Franco-Allemande nous avait données, aucune société de Dames ne s'était encore créée en France, pendant qu'en Allemagne plus de 60.000 femmes avaient répondu à l'appel de l'Impératrice Augusta et s'étaient fortement organisées en vue des secours à donner aux soldats en temps de guerre.

Nous devons le dire à l'honneur de la Société de Médecine Pratique, c'est elle qui la première prit l'initiative d'imiter l'organisation des Dames allemandes, et avec le dévoué concours de M. le docteur Duchaussoy, professeur agrégé à la Faculté de médecine de Paris, elle fonda la première Ecole d'ambulancières et de garde-malades en France. Encouragé par les excellents résultats de cet enseignement, M. Duchaussoy constitua deux ans plus tard, en 1879, l'*Association des Dames françaises*. Cette Association fut autorisée en 1881, reconnue d'utilité publique en 1883, rattachée aux ministères de la guerre et de la marine en 1886.

Presque en même temps, à peu près sur le même plan et dans les mêmes conditions, un autre de nos confrères et collègues, M. le docteur Bouloumié, fondait l'*Union des femmes de France*.

Donc aujourd'hui ces sociétés sont au nombre de trois : 1° *La Société de secours aux blessés militaires*, fondée en 1866 ; 2° l'*Association des Dames françaises*, fondée en 1879 ; 3° l'*Union des Femmes de France*, fondée en 1881.

Ces trois Sociétés sont reconnues d'utilité publique, et rattachées aux services de l'armée par décrets présidentiels.

Leurs membres reçoivent en temps utile le brassard portant la Croix rouge sur fond blanc ; toutes trois ont un chef unique : le Ministre de la Guerre, qui tient ainsi sous son autorité l'ensemble de la Croix-Rouge française, constituée par trois sociétés dont aucune, en particulier, ne s'appelle la Croix-Rouge française.

Les attributions des trois sociétés, bien que n'étant pas absolument identiques, concourent cependant toutes à un double but : secours aux militaires et aux marins, en cas de guerre ; secours aux civils dans les calamités publiques.

Pour atteindre ce but, elles préparent, par un enseignement spécial, un personnel qu'elles rendent ainsi capable de donner des secours efficaces et disciplinés.

Elles préparent en outre, avec tous les soins que la science contemporaine indique, des moyens de transport, un matériel d'hospitalisation auxiliaire complet et des pièces à pansement de toutes sortes. On ne doit pas admettre, en effet, pour ces sociétés le *matériel improvisé*, qui est toujours mauvais.

Enfin elles amassent des fonds de réserve qui leur permettent de faire face aux premiers événements.

Ces sociétés, avec leurs comités départementaux, étendent leur intervention sur tout le territoire.

Les devoirs qui leur incombent ne sont pas les mêmes dans tous les Etats. Ainsi, dans certains pays, la Croix-Rouge est admise à prendre part aux secours sur le champ de bataille, à hospitaliser les blessés près du lieu de l'action et à procéder aux évacuations. En France, les sociétés de secours n'approchent pas du champ de bataille ; l'une d'elles est chargée d'organiser les ambulances de gare et les hôpitaux auxiliaires ; les deux autres n'ont à s'occuper que de ces derniers hôpitaux. Ajoutons que l'autorité militaire en désignera l'emplacement et que, selon toutes les probabilités, ils seront aussi éloignés que possible du théâtre de l'action.

Ainsi, les femmes de France, appelées elles aussi à remplir un devoir patriotique, ont cimenté entre elles une union profonde, en apprenant, dès l'état de paix, à conserver leurs enfants par des soins éclairés et à les arracher à la souffrance et à la mort pendant les mauvais jours.

Société de secours aux blessés militaires.

Nous pénétrons d'abord dans l'emplacement réservé à la *Société de secours aux blessés militaires*.

La lingerie, qui fait défiler sous nos yeux toutes les ressources en pansements, linge, vêtements, ne nous arrêtera pas, car nous reviendrons beaucoup plus en détail sur ce sujet à propos de la belle exposition des Dames françaises.

Ici, ce qui caractérise surtout cette section, c'est le matériel de transport.

Brancards. — Le plus simple de tout, pour les petites distances, c'est le *brancard*. C'est lui qui est exclusivement employé sur le champ de bataille pour le service des postes de secours et des ambulances. Il peut appartenir aux modèles les plus variés.

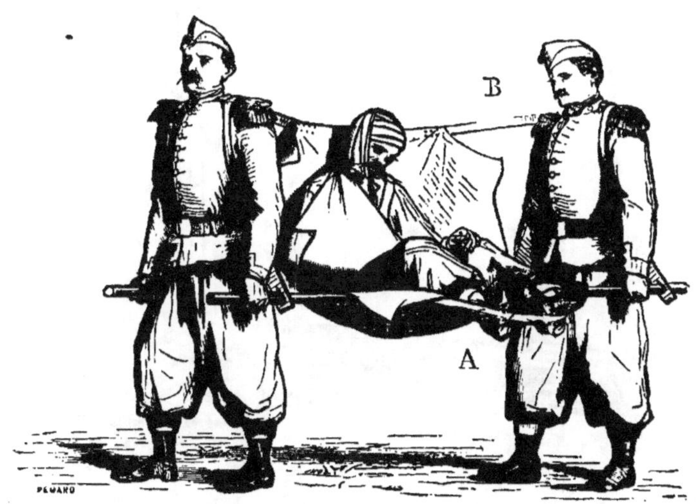

Fig. 30. — Brancard à bras.
(Tiré de « Sociétés et Matériel de secours pour les blessés militaires », par le Dr Gruby).

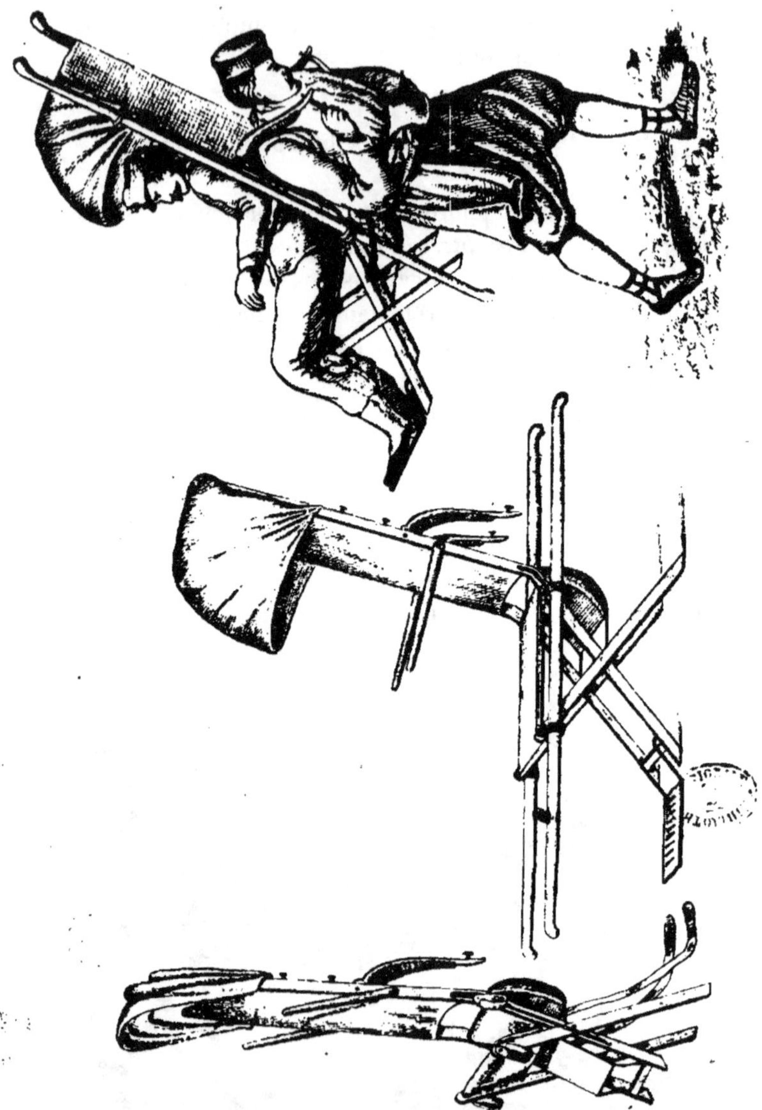

Fig. 31. — Brancard pour le service en montagnes. Mode de chargement
pour un seul homme.
(Tiré de « Sociétés et Matériel de secours pour les blessés militaires », par le Dr Gruby).

C'est d'abord le simple brancard à bras, qu'on peut au besoin charger avec son blessé dans les voitures d'ambulance. C'est aussi ce même brancard, recouvert d'une toile imperméable en forme de toit, pour protéger pendant le trajet le malade contre les ardeurs du soleil ou les averses de la pluie.

Il y a aussi le brancard monté sur roues pour les distances un peu plus grandes, mais c'est déjà un matériel de luxe. En effet, il est plus coûteux, plus encombrant et ne peut guère dépendre que d'un hôpital temporaire ou fixe. Ce matériel dérive de deux modèles principaux : dans l'un, le brancard proprement dit ayant été déposé à terre pour recueillir le blessé, est enlevé ensuite par deux porteurs et placé sur un châssis muni de deux grandes roues ; dans l'autre, afin d'éviter les secousses toujours pénibles produites par ce chargement, on roule le châssis au-dessus du brancard qu'on n'a plus qu'à accrocher doucement en dessous.

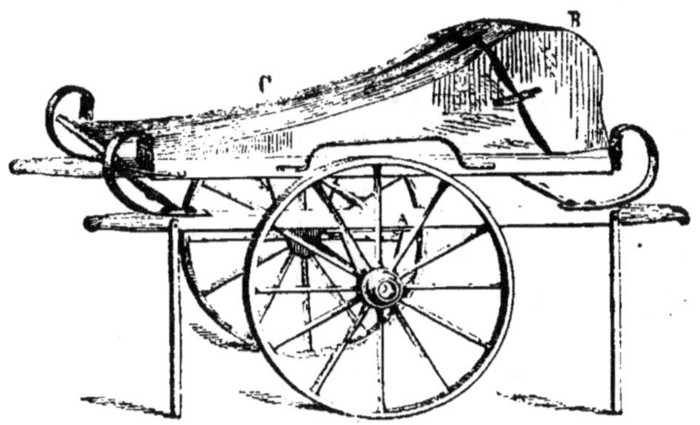

Fig. 32. — Brancard-roues.
Tiré de « Sociétés et Matériel de secours pour les blessés militaires », par le Dr Gruby).

Dans tous ces modèles, les roues ont un grand diamètre, afin de rendre le roulement plus facile et les ressorts sont très longs et très flexibles, de manière à amortir autant que possible les cahots de la route. Chez quelques-uns tout à fait perfectionnés, comme celui qui appartient à l'hôpital auxiliaire des Dames francaises, on remarque, repliés sur les côtés, deux petits timons qu'on peut déployer à l'occasion pour atteler un âne ou un mulet et en faire ainsi une voiture improvisée, permettant à une seule personne de transporter un blessé à une distance relativement considérable.

Certains brancards présentent aussi un système de suspension spécial, grâce auquel ils demeurent toujours dans la position horizontale, quelle que soit l'inclinaison du châssis qui les soutient.

Voitures. — Les voitures, à peu près toutes construites sur le même modèle, ne présentent à proprement parler rien de bien nouveau ni de particulièrement intéressant. Elles ont la forme cubique et sont montées sur deux ou quatre roues. Elles se chargent par derrière et reçoivent en général de quatre à six brancards superposés par couple.

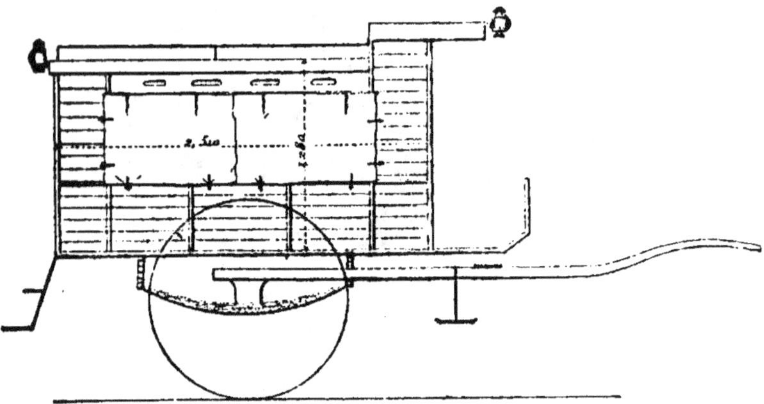

Fig. 52. — Voiture d'ambulance à deux roues.
(Tirée de « Sociétés et Matériel de secours pour les blessés militaires »,par le Dr Gruby).

C'est la manière technique de fixer chacun d'eux qui constitue la plus grande différence.

Chaque voiture est munie de tiroirs à pansements et à appareils permettant d'avoir sous la main tout ce qu'il faut pour don-

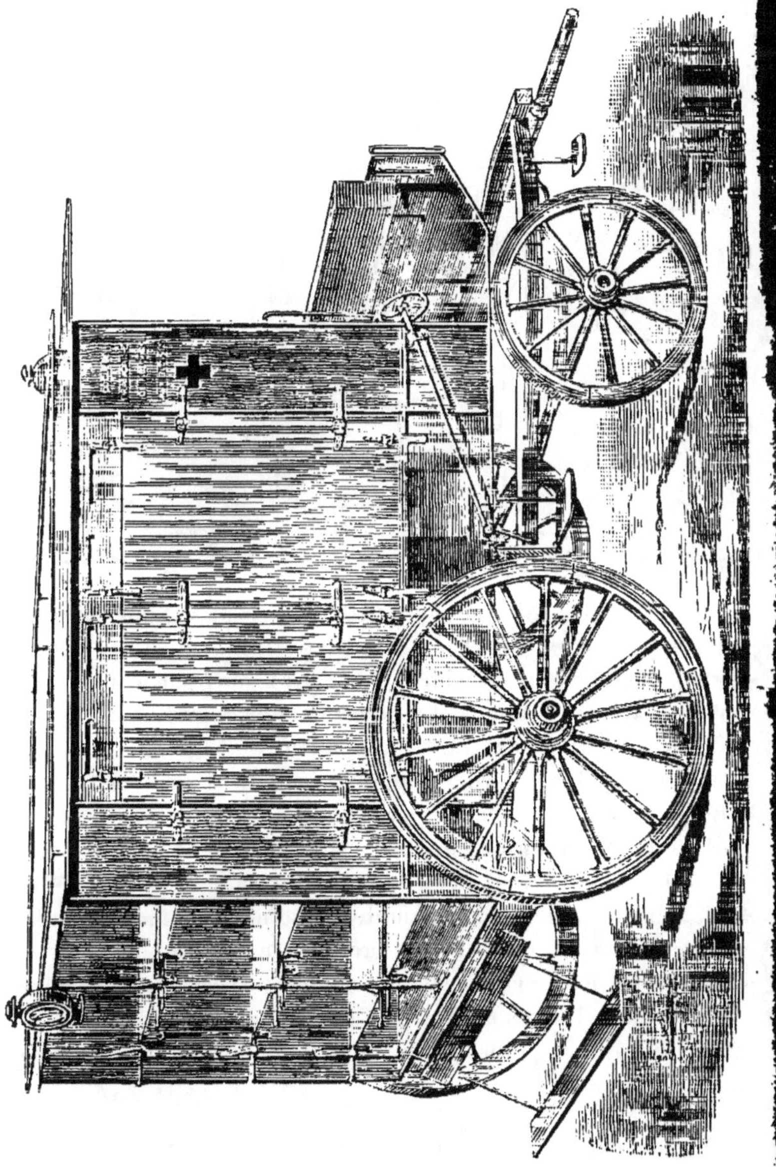

Fig. 34. — Voiture d'ambulance à quatre roues.
(Tirée de « Sociétés et Matériel de secours pour les blessés militaires », par le Dr Gruby).

ner les premiers soins. Elles portent toutes la croix et le drapeau de la convention de Genève, croix rouge sur fond blanc.

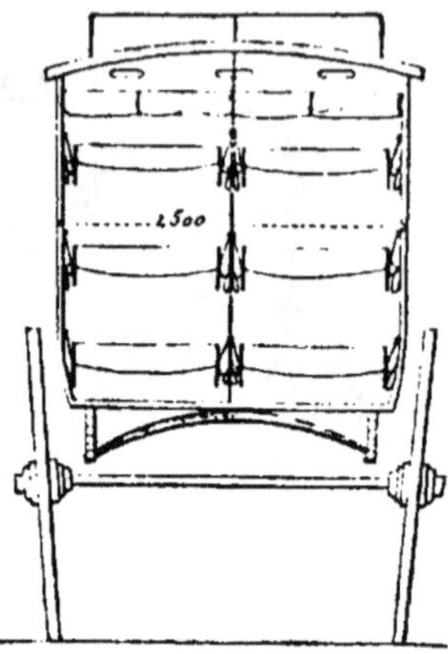

Fig. 35. — Voiture d'ambulance vue par derrière.
(Tirée de « Sociétés et Matériel de secours pour les blessés militaires », par le Dʳ Gruby).

Bateaux. — On sait que de tous les moyens qui sont en notre pouvoir pour transporter des malades et des blessés, celui qui se rapproche le plus de l'idéal est le transport par eau sur les fleuves, rivières et canaux. En effet, ici, on progresse par glissement, sans heurt, sans cahot, sans même de trépidation s'il n'y a pas de machine à bord et qu'on se serve d'un remorqueur. Malheureusement ce moyen n'est pas toujours à portée, aussi a-t-il été peut-être un peu négligé.

Cependant nous trouvons dans la section que nous visitons un essai, sous la forme de la maquette d'une petite péniche arrimée en hôpital flottant. Très intéressante à étudier au point de vue de la disposition ingénieuse des différents services, qui pourraient être ainsi dans la pratique rapidement et facilement installés à bord de la plupart des chalands pontés de notre navigation intérieure.

Chemins de fer. — Quoi qu'il en soit, actuellement le grand moyen de transport pour les évacuations de la ligne de bataille vers l'intérieur du pays, c'est le chemin de fer. Mais le train destiné à des malades et à des blessés doit remplir des conditions tout à fait spéciales. Ceux-ci, en effet, doivent être forcément couchés ; l'accès auprès d'eux tous, d'un bout à l'autre du train, doit être possible aux médecins et infirmiers en n'importe quel moment du parcours ; il faut avoir sous la main pansements, médicaments, tisanes, le voyage pouvant durer de 8 à 12 heures et même plus si la fortune de nos armes nous porte un peu avant en pays ennemi ; enfin la suspension des voitures doit être tout particulièrement soignée afin d'éviter les trépidations de verticalité et autant que possible les oscillations latérales et longitudinales. Ajoutons que ce matériel doit être abondant, car il n'y a pas à se faire d'illusion, avec les armées de millions d'hommes, c'est le plus large transport qu'il faut viser. Il y aura toujours beaucoup de blessés pour peu de voitures.

Les *trains* dits *sanitaires* répondent en France à trois variétés différentes : — *Les permanents*, les *mi-permanents ou mixtes*, et les *improvisés*.

Les *permanents*, dont nous avons un exemple sous les yeux, sont des plus confortables. Ils sont composés de voitures-ambulances proprement dites et de voitures annexes. Celles-ci, placées en tête et en queue du train, comprennent un wagon-dépense, un wagon-cuisine avec fruiterie, épicerie, liqueurs, vins en bouteilles et des fourneaux qu'envieraient beaucoup de nos hôpitaux militaires, pour tenir toujours prêts les bouillons, potages et tisanes, que réclament à chaque instant les pauvres malades ; un wagon-lingerie, avec arsenal chirurgical et pharmaceutique très-complet ; un wagon de médecins, avec ses lits aux coquets rideaux et un petit bureau de consultations ; un wagon d'infirmiers ; et un wagon pour le linge sale.

Les voitures-ambulances présentent, au point de vue de leur aménagement, quatre cadres placés aux quatre angles du wagon dans le sens de la longueur. Ils portent chacun 2 couchettes superposées — soit 8 blessés par voiture — avec espacement d'un mètre en hauteur entre les 2 couchettes et allée médiane de 1^{m}50,

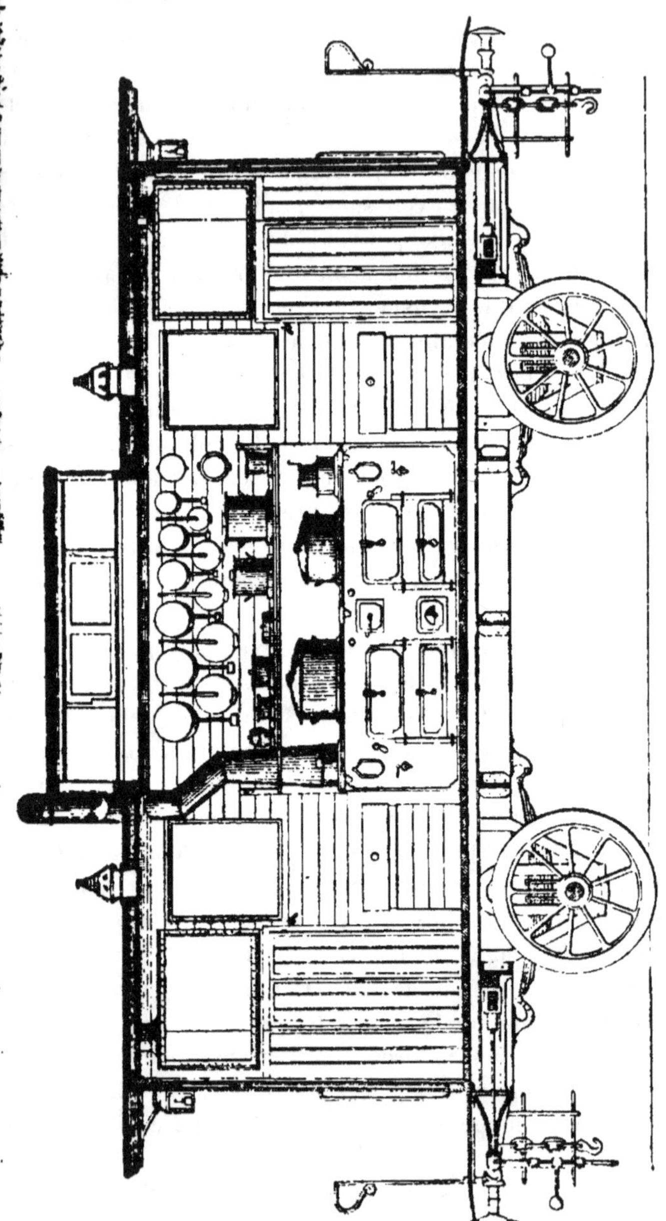

Fig. 36. — Wagon-cuisine des trains sanitaires permanents (France).
Tiré de « Sociétés et Matériel de secours pour les blessés militaires », par le Dr Gruby).

allant du reste d'un bout à l'autre du train. Au centre du wagon, entre les pieds des lits qui ne se touchent pas, un petit poêle d'un côté, une cage à water-closet de l'autre. La ventilation est assurée par les deux portes des extrémités, par deux fenêtres latérales de 0^m60 sur 0^m40, enfin par un lanterneau en saillie de toiture long de 1^m60 sur 0^m90 de large, 0^m50 de hauteur et une trappe de plancher (carré de 0,30 centimètres de côté) servant d'exutoire, mais pouvant faire ventouse, si besoin était.

Ces trains types sont parfaits ; malheureusement, dans la pratique, ils présentent de sérieux inconvénients. Ils devraient être, avons-nous dit, fort nombreux ; or ils coûtent très cher, et restent absolument inutiles, oisifs, à l'état de Musée et pour ainsi dire sous vitrine pendant toute la durée, grâce au ciel fort longue, du chômage des grandes guerres.

C'est pour tourner cet obstacle, qu'il y a deux ans, la Compagnie de l'Ouest a inauguré une autre variété, le train sanitaire mi-permanent ou mixte.

Le *train mi-permanent ou mixte* est construit sur le même modèle que le train permanent ; seulement tout son matériel hospitalier peut être démonté et remisé en magasin. Les portes des extrémités des wagons sont fermées en temps de paix, tandis que les parois latérales s'ouvrent comme dans le matériel ordinaire, on enlève les plaques mobiles de tôle avec garde-fous (communication de wagon à wagon), se refoulant sur eux-mêmes, en cas de choc et suivant le mouvement du tampon, et le train peut être alors disloqué et mis en service commercial. Néanmoins, ce qui distingue toujours ces wagons des autres, c'est une trappe dans le plancher, des portes dans la longueur, un lanterneau à la toiture et l'insigne d'une croix de Genève fort apparente, destinée à les faire concentrer de chaque gare du réseau vers le point décisif de formation. En outre, ils sont, eux aussi, suspendus sur ressorts spéciaux.

Ceci demande de remonter en arrière de quelques années.

Depuis la création de ce train, mais surtout à partir de 1881, la Commission des chemins de fer, MM. Cléraut, Ameline, de

Beaufort, etc., ont fait de Paris à Brest de nombreux voyages d'essai, dans lesquels tous les appareils de suspension élastique des brancards ont été successivement mis en travail.

On sait qu'ils peuvent se résumer en cinq systèmes principaux :

1° Système à ressorts à boudins, pinces de Hambourg (Léon Le Fort) ;

2° Système à ressorts plats (Gründ) ;

3° Système à cordes et à matériaux de bois (Zawodowsky) ;

4° Système mixte à ressorts à double spirale et cordes d'amarrage du docteur Redard.

5° Système à traverses en bois fixées aux parois du wagon au moyen de ressorts à boudin doubles et en laiton (colonel Bry) :

Les pinces de Hambourg, dites aussi pinces du diable, *Teufelsklaue*, sont adoptées en Allemagne, le Bry en France, le Zawodowsky en Russie (1) pour les trains improvisés.

Après essai de ces divers moyens d'élasticité dont les points faibles sont la fatigue des ressorts à boudin, l'encombrement et l'usure des cordes, les oscillations longitudinales et latérales, la possibilité d'une chute, la Commission de l'Ouest en est venue à cette conclusion, que l'élasticité devait être demandée aux *ressorts de la voiture elle-même*.

En résumé, l'organisation de ce train est très ingénieuse et a fait faire un grand progrès à cette question si complexe, si difficile, et cependant si importante.

Aussi les Compagnies voisines vont-elles créer leurs trains à leur tour (en tout 18 trains mi-permanents, décision du 9 mars 1884), et sous peu il y aura certainement quelques émulations fécondes en variantes et en perfectionnements. En effet, ce n'est pas encore là tout à fait le dernier mot. L'adaptation du pied de paix au pied de guerre demande une quinzaine de jours, ce qui est beaucoup trop long, et une fois armé, ce train le demeure ;

____

(1) M. A. Chassagne, médecine et médecins militaires de l'Armée française en 1888. Chez Octave Doin, Paris.

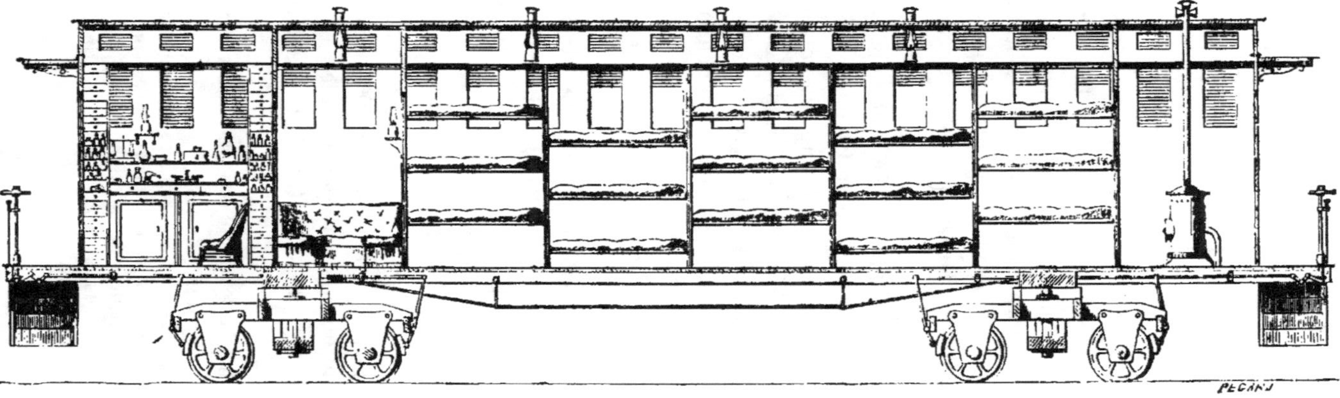

Fig. 37. — Sleeping-Cars armé en train sanitaire (Amérique).

(Tiré de « Sociétés et Matériel de secours pour les blessés militaires », par le Dr Gruby).

il a ainsi l'inconvénient de ne pouvoir, ses malades évacués, faire retour vers la base d'opération avec des troupes, des vivres, du matériel ou des munitions de renfort.

Les *trains improvisés*, qui constituent la troisième catégorie, ne sont pas susceptibles des mêmes reproches. De plus, comme ils sont formés au moyen du matériel courant pour le transport des marchandises, ils remplissent seuls cette condition précieuse, l'abondance. Il n'est pas en effet de petite localité possédant une ligne de chemin de fer où on ne trouve de wagons de bagages.

Leur transformation au moyen des appareils réglementaires spécifiés par la Note ministérielle du 22 mars 1889, ou simplement au moyen de cordes et de matériaux de bois est très rapide et ne demande aucun ouvrier spécial. Rappelons à ce sujet la très-intéressante brochure de notre savant confrère, M. le Dr Bouloumié, secrétaire général de l'Union des Femmes de France, intitulée : *Transport des blessés en temps de guerre.— Transformation du matériel de service ordinaire en matériel de secours.*

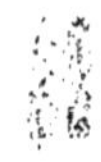

On peut aussi modifier facilement le système de suspension des voitures. En l'état, les wagons de marchandises (grande vitesse), dont la portée est de 5 à 6 tonnes, ont des ressorts de 14 feuilles, qui ne fléchissent sous une tonne (poids moyen du matériel et des malades) que de 38 millimètres. C'est presque une charrette non suspendue sur essieu.

Les ressorts du nouveau train sont de 10 feuilles, fléchissent de 90 millimètres, et on pourrait encore aller au delà (1). Or trois heures suffisent pour la substitution de suspension.

---

(1) Si l'on considère que la flexibilité des ressorts est de :

128 millimètres pour les voitures de luxe,
120 millimètres pour les voitures de première classe nouvelles,
 90 millimètres pour les voitures de première classe anciennes,
 70 millimètres pour les voitures de deuxième classe,
on voit que la suspension des fourgons dont il s'agit est supérieure à celle des voitures de première classe.

COUPE LONGITUDINALE.

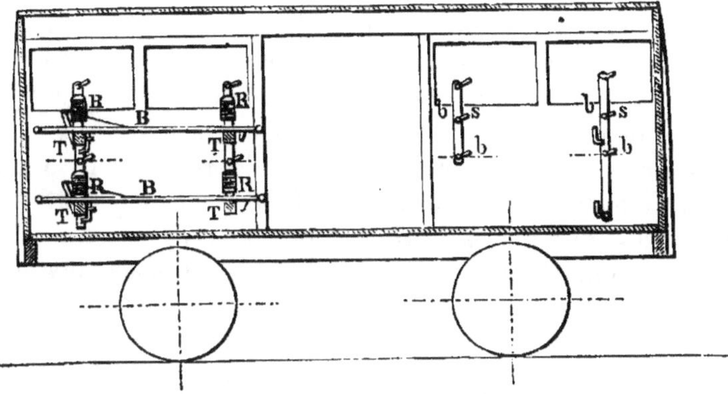

PLAN.

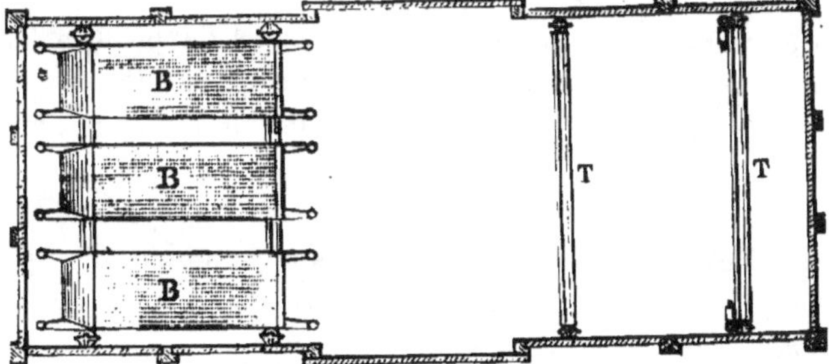

COUPE TRANSVERSALE.

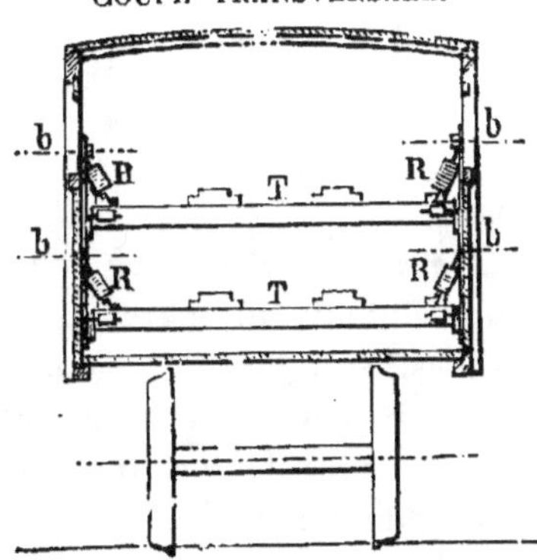

Légende :

B. Brancards.

T. Traverses de suspension.

S. Supports de traverses de brancards.

b. Boulons d'attache aux parois
du wagon.

R. Appareils élastiques.

Fig. 38. — Train improvisé.
(Tiré de la Note ministérielle du 22 Mars 1889 y relative).

Il n'est qu'équitable d'avouer que les Allemands ont quelques droits directs à la priorité de l'idée. Depuis plusieurs années, ils enlèvent 3 feuilles sur 8 aux ressorts de leurs wagons de marchandises pour en former des trains sanitaires d'improvisation ; le temps de pose est à peu près le même que le nôtre.

Ces trains, pendant une période de guerre, surtout avec les armes perfectionnées actuelles, rendront évidemment de signalés services. Reconnaissons cependant aussi, qu'au point de vue du confortable, ils resteront toujours bien inférieurs aux deux premiers.

Association des Dames françaises.

Après ce premier aperçu, nous passons à l'exposition de l'*Association des Dames françaises*. Elle se compose de deux parties ; l'une se trouve dans le vestibule du palais de l'hygiène, côté gauche, et comprend : 1º les travaux exécutés par les Dames dans les ouvroirs ; 2º les spécimens des objets envoyés aux soldats pendant les dernières guerres et des autres bienfaits de l'Association ; 3º les publications faites par elle ; 4º quelques-uns des objets qui servent à l'enseignement.

La seconde partie consiste en une tente-hôpital avec son ameublement et ses appareils.

Première partie.

Lingerie, vêtements, produits divers, etc. — Sur la grande table du milieu, on remarque des modèles de toutes les pièces usitées, soit pour les pansements antiseptiques, soit pour les anciens systèmes de pansement : compresses de toutes les formes, bandes de tarlatane, de gaze, de toile de lin, de toile de coton, de flanelle, de tissus élastiques.

Echantillons de lingerie ordinaire transformée en lingerie antiseptique par les Dames des ouvroirs, et pouvant, par conséquent, remplacer les produits des fabriques spéciales, dans les villes investies.

Des coussins à fractures remplis de balle d'avoine ; d'autres remplis de crin végétal long ou haché ; ce crin végétal a l'avantage de ne pas contenir de poussières et de ne pas recéler d'insectes.

A côté, se trouvent des brassards d'hommes et de dames, des tabliers et des sarraux de médecins, d'ambulancières ; des appareils à fractures : bandages de Scultet, appareils plâtrés, silicatés, des gouttières en métal ou en bois, simples, brisées, garnies ou non garnies ; des bandages composés, en T, triangulaires, de l'aine, du corps, etc.

Des triangles de Mayor, simples ou doubles, sur lesquels sont imprimées des figures qui indiquent au soldat toutes les manières dont il peut les employer pour un premier pansement. Les dessins de ces triangles, qui sont à la fois un moyen de secours et un moyen d'enseignement, ont été faits en 1880, pour l'Association, par le Dr Gillet de Grandmont ; ils diffèrent de ceux d'Esmarch par leur adaptation à l'équipement du soldat français.

Puis vient une collection de chemises de malades et de chemises de blessés. Ces dernières sont faites de telle sorte que quatre modèles suffisent à remplir toutes les indications. Naguère, on croyait utile d'établir seize modèles. C'était, en réalité, une complication et non une richesse.

Nous remarquons particulièrement les types de ceintures, de gilets, de chemises de flanelle, envoyés en si grand nombre aux soldats de la Tunisie et du Tonkin ; les chaussettes de coton et de laine tricotées par les Dames pour les soldats convalescents ; des tricots à mailles lâches en filets fins envoyés au Sénégal ; des vareuses, gilets de laine, etc., envoyés à l'Amiral Courbet.

Sur la même table, nous trouvons aussi une collection des substances préconisées, dans ces dernières années, pour les pansements : préparations au sublimé, à l'acide phénique, à l'acide salicylique, à l'acide borique, au salol, etc. ; jute purifiée, jute blanchie, étoupe blanchie, ramie très blanche, ouate et charpie de bois, ouate de tourbe, cendre de tourbe, poudre d'albâtre, etc., etc.. Quant à l'ancienne charpie, encore employée par beaucoup de médecins, elle est conservée phéniquée et enfermée dans des boîtes de fer-blanc, hermétiquement closes par des bandes de papier collées sur toutes les jointures.

Les modèles de machines à rouler les bandes sont très pratiques ; il y en a quatre, répondant à des besoins différents.

Parmi les échantillons d'objets envoyés aux soldats de nos colonies, se trouvent des filtres de poche, des filtres à carafes, des conserves de viande de Tanty, de Chicago, et de Mignot, de Paris ; ce sont des soupes nationales, des ragoûts de mouton, des rognons au madère, des conserves de légumes verts, des échantillons de lait concentré, suisse ou hollandais, dont il a été expédié des milliers de boîtes.

Relativement aux études pour l'application des bandages, on se sert de mannequins articulés. L'un d'eux nous montre le pansement ouaté du Dᵣ Alphonse Guérin avec ses derniers perfectionnements, et le système de bandage très ingénieux inventé par Mme Didiée pour assujettir solidement et commodément les pansements à l'épaule, au coude, au genou, au talon.

Le trajet des artères est marqué au crayon rouge sur les membres du mannequin.

Le mannequin d'anatomie élastique Auzoux sert à donner des notions d'anatomie aux élèves ambulancières.

Avant de quitter cette table, nous jetons un coup d'œil sur les *caisses de secours* composées par l'Association. Elles représentent quatre types :

1° Modèle de la *caisse de secours* pour les opérations d'urgence et les premiers pansements, les fractures, les plaies, les contusions, les brûlures, les hémorrhagies, etc.. Malgré son faible volume, elle contient tout ce qu'il faut pour un grand nombre de blessés.

2° Autre caisse contenant les moyens de *secours aux noyés* et un appareil à moufles pour les soulever, les mettre sur leur séant. Cet appareil, avec le siège, tient dans le couvercle de la boîte (Dr Gruby).

3° *Boîte ou appareil à pansements* dont le couvercle est divisé en trois parties qui se rabattent sur les côtés de la boîte et deviennent trois pieds assez solides pour permettre de pousser cette boîte entre les lits (Dr Gruby).

4° Caisse de *lingerie de pansements* que le Comité de Paris a distribué aux mairies, aux usines, et partout où il juge qu'un secours de ce genre est utile.

A côté de tous ces détails préparés avec tant de soins pour soulager, guérir et sauver bien des existences, nos Dames françaises, qui pour la plupart sont mères, ont songé aussi au côté intellectuel et moral de nos jeunes soldats et se sont efforcées pendant les longues heures d'hôpital de leur rappeler la famille et la patrie. Pour atteindre ce but, elles ont créé, d'après le modèle de M. l'abbé Barrallon, des *bibliothèques d'ambulances*, contenant 75 volumes, une carte de géographie de la France, une autre du pays où elle est envoyée, des jeux, du papier, des plumes, des crayons. C'est ce modèle qui a été donné aux forts isolés et aux ambulances du Tonkin.

Bien des visiteurs se sont arrêtés devant cette exposition et ont senti une douce confiance envahir leur cœur, en songeant combien de dévouements ignorés, combien de nobles âmes, ne cherchant leur récompense que dans la satisfaction du devoir accompli, fournissent chaque jour d'efforts pour avoir accumulé et déjà en maintes occasions distribué tant de richesses et de bienfaits.

DEUXIÈME PARTIE.

Tente-hôpital et matériel. — L'Association expose dans sa tente-hôpital un matériel meublant, un matériel médico-chirurgical et quelques perfectionnements dans les applications de la thérapeutique. Le matériel meublant doit remplir deux ordres de conditions très nettement définies :

1° Offrir toutes les garanties exigées par l'état actuel de la science contre l'éclosion et la propagation des maladies.

2° Le décret de 1886 confiant l'installation et le fonctionnement d'hôpitaux qui seront essentiellement *temporaires*, il n'est pas nécessaire que le mobilier présente les conditions de solidité, de poids et de durée qu'on doit exiger d'hôpitaux fixes. Il en résulte qu'on peut lui donner des qualités toutes particulières pour le montage, le démontage, le transport et la conservation en temps de paix.

Pour remplir la première condition, l'Association s'est attachée à créer un mobilier en fer verni, excluant, autant que possible, le bois, et donnant à ce dernier, quand on a été forcé d'en faire usage, des qualités de formes et de poli qui rendent l'infection microbienne difficile, et le nettoyage très facile. Les angles rentrants ont été proscrits ; ils sont remplacés par des surfaces courbes, ce qui fait éviter les nids à poussières. Ce mobilier peut être lavé avec les solutions antiseptiques le plus généralement employées sans être détérioré.

En outre, ces meubles sont très aisément démontables ; ils peuvent donc être placés par paquets, soit dans les boites à vapeur sulfureuse, soit dans les étuves à vapeur surchauffée, et désinfectés d'une manière absolue.

Quant aux facilités de transport, elles résultent de leur légèreté et de leur démontage. La conservation facile est obtenue par leur nature même et par le vernis qui les recouvre ; ni l'humidité, ni la sécheresse ne les altèrent ; démontés et rangés au magasin, ils tiennent peu de place.

Ce sont aussi ces considérations générales relatives à l'antisepsie, à la facilité du transport et à la conservation qui ont fait adopter le système des tentes, au lieu des baraques. La charpente de la tente est en fer ; elle est composée de pièces faciles à démonter. Une couche de peinture suffit pour en assurer la conservation et l'antisepsie.

La toile est facile à imbiber, soit au trempage, soit au pinceau, d'une solution de sublimé, de sulfate de cuivre, de sulfate de fer ; on peut aussi aisément l'imprégner d'acide sulfureux ou la placer dans une étuve à vapeur surchauffée.

Quant au parquet, il n'est pas indispensable. Le sol battu et couvert d'une couche de sable fin suffirait très bien ; on pourrait étendre quelques morceaux de linoleum entre les lits. La sciure de bois additionnée de chlorure de zinc est facile à balayer et très antiseptique.

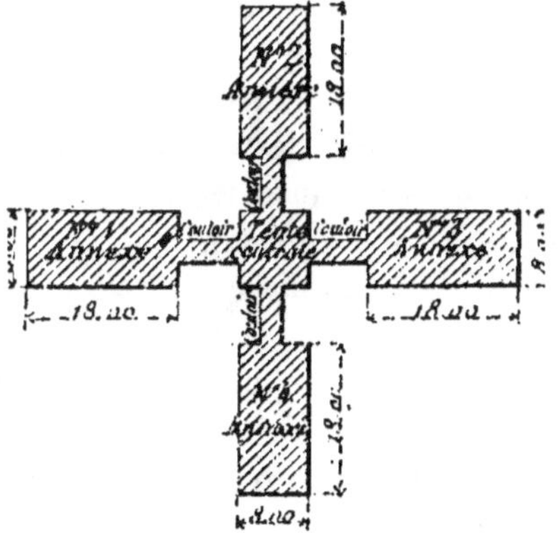

Fig. 39. — Groupement hospitalier complet.

La tente a cet inappréciable avantage que si, pour des raisons quelconques, on veut en changer l'emplacement, elle peut être montée en 24 heures par les premiers ouvriers venus ; on peut donc la transporter très aisément là où l'on veut la faire servir de pavillon d'isolement, là où les abris nécessaires aux blessés manquent, quand on veut fuir un lieu malsain, etc.

Cette tente, due à M. Brisson, architecte de la ville de Paris, se présente à l'exposition sous l'aspect d'un petit hôpital complet ; mais elle peut aussi ne former qu'une annexe d'une agglomération plus grande, comme le représente par exemple la figure 39.

Visitons-la dans tous ses détails.

Le milieu de la tente est occupé par la salle principale qui mesure au moins 11 mètres de long sur 6 mètres de large, et contient 10 lits dont le nombre peut être porté à 14.

Au pourtour de la salle des blessés est ménagé un couloir de 1 m. 20 de largeur.

Chacun des quatre angles de la tente est occupé par une chambre affectée aux différents services de l'hôpital.

La première est destinée à l'infirmière-major ;

La deuxième aux opérations, pharmacie et instruments de chirurgie ;

La troisième à la chambre d'officier ;

Et la quatrième sert de salle de garde et de lingerie.

Un des côtés du couloir est destiné aux caisses de réserve pour le linge et les objets de pansement.

Dans un des angles de ce couloir, et placé en dehors de la tente, un appentis couvert en toile est affecté aux cabinets d'aisances de l'annexe.

En élévation, une bâche incombustible couvre complètement et entoure la salle principale.

Une autre bâche imperméable et imputrescible recouvre et entoure toute la tente ; les quatre chambres d'angles sont limitées par des cloisons en toile attachées par le bas à des tubes en fer creux au moyen de lisières à boucles. (Ces toiles sont de même imperméables et incombustibles.)

Les tubes sont fixés aux extrémités des montants des fermes et aux poteaux d'angle des couloirs au moyen d'assemblages spéciaux maintenus par des boulons à oreilles.

Les toiles extérieures sont maintenues par le bas à des tubes en fer creux fixés aux montants des fermes au moyen de verrous à mouvement de baïonnette. En contre-bas de ces toiles, et posant sur le sol, une toile à pourrir pourtourne la tente.

On voit donc que la salle du milieu affectée aux blessés est de tous côtés séparée de l'extérieur par une double paroi en toile renfermant un matelas d'air qui forme un obstacle excellent contre la chaleur en été et le froid en hiver. De plus, tout le service se fait par les couloirs, dont le sol sablé ou macadamisé,

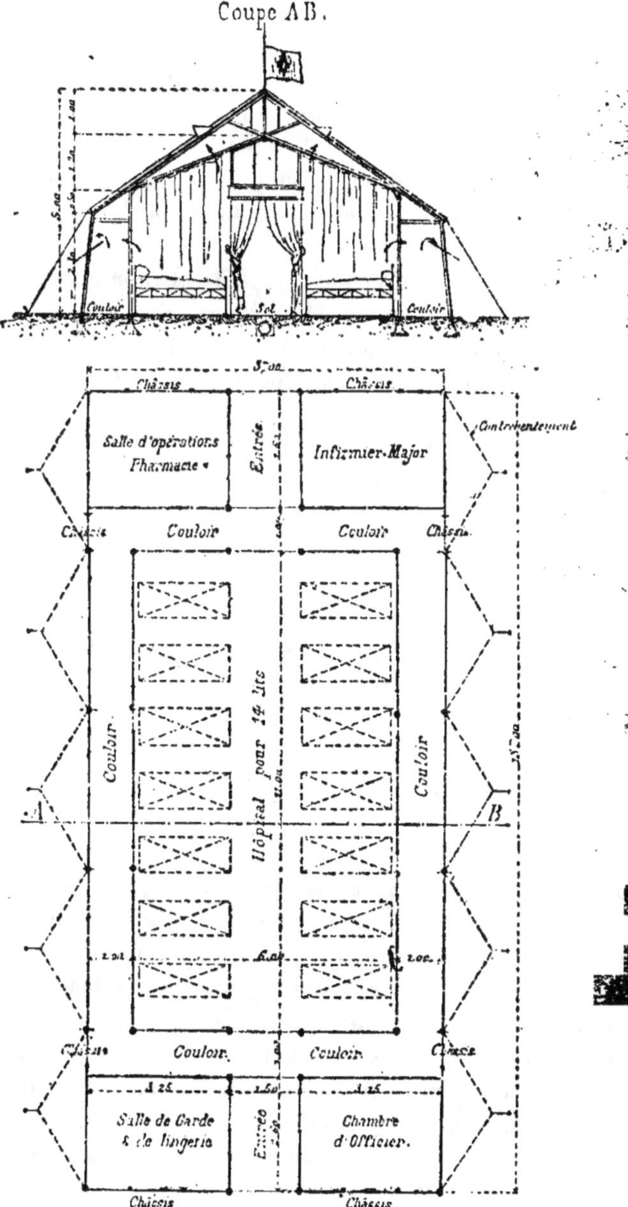

Fig. 40. — Tente-hôpital. Coupe et plan.

sans communication avec le plancher de la salle, ne lui transmet aucune trépidation. Aussi cette innovation arrive-t-elle d'une façon très heureuse à assurer un plus grand repos et une plus complète tranquillité à tous les malades.

La hauteur de la salle du milieu peut varier suivant les saisons.

En hiver, pour faciliter le chauffage et parce que l'air est moins rapidement vicié, cette hauteur est de 3 m. sur les côtés et de 4 m. au milieu.

En été, la tente peut être complètement rehaussée de 1 m. au moyen de rallonges en cornières boulonnées avec les montants des fermes ; le plafond se trouve alors à une hauteur de 4 m. 50.

En hiver chaque malade a donc plus de 23 m³ d'air et en été presque 30 m³.

Eclairage et ventilation. — Pour permettre l'éclairage et la ventilation de la tente, on a établi des châssis pivotant autour d'un axe horizontal.

L'axe est disposé de manière à ce que le châssis ait toujours tendance à se fermer.

Au montage, il faut que ce dernier soit placé de telle sorte que l'ouverture puisse se faire sans que la pluie pénètre à l'intérieur par cette ouverture, c'est-à-dire que la partie supérieure du châssis doit s'ouvrir vers l'intérieur.

Ces sortes de fenêtres sont vitrées de deux manières, selon la saison. L'été au moyen de verres perforés, permettant la nuit l'évacuation de l'air vicié de la tente.

L'hiver au moyen de carreaux vitro-métalliques flexibles et incassables (toile métallique recouverte de gélatine chimiquement insolubilisée), en sorte que les intempéries, grêle ou grand vent, ne puissent briser les vitres sur les lits des malades et les laisser en outre exposés au froid.

Au-dessus de ces châssis, à la rencontre des deux demi-fermes et au niveau du faîtage, un châssis d'aération en losange permet d'établir constamment un courant d'air entre les deux toiles ; ces châssis sont fermés, en cas de pluie, par des auvents en toile translucide se levant et se rabattant à volonté au moyen de cordes passant dans un jeu de poulies.

Pour l'éclairage de la salle des blessés, deux autres châssis semblables sont ménagés au-dessus de chaque porte d'entrée, mais en contre-bas des premiers, de façon que la lumière entrant par les châssis extérieurs pénètre dans cette salle par un angle de 45°.

Un autre châssis d'aération est placé directement au-dessus afin d'établir un courant d'air transversal. Un rideau en toile translucide se relève et se rabat contre lui par le même système de cordes et de poulies.

De plus, dans les cloisons en toile limitant la salle d'ambulance et séparant les couloirs de service, des ouvertures ont été ménagées de chaque côté pour le renouvellement de l'air. En été, ces rideaux, retenus à la toile au moyen d'embrasses, permettent aux malades de voir la campagne lorsque les toiles des travées extérieures entre les fermes sont relevées en auvents.

Enfin, l'air et la lumière pénètrent encore dans la salle par 4 ouvertures ménagées dans le double plafond, au moyen de toiles ajourées et translucides placées directement les unes au-dessus des autres. Grâce à ce procédé, tout en conservant à l'intérieur un jour assez puissant pour permettre de lire, d'écrire, et même d'exécuter des travaux délicats, on a évité la lumière crue qui est un si grand inconvénient pour les malades.

Les quatre chambres de coin sont pourvues chacune de deux châssis semblables aux précédents de 1 m. 30 sur 1 m. de section.

Poids et transports. — Cette construction se compose de 6 fermes en fers cornières assemblées au moyen de boulons et goussets en tôle. Les pieds de ces fermes s'engagent dans des sabots en fonte de forme déterminée, qui se fixent solidement en terre.

Les différentes pièces de cette charpente sont toutes semblables et les assemblages ont été disposés de manière à éviter le repérage des pièces et pour permettre de monter cette tente sans ouvriers spéciaux. Du reste, un plan de montage suit chaque tente. Deux jours suffisent pour mettre en service chaque partie d'hôpital.

Tout le matériel peut tenir dans un camion ordinaire, si le rangement est fait avec ordre. Le poids total est de 2.120 kilos, par conséquent facilement transportable.

Chauffage. — En hiver, le chauffage sera fait par un poêle-calorifère placé au-dehors devant la tente dans une cavité creusée dans le sol. Du calorifère partira un tuyau unique dirigé suivant l'axe de la tente et la traversant dans toute sa longueur.

En dehors de la tente et en un point symétriquement opposé au calorifère, le tuyau s'élèvera verticalement pour rejeter la fumée.

La surface chauffante sera alors fournie par le tuyau en tôle de fer parcouru par les gaz de la combustion et au contact duquel l'air de la pièce viendra se chauffer. Dans la traversée de la tente ce tuyau sera placé dans un caniveau creusé dans le sol.

Ce caniveau débouchera à la surface par trois orifices grillagés formant bouches de chaleur et disposés de façon à répartir uniformément la température sous la tente.

Grâce à cette heureuse disposition, il n'y aura à l'intérieur aucun foyer de combustion pour vicier l'air, et être un continuel danger d'asphyxie ou d'incendie.

A propos de cette question du chauffage, le *fourneau de cuisine* attire tout spécialement notre attention. Il est de construction simple et cependant renferme tous les accessoires nécessaires pour les besoins du service.

Dans le foyer, on peut brûler indistinctement tous les combustibles usuels, houille, coke, bois, etc..

Une marmite de 50 litres permet de préparer les aliments, non seulement des malades qui occupent les lits, mais encore de tout le personnel de service.

Un coquemar de 120 litres donne, par un robinet, l'eau chaude pour les différents services : aliments, tisanerie et aussi pour les bains.

Comme pour les bains il est nécessaire d'avoir du linge chaud, un chauffe-bain est adapté au fourneau pour éviter l'emploi d'un appareil spécial.

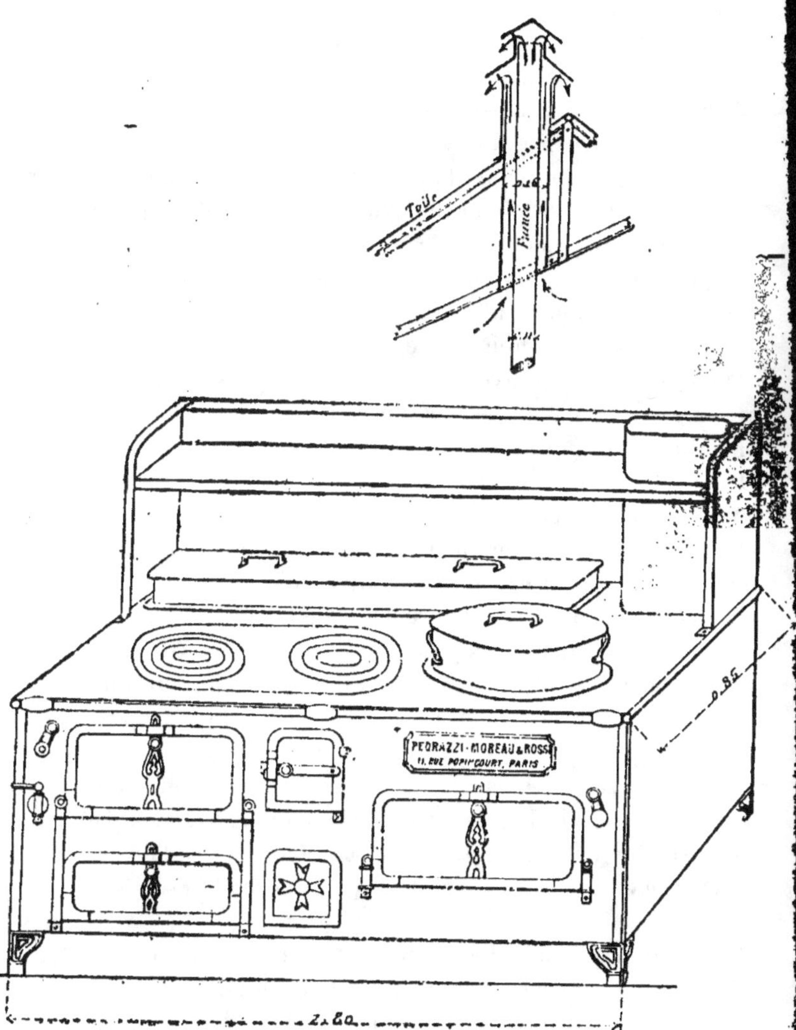

Fig. 41. — Le fourneau de cuisine de la tente-hôpital.

Enfin, et pour compléter le tout, nous trouvons encore un four à rôtir et une étuve.

A l'arrière et au-dessus du fourneau, mais faisant corps avec lui, on a prévu une étagère pour la batterie de cuisine.

Cabinets d'aisances. — Un point qui a été fort étudié, parce qu'il est toujours un grand sujet de préoccupation pour l'hygiéniste et une question capitale à ses yeux, c'est l'installation des cabinets d'aisances. Nous avons vu qu'on les avait disposés dans un petit appentis en dehors de la tente mais attenant avec elle.

L'appareil qu'ils contiennent, destiné à être facilement transporté, tout en remplissant les conditions d'hygiène imposées dans nos habitations particulières, se compose :

1° D'une garde-robe avec tringle de tirage faisant mouvoir une valve à garde-d'eau qui ferme hermétiquement et empêche les émanations de la tinette.

La cuvette est en fonte émaillée, c'est-à-dire plus solide et aussi propre que les cuvettes en faïence ou en porcelaine.

La tringle de tirage, en ouvrant la valve, actionne une pompe alimentée par un réservoir de 40 litres d'eau, et en fermant la valve, cette pompe chasse circulairement dans la cuvette une quantité de trois décilitres d'eau suffisante pour nettoyer les matières. La garde-robe repose à sa base dans une collerette en caoutchouc qui, elle aussi, empêche l'introduction des émanations de la tinette.

2° D'une caisse en bois de pitch-pin ciré avec revêtement intérieur en plomb. Cette caisse comporte deux couvercles; celui de dessus retenu par deux quarts de cercle à genouillère sert de dossier ; celui de dessous sert de siège et permet le service du réservoir.

La lunette est munie d'une collerette en plomb empêchant l'introduction de l'urine entre le siège et la cuvette.

En outre, un des devants de la caisse, en se développant horizontalement, empêche le contact des pieds avec le sol et l'introduction dans la terre des liquides qui peuvent tomber devant le siège.

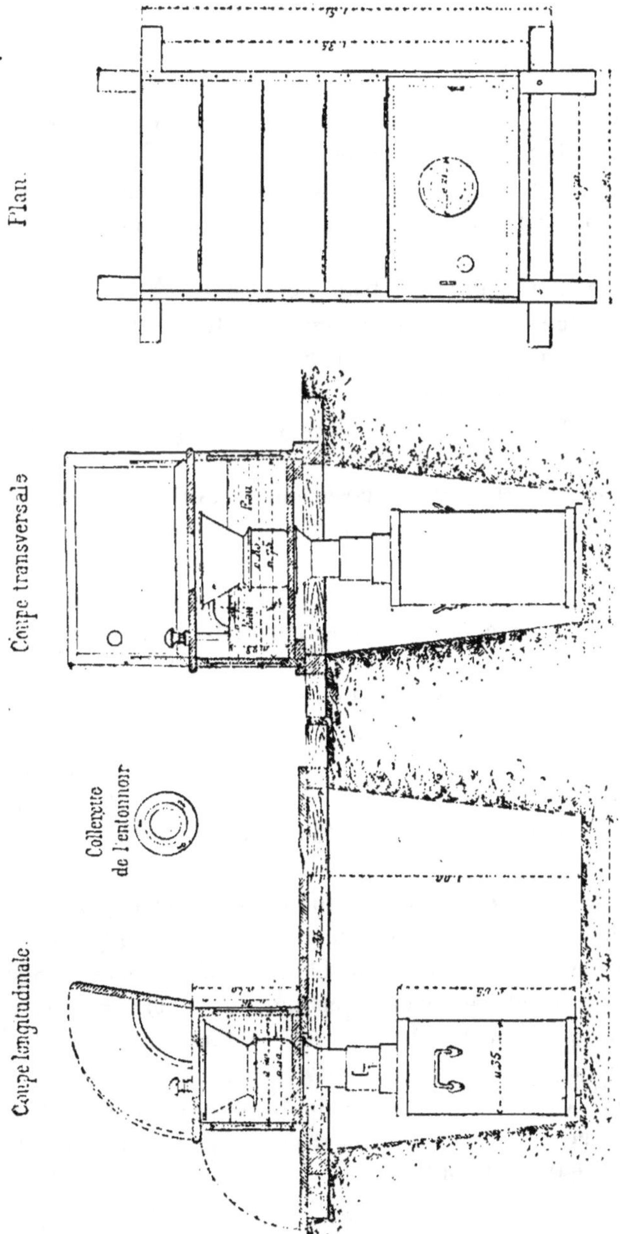

Fig. 42. — Garde-robe mobile hygiénique.

Le trou percé dans le fond de la caisse est garni d'une collerette en plomb assujettie sur une collerette en fer de manière à bien chasser les matières hors de la caisse.

3° D'un cadre démontable à oreilles destiné à donner immédiatement les dimensions de la fosse à creuser, à assurer au siège une assiette solide et, par ses deux planches mobiles formant tampon, à fermer la fosse en permettant un service facile de la tinette.

4° D'une tinette en tôle galvanisée de 75 litres de capacité avec couvercle démontable, tampon de fermeture, fourreau à baïonnette s'adaptant solidement sous la garde-robe. Ce fourreau permet le facile enlèvement de la tinette.

La tinette repose sur deux glissières en sapin.

L'appareil complet pèse 107 kilos.

Un bâti spécial en fer, disposé pour recevoir une toile, s'adapte aux ferrures de la tente et, tout en isolant ce cabinet de l'hôpital, permet de faire le service de vidange par l'extérieur.

Meubles de la tente-hôpital. — Parmi les meubles, se placent en première ligne les lits. Ceux qui sont actuellement exposés répondent à sept modèles différents :

1° *Un lit système Guillou-Bainville* pour le service de la chirurgie. Ce lit possède un sommier avec ressorts d'acier transversaux, pouvant se transformer en brancard. Il a deux planchettes, l'une du côté des pieds, l'autre du côté de la tête. Les lames de ce lit s'enlèvent et l'on en fait un paquet.

2° *Un lit système Wohl* avec sommier en acier galvanisé. Ce sommier a la forme d'une toile métallique tissée en forme de cotte de maille sur bordure en spirale et appareils de tension. Il est mobile avec son cadre et peut se changer de niveau, au moyen de crans distancés, de 0 m. 10 environ, et possède à la tête une planchette pour y poser divers objets.

3° Un second modèle de ce même lit, possédant ce même mécanisme, avec cette différence que sa capacité d'exhaussement est moindre de 0 m. 10 environ.

4° *Un lit système Espagnac*, en fer, avec sommier fixe, possédant des ressorts ordinaires, reliés entre eux par d'autres ressorts sans fin qui lui donnent une grande élasticité. Ces ressorts sont en fil de fer étamé. Il a été ajouté à ce lit, au pied, un petit lavabo en fer qui se replie sous le sommier.

5° *Un lit système Blancard* à extension longitudinale en losange garni d'une toile comme fond et tenant fort peu de place une fois plié. Ce lit très léger, est très commode pour les improvisations. Il possède un dais en fer à quatre pieds garni d'une moustiquaire ininflammable, telle qu'on l'emploie à Cannes, à Nice et à Menton. Cette moustiquaire est mobile et formée de tringles indépendantes.

6° *Un lit système Herbert* articulé, dont le sommier est formé de sept lames d'acier longitudinales de 0 m. 5 de largeur, brisé à la tête pour former un dossier mobile, articulé lui-même, pour que sa planchette garde toujours un équilibre constant. On peut aussi lui adjoindre une moustiquaire comme au précédent, mais le dais en fer qui la supporte est lui-même pliant.

7° *Un lit système Thuau*, qui consiste en un sommier en cordes pouvant se tendre et se détendre à volonté, se monter et se démonter rapidement et se renfermer dans un sac destiné à faire traversin.

En deuxième lieu, viennent *les tables de nuit*. Il y en a autant que de lits et leur construction est simple et commode.

Quatre montants en fer, de la hauteur des meubles de ce genre, sont emboîtés au moyen de charnières libres, dans deux tablettes de fer, dont l'une supérieure et l'autre médiane. Celle-ci sert au vase de nuit ; elle se trouve vers le milieu du petit meuble. Celle-là sert à placer divers objets utiles au malade et possède un petit tiroir, en fer également.

Pour l'usage, le tout est maintenu solidement debout par deux branches formant angle droit avec les deux tablettes.

Pour le transport, le meuble se plie dans le sens de la hauteur.

Le tout est peint au feu.

Les avantages de ce petit meuble sont très grands. En dehors du peu de place qu'il tient replié, il ne peut prendre les odeurs ordinaires des autres tables de nuit, qu'on ne peut jamais bien désinfecter. L'air y circule librement, puisqu'il n'a pas de cloisonnement et pas de recoins où les germes puissent se développer. L'étuve à désinfecter n'est pas même nécessaire, un simple lavage suffit.

La *chaise percée* est construite d'après le même principe, et offre les mêmes avantages.

La *literie* présente une application heureuse des qualités du crin de sapin. Il en résulte des avantages de propreté, de légèreté et surtout de désinfection remarquables.

La laine, comme on sait, ainsi que le crin animal, ne résistent pas à une température élevée, tandis que le crin végétal se désinfecte au contraire à la plus haute température en tout bien et toute sécurité.

Nous avons vu comment le couloir, autour de la tente, en étant consacré à presque tout le service, ménageait le repos si précieux des malades. Pour éviter encore que l'appel des infirmiers par l'un et par l'autre fût une cause de trouble pour tous, on a installé à la tête de chaque lit un bouton électrique, qui correspond à un tableau portant autant de numéros qu'il y a de lits dans la salle et placé dans la chambre de l'infirmière-major. Lorsque le blessé appuie sur le bouton, son numéro sort sur le tableau, et en même temps une sonnerie douce en bois avertit l'infirmière, sans être entendue de la salle commune. Cet appareil est de M. Henri Serrin.

Il y a ensuite dans la tente un certain nombre de *chaises à s'asseoir*. C'est le modèle des chaises de jardin pliantes. Elles sont préférables aux chaises paillées ou rembourrées à cause de leur surface lisse sur laquelle la poussière et les microbes ne peuvent séjourner.

Les *lavabos* sont aussi en fer, pliants et peints au feu. Leur hauteur est celle des tables ordinaires. Et, en effet, ils forment une table dont les pieds fonctionnent sous la surface qui se rabat sur eux. Ils sont munis de deux cuvettes fixes, en dépression, assez distancées pour permettre à deux personnes de se laver en même temps, et de quatre petits creux pour les menus objets. Le fond de ces cuvettes est muni d'une tubulure en cuivre pour l'écoulement de l'eau dans le bassin placé par terre au-dessous. Latéralement sont disposées deux tringles servant à sécher les linges.

Ce lavabo se réduit, quand on le plie, à une surface de quelques centimètres d'épaisseur.

L'eau est contenue dans des réservoirs distincts, carrés et d'une contenance de dix litres, alimentant chaque cuvette par deux robinets munis d'un tube en caoutchouc. Ces réservoirs sont suspendus.

Une table pour douze personnes eût été encombrante. On a remédié à cette difficulté en adoptant un certain nombre de *petites tables* en fer et pliantes pouvant se juxtaposer et fournir ainsi la surface voulue.

Plusieurs *crachoirs* de modèles différents ont été disposés pour les malades.

L'un est fixe et possède un couvercle articulé, s'ouvrant avec le pied par une simple pression sur une pédale, et se fermant automatiquement. Il est en fer peint au feu et contient un petit récipient à désinfecter.

L'autre est un crachoir à main, avec couvercle s'ouvrant par la pression du pouce.

Pour éclairer la tente, on a adopté, pour la nuit, deux lampes à huile très fortes, suspendues au plafond par des lyres munies de vastes abat-jour. Il y a en outre des veilleuses pour les heures où une vive lumière est inutile. Quant aux couloirs, la lumière leur est donnée par quatre lanternes à l'huile avec réflecteur et verre convexe. Une cinquième lanterne, de forte dimension, sert de trotteuse.

A côté de ces différentes pièces qui constituent le mobilier fondamental de l'hôpital, nous en voyons plusieurs autres assez intéressantes, telles que une *boîte à désinfection*, une *glacière* en bois pour les malades qui ont besoin de glace, un *lit-mécanique* pour les soulever, les changer, les mettre au bain, un *bran-*

card-roues, des *boîtes à pansements portatives*, une *gouttière articulée* du Dr Courgeon, etc., etc..

Citons cependant encore un petit appareil curieux à remarquer : c'est un *hamac en toile* suspendu à une longue tige de bois supportée elle-même par quatre autres tiges plantées en terre en croix. Ce hamac, employé dans les Indes orientales et appelé gwinfé, est très commode comme improvisation et transport, eu égard au tout petit volume auquel on peut le réduire au besoin. C'est lui qui nous a rendu et nous rend encore de très grands services dans nos colonies du Tonkin, pour transporter les blessés à travers les chemins abrupts des montagnes de l'intérieur, où la manœuvre des brancards ordinaires serait impossible.

Il possède un petit oreiller et une toile qui, soutenue par la tige horizontale, se rabat en forme de tente ; on y est du reste fort bien couché.

Ainsi, chaque pas que nous faisons nous permet de mieux sentir avec quelle science et quelle perfection chaque détail petit ou grand de ce tout si complexe, un hôpital, a été étudié et exécuté par le comité médical de l'Association des Dames françaises. Il peut être fier du légitime succès qu'il remporte aux yeux de tous, car le modèle qu'il nous présente confond toute critique et ne soulève que des applaudissements.

Avant de quitter cette section, nous nous arrêtons encore un instant dans l'une des quatre chambres attenantes à la tente, celle dite *salle d'opérations*. Celle-là, en effet, offre aussi un point d'un intérêt capital et que nous ne pouvons passer sous silence.

Cette pièce est largement éclairée par plusieurs châssis à bascule dans ses parois.

L'isolement est obtenu par le couloir qui la sépare de la salle des malades.

La désinfection s'opère, comme pour le reste de la tente, par un badigeonnage avec une mixture phéniquée ou au sublimé, un arrosage avec une solution antiseptique, et l'imprégnation du tissu par les vapeurs d'un spray.

Le mobilier comprend une *table d'opération*, en fer, pliante, chose qui n'a pas encore été faite, et possède à l'une de ses extrémités une brisure qui se rabat au besoin.

Le grand avantage de cette table de chirurgie est d'être légère, facile à désinfecter et très transportable.

L'arsenal, une merveille au point de vue de l'agencement, se compose de deux meubles : l'un de la dimension d'une petite armoire (1 m. 70), dont le dessus peut être facilement exploré par la main, l'autre de celle d'un bahut (1 m. 20).

L'armoire est démontable très ingénieusement en trois colis-malles de 1 mètre de long sur 0,50 centimètres de large et de haut ; et d'un colis accessoire formé par la corniche, les pieds et les traverses.

Le bahut est démontable en deux colis-malles des mêmes dimensions que ci-dessus et un colis accessoire contenant les pieds et les traverses.

L'armoire comprend la pharmacie, les pansements et les appareils.

Le bahut contient les instruments et la tisanerie.

Parmi les autres meubles de la chambre d'opération, se rencontrent un lavabo en tôle émaillée, un seau de toile pour le transport de l'eau, un filtre Chamberland de quinze bougies donnant une quantité d'eau suffisante pour les besoins de la pharmacie, des chaises pliantes en fer, et une tablette en bois entourée de barres en fer traversant toute la chambre, au-dessus du lit d'opération, et supportant des bocaux de cinq à six litres de capacité au nombre de vingt, les uns recouverts d'un bouchon de liège, pour les irrigations et lavages phéniqués, boriqués ou au sublimé, les autres d'un couvercle en verre et contenant les différentes ouates, tarlatanes ou pièces à pansement d'usage journalier.

En résumé, la salle d'opération réalise, d'une *façon abolue*, les conditions d'antisepsie, d'éclairage, d'isolement, de mobilité, de solidité et de réduction à un petit volume dans le mobilier, que l'Association s'était donnée comme règle dans sa construction et son aménagement.

La tente montée revient à 4,060 francs.

Si on la munit de 18 lits complets, 18 tables de nuit, 18 chaises, 6 tables, 3 lavabos, 18 crachoirs, pots à tisane, verres, 18 vêtements d'hôpital, la lingerie de rechange; la pharmacie et les appareils de pansement, les caisses de chirurgie, le fourneau de cuisine et la batterie de cuisine, les appareils de chauffage et d'éclairage, les cabinets d'aisances mobiles et 4 chaises percées, le parquet dans l'infirmerie, le prix de revient est de 11,600 francs, comptons pour accessoires et imprévu   400   —

Total 12,000 francs.

La tente étant ainsi meublée, le prix à Paris ressort à 666 fr. 66 par lit.

Mais si cette tente n'est que la cinquième partie d'un hôpital, composé de 4 tentes pareilles et d'une cinquième pour les services généraux, le prix se trouvera beaucoup diminué pour deux raisons : la première, c'est que le nombre des lits sera facilement porté à 20 ou 22 dans chacune des 4 tentes ; la seconde, c'est que le prix d'installation de cuisine, pharmacie, etc., sera réparti sur un nombre de malades quatre fois plus grand.

Union des Femmes de France.

L'Union des Femmes de France expose, elle aussi, un matériel d'hospitalisation auxiliaire, mais elle ne s'est pas arrêtée au même modèle que les Dames françaises. Son type de construction est « l'Hôpital-baraque ».

Nous pouvons donc voir ainsi à côté l'un de l'autre et comparer les deux modèles les plus parfaits auxquels sont arrivées les études minutieuses et approfondies, entreprises au sein de deux sociétés également éclairées et actives pour atteindre le même but.

Les avantages des pavillons isolés et de construction légère sur les hôpitaux permanents ne sont plus à démontrer. En mainles circonstances l'expérience a été faite et les résultats sont probants. Aussi est-ce là la base sur laquelle se sont appuyés les auteurs des différents projets.

Le pavillon, que nous avons sous les yeux, est destiné à faire partie d'un hôpital temporaire de 80 à 120 lits, qui, avec des services généraux, comprendrait 4, 5 ou 6 pavillons semblables, distants l'un de l'autre de 15 mètres environ, c'est-à-dire, de deux fois la hauteur, depuis le sol jusqu'au faîtage. Mais on pourrait, peut-être plus avantageusement et plus facilement, le placer, seul et isolé, au milieu du jardin d'une maison particulière à la ville ou à la campagne, et dans ce cas, c'est dans la maison d'habitation, avec son agencement et son organisation, que seraient placés la pharmacie, la cuisine, la lingerie, la buanderie et les locaux généraux indispensables.

Le programme que s'est tracé et efforcé de remplir l'auteur, M. S. Périssé, ingénieur des Arts et Manufactures, est le suivant :

1° Pavillon démontable en bois, pouvant servir en toute saison, même par les froids les plus rigoureux ; le système a fait ses preuves en Russie ;

2° Construction rapide, facile et économique.

Rapide : parce qu'on peut être surpris par la guerre ; la première bataille suivra probablement d'une semaine ou deux la déclaration de guerre, en raison de la rapidité de la mobilisation ;

Facile : de façon à pouvoir employer presque exclusivement les matériaux du commerce : bois, feuille de zinc et tuiles, et les ouvriers ordinaires : charpentiers et menuisiers travaillant dans les bâtiments, à l'exclusion des ouvriers spéciaux qu'on ne trouve que dans les grands centres ;

Economique : parce qu'on pourra recueillir les blessés en quantité d'autant plus grande que le prix de la construction sera moindre ;

3° Mettre les blessés dans les meilleures conditions au point de vue de l'hygiène et de la salubrité ;

4° Service facile.

Description de l'hôpital-baraque. — Le pavillon a une forme rectangulaire de 8 mètres de largeur et 28 m. 40 de longueur, à un seul étage reposant sur des poteaux avec plancher de 1 m. 20 à 1 m. 30 au-dessus du sol. Il comprend une salle de 20 lits, de 20 mètres de longueur intérieure, avec deux appentis comme l'indique le dessin ci-joint. Un de ces appentis sert de véranda couverte, et l'autre, plus grand, comprend quatre locaux : bains, lavabo, tisanerie avec appareil thermosiphon et salle du chirurgien ou plutôt de l'interne.

En dehors du pavillon avec lequel il communique par un passage couvert, mais non fermé, se trouve un troisième appentis comprenant trois petits locaux : un urinoir avec vidoir, un cabinet d'aisances, et un déversoir pour linge sale.

La salle proprement dite a 175 mètres carrés, soit par lit 7 m. 74 de surface utilisable.

La hauteur verticale, depuis le parquet jusqu'à la naissance de la paroi inclinée, est de 3 m. 30, et la hauteur moyenne est de 4 m. 40, ce qui donne pour la salle un cube total de 681 mètres, soit par blessé ou malade 34 mètres cubes d'air.

Le pavillon est construit en bois de sapin, avec des doubles parois verticales en frises de 27 millimètres entre lesquelles existe un vide de 6 à 7 centimètres d'épaisseur. Ce matelas d'air peut être, à volonté, renouvelé dans la saison chaude au moyen d'ouvertures convenablement ménagées, et ainsi le pavillon sera protégé contre les rayons solaires et rafraîchi autant que la température de l'air le permettra.

Les doubles parois existent également sous les chevrons dans la partie inclinée comme le plafond de la salle. Il en est de même du parquet composé de panneaux mobiles en frises de sapin reposant sur les solives ; mais en dessous de celles-ci existe une aire en zinc qui permet, d'une part, d'être à l'abri des émanations humides du sol, et, d'autre part, de pouvoir conduire au dehors, à droite et à gauche, les eaux de lavage antiseptiques ou désinfectantes.

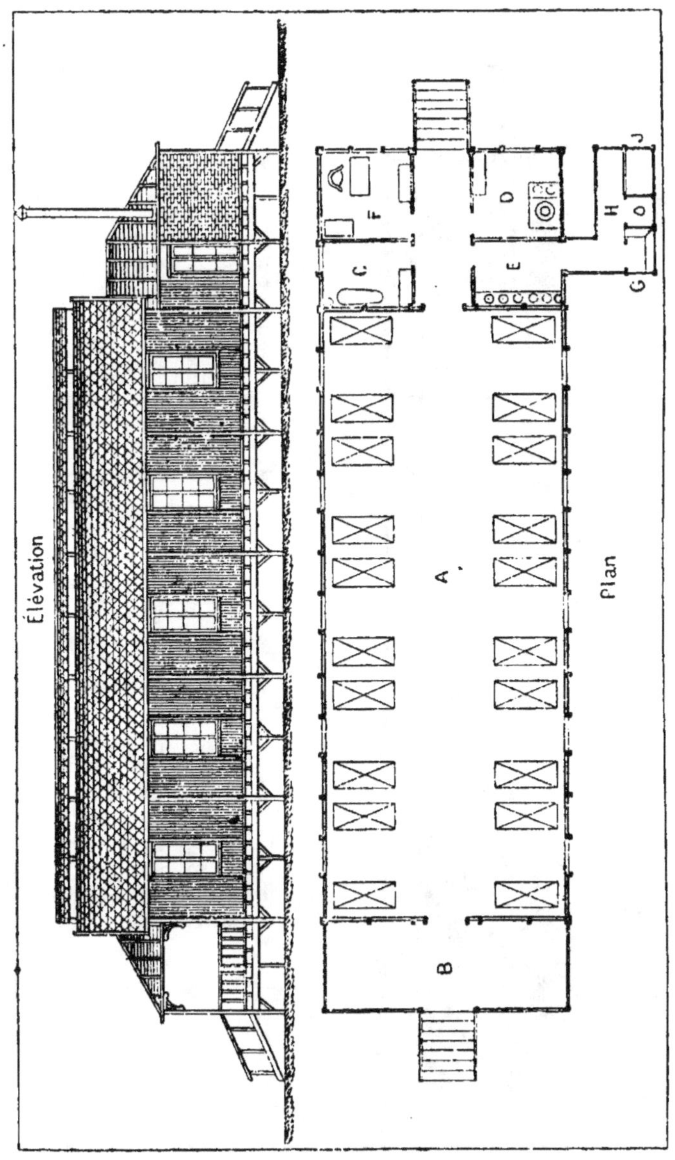

Fig. 43. — Hôpital-Baraque.
(Tiré de la *Revue d'Hygiène*).

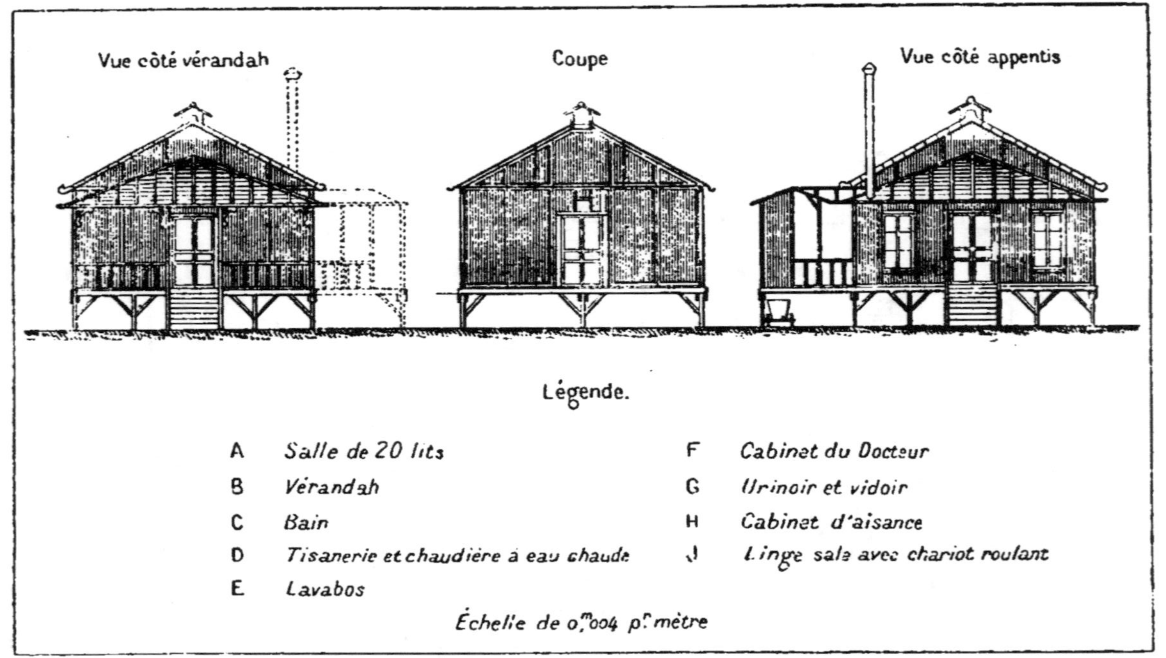

Fig. 44. — Hôpital-Baraque.
(Tiré de la *Revue d'Hygiène*).

C'est donc sur les six faces de la salle que la protection par doubles parois a lieu.

Pendant l'hiver, les ouvertures des doubles parois peuvent être bouchées, et le matelas d'air non renouvelé constitue un manteau général qui protège le pavillon contre le froid, de sorte que le chauffage fait à l'intérieur est suffisant pour entretenir une douce température.

La couverture est en tuiles lozangées, avec lanterneau sur toute la longueur, également couvert en tuiles. Ce mode de couverture a été adopté parce qu'il protège mieux le pavillon contre les variations de température et parce que le zinc aurait le grave inconvénient d'incommoder les malades par le bruit que ferait une pluie un peu intense, bruit d'autant plus grand que la nature de la construction dispose à la sonorité.

Sur la longueur de 20 mètres existent 5 travées de 4 mètres fermées par 4 fermes intermédiaires et 2 fermes de tête, complètement closes, à l'exception d'une porte à deux vanteaux à chaque extrémité.

Le constructeur s'est attaché à supprimer toute saillie à l'intérieur de la salle, et à proscrire même les angles droits, difficilement accessibles aux engins de nettoyage. Dans les angles, à terre sur le parquet, debout dans les coins et sous le plafond incliné, les bois sont à chanfrein, ou disposés de telle sorte qu'ils présentent entre eux des angles obtus, beaucoup plus faciles à nettoyer que les angles droits, et ceux-ci n'existent qu'aux croisées et dans le lanterneau, lequel peut être considéré comme ne faisant plus partie de la salle.

Ce lanterneau, de 20 mètres de longueur, a une disposition toute particulière, afin de pouvoir faire varier, au gré du chirurgien, l'intensité et l'étendue de la ventilation. Dans chaque travée de 4 mètres existent deux châssis à coulisse, l'un à droite, l'autre à gauche, dont le jeu permet d'ouvrir entièrement ou partiellement, ou de fermer complètement huit vides. Cette disposition permet de manœuvrer chaque châssis par deux cordes pendantes qu'il suffit de tirer de 16 à 20 centimètres pour ouvrir ou fermer complètement. Une course moins grande ne produira qu'une obstruction partielle.

La double rangée de châssis a cet avantage que la direction du vent ne contrariera pas la ventilation, puisqu'on pourra fermer entièrement un côté et ne ventiler que par l'autre. De plus, l'indépendance des châssis et la facilité de les manœuvrer du milieu de la salle permettront aux chirurgiens de ventiler plus ou moins telle ou telle partie.

Les frises du plafond, des parois verticales et du parquet sont également groupées par panneaux, posées à vis et démontables. On peut donc les enlever alternativement, renouveler leur lavage au bichlorure de mercure ou autre antiseptique, et, pendant ce temps, les solives du plancher, mises à découvert, pourront être lavées sur place, et les eaux de lavage tomberont sur le plancher inférieur en zinc et seront conduites au dehors, à droite et à gauche, soit dans des ruisseaux, soit dans des récipients. Le plancher de zinc n'a pas besoin d'être étanche et se compose simplement de feuilles soutenues au-dessous des solives par des baguettes en bois vissées.

A l'exception des châssis de croisées, dont les encadrements sont chevillés, toutes les autres pièces sont assemblées par de simples emboîtements pour pouvoir être démontées plus facilement, mais les assemblages sont consolidés par des équerres, des T en fer forgé, fixés extérieurement sur les bois au moyen de vis. Les ferrures ont été percées sur calibre de façon à être interchangeables et à ne nécessiter aucune recherche au moment de la pose.

L'éclairage de la salle, pendant le jour, est donné par dix croisées de 1 m. 15 avec 0,85 d'allège, et ouvrant jusqu'à quelques centimètres de la panne sablière, c'est-à-dire aussi haut que possible, sur la paroi verticale. Les deux carreaux du haut de chaque croisée sont avec vitres perforées devant lesquelles existent deux vasistas intérieurs vitrés en verres pleins. Ces vasistas sont ouverts en temps normal, mais ils peuvent se placer devant les vitres perforées et les obstruer lorsque le vent est violent, ou lorsque le chirurgien veut momentanément ralentir la ventilation.

L'éclairage de nuit est donné, à l'exclusion du gaz, par deux lampes à réflécteur placées en dehors de la salle derrière deux petits châssis vitrés, au-dessus des deux portes, l'une dans la véranda, l'autre dans le couloir de l'appentis.

Quant au chauffage, on a adopté le système à eau chaude agissant par rayonnement dans deux cours de tuyaux horizontaux placés contre les deux parois longitudinales, en contre-bas des croisées. L'eau est en circulation dans les deux tuyaux posés, l'un près du plancher et l'autre près de la fenêtre. Les tuyaux inférieurs ramènent l'eau refroidie à la chaudière placée dans l'un des appentis.

Evidemment, le système de chauffage par l'eau chaude est assez coûteux d'installation ; mais, dans l'espèce, il ne faut pas hésiter à l'adopter, en raison de ses nombreux avantages. On a ainsi un bain toujours prêt, de l'eau chaude toujours à sa disposition pour les lavabos ou les pansements, et enfin on se trouve, au point de vue de l'hygiène et au point de vue du danger d'incendie, dans les meilleures conditions.

En plaçant les organes de chauffage contre le mur, en dessous des croisées, on réalise le chauffage méthodique et rationnel dont M. l'architecte Emile Trélat s'est fait l'apôtre éloquent.

Les deux séries de tuyaux horizontaux ont une communication verticale à l'extrémité de la salle et à leur origine ; ils partent de deux récipients collecteurs situés dans l'appentis, l'un dans la petite salle de bains et l'autre dans le lavabo, et sont alimentés d'eau chaude par une circulation double, allant depuis ces collecteurs jusqu'à la chaudière placée dans la tisanerie.

Dans la salle de bains, la baignoire est à roulettes, de façon à pouvoir être amenée dans la salle, au pied d'un lit, et, quant au lavabo, il se réduit à une planche sur laquelle se posent les cuvettes, et au-dessous de laquelle sont les brocs contenant de l'eau froide ou chaude et des seaux pour jeter les eaux.

Enfin, ainsi que le plan l'indique, le grand appentis comprend un quatrième local servant de cabinet avec une petite bibliothèque et un lit-cage pour l'interne de service.

Le petit appentis isolé, auquel on se rend, à couvert, en passant par le lavabo, comprend un vidoir, un urinoir et un cabinet d'aisances avec tinette mobile fermée. Enfin, au bout de la galerie couverte, se trouve un local rectangulaire fermé par le bas par un wagonnet ou un chariot dans lequel on jette directement le linge sale.

A l'autre extrémité de la salle des malades, du côté du midi de préférence, existe l'autre appentis contigu, disposé en véranda de 3 m. × 8 m., pouvant être ouvert ou fermé avec stores, de façon à servir de promenoir pour les convalescents, ou de salle en plein air, mais couverte, pour les malades qui peuvent quitter le lit.

Il y a un escalier à chacune des deux extrémités du pavillon.

Les modèles des lits sont les mêmes que ceux que nous avons vus sous la tente des Dames françaises ; quant au mobilier, c'est celui des hôpitaux ordinaires.

La construction élevée aux Invalides, qui ne comprend qu'une salle de 20 lits, a 162 mètres carrés et a coûté moins de 10,000 francs, c'est-à-dire environ 60 francs le mètre carré, clos et couvert. Avec l'appentis, la véranda et les petits locaux de propreté, la surface s'élève à 233 mètres carrés, et le coût serait de 17,000 francs, y compris les appareils de chauffage, les accessoires, les 20 lits et le mobilier.

Le prix, à Paris, ressort ainsi à 850 francs par lit.

Voilà donc les deux constructions types, *tente-hôpital* et *hôpital-baraque,* qui aujourd'hui présentent, après des études approfondies, le dernier perfectionnement de la science en matière d'hôpitaux temporaires. C'est la pratique seule qui pourra faire ressortir les défauts inhérents à chacune d'elles, s'il y en a. Quoi qu'il en soit, on ne saurait trop féliciter les savants travailleurs, qui n'ont laissé échapper aucun détail sur lequel ne se fût porté leur attention, et qui nous ont donné ces deux merveilles, fidèles témoins de la sollicitude et du patriotisme qui animent leurs cœurs et les ont sans cesse guidés dans leur œuvre de bienfaisance humanitaire.

Ambulances du ministère de la guerre.

Pour en terminer avec cette question des services sanitaires, nous ne pouvions omettre de jeter un coup d'œil sur les différentes tentes dressées devant le Palais du ministère de la guerre, en bordure de cette esplanade à laquelle on avait accès par un pont-levis jeté sur un fossé, entre deux tourelles à mâchicoulis, souvenirs d'un autre âge.

Ce matériel, qui lui est régimentaire, diffère et doit différer essentiellement de tout ce que nous avons vu jusqu'à présent. Il ne faut pas perdre de vue que nous ne sommes plus en face d'hôpitaux, c'est-à-dire de constructions stables, destinées à recevoir, à garder et à soigner jusqu'à guérison les blessés ou les malades qu'on veut bien leur envoyer. Ici le but est tout autre. Il faut, sans créer d'impédimenta à une troupe en campagne, pouvoir la faire suivre dans toutes ses marches et contre-marches de ce dont elle peut avoir besoin à la moindre attaque. C'est donc aux effets de campements ordinaires qu'on a été obligé de recourir. Qu'un engagement ait lieu ; un point remplissant les conditions requises comme abri et comme eau et à proximité du champ de bataille est aussitôt choisi et, à défaut d'une habitation, d'une ferme, les tentes sont immédiatement dressées, l'ambulance est constituée.

Les blessés ne feront qu'y passer. Relevés de l'endroit où ils sont tombés, après avoir reçu un pansement provisoire au *poste de secours*, sur le champ de bataille même, ils sont portés à cette *ambulance*, pour l'application du premier pansement méthodique ou pour la première opération d'urgence qui leur est nécessaire ; après quoi, à moins de gravité extrême, ils sont dirigés de suite sur l'*hôpital d'évacuation*, point de concentration qui occupe la tête d'étape de guerre, c'est-à-dire la dernière station de chemin de fer aboutissant à la base d'opérations. C'est de là que partent les trains sanitaires, chargés de répartir dans les différents hôpitaux du pays (*hôpitaux auxiliaires des Sociétés de la Croix Rouge* et *hôpitaux sédentaires*) les blessés selon la gravité de leur état.

Les malades en danger de mort immédiate sont donc les seuls à rester aux ambulances de seconde formation. Or celles-ci, attachées aux régiments qui vont de l'avant, ne peuvent rester en arrière pour ne pas les laisser dépourvus au moment d'une seconde bataille. C'est alors qu'interviennent les *hôpitaux de campagne*, dont le matériel suivant, avec les réserves, arrive le soir du combat. Ils s'installent, selon les besoins, en lieu et place des ambulances de seconde formation (ambulances de brigade, de division, de quartier-général) et mobilisent ainsi celles-ci, qui immédiatement rejoignent leur corps respectif.

Par ce rapide exposé, on comprendra aisément que ces formations avant tout nomades doivent surtout être légères, peu encombrantes, facilement transportables. Nous ajouterons, qu'outre ces qualités qu'elles remplissent toutes, elles ont été adaptées aussi parfaitement que possible aux derniers perfectionnements de la science moderne.

Les tentes sont à doubles parois, laissant un lit d'air interposé. De petites fenêtres avec châssis mobiles sont ménagées dans la paroi intérieure. La paroi extérieure présente aux mêmes endroits une ouverture de semblable grandeur s'ouvrant en auvent et protégeant ainsi la fenêtre.

L'antisepsie la plus rigoureuse est facilement applicable et le matériel concernant la salle d'opération, la pharmacie, la tisanerie, la cuisine est parfaitement compris et savamment combiné.

Les nombreux visiteurs, qui pendant le cours de l'été ont pénétré dans ces tentes-ambulances, ont peut-être constaté que le séjour, à certaines heures de la journée, devait y être assez pénible, car sous les rayons du soleil la température intérieure devenait torride. Cet inconvénient serait en partie et facilement atténué en mouillant à différentes reprises les toiles. L'évaporation

produite rafraîchirait beaucoup les couches d'air sous-jacentes.
En tout cas, je le répète, l'hygiène seule est indispensable et doit
être rigoureuse, le bien-être et le confortable sont forcément un
peu négligés en face des autres conditions majeures à remplir.
Peu importe, du reste, le séjour dans ces ambulances devant toujours être de courte durée.

— Cette promenade, peut-être un peu longue, est devenue une
véritable étude n'ayant pu se départir d'un côté un peu technique
et par là même un peu fastidieux, surtout pour le lecteur, qui
n'a pas, comme le visiteur, la distraction de la vue et l'aide précieux que celle-ci apporte à son esprit.

Néanmoins, si je me suis laissé un peu entraîner dans les détails, c'est qu'il me souvient de l'affluence avec laquelle on se
portait vers cette exposition, regardée par beaucoup, comprise
dans ses principales dispositions par bien peu. Or il s'agit là de
questions touchant à notre défense nationale, questions nous intéressant tous et que tous nous devons connaître, vous surtout,
chère lectrice, qui trouvez dans ces associations un noble enrô-
lement sous notre belle bannière de France et qui devenez ainsi
notre égale devant la Patrie, en apprenant aussi à la servir et à
la défendre au moment du danger.

XIIIe EXCURSION

—

QUATRIÈME PROMENADE A LA SECTION D'ANTHROPOLOGIE

Explication des objets exposés.

LES HOMMES FOSSILES DES GROTTES DE MENTON. — PROCÉDÉS D'EXPLORATION DES GROTTES, DES CAVERNES, DES DOLMENS. — RELATION D'EXPLORATIONS RÉCENTES.

Nous sommes déjà venus trois fois, s'il vous en souvient, dans la section d'anthropologie du pavillon des Arts libéraux. Il nous avait semblé, les premières fois, que les questions, qui s'y trouvaient étudiées, devaient être bien abstraites, bien arides et peu attrayantes en dehors des initiés, et voilà qu'au contraire, sous la brillante exposition de MM. Topinard, Cartailhac, Hamy, une vie nouvelle se révèle à nous, un monde inconnu nous apparaît dans sa réalité ignorée, notre curiosité toujours aiguisée par le mystère se trouve vivement excitée, et c'est, mus par un entraînement presque irrésistible, que nous nous trouvons encore réunis autour de ces vitrines, véritables nécropoles, dont les ossuaires, avec leur muette éloquence, viennent nous raconter l'histoire d'un temps, qui pour nous semble bien loin, qui pour eux est le grand présent de l'éternité.

En entrant dans le Pavillon des Arts libéraux, nous avions remarqué, couchés dans leur gangue, des squelettes entiers d'adultes et d'enfants, pièces uniques, dont l'existence nous avait été en quelque sorte ressuscitée par l'éloquente érudition de nos conférenciers.

L'histoire de leur époque nous avait vivement intéressés, mais leur histoire propre à eux, quelle était-elle ? D'où venaient-ils ? Comment les avait-on découverts ? Autant de questions que notre imagination se posait, brûlant du désir d'y trouver une réponse.

Le 13 septembre, M. Emile Rivière, le célèbre explorateur à qui nous devions ces dépôts précieux, vint lui-même nous faire le récit de ses mémorables fouilles et nous retracer les péripéties de ses découvertes, qui firent bruit dans le monde entier.

Dans la crainte d'altérer ou même de déflorer cette page, véritable document scientifique, je cède la parole à l'auteur lui-même qui a été assez aimable pour répondre à mes sollicitations et m'aider dans mon rôle ingrat de chroniqueur, en me communiquant ses notes et en mettant à ma disposition les magnifiques planches qui les accompagnent.

I

L'homme des temps géologiques.

Si, il y a quelque quarante ans à peine, l'antiquité de l'homme n'était admise que par un groupe assez restreint de savants, aujourd'hui il n'en est plus ainsi et, grâce à des recherches brillamment couronnées de succès, grâce aux découvertes faites par des hommes, dont le nom est bien connu de tous, et dans des conditions qui ne sauraient laisser prise au moindre doute, la question de l'homme des temps géologiques, de l'homme fossile, de l'homme quaternaire tout au moins, est absolument résolue.

Mais si, d'autre part, cet homme fossile est complètement reconnu, cependant la date de son apparition sur la terre, avec tous ses caractères humains, reste encore tout à fait indécise, tout à fait même ignorée, et toutes les tentatives de chronologie, faites jusqu'à ce jour par les hommes les plus sérieux ont échoué, l'état actuel de nos connaissances scientifiques n'étant pas encore suffisamment avancé pour nous permettre d'indiquer une date approximative, même à quelques milliers d'années près. Dans cet ordre d'idées, nous devons humblement avouer que ce que nous savons le mieux, c'est que nous ne savons rien. L'homme a-t-il dix mille, vingt mille, trente mille ou cent mille ans, nous l'ignorons complètement. Ce que nous pouvons dire, c'est que dans nombre de localités, les restes humains fossiles qui ont été découverts appartiennent à l'époque quaternaire et sont vraiment contemporains d'un groupe d'animaux éteints, fossiles, dont les débris sont, eux aussi, contemporains du milieu dans lequel on les a trouvés. Là-dessus il n'existe plus aujourd'hui aucune contestation et nous ne sommes plus au temps où celui qu'à juste titre on peut surnommer le fondateur de la paléontologie française, l'illustre Cuvier, se refusait à admettre cette contemporanéité de l'homme et des espèces animales avec lesquelles, cependant, il avait recueilli lui-même en place les débris.

L'homme fossile existe donc et les squelettes humains qui figurent dans les vitrines autour desquelles vous vous trouvez en ce moment rassemblés en sont une nouvelle preuve. Ces squelettes ont été trouvés par moi, l'un en 1873 et les deux autres en 1875, dans les grottes dites de Menton, avec des os et des dents de *Rhinoceros tichorhinus*, pour ne citer qu'une des espèces animales éteintes qui appartiennent à l'époque quaternaire.

II

Les grottes de Menton.

C'est au mois d'avril 1869 que, pour la première fois, je visitais les grottes dites de Menton, pendant les quelques heures que je passais dans cette ville, à mon retour de San-Remo. C'est au mois d'octobre de l'année suivante, alors que l'état de ma santé, gravement compromise de nouveau par des menaces de tuberculose pulmonaire, m'avait forcé, dès les derniers jours de janvier, de quitter Paris pour venir passer à Menton plusieurs années, que je commençais des recherches sérieuses, des fouilles méthodiques dans ces cavernes, dont je dois avant tout vous dire ici quelques mots.

Lorsque, quittant la charmante petite ville de Menton, gaiement baignée par les flots de la Méditerranée, et dont les pittoresques villas, aux murs toujours ensoleillés, surgissent du sein d'une forêt d'orangers et de citronniers éternellement verts et fleuris, vous suivez la plage dans la direction de l'est, vous arrivez bientôt au ravin de Saint-Louis, dont « l'étroite gorge ouverte dans la montagne de la Giraude » débouche dans la mer, y déversant des eaux si peu abondantes, même l'hiver, qu'on les traverse facilement à pied sec sur les pierres roulées qui font saillie dans le lit même du torrent.

De ce ravin qui sépare la France de l'Italie formant, depuis l'année 1860, frontière entre les deux Etats, on aperçoit à trois cents mètres environ une masse rocheuse considérable, dont les parois rougeâtres, constamment effritées par l'action climatérique, sont percées çà et là de grottes naturelles plus ou moins profondes.

Cette masse rocheuse, à laquelle sa coloration a fait donner le nom de Rochers rouges, de Baoussé-Roussé ou de Balzi-Rossi, a de tout temps été un lieu de passage des plus importants depuis les temps les plus reculés jusqu'à nos jours. Ce sont tout d'abord les hommes quaternaires qui viennent s'établir à sa base, puis les Romains y construisent, à un niveau de quelques mètres plus haut, l'une des voies principales par lesquelles il leur importe de s'ouvrir un chemin vers les Gaules — la voie Aurélienne — longeant les côtes de la mer Tyrrhénienne. Avec les siècles, cette voie disparaît, à quelques rares vestiges près, et se trouve remplacée par un étroit sentier frayé à travers les broussailles et les euphorbes qui y poussaient encore à l'envi il y a

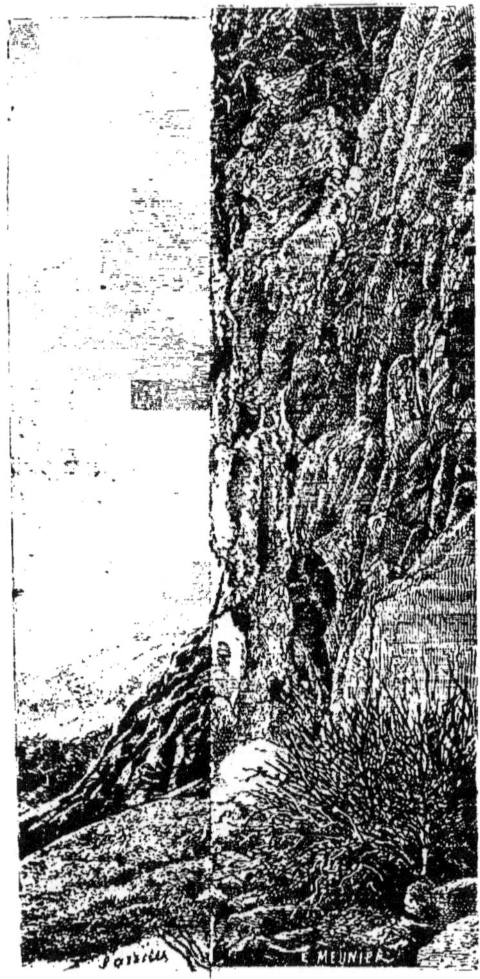

511.

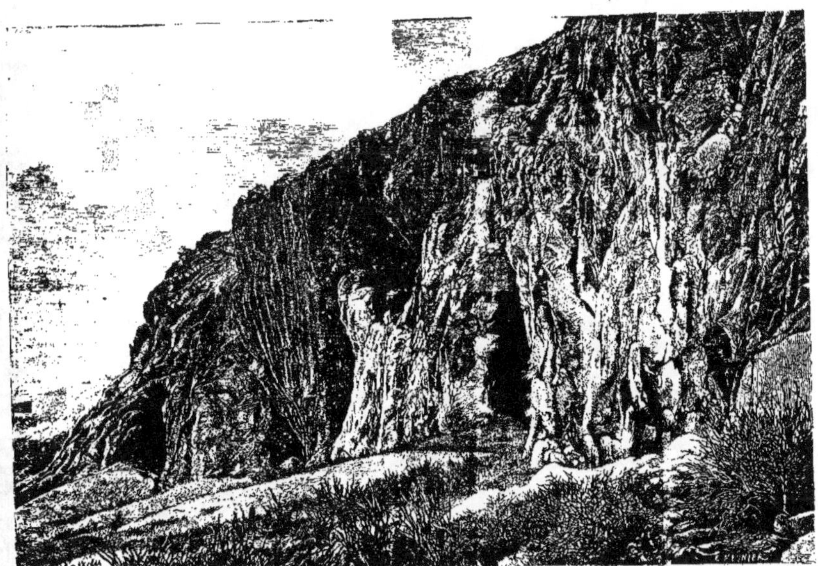

Fig. 45. — Vue des quatre premières cavernes des Baoussé-Roussé, dites grottes de Menton.
(Communiquée par la maison Hachette).

quelque vingt ans. Puis enfin, en 1870, les ingénieurs italiens, à leur tour, tracent, à l'altitude de 16 à 17 mètres environ, la voie ferrée de Marseille à Gênes, tandis que, dès le commencement du siècle, le sommet du rocher avait été largement entaillé pour la construction de la route de la Corniche destinée au passage de l'armée française.

Les grottes de Menton, malgré leur nom, ne sont donc pas — ou mieux elles ne sont plus — situées sur le territoire de cette ville, devenue française, comme vous le savez, en 1860. Elles sont en Italie et leur véritable nom est celui de *Grottes des Rochers-Rouges* ou mieux des *Baoussé-Roussé*, comme on les appelle encore dans le patois du pays.

Elles sont au nombre de neuf, généralement assez rapprochées les unes des autres, mais n'ayant aucune communication entre elles. Bien que situées à peu près à la même altitude (28 mètres environ au-dessus du niveau de la mer), elles ne sont pas toutes sur le même plan, suivant en cela les saillies ou les enfoncements de la roche. Elles sont — ou plutôt elles étaient — précédées, du moins pour les quatre premières, d'un plateau couvert d'euphorbes et de broussailles, qui s'étendait par une pente douce, de leur entrée jusqu'au bord de la mer (Fig. 45), avant la création de la voie ferrée de Marseille à Gênes qui passe au-devant d'elles en tranchée (1).

Sept d'entre elles seulement — les sept premières en les numérotant de l'ouest à l'est — ont été habitées par l'homme préhistorique qui vivait également sur le plateau qui les précède. Quelques-unes ont servi aussi de sépulture ou de tombeau à leurs habitants.

Leur sol autrefois couvert — du moins pour quelques-unes — d'une couche stalagmitique assez dure, mais peu épaisse, ainsi que j'ai eu l'occasion de le constater en certains points dans la grotte n° 5, est exclusivement formé par des débris de cuisine,

---

(1) La figure 45 montre les quatre premières grottes de Menton, telles qu'elles étaient encore en 1870 quand j'y fis mes premières fouilles, avant les travaux du chemin de fer.

par les détritus des peuplades qui les ont habitées, détritus dont l'accumulation devait former, aux temps préhistoriques, un véritable charnier. C'est ce charnier qui, se prolongeant jusqu'au bord de la mer, a constitué peu à peu le plateau d'habitation qui précède l'entrée des cavernes, car l'homme vivait autant, sinon plus, hors de ces grottes qu'à leur intérieur, celles-ci servant surtout de refuge à la tribu en cas de danger, en cas de mauvais temps ou pour la nuit.

Dès leur arrivée dans la contrée, les premiers habitants des grottes durent s'installer sur la plage même de la Méditerranée, dont la couche la plus superficielle se prolongeait jusque dans les anfractuosités des Rochers-Rouges. En effet, l'exploration complète d'une des grottes que j'ai pu faire depuis la surface du sol, — vierge de toutes fouilles, le jour où pour la première fois j'ai entrepris de l'étudier — jusqu'au banc coquillier même, m'a permis de constater sur celui-ci les traces parfaitement conservées des premiers foyers d'habitation. J'ai même trouvé en certains points des ossements d'animaux brisés de main d'homme et des pierres taillées, de la cendre et des matières charbonneuses, le tout étroitement soudé aux coquilles marines elles-mêmes déposées par les flots, témoignant ainsi du séjour des peuplades préhistoriques peu après la formation de ce banc.

Pendant près de cinq années consécutives et pour ainsi dire sans aucune interruption j'ai fouillé, personnellement et avec l'aide de plusieurs ouvriers que j'avais formés à ce genre de recherches, les six premières grottes. Je les ai fouillées aussi méthodiquement que possible, par couches successives de 25 à 30 centimètres seulement d'épaisseur, depuis l'entrée de la caverne jusqu'au fond et dans toute sa largeur, quelles que fussent les dimensions de chacune d'elles, afin d'étudier avec le plus grand soin le gisement des pièces importantes, pour pouvoir établir leur contemporanéité, et m'assurer qu'aucun remaniement du sol n'avait eu lieu et que le gisement de la grotte appartenait bien à une seule et même époque depuis la surface jusqu'à la partie la plus profonde.

De plus, non seulement le cube de terre explorée était soigneusement examiné, mais encore, avant d'être rejetée hors de la grotte, toute la terre était passée au crible, de telle sorte que les plus petits objets m'étaient conservés.

C'est grâce à ces multiples précautions que je ne saurais trop recommander à quiconque entreprend l'exploration de grottes ou cavernes, que j'ai dû l'immense collection qui m'a permis de reconstituer la faune quaternaire des grottes de Menton, d'étudier les mœurs et coutumes de ses habitants, enfin de bien connaître leur industrie. C'est ainsi que je suis arrivé à y recueillir le chiffre énorme de *huit cent mille* ossements, dents, bois et cornes, et *quarante mille* coquillages, représentant ensemble, *deux cent quatre-vingt-deux* espèces animales différentes. A ces chiffres il faut ajouter *deux cent mille* silex et grès taillés, ébauchés ou simplement éclatés ; d'où un nombre total de *un million quarante mille pièces* qui témoigne de la richesse paléontologique et archéologique de ces grottes.

C'est également aux précautions les plus minutieuses que j'ai dû de pouvoir conserver et rapporter à Paris, intacts, tels que je les avais trouvés, les six squelettes humains que j'ai découverts dans ces mêmes grottes.

De plus, j'avais soin de tenir un journal quotidien de mes fouilles, afin d'en pouvoir écrire sûrement, à un moment donné, l'histoire exacte. Cette histoire même des habitants des Baoussé-Roussé est d'autant plus complète, que j'ai vidé *entièrement* et toujours couche par couche, malgré la masse de terre qu'elle renfermait (plus de *six cents mètres cubes* qui ont été également criblés), l'une des grottes, la sixième, celle qui était absolument intacte lorsque je l'ai entreprise.

J'ai pu ainsi essayer de reconstituer, en grande partie du moins, la vie de ces peuplades pendant le long espace de temps qu'elles ont habité les Rochers-Rouges, depuis le jour de leur arrivée dans la localité jusqu'à leur disparition ; j'ai pu déterminer ainsi la race à laquelle elles appartenaient, déterminer aussi les espèces animales qui vivaient à la même époque.

Quelques mots donc maintenant, si vous le permettez, sur ces différents points.

III

Découverte du premier squelette humain.

Tout d'abord je dirai que les grottes de Menton sont toutes largement ouvertes à la lumière du jour, qu'elles sont généralement peu profondes ; — cependant la plus grande mesure 31 m. 50 de longueur depuis l'entrée jusqu'à la partie la plus reculée ; — que, larges en moyenne de 7 à 10 mètres à l'entrée, elles se terminent, au fond, en cul-de-sac, enfin que leur forme est en ogive et la voûte toujours élevée. Aussi les fouilles y ont-elles toujours été des plus faciles. Enfin leur situation même à quelques mètres de la mer, avec une vue splendide et sans limite sur la Méditerranée, m'en a rendu le séjour des plus agréables.

Les squelettes humains que j'y ai découverts, et dont trois sont placés ici même sous vos yeux, sont au nombre de six : trois d'adultes et trois d'enfants.

La première grotte, celle qui se rapproche le plus de la frontière franco-italienne, m'a donné deux squelettes d'enfants, ceux-là même que vous voyez étendus côte à côte tels que je les ai trouvés. La quatrième grotte m'a fourni le squelette d'adulte que j'ai offert en 1872 au Muséum d'histoire naturelle de Paris, où il est exposé dans les galeries d'anthropologie ; enfin, dans la sixième grotte, j'ai mis à découvert deux squelettes d'adultes et un squelette d'enfant ; ces trois derniers ne sont pas entiers, une partie des ossements n'existait plus lorsque je les ai trouvés. C'est l'un de ces deux squelettes d'adultes qui se trouve également ici. Enfin un septième squelette humain a été trouvé dans la cinquième grotte quelques années après mon départ de Menton.

Ces squelettes proviennent tous de sujets très grands. Leur taille oscille entre 1 m. 85 et 2 mètres et même peut-être 2 m.05.

Leurs caractères crâniens sont absolument ceux de la race de Cro-Magnon : crâne allongé, face large, orbites rectangulaires, très allongés aussi et aux angles peu arrondis, espace inter-orbitaire étroit, nez mince et long. Les mâchoires sont fortes et puissantes, et les dents, toutes en parfait état de conservation, présentent ce caractère curieux qu'elles sont absolument planes. Leur surface triturante ne présente ni saillies, ni tubercules, mais elle est comme rasée, sans aucune obliquité, ni d'arrière en avant, ni d'avant en arrière, qu'il s'agisse des dents supérieures ou inférieures, des incisives, des canines ou des molaires. Elles conservent toutefois encore une certaine hauteur hors des alvéoles. Et cependant, cette sorte d'usure de la couronne n'est nullement en rapport avec l'âge du sujet, car les trois adultes chez lesquels je l'ai constatée sont des individus qui devaient avoir 30 à 40 ans lorsqu'ils sont morts, des individus jeunes encore par conséquent. L'un d'eux même peut-être n'avait guère que 25 ans.

Le squelette d'adulte de la quatrième caverne ou grotte du Cavillon est le premier que j'ai trouvé aux Baoussé-Roussé, il est aussi le plus complet de tous, je puis même dire qu'il est entier ; il est aussi le mieux conservé quant à ses ossements ; il est enfin celui qui permet le mieux de se rendre compte des mœurs des hommes primitifs et de leurs coutumes funéraires. Sa découverte remonte au 26 mars 1872.

C'est en vertu d'une mission scientifique du Ministère de l'Instruction publique que j'explorai les grottes de Menton, depuis le mois d'octobre 1871, à mon retour du Congrès d'anthropologie et d'archéologie préhistoriques de Bologne, et avec l'autorisation bienveillante du gouvernement italien. J'avais acquis, de plus, par acte notarié passé au Consulat français de Ventimiglia, le droit d'exploration de ces cavernes, par un achat temporaire pour quelques-unes, mais sans limite de temps, et par achat définitif pour les autres, de façon à pouvoir les étudier comme bon me semblerait et à être exclusivement propriétaire de tout ce que j'y découvrirais.

Donc, depuis plus de six mois, j'avais abaissé successivement la surface des six premières grottes de un à deux mètres à peu près, et toujours par la même méthode, c'est-à-dire par couches successives de 25 centimètres environ, avec l'aide de plusieurs ouvriers, piochant aussi moi-même tout autant qu'eux, et recueillant avec soin tout ce que nous mettions à découvert et jusqu'aux plus petites pièces que le crible me conservait. Depuis trois mois, j'avais entrepris la quatrième grotte, et j'y étais arrivé à une profondeur de 6 m. 55 au-dessous de son premier niveau, trouvant chaque jour un grand nombre de dents, d'ossements, de cornes et de bois d'animaux divers, ainsi que de coquillages marins et terrestres et d'outils en silex et en os, mais je n'avais pas encore aperçu le moindre débris humain, lorsque vers la fin de la journée du 26 mars 1872, l'un de mes ouvriers mettait à nu, d'un coup de pioche et devant moi, l'extrémité postérieure d'un pied d'homme. Les pointes de l'outil (1) avaient porté sur le calcanéum et l'extrémité inférieure du tibia gauche.

Voulant immédiatement me rendre compte de la position des ossements et savoir s'il s'agissait seulement de quelques débris épars ou d'un squelette entier, je cherchai à dégager moi-même ces deux os et j'eus bientôt la joie de reconnaître que le pied était entier et se trouvait dans ses rapports naturels avec la jambe ; de là l'espoir de découvrir peut-être tout le squelette de l'individu. Comme il se faisait tard, je laissai en place les pièces trouvées et les recouvris avec soin d'une pelletée de terre suffisante pour les protéger jusqu'au lendemain.

Le lendemain matin, de bonne heure, j'arrivais dans ma caverne et, ne voulant pas me fier à des ouvriers, certainement pleins de bonne volonté mais qui n'avaient et ne pouvaient avoir aucune notion d'anatomie, je me mettais aussitôt à l'œuvre moi-

---

(1) Une pioche à manche court, à trois dents d'un côté, à lame large et tranchante de l'autre, que j'ai fait faire spécialement pour ce genre de recherches et qui m'a rendu de grands services ; aussi je ne saurais trop la recommander aux explorateurs de cavernes comme l'un des meilleurs outils dont on puisse se servir en pareil cas.

même, de peur d'accident, tant l'opération était délicate. A l'aide d'une lame de couteau fine et pointue, je dégageais successivement les diverses pièces du squelette, mais par la face externe ou supérieure seulement (en commençant par les membres inférieurs dont je suivais la direction) afin de les laisser adhérer au sol par leur face inférieure sans les déplacer en quoi que ce fût, et de conserver ainsi au squelette, au cas où il serait entier, une *authenticité incontestable*, comme milieu non remanié dans lequel il se trouvait et, par suite, comme âge géologique.

L'opération pût être faite et se terminer sans aucun accident ; elle me permit d'obtenir la pièce la plus complète trouvée jusqu'alors : un squelette humain d'adulte fossile, quaternaire, contemporain du *Rhinoceros tichorhinus*, du *Felis antiqua* (l'analogue de la grande panthère d'Afrique), du *Felis spelæa*, le lion des cavernes, de l'*Hyæna spelæa*, l'hyène des cavernes, de l'*Ursus spelæus*, l'ours des cavernes, etc., dont j'avais trouvé dans la même grotte, au-dessus de lui et antérieurement à sa découverte, un certain nombre d'ossements et de dents, associés à des silex taillés et quelques instruments en os.

L'opération la plus difficile n'était peut-être pas le dégagement du squelette, mais bien son extraction de la grotte avec une couche plus ou moins épaisse du sol sur lequel il reposait, c'est-à-dire avec son propre foyer.

Je fis, à cet effet, creuser d'abord, autour du bloc auquel je réservai une largeur de 80 centimètres sur 2 mètres de longueur, une tranchée profonde de 60 centimètres environ, après m'être, au préalable, assuré qu'il n'existait aucun autre squelette humain dans le même milieu. Puis, trouvant suffisant de donner, au bloc à enlever, une épaisseur de 20 centimètres dans toute son étendue, j'imaginai de faire passer peu à peu, par planches séparées de 10 centimètres de largeur sur 2 centimètres d'épaisseur et 80 centimètres de longueur, tout un parquet de bois, dont on relierait ensuite entre elles les différentes pièces, au moyen de quatre tringles en bois, — deux supérieures et deux inférieures. — Ces tringles larges de quelques centimètres et longues de toute la longueur du parquet, placées perpendiculairement au dit parquet, seraient assujetties par de fortes vis dont les trous seraient percés à l'avance, de façon à éviter l'emploi de clous nécessitant le moindre coup de marteau susceptible d'amener des ébranlements dangereux.

Pour y parvenir, je creusai moi-même, au moyen de grandes lames métalliques et de tiges de fer, et avec l'aide de mon ami M. le Docteur Gent, qui m'a prêté en cette circonstance le concours le plus gracieux et le plus utile, une série de vingt petites galeries souterraines par lesquelles nous faisions passer successivement chacune des planches que nous soutenions et étayions immédiatement de notre mieux. Tant que nous ne rencontrions qu'un sol de cendres et de terre meuble, la chose allait encore sans trop de difficultés, mais lorsque* les tiges métalliques dont nous nous servions comme de sondes rencontraient quelque pierre un peu grosse, il nous fallait l'isoler de tous côtés, lui créer un passage de sortie et boucher rapidement l'espace laissé vide sans ébranler le bloc en quoi que ce fût, sous peine d'écroulement de celui-ci. L'opération ne nous demanda pas moins de douze jours d'un travail continu, dès le matin et jusqu'à la nuit, et pour lequel nous étions presque constamment à demi-couchés dans la tranchée. Mais au bout de ce temps l'homme fossile de Menton se trouvait reposer en entier et sans aucune secousse, sans le moindre ébranlement, sur un véritable plateau avec le foyer sur lequel je l'avais découvert et dont il faisait partie.

Ainsi préparé, le bloc d'un poids considérable fut descendu de la caverne sur la voie ferrée par un chemin en lacet, que je fis tracer dans le talus, et déposé dans une caisse *ad hoc* cerclée de fer, dont les parois et le couvercle ne furent fixés entre eux qu'au moyen de vis également, toujours afin d'éviter tout ébranlement. Puis, avant de fermer complètement la caisse, le squelette fut recouvert d'une couche de terre, épaisse de 25 à 30 centimètres, provenant de la caverne même et préalablement passée au crible, destinée à empêcher tout déplacement du squelette pendant son transport des Baoussé-Roussé à Paris.

La caisse ainsi remplie et fermée fut posée sur un wagonnet, mis gracieusement à ma disposition par la Compagnie des chemins de fer de Paris-Lyon-Méditerranée sur la demande du baron de Larcy, alors ministre des travaux publics, qui se trouvait en ce moment à Menton et qui était venu officiellement constater, dans la grotte, l'authenticité de la découverte de l'homme de Menton, aussitôt après le dégagement complet du squelette.

Par ordre du ministre, cette caisse, dont le poids n'était guère inférieur à 800 ou 900 kilogrammes, fut poussée à bras d'hommes jusqu'à la gare de Menton, placée dans un wagon de marchandises, où elle fut maintenue suspendue dans un véritable filet formé par un réseau de très forts cordages, sorte de câbles, afin de garantir le squelette contre la trépidation du train en marche, qui, sans ces précautions, — elles paraîtront peut-être exagérées, — eût infailliblement brisé des ossements aussi fragiles. De plus, j'avais fait placer dans le wagon, au-dessous de la caisse, un lit épais de feuillage emprunté aux oliviers du voisinage, pour le cas où quelque cordage céderait sous le poids, pendant le voyage de Menton à Paris. Mais heureusement aucun accident ne se produisit en route et, dès son arrivée à la gare de Paris, la caisse était transportée au Muséum d'histoire naturelle, suspendue également, sur un des chariots qui servent d'ordinaire au transport des orangers ou des arbres en motte.

Au Muséum, il ne me restait plus qu'à dégager à nouveau, quelques jours plus tard et à l'aide d'un soufflet, le squelette de la terre dont je l'avais recouvert, après quoi je le confiais aux bons soins de M. Stahl, l'habile mouleur de cet établissement, qui consolida parfaitement, par l'ingénieux procédé au blanc de baleine dont il est l'inventeur, sol et ossements, de façon à les mettre, pour de longues années, à l'abri de l'action destructive du temps.

Il y a aujourd'hui près de dix-huit ans que cette consolidation a été effectuée, et la pièce est dans un état de conservation aussi parfait que le jour où elle sortait des mains de M. Stahl pour entrer dans les galeries d'anthropologie du Jardin des Plantes.

Les squelettes d'enfants et celui d'adulte qui sont exposés ici ont été découverts dans les mêmes conditions, ainsi que je l'expliquerai tout à l'heure, dégagés, extraits de leur grotte et transportés à Paris avec les mêmes soins et par la même méthode, puis confiés aussi à M. Stahl pour les consolider, ainsi que le bloc de terre dans lequel je les ai trouvés. Par suite, ils sont restés aussi, comme vous pouvez en juger *de visu*, intacts et parfaitement conservés. Ils appartiennent depuis une douzaine d'années aux collections de l'Institut catholique qui a désiré les acquérir.

IV

Les squelettes humains des Baoussé-Roussé

Le squelette de l'homme fossile des Baoussé-Roussé, ou simplement l'homme de Menton, comme on l'appelle communément aujourd'hui, était couché sur le côté gauche, dans le sens longitudinal de la grotte, à 7 mètres environ de l'entrée, près de la paroi latérale droite. Son attitude, ainsi que le montre la gravure ci-contre (Fig. 47) exécutée d'après la photographie que j'ai fait faire dans la caverne même, dès sa découverte, était celle du repos, celle d'un homme qu'une mort subite et sans aucune agonie violente aurait surpris pendant le sommeil. Les membres inférieurs étaient à demi fléchis, entrecroisés légèrement et reposant l'un sur l'autre, tandis que les membres supérieurs présentaient une flexion très prononcée des os de l'avant-bras sur le bras (1), lesquels étaient ramenés vers le cou. La main droite retombait naturellement sur l'avant-bras gauche et la main gauche semblait encore soutenir la tête par ses dernières phalanges appliquées contre le menton.

La tête, un peu plus élevée que le reste du corps et légèrement

____

(1) Je mentionnerai, à ce propos, que j'ai constaté une fracture *consolidée* du radius gauche, au tiers inférieur de cet os, avec déformation et incurvation prononcée.

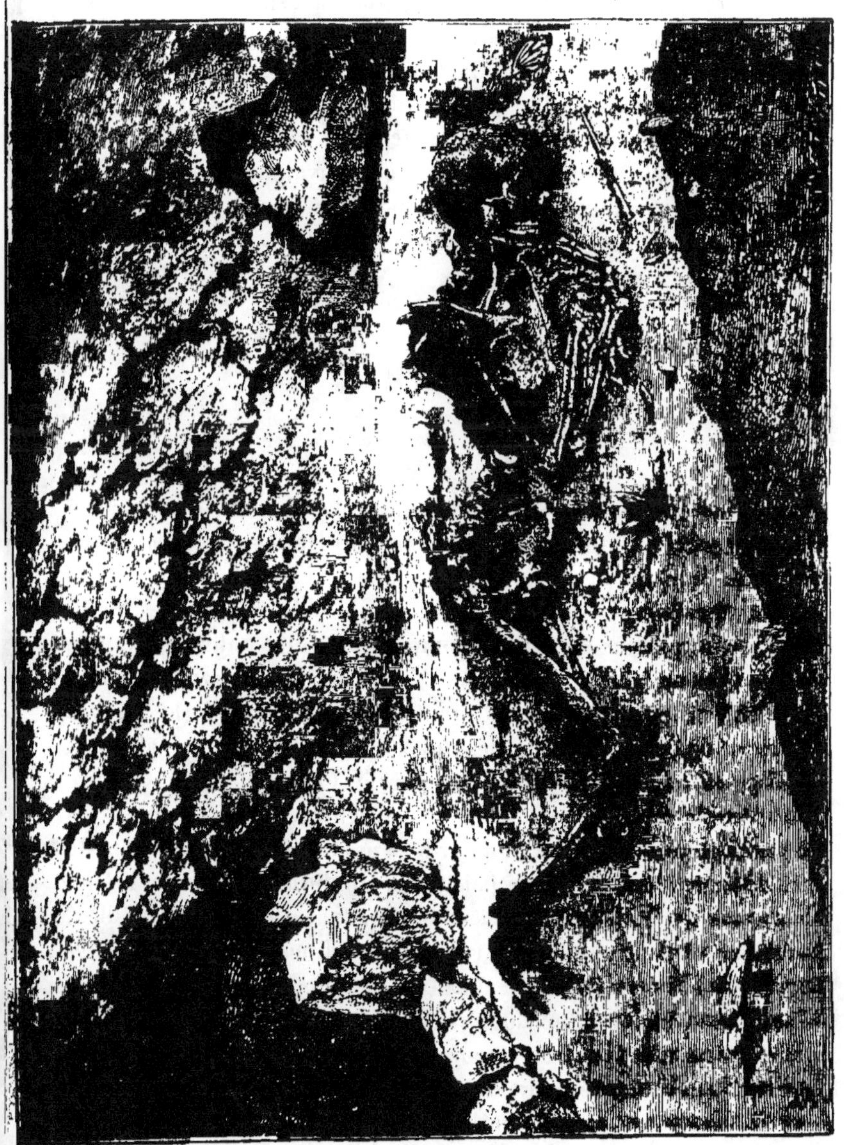

Fig. 47. — Homme de l'époque quaternaire, découvert à Menton, le 26 mars 1872, par M. Rivière.
Dessin d'Edouard Garnier. — (Tiré du *Magasin Pittoresque*).

inclinée en bas, regardait le fond de la caverne. Elle reposait sur le sol par la partie latérale gauche du crâne et de la face. La mâchoire inférieure, en contact naturel et immédiat avec la mâchoire supérieure, était, pour ainsi dire, soutenue par les dernières phalanges de la main gauche. La base du crâne ainsi que la région postérieure du tronc se trouvaient placées contre quelques grosses pierres non taillées, qui paraissaient avoir servi de point d'appui au corps pendant le sommeil.

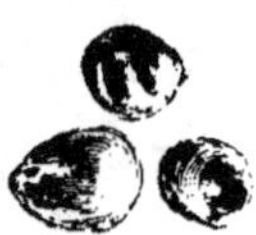

Fig. 48. — *Nassa neritea.*

Le crâne était orné — de même que celui du squelette exposé sous vos yeux et qui est l'un des deux squelettes d'adultes trouvés dans la sixième caverne — d'une parure, d'une véritable résille, formée par un très grand nombre de coquillages méditerranéens, percés de main d'homme pour être enfilés et appartenant tous au genre Nassa, la *Nassa* ou *Cyclonassa neritea* (Fig. 48) et par vingt-deux dents canines de cerf (le *Cervus elaphus*), également perforées qui se trouvaient principalement appliquées contre la région temporale (Fig. 49). Cette coiffure était complétée : en avant, par la présence, autrefois dans les cheveux, d'une sorte de poignard en os, taillé dans un radius de cerf, long de 0 m. 173, que j'ai trouvé appliqué contre le crâne, en travers du front (Fig. 49) ; en arrière, par deux lames en silex, longues de 8 et de 9 centimètres et demi, minces, plates et étroites comme des lames de couteaux et à pointe à peu près intacte, elles étaient placées, en arrière du crâne, contre l'occipital.

C'est ainsi que l'on voit encore, chez certains peuples sauvages, la chevelure des guerriers ou des chefs ornée de divers objets parfois bizarres et auxquels ils attachent une importance plus ou moins grande.

Les coquillages dont je viens de parler se retrouvaient encore, non pas aux avant-bras ou aux poignets, comme chez les deux autres hommes adultes des grottes de Menton, mais au-dessus des genoux formant bracelets ou jambelets.

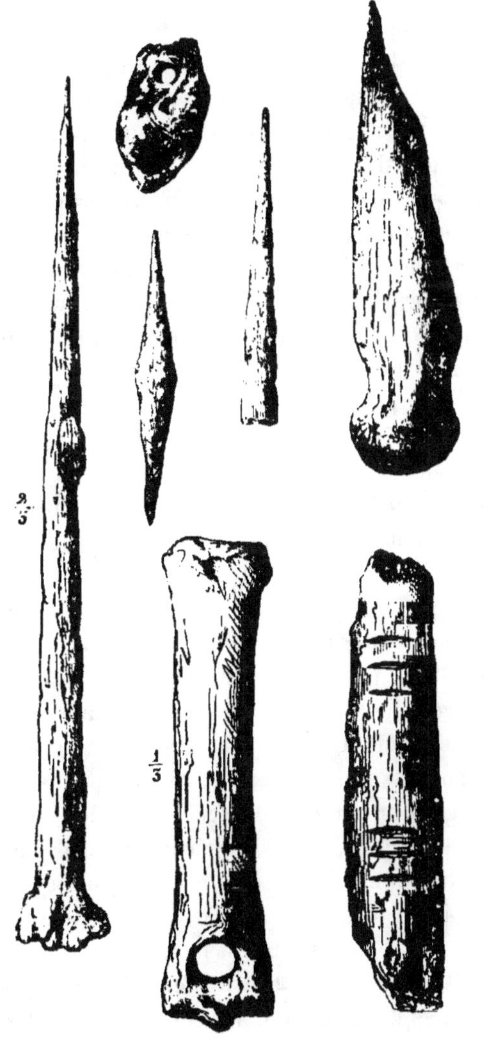

Fig. 49. — Os travaillés trouvés à côté du squelette.

(Tiré du *Magasin Pittoresque*.)

Enfin, je ne dois pas oublier de mentionner l'existence, au-devant de la bouche et des fosses nasales et à six centimètres environ, d'un sillon long de 8 centimètres, large de 4 et profond de trois et demi, rempli de fer oligiste en poudre, qui n'était autre, peut-être, que le contenu de quelque sachet autrefois suspendu au cou de l'homme de Menton. Or, ce fer que je n'ai jamais trouvé ailleurs, dans les grottes des Baoussé-Roussé, et par parcelles brillantes qu'à la surface des ossements humains d'adultes, et des *adultes seuls*, je le répète — car aucun des trois squelettes d'enfants que j'ai découverts dans ces grottes n'en porte la moindre trace — qu'à la surface aussi des armes en contact immédiat avec les dits ossements humains, à la surface enfin des objets de parure de l'homme, leur donnant à tous, par son oxydation, une coloration des plus prononcées rouge brique ou rouge brun, ainsi qu'un certain reflet métallique, ce fer, dis-je, devait certainement jouer un rôle important dans les coutumes funéraires de ces peuplades.

Mais avant d'examiner ici ces coutumes, absolument identiques pour tous les adultes, mais différentes pour les enfants, je dois vous dire quelques mots des conditions dans lesquelles j'ai trouvé non seulement les squelettes de ces derniers, mais encore ceux des autres sujets adultes.

C'est, ainsi que je le disais en commençant, dans la sixième grotte que j'ai découvert ces derniers :

1º L'un, à 3 m. 75 de profondeur au-dessous de la surface du sol, beaucoup moins complet que celui de la quatrième caverne ; les débris qui le constituaient ne représentaient en réalité qu'une faible partie de son ossature. Il gisait, comme celui-ci, en plein foyer du temps, étendu horizontalement sur le dos, dans le sens longitudinal de la caverne, dont il regardait l'entrée, la tête également un peu plus haute que le reste du corps. Ses ossements présentaient aussi, de même que ses armes en silex et ses parures de coquillages et de dents percés, la teinte rougeâtre à reflets métalliques résultant de l'oxydation du fer oligiste transformé en peroxyde de fer. Ses dents étaient rasées comme celles du pre-

mier squelette, mais cette fois un peu inégalement, et leur surface triturante présentait un léger degré d'obliquité de dedans
en dehors. J'ajoute que la longueur des fémurs (0 m. 53 à
0 m. 54) et des tibias (0 m. 42) indique un sujet de très grande
taille. Quant aux parures, — des bracelets aux coudes, aux poignets et au-dessus des genoux, — elles étaient formées de
coquillages percés appartenant à plusieurs espèces très différentes (*Cypræa, Buccinum, Nassa,* etc.)

2° L'autre squelette d'adulte — celui que vous voyez ici tel qu'il
a été rapporté de la grotte — se trouvait à droite du précédent,
un peu en avant et à 0 m. 15 au-dessous de lui, c'est-à-dire à
3 m. 90 de profondeur. La tête reposait sur le sol, comme chez le
squelette de la quatrième caverne, par la partie latérale gauche
du crâne et de la face, et le corps affectait aussi un décubitus
dorso-latéral gauche. La bouche était violemment ouverte, comme
dans un cri suprême ; la main gauche — la seule qui reste —
était comme crispée, les dernières phalanges étaient repliées
contre la face palmaire.

Comme pour les deux autres squelettes, les ossements de cet
homme étaient en place et dans leurs rapports anatomiques entre
eux, sauf quelques-uns de ceux qui constituent les membres inférieurs. Ces derniers, par suite d'un accident difficile à expliquer
tout d'abord, avaient subi une destruction plus ou moins considérable, partielle pour les uns, entière pour les autres, ainsi qu'un
déplacement des plus bizarres. Mais en l'examinant avec soin il
m'a semblé — et je crois pouvoir aujourd'hui encore et jusqu'à
preuve contraire persister dans cette opinion — que le cadavre de
cet homme avait été en partie déterré peu de temps après sa
mort, en l'absence des membres de la tribu et, en partie aussi, dé-
voré par quelque animal carnassier, tel que l'hyène, par exemple,
dont les fréquentes incursions dans la grotte m'ont été maintes
fois prouvées par les nombreux coprolithes que j'ai ramassés
à différents niveaux. Il m'a semblé aussi, d'après la position
des membres inférieurs, — position que j'ai absolument res-
pectée en dégageant le squelette et le faisant transporter à

Paris et qui est bien celle que vous pouvez constater ici, — il m'a semblé, dis-je, que ce qui restait de leurs os plus ou moins rongés, avait été, au retour des habitants de la caverne, religieusement recueilli et remis tant bien que mal auprès du cadavre.

Ce n'est là certainement qu'une simple hypothèse, mais elle me paraît des plus vraisemblables, basée qu'elle est : 1º sur l'ensemble des parties détruites ; 2º sur le déplacement des os des membres inférieurs, déplacement en opposition absolue avec tout le reste du squelette dont les pièces étaient dans leur position normale ; 3º enfin sur les traces, tout à fait indiscutables, des morsures de carnivore que l'on remarque notamment sur les fémurs et les tibias.

En tout cas, il ne m'est pas possible d'admettre l'hypothèse émise par mon savant collègue de la Société d'anthropologie, M. Emile Cartailhac, qui veut que les cadavres des hommes de Menton « aient été décharnés avant d'être l'objet de derniers soins. » D'après lui, leurs ossements auraient été dépouillés de leurs chairs par quelque procédé artificiel et rapide, tandis que les ligaments et les tendons qui maintiennent leurs extrémités articulaires dans leurs connexions naturelles auraient été respectés. Puis, le *squelette ainsi préparé* aurait été recouvert de vêtements et de parures, couvert de poudre rouge et probablement enfoui sous un léger linceul de terre et de cendres ossifères, etc. (1). Or, pour moi comme, je le crois aussi, pour tous les anatomistes, si le cadavre avait été ainsi décharné après la mort, nul n'aurait pu donner au squelette de la quatrième caverne, par exemple, l'attitude si naturelle de l'homme endormi qu'il présentait au moment de sa découverte et que reproduit ici avec la plus grande fidélité la figure 47, faite d'après une photographie prise dans la grotte même. J'y reviendrai, du reste, dans quelques instants, en vous parlant des rites funéraires des peuplades des grottes de Menton.

(1) *Emile Cartailhac.* — La France préhistorique.

Quant aux particularités les plus importantes du second squelette d'adulte de la sixième caverne, ce sont toujours les mêmes caractères crâniens et faciaux, les mêmes orbites rectangulaires, les mêmes dents, moins usées cependant que celles des deux autres adultes ; mais il est nécessaire de dire qu'ici nous avons affaire à un sujet plus jeune (25 à 30 ans environ) chez lequel la dernière molaire ou dent de sagesse n'est pas encore sortie de son alvéole. Enfin, je rappellerai encore et le platycnémisme des tibias et la longueur des membres inférieurs, longueur telle que la taille de cet homme devait atteindre 1 m. 95 à 2 mètres environ.

J'ajoute encore, au point de vue des parures, que la tête était couverte d'une résille de 89 coquillages percés et de quelques canines de cerf également perforées ; que des canines de Cervidé et des coquillages, au nombre de 162, appartenant à diverses espèces, lui formaient aussi, autour du cou, un véritable collier ; que les mêmes coquillages se rencontraient encore, mais moins nombreux, aux coudes droit et gauche ainsi qu'au poignet droit, formant bracelets. Par contre, il n'y avait aucun bracelet sur les membres inférieurs, — ce qui s'explique très bien par le déplacement des os — mais deux Cyprées (*Cyprœa lurida*) percées, l'une adhérant au fémur gauche, l'autre tout près du fémur droit.

Ces deux coquillages me paraissent avoir servi soit d'ornements, soit peut-être de quelque moyen d'attache, au niveau des cuisses, de la peau de bête dont cet homme était probablement revêtu.

Enfin, les ossements humains et les objets de parure étaient, cette fois encore, fortement colorés en rouge par la présence du fer oligiste, ainsi que la racine d'une dent d'ours trouvée tout près des os de la face. Avec ce squelette et à son niveau même, j'ai constaté l'apparition des premiers instruments ou armes en grès, mêlés à des silex taillés.

J'ajouterai que, plusieurs années après mon départ de Menton, en 1881, un autre squelette humain d'adulte a été trouvé dans la cinquième caverne, dans des conditions semblables. Ses ossements étaient également rougis par le peroxyde de fer ; malheureusement ils disparurent aussitôt après leur découverte, à l'exception d'un fémur et d'une partie du crâne représenté ici tel qu'il a pu être reconstitué (Fig. 50).

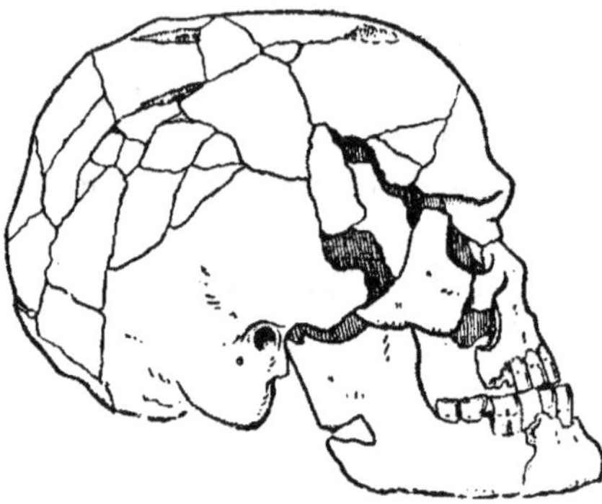

Fig. 50.— Crâne du squelette de la cinquième caverne.

Si je passe maintenant aux squelettes d'enfants trouvés au nombre de trois et dont les deux seuls bien conservés sont placés sous vos yeux, leur découverte nous montre ceci d'intéressant que les ossements d'aucun d'eux n'offrent la moindre coloration rougeâtre, la moindre trace de fer oligiste, mais qu'ils ont conservé leur teinte blanchâtre normale. Ils présentent aussi cette particularité, que les enfants dont ils proviennent ne portaient aucune parure, aucun costume, rien autre qu'un pagne de coquillages appartenant tous à une seule et même espèce la *Nassa* ou *Cyclonassa neritea*, celle-là même qui a servi exclusivement à former la résille de l'homme de la quatrième caverne. (Fig. 48).

Les deux squelettes d'enfants que vous voyez ici ont été trouvés dans la première grotte à 2 m. 70 de profondeur, au milieu même de la caverne et à 10 m. 50 environ de l'entrée, dans le sens de la longueur. Ces deux enfants étaient couchés côte à côte et absolument au même niveau, si bien que l'on est autorisé à supposer qu'ils ont dû mourir à peu près à la même époque et être inhumés ou mieux déposés sur le foyer de la caverne au même moment.

Leur squelette est à peu près entier, car il ne leur manque guère que quelques os des pieds et plusieurs pièces de la colonne vertébrale. Il est, comme vous pouvez le constater aussi, en bon état de conservation, sauf en ce qui concerne la tête de chacun d'eux, en partie écrasée. Enfin, ces deux squelettes sont d'âge un peu différent (5 à 6 ans pour l'aîné, 4 à 5 ans pour le plus jeune), et, par suite, de taille inégale. Leur position dans la caverne était celle que vous voyez ici, car j'ai enlevé, comme toujours, les squelettes avec le sol sur lequel ils reposaient en un seul bloc, lequel n'a subi depuis lors d'autre modification que d'être solidifié par M. Stahl, à l'arrivée à Paris en 1875 : décubitus dorsal, les bras allongés contre le corps.

Du troisième squelette d'enfant je n'ai que peu de choses à dire, vu son très mauvais état de conservation et la friabilité des os que j'ai pu dégager et extraire du sol. Il provient de la sixième caverne, où il gisait à un niveau supérieur de 4 ou 5 centimètres au deuxième squelette d'adulte, et, parallèlement à lui, à 0 m. 80 environ de distance. Il ne portait non seulement ni arme, ni parure, comme les deux autres enfants, mais pas même le moindre pagne, ou ceinture de coquillages ; et ses ossements ne présentaient non plus aucune trace de peroxyde de fer, par suite, aucune coloration rougeâtre.

Tels sont, en quelques mots, les six squelettes humains que j'ai trouvés dans les grottes de Menton et dont la découverte m'a permis d'étudier quelques-unes des coutumes de ces peuplades, et d'essayer de les reconstituer aussi véridiquement que possible, tout au moins quant aux rites funéraires.

V

Coutumes, faune et industrie.

Les coutumes funéraires qui me furent révélées à Menton pour la première fois par le premier squelette, m'ont été confirmées à deux reprises nouvelles, en 1873, par les deux autres squelettes d'adultes. Elles consistaient, soit à laisser le cadavre de l'homme là où il avait succombé et sans déranger en rien la position qu'il avait au moment de la mort, comme pour le premier squelette, soit à le déposer étendu, dans la grotte, sur son foyer d'habitation, la tête toujours un peu plus élevée que le reste du corps et les membres allongés, ainsi que j'ai trouvé le second et le troisième squelette d'adulte. Chez ce dernier, la tête reposait, comme celle du premier squelette, sur la partie latérale gauche du crâne et de la face, ainsi que vous pouvez le constater dans la vitrine autour de laquelle vous vous trouvez.

Cette inhumation, si on peut lui donner ce nom, avait lieu chaque fois sur le foyer d'habitation, foyer formé de cendres, de matières charbonneuses, de pierres calcinées, d'ossements d'animaux et de coquillages provenant des détritus journaliers, c'est-à-dire là où la famille avait vécu la veille, là où elle vivait encore, pour ainsi dire, le jour des funérailles, là où elle continuerait à vivre le lendemain, comme si rien n'était, c'est-à-dire dans un véritable charnier. C'est ainsi que j'ai retrouvé jusqu'à des débris de cuisine, des ossements d'animaux adhérant en certains points aux pièces mêmes du squelette.

Les grottes de Menton servaient donc à la fois d'habitation et de tombeau à ces peuplades : vivants et morts étaient couchés pour ainsi dire côte à côte dans la même caverne, ces derniers étant à peine recouverts peut-être de quelques pelletées de terre empruntée à la surface même du foyer. Et les débris quotidiens du repas, la viande putréfiée, les restes des hommes et des animaux s'accumulaient autour du foyer, comme de nos jours encore chez certains peuples sauvages ou primitifs.

Les hommes de Menton étaient donc inhumés, abandonnés ou déposés sur le sol dans les conditions que je viens de dire et non comme le suppose M. E. Cartailhac, mais vêtus peut-être encore d'une peau de bête ; car l'étude microscopique de parcelles de terre, prises au contact même des os en différentes régions de leur squelette, a permis de déceler nettement un certain nombre de poils d'animaux. En tout cas, les adultes étaient ornés de leurs parures de dents et de coquillages percés : couronnes ou résilles, colliers, bracelets aux bras, aux poignets et aux jambes. De plus, ils étaient entourés de leurs armes et de leurs objets précieux : poignard en os (Fig. 49), taillé dans un radius de cerf et posé en travers du front, assez haut pour supposer qu'il devait être planté dans la chevelure, et lames en silex à la base du crâne du premier squelette ; très belle lame en silex sur l'épaule du second squelette, enfin pointerolles en jaspe auprès du cou et fragments de pointes en os auprès du membre supérieur gauche du troisième squelette, sur les fémurs duquel se trouvaient aussi deux coquillages percés (genre Cyprée) destinés très probablement à orner la peau de bête qui lui servait de vêtement, ainsi que je le disais tout à l'heure.

Puis, ainsi paré, ainsi entouré de ses objets les plus précieux, le corps était recouvert — du moins pour les adultes — d'une couche de fer oligiste préalablement broyé et réduit en poudre qui, par l'oxydation, a donné peu à peu aux ossements humains et à tous les objets qui les environnaient immédiatement une coloration rouge brique des plus prononcées. Certains ossements où la couche de fer avait été plus épaisse, où l'oxydation n'avait pas été absolument complète, ont présenté lors de leur découverte et présentent actuellement encore à leur surface des points brillants qui ne sont autres que des parcelles de ce fer oligiste incomplètement transformé.

Cette coutume de couvrir le cadavre d'une matière ferrugineuse en poudre était donc bien un rite funéraire, rite spécial aux adultes dans les cavernes des Baoussé-Roussé, car je n'ai rien trouvé de pareil, je le répète, sur les ossements des trois enfants découverts dans ces mêmes cavernes, même sur ceux du plus âgé d'entre eux, rite enfin signalé depuis lors, en 1888, à Reymonden, près Chancelade (Dordogne), par MM. Féaux et Hardy.

La découverte des squelettes d'enfants n'a rien indiqué de particulier, si ce n'est que leurs cadavres avaient été déposés, vêtus encore de leur pagne de coquillages, sans armes ni outils quelconques, du moins pour deux d'entre eux, pour ceux qui gisaient côte à côte dans la caverne nº 1, car le troisième n'avait aucun vêtement.

Ceci dit sur les rites funéraires des habitants des grottes de Menton, il convient d'examiner à quelle race ces peuplades appartenaient. De par tous leurs caractères crâniens, aucun doute n'est permis, les hommes de Menton appartiennent à la race dite de Cro-Magnon, c'est-à-dire à une race de grande taille,— je rappellerai que mes trois adultes mesuraient 1 m. 85, 2 mètres et 2 m. 05 — de constitution athlétique ainsi que le démontrent et l'épaisseur des os et les rugosités d'insertions musculaires fortement accusées et remarquables surtout sur les fémurs du troisième squelette d'adulte ; enfin, à une race au crâne dolichocéphale, à la face large, au front largement ouvert, aux orbites rectangulaires, au nez étroit, à la mâchoire supérieure prognathe, à la mandibule forte, puissante, au menton proéminent, aux dents plus ou moins usées, mais toujours rasées.

Les hommes de Menton n'appartenaient pas à un peuple pasteur, mais éminemment chasseur ainsi que nous le prouve la quantité véritablement inouïe des restes d'animaux tués par eux, que j'ai extraits de ces cavernes. Le nombre des ossements, en effet, n'est pas moindre de *huit cent mille* trouvés de 1870 à 1875, et tous, je puis l'affirmer, comptés un à un. Cette masse énorme que je n'ai obtenue que grâce aux précautions que j'ai prises pour qu'il ne fût rien perdu et notamment au criblage de la terre des foyers, pour les os des plus petits animaux, m'a permis de constater une faune considérable. Celle-ci ne comprend pas moins, comme Vertébrés, de cent onze espèces différentes, soit 60 Mammifères, 2 Reptiles, 42 Oiseaux et 7 Poissons.

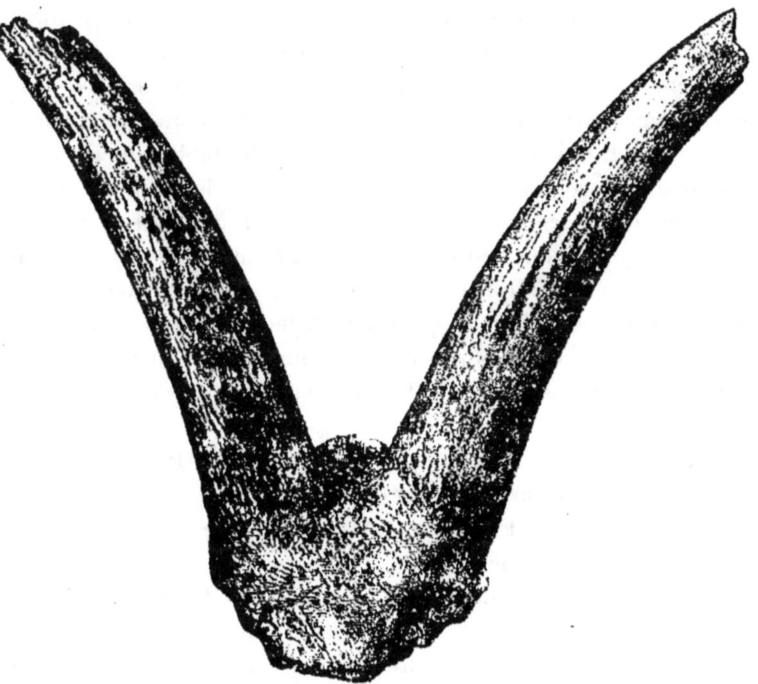

Fig. 51.— Crâne de *Capra primigenia*.

Les premiers comprennent des *Chéiroptères* (Chauves-Souris) ; des *Insectivores* (Hérisson et Taupe) ; des *Carnassiers* (trois espèces d'Ours, un Blaireau, un Glouton, plusieurs Canidés, des Mustéliens, le Putois, la Loutre, deux Hyènes différentes, le grand Lion des cavernes, la Panthère, le Lynx, etc.) ; des *Rongeurs* (Marmotte, Castor, Murins, Lièvre et Lapin) ; des *Proboscidiens* (un Eléphant) ; des *Pachydermes* (Rhinoceros tichorhinus, divers Équidés, plusieurs Suiliens) ; des *Ruminants* (six espèces de Cervidés, une Antilope, la Capra primigenia ou Chèvre primitive (Fig. 51), l'origine des chèvres actuelles (deux Bœufs différents) ; enfin deux *Cétacés* (genres Delphinus et Balœna).

Or cette faune est bien réellement quaternaire, ainsi que le démontre la présence notamment du Rhinoceros tichorhinus, de l'Eléphant, du Lion des cavernes et de l'Ursus speloeus. Ce sont les Carnassiers qui sont le plus nombreux comme espèces, mais non comme ossements, ce qui se comprend tout au moins par ce fait qu'ils ne devaient pas constituer la base de la nourriture de l'homme. Par contre, les Ruminants, bien qu'ils soient représentés seulement par onze espèces, ont laissé une immense quantité de débris (os, dents, bois et cornes) ; ce sont eux et notamment les Cervidés et les Caprins que l'homme chassait principalement pour son alimentation. Il en brisait et fendait les os, après avoir mangé la chair qui les recouvrait, pour en extraire la moelle dont il se nourrissait aussi et fabriquer ensuite des armes et des instruments. Ce sont donc les restes de repas qui ont amené cette accumulation aussi considérable d'ossements. De l'abondance des Ruminants, genres *Cervus* et *Capra*, nous sommes en droit aussi de conclure à l'existence, dans la contrée, de vastes forêts où ces animaux devaient vivre.

Quant au Renne, dont je n'ai jamais trouvé le moindre débris dans les grottes de Menton, son absence ne peut guère s'expliquer — attendu que ces grottes sont bien quaternaires — que par des conditions climatériques qui l'ont empêché de descendre le versant méditerranéen des Alpes.

Les Reptiles sont des Batraciens anoures : un Crapaud de très grande taille appartenant à une espèce disparue et une Grenouille.

Les Oiseaux sont aussi fort nombreux et c'est par milliers également que j'ai recueilli les ossements de certains d'entre eux, notamment des os de Gallinacés, genres *Columba* (Pigeon ramier, Biset et Tourterelle), *Tetrao* (Tétras à queue fourchue, Lagopède et grand Coq de bruyère), *Perdrix* (Bartavelle et Perdrix rouge), et des Palmipèdes, genre *Anas* (Pilet, Souchet, Morillon et Canard sauvage). Viennent ensuite les Passereaux et principalement le genre *Corvus* représenté par quatre espèces (Corbeau ordinaire, Freux, Pie, Geai) ; enfin, les Oiseaux de proie qui sont représentés par quatorze espèces, dont dix diurnes, genres *Aquila*, *Falco* et *Vultur* principalement, et quatre nocturnes, genres *Strix* et *Otus*, la Chouette surtout.

Si presque tous ces oiseaux appartiennent à des espèces encore actuellement vivantes, pour le plus grand nombre cependant l'aire géographique n'est plus la même aujourd'hui qu'aux temps quaternaires. Beaucoup d'entre eux ont émigré de la région des grottes de Menton par suite des modifications climatériques, par suite aussi du déboisement des montagnes et de la chasse de l'homme.

Quoi qu'il en soit, un grand nombre de ces oiseaux appartiennent à des espèces comestibles.

Les Poissons présentent plusieurs particularités curieuses. Ainsi, il est très bizarre de constater que des hommes, vivant dans des grottes situées au bord même de la Méditerranée, n'aient pour ainsi dire presque jamais pêché de poissons de mer, si j'en juge du moins d'après le très petit nombre de débris que j'ai trouvés, tandis que les coquillages marins, au contraire, sont en quantité considérable dans les grottes de Menton. Les seuls poissons dont quelques rares débris ont été mis au jour sont un Cténoïde (*Sciæna aquila* ou Maigre), le *Labrax lupus* ou Loubine, le Thon (*Thynnus*) et un Congre ou Anguille de mer.

Les Poissons d'eau douce, plus nombreux, appartiennent aux genres *Salmo* (Saumon) et *Trutta* (Truite). Ils sont représentés par un certain nombre de vertèbres, dont la plupart ont été percées pour être portées comme objets de parure, probablement en raison de leur rareté, et offrent, de même que les ossements humains et les coquillages percés, une teinte rougeâtre parsemée de points brillants, dus au fer oligiste.

Or, de la présence de vertèbres de Saumon dans les cavernes de Menton, c'est-à-dire d'un poisson qui n'existe pas dans la Méditerranée et qui n'a jamais été vu dans les fleuves qui viennent s'y décharger, qui ne descend même guère au delà du 42° degré de latitude, on doit conclure ou à des migrations assez lointaines des habitants des Baoussé-Roussé à certaines époques ou à des échanges commerciaux avec d'autres peuplades vivant dans des régions où elles étaient à même de pêcher ce genre de poissons : soit sur les côtes de l'Océan, soit sur le bord des fleuves qui y déversent leurs eaux.

Ces migrations ou ces échanges sont un fait que je retrouve pour certains coquillages, dont l'origine était fort lointaine et dont quelques spécimens ont été découverts aussi dans les grottes de Menton.

En effet, et pour terminer ce qui a trait aux animaux de ces grottes, je dirai que celles-ci m'ont donné une faune d'Invertébrés si considérable qu'elle comprend près de *quarante mille échantillons*. Elle est, de plus, si variée que je ne connais jusqu'à présent aucun foyer de l'homme quaternaire, si riche soit-il, qui ait fourni un aussi grand nombre d'espèces différentes. Le catalogue que j'en ai publié, il y a quelques années, ne comprend pas moins de *cent soixante-onze* espèces marines ou terrestres, fossiles et d'étages différents, ou vivant encore actuellement, tant méditerranéennes qu'océaniques. Ces différences d'origine sont un fait des plus intéressants que je crois devoir signaler ici, car il est une nouvelle preuve de ces échanges entre peuplades ou de ces migrations plus ou moins lointaines. Certaines coquilles fossiles proviennent, en effet, des couches fossilifères de la Perte-du-Rhône ; d'autres, comme le *Cerithium cornucopiœ*, proviennent, distance la plus proche, — et quelle distance pour des peuples préhistoriques — de Valognes (Manche).

Parmi les espèces vivantes et marines, 50 sont à la fois méditerranéennes et océaniques, 62 appartiennent exclusivement à la Méditerranée et 6 exclusivement aussi à l'Océan. Ces dernières ont donc dû être par conséquent importées aussi dans les grottes de Menton.

En résumé, si l'on essayait de tracer, d'après la provenance des coquilles fossiles et des coquilles récentes des cavernes — car les unes et les autres se retrouvent dans d'autres grottes soit de France, soit de pays étrangers, — la carte des relations commerciales, des voyages ou des migrations des hommes primitifs, on acquerrait la preuve que, comme certaines tribus américaines, les peuples anciens se déplaçaient en poursuivant les animaux auxquels ils faisaient la chasse. C'est ainsi, comme le disait, il y a quelques années, mon savant ami M. le docteur Fischer, aide-naturaliste au Muséum, c'est ainsi que les premiers habitants de la Belgique ont pu arriver jusqu'au bassin de Paris, que ceux de la Dordogne se sont aventurés au pied des Pyrénées, et jusque sur les bords de la Méditerranée ; j'ajouterai : et que ceux des grottes de Menton sont peut-être allés également sur les côtes de l'Océan, voire même jusqu'à Valognes, dans la Manche.

Quoi qu'il en soit de ces coquilles, les plus grandes ont servi à la nourriture de l'homme ; les autres, pour la plupart, ont été percées soit pour former des colliers, des bracelets ou des résilles, soit comme monnaies ou objets d'échange ; quelques-unes ont été à la fois des coquilles comestibles et des objets de parure. L'espèce la plus communément percée par l'homme est la coquille méditerranéenne connue sous le nom de *Nassa* ou *Cyclonassa neritea* (Fig. 48), et c'est par milliers que je l'ai trouvée dans les grottes de Menton. Elle a encore servi à tresser le pagne de coquillages des deux enfants de la première caverne ; c'est elle aussi qui prédomine dans les ornements des squelettes d'adultes. Mais ces dernières, à l'exemple des ossements humains et des vertèbres de saumons percées sont presque toujours colorées en rouge par le peroxyde de fer, de même aussi que les canines de cerf qui servaient également d'ornements aux hommes de Menton et avaient été percées aussi d'un trou rond parfaitement régulier.

Il est curieux de voir, à ce propos, combien certaines coutumes tout à fait primitives se sont perpétuées jusqu'à nos jours malgré le nombre de siècles écoulés. Ainsi cette canine du Cerf, qui faisait partie des colliers, bracelets, et coiffures surtout des hommes de Menton (Fig. 49) est encore aujourd'hui regardée, dans quelques circonstances, comme un objet précieux. En effet, dans certaines grandes chasses à courre, dès que le cerf est mis bas et avant la curée, l'un des piqueurs arrache immédiatement l'une des canines de l'animal et la remet de la part du souverain ou du châtelain, à l'hôte auquel il tient à faire honneur. Le fait m'a été raconté, en 1875, par le comte de Drée, alors vice-consul de France à Monaco, dont l'une des parentes, invitée aux chasses à courre de la cour d'Autriche, avait reçu un jour, des mains de l'empereur François-Joseph, la canine du cerf que l'on venait de prendre, et, l'ayant fait monter en or, la portait depuis en breloque. J'ajouterai que l'on peut voir, en ce moment même, aux campements de Buffalo-Bill, plusieurs Indiens de la troupe du colonel américain Cody porter, en guise de boucles d'oreilles, de grosses canines de Cervidé le (*Cervus canadensis*).

Je n'ai pas besoin de dire qu'à l'époque où vivaient les peuplades des Baoussé-Roussé, l'homme était bien loin encore de connaitre l'usage des métaux. Les seuls matériaux dont il savait tirer parti pour s'en fabriquer les armes, les instruments et les outils qui lui étaient nécessaires, étaient le bois, dont on ne retrouve aucune trace dans ses foyers, l'os, la coquille et la pierre. De cette dernière surtout il se servait, car si j'en juge par les débris de son industrie que j'ai pu recueillir, la proportion des objets en pierre (silex de toutes nuances, grès plus ou moins siliceux, calcaire, quartzite, aphanite, serpentine, eurite, jadéite, etc.) est de plus de 1,000 contre 1 en os.

Mais quelle que soit la nature de la roche à laquelle il avait recours, les principales formes qu'il lui donnait étaient celles : 1° de grattoirs simples ou doubles, instruments destinés à écorcher les animaux et à en préparer les peaux ; 2° de racloirs, de disques, de scies, de perçoirs, de lames, de poinçons, de pointes de trait, de flèches ou autres, de pointerolles dont quelques-unes sont extrêmement fines et servaient très probablement au tatouage.

J'ai trouvé aussi quelques percuteurs, quelques broyons en serpentine, en jadéite, en aphanite, qui avaient dû servir à écraser et réduire en poudre le fer oligiste notamment, dont on aperçoit encore les traces dans leurs érosions. J'ai trouvé aussi quelques silex à encoches plus ou moins profondes qui me paraissent n'avoir eu d'autre but que de servir à fabriquer les pointes en os, en les amincissant et les arrondissant.

Le nombre des outils et des armes en pierre que j'ai recueillis aux Baoussé-Roussé s'élève à *deux cent mille* ; je compte, bien entendu, dans ce chiffre non seulement les objets entiers ou brisés, mais encore les simples éclats.

Les silex taillés sont, à l'exception de quelques rares pièces, tous de petites dimensions, ce qui s'explique parfaitement par le petit volume même de la matière première. Ils sont pour la plupart très finement retaillés sur les bords et indiquent, de la part de l'ouvrier qui les fabriquait, une très grande adresse de retouche. Ils appartiennent beaucoup plus aux époques archéologiques connues sous le nom de magdalénienne et de solutréenne qu'à l'époque moustérienne, quoique un certain nombre de pointes affectent le type moustérien. Les grès taillés, au contraire, que j'ai trouvés dans les couches les plus inférieures des grottes de Menton appartiennent à cette dernière époque, bien que la faune soit absolument la même dans les couches les plus superficielles que dans les couches les plus inférieures, et qu'il n'y ait aucune démarcation dans les foyers depuis la surface des grottes jusqu'au sol primitif. Les grès taillés sont aussi de forme plus grande, la roche à laquelle l'homme de Menton les empruntait lui permettant de donner à ses outils les dimensions qu'il voulait.

Les habitants des Baoussé-Roussé ont commencé, dès leur arrivée dans la région, à se servir des grès en raison même de leur voisinage des grottes, jusqu'à ce qu'ils aient découvert les gisements contenant les galets de silex, de beaucoup préférables aux grès même siliceux par leur résistance plus grande et malgré leurs dimensions plus petites. C'est pourquoi je n'ai jamais trouvé les instruments et les armes en grès que dans les couches les plus profondes et dans les foyers les plus inférieurs.

Quant aux objets en os, c'est-à-dire à ceux qui ne peuvent réellement laisser aucun doute sur leur authenticité comme pièces travaillées et finies de main d'homme et non comme simplement ébauchées ou comme des pièces accidentellement produites par une simple cassure, ils sont relativement très rares ; ils n'atteignent même pas le chiffre de deux cents, trouvés par moi dans les grottes de Menton.

Ce sont des pointes de flèche (Fig. 49), de trait, de javelot, de lance, des poignards, comme celui qui se trouvait placé sur le front de mon premier squelette d'adulte (Fig. 49), des perçoirs, des poinçons simples ou doubles, quelques très rares aiguilles, deux petits racloirs, un couteau, quelques lissoirs, plusieurs sifflets fabriqués avec des phalanges de Cervidés, enfin un bâton de commandement ou insigne quelconque d'un chef (Fig. 49). Ce dernier objet n'est autre que le métacarpien principal gauche d'un Équidé d'assez grande taille, perforé intentionnellement près de son extrémité inférieure, un peu au-dessus des surfaces articulaires qui forment poulie, pour être porté suspendu.

Mais aucun des objets en os, armes, outils ou instruments, ne porte la moindre trace d'un dessin quelconque, à l'exception d'un fragment osseux sur lequel on aperçoit quelques traits assez confus, dont l'explication est très difficile. La peuplade des Baoussé-Roussé n'était donc nullement artiste, quoiqu'elle appartînt à la race de Cro-Magnon, à cette race qui a donné dans certaines stations des objets que l'on peut considérer, vu l'époque primitive à laquelle ils ont été faits, comme admirablement gravés. Et je n'ai à citer en tout que deux pièces :

1° Un fragment de côte de Ruminant gravé sur ses deux faces de nombreux traits assez superficiels compris entre deux lignes obliques et que, pour ce fait, on peut considérer comme indiquant peut-être des signes de numération et par suite comme quelque peu analogue à la taille des boulangers. On l'a regardé comme pouvant être une marque de chasse en raison de sa ressemblance avec une pièce de même nature trouvée autrefois par Edouard Lartet dans la grotte d'Aurignac et considérée comme telle.

2° Un fragment d'os long indéterminable, fendu et brisé, assez étroit, présentant deux séries de trois traits transversaux et parallèles, équidistants et profondément gravés dans l'épaisseur de sa table externe. Ces traits m'ont paru constituer une marque particulière, un signe distinctif de celui auquel l'objet appartenait (Fig. 49).

En résumé, les hommes des grottes de Menton, de même que ceux d'une station préhistorique que j'ai découverte, en 1872, dans les Alpes-Maritimes, au Cap Roux de Beaulieu, entre Villefranche et Monaco, qui m'a donné et la même faune et la même industrie, de même aussi que ceux des grottes du Mont-du-Château de Nice que j'ai également étudiées d'après les ossements recueillis bien avant l'exploration des Baoussé-Roussé, ces hommes, dis-je, appartiennent absolument, de par leurs caractères anthropologiques, à la race dolichocéphale de Cro-Magnon. Ils vivaient à l'époque quaternaire, géologiquement parlant, ainsi que le démontre d'une façon absolue la faune qui leur était contemporaine et dont j'ai trouvé les restes avec les squelettes humains, et, par suite, ce sont bien des hommes fossiles. Enfin, au point de vue de leur industrie, leur âge archéologique correspond à la fin du moustérien et au commencement du magdalénien.

VI

Explorations et découvertes diverses.

Mais cette race n'est pas la seule qui ait vécu aux temps préhistoriques dans les Alpes-Maritimes, et, si l'heure n'était aussi avancée, j'aurais voulu encore vous parler des hommes qui, à un moment donné, lui ont succédé dans la même région, cette race disparaissant, et dont plusieurs missions successives du Ministère de l'Instruction publique m'ont permis de découvrir et d'étudier les restes.

Ne pouvant donc m'étendre longuement sur ce sujet, je me bornerai, en vous présentant les objets les plus intéressants que j'ai recueillis dans ces recherches, à vous faire connaître les principaux résultats de celles-ci.

La région du département des Alpes-Maritimes que j'ai plus particulièrement étudiée est celle de l'arrondissement de Grasse, et notamment le territoire des communes de Saint-Vallier-de-Thiey, de Saint-Cézaire et d'Escragnolles. Elle est extrêmement riche en monuments préhistoriques tels que grottes, dolmens et camps retranchés. Les grottes que j'y ai fouillées sont au nombre de quinze, les dolmens au nombre de treize et les enceintes à gros blocs ou camps retranchés préhistoriques au nombre de treize également.

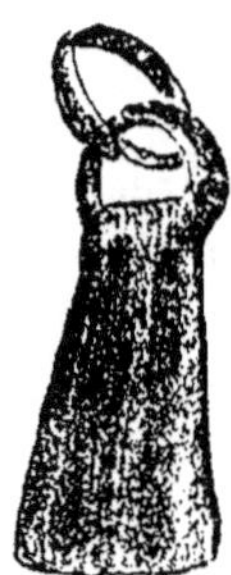

Fig. 52. — Pendeloque en bronze.

Ces divers monuments appartiennent pour la plupart à l'époque du bronze; et vous voyez ici quelques pièces spécimens qui le démontrent : tels, notamment, que perles, pendeloque (Fig. 52), et bracelets en bronze (Fig. 53). Les poteries qui les accompagnent sont bien celles de ce même âge, toutes généralement assez grossières, sans ornements pour la plupart ou grossièrement ornées. Avec ces objets en bronze et ces poteries, j'ai trouvé parfois, soit dans les grottes, soit dans les dolmens de,

la région, des haches polies, très petites pour la plupart, mais
très bien conservées, dont quelques-unes pourraient être considérées peut-être comme des haches votives. J'ai aussi rencontré
parfois, pour ne parler ici que des pièces principales, des dents
canines percées de petits carnassiers, du renard notamment,
qui servaient d'amulettes ou de bijoux, des dents canines
aussi de sangliers également percées dans le même but, ainsi
qu'une grosse perle en spath d'Irlande.

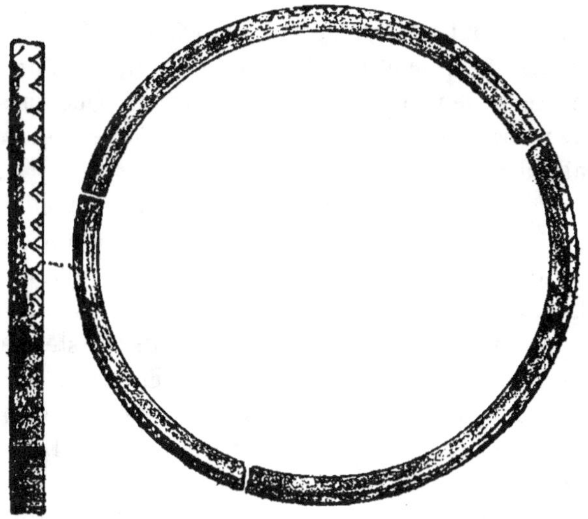

Fig. 53.— Fragments d'un bracelet en bronze.

Les différents monuments, dans lesquels j'ai presque constamment trouvé aussi des ossements humains en plus ou moins bon
état et en plus ou moins grand nombre, m'ont démontré l'existence de l'homme dans cette région des Alpes-Maritimes, à une
époque où les grottes lui servaient d'habitations, les camps de
refuges en cas de danger et de moyens de défense contre tout
ennemi se présentant, les dolmens enfin de tombeaux. Là encore
j'ai donc pu étudier toute la vie des hommes préhistoriques,

mais d'hommes appartenant à une race absolument différente
de celle des grottes de Menton, d'une race de petite taille et brachycéphale.

Les camps, plus ou moins vastes, sont tous entourés de murailles formées de gros blocs, véritables enceintes appelées autrefois cyclopéennes ; ils sont tous situés sur des mamelons généralement peu élevés et pouvant tous correspondre entre
eux. La plupart furent occupés plus tard par les Romains, et l'on
y retrouve fréquemment d'assez nombreux vestiges du séjour
qu'ils y ont fait.

Les dolmens sont en général petits et composés d'un vestibule,
qui commence à peine et qui finit tout de suite, et d'une chambre funéraire également de petites dimensions. Quelques-uns de
ces dolmens présentaient encore des traces du tumulus qui les
recouvrait autrefois.

Quant aux grottes, si un certain nombre d'entre elles mérite
réellement ce titre, il en est d'autres, au contraire, qui ressemblent absolument à de véritables puits s'ouvrant à fleur
de terre, dans lesquels on pénètre en sautant d'une hauteur
plus ou moins grande, notamment le puits d'Estève ou Trou
Camatte qui m'a donné de beaux bracelets en bronze, des pendeloques de même nature (Fig. 52 et 53), ainsi que des haches polies.

Je dois encore citer, parmi les grottes, celle des Deux-Goules,
remarquable par l'absence de l'homme et de son industrie et par
la présence d'animaux dont j'ai trouvé, comme vous pouvez le
voir ici, les squelettes presque entiers (Equidé, Cervidé, Caprin,
Félidé) ; la grotte Sauteron, dont vous avez aussi sous les yeux
les ossements d'animaux très bien conservés que j'y ai découverts ; elle est caractérisée aussi par l'absence de l'homme.

J'appellerai enfin votre attention sur une grotte située dans
une tout autre région des Alpes-Maritimes, dans le canton de
Sospel, la grotte de l'Albaréa, dans laquelle on ne pénètre qu'en
rampant et qui renferme, ce premier passage franchi, des chambres vastes et spacieuses.

J'ai fouillé cette grotte à deux reprises différentes et, chaque fois, elle m'a donné des résultats très intéressants. Dans l'une de ces chambres, la chambre supérieure, dans laquelle on pénètre en escaladant quelques gros blocs plus ou moins glissants, j'ai trouvé un véritable ossuaire humain, de nombreux squelettes d'individus de tout âge et des deux sexes, dont les ossements

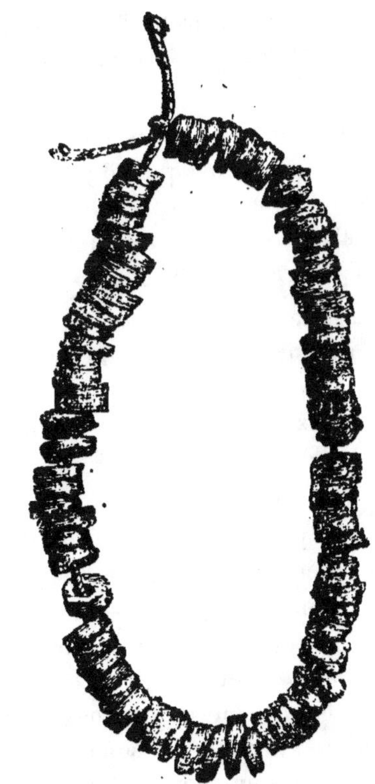

Fig. 54. — Bracelet de rondelles de coquillages percées.

étaient soudés plus ou moins fortement entre eux et dans la stalagmite. Ces squelettes appartiennent à une race brachycéphale semblable à celle des dolmens de Saint-Vallier et de Saint-Cézaire.

Dans la chambre d'entrée ou salle inférieure, j'ai mis à découvert une faune assez nombreuse représentée par le grand Ours des cavernes, dont j'ai recueilli la tête presque entière que vous avez ici sous les yeux, un Ours plus petit, le Loup, le Renard, le Chacal, l'Hyène, le Lion, le Lynx, la Marmotte, le Lièvre, le Rhinocéros, le Sanglier, le Cerf, une Chèvre intéressante par ses dimensions, dont voici le frontal surmonté de cornes énormes, et qui pourrait bien n'être autre que la *Capra primigenia* (Fig. 51).

Avec ces animaux j'ai trouvé plusieurs coquillages percés (coquillages méditerranéens) ainsi que 76 petites rondelles percées, taillées dans le test d'un coquillage assez épais ; elles avaient dû faire partie de quelque collier ou de quelque bracelet des hommes primitifs de l'Albaréa (Fig. 54).

J'ai recueilli aussi dans cette même salle, avec une quantité véritablement énorme de morceaux de poteries préhistoriques peu ou point ornées, grossières, une très belle pointe double en bronze, ainsi que deux petits cylindres de même matière, mais pas un seul silex taillé.

Je ne dois pas omettre, non plus, de citer une grotte située dans Nice même, presque au bord de la Méditerranée, la grotte Lympia, dont une première exploration — je compte y faire de nouvelles fouilles l'année prochaine — m'a donné, entre autres animaux, le *Lagomys*, un *Elephas* malheureusement indéterminable, plusieurs *Ruminants* et quelques *Oiseaux*. Si je n'y ai pas rencontré l'homme fossile, en tant qu'ossements, j'y ai trouvé, fait très intéressant, des produits de son industrie la plus ancienne, c'est-à-dire des haches en silex du type chelléen.

Voici, en résumé, ce que m'ont donné de nombreuses années d'explorations et d'études dans une région de la France vraiment bien intéressante et fort riche en documents préhistoriques, quelle que soit l'époque à laquelle appartiennent les monuments que j'ai fouillés. Dans cette région j'ai cru pouvoir comprendre les grottes de Menton, bien qu'elles appartiennent à l'Italie, en raison des quelques centaines de mètres seulement qui les séparent du sol français.

Je pourrais aussi vous parler des fouilles que j'ai faites dans d'autres contrées de la France : dans la Dordogne, où j'ai découvert, sur les bords de la Vézère, un nouvel abri sous roche de l'âge du renne ; dans la Charente, où j'ai exploré des grottes et des stations de plusieurs époques depuis le quaternaire et le moustérien jusqu'à l'âge du bronze ; enfin, dans Seine-et-Oise, où j'ai découvert, dans les bois de Chaville et de Fausses-Reposes, des ateliers de silex appartenant à l'âge de la pierre polie ; dans la Seine, où j'ai découvert aussi, dans le bois de Clamart, l'atelier préhistorique du Trou-au-Loup, où j'ai exploré et étudié les sablières quaternaires de Billancourt, du Perreux, de Nogent-sur-Marne, de Neuilly-sur-Marne, etc., fort riches pour la plupart en restes d'animaux (*Elephas primigenius, Rhinoceros tichorhinus, Cervus megaceros*, etc.) et en beaux silex taillés. Mais, ne voulant pas abuser de la bienveillante attention que vous m'avez prêtée et dont je ne saurais trop vous remercier en terminant, je me bornerai à faire passer sous vos yeux les principaux résultats de ces diverses explorations qui sont exposés ici dans la salle des Missions du Ministère de l'Instruction publique.

XIV° EXCURSION

—

VISITE DU LABORATOIRE MUNICIPAL DE CHIMIE

Le 18 septembre, nous visitâmes le laboratoire municipal de chimie à la Préfecture de Police.

Depuis la date relativement récente de sa création, l'éloge n'est plus à faire des immenses services qu'il a rendus à tous et qui l'ont fait si populaire. Grâce à lui, on peut maintenant savoir très exactement ce que l'on boit et ce que l'on mange, et cela sans aucune rétribution, pour Paris du moins ; l'envoi d'un simple échantillon et cela suffit. Aussi les fournisseurs le savent bien, et cette crainte est pour eux le commencement de la sagesse.

Nous fûmes reçus avec beaucoup de courtoisie par M. Girard, chef du laboratoire, qui nous fit assister aux différentes analyses de denrées alimentaires (vins, bières, sucres, sirops, farines. cafés, thé, etc.).

Nous entrâmes tout d'abord dans la salle Lavoisier, qui est réservée à l'analyse des farines. C'est dans cet article de production, hâtons-nous de le dire, que se rencontre le moins de fraude. M. Girard a certifié qu'il n'était pas dressé plus de trois procès-verbaux par an pour falsification de farines ou de pains. D'où l'on peut conclure que la boulangerie est le commerce honnête par excellence ; du reste, c'est une réputation établie que le pain de Paris est le meilleur de tous.

L'administration est, il est vrai, très rigoureuse à l'égard du boulanger ; elle le poursuit même lorsque son pain contient plus de 40 0/0 d'eau.

Les farines les plus mauvaises, faut-il l'avouer, sont celles que l'Etat et la Ville obtiennent par adjudications pour être employées dans les prisons ou dans les hospices. Dans ce cas, le personnel du laboratoire est un peu obligé de fermer les yeux.

Nous passâmes ensuite dans la salle Pasteur, où l'on s'occupe spécialement de l'analyse des vins. Très curieuse la physionomie de cette salle, avec ses cornues, ses séries d'appareils distillatoires, ses fourneaux. Ce n'est que grâce au matériel absolument remarquable que possède le laboratoire, que l'on peut mener les opérations assez vivement pour répondre aux besoins de chaque jour. Il faut songer en effet que plus de vingt et un mille échantillons sont envoyés chaque année au laboratoire municipal pour être analysés, et l'opération est loin d'être simple. Il faut, en effet, vérifier ce que le vin contient d'alcool, de plâtre, de matières colorantes, sucrées et minérales, etc., etc..

Il est établi que les vins du Midi contiennent généralement beaucoup de plâtre, et que les vins de Bordeaux et de Bourgogne n'en contiennent pas.

Dans la salle Würtz, des expériences ont été faites sur le lait et les matières grasses, telles que le beurre, le saindoux, l'huile. On a constaté au laboratoire municipal que la plupart des laits vendus à Paris étaient écrémés. Son administration s'en est même émue au point qu'elle a demandé de poursuivre l'écrémage ; espérons que cette permission sera accordée.

Pour reconnaître si le lait est falsifié, on extrait la crème, le beurre, le sucre de lait et les matières minérales. Afin de découvrir autant que possible le coupable, des agents prélèvent au hasard des arrivages dans les gares, pour la province, ou dans les vacheries mêmes au moment de la traite, pour Paris, des échantillons qui contrôlent la fourniture du producteur. Semblable prélèvement est fait dans les crèmeries au moment de la vente, ce qui surveille le débitant, dont le lait doit se retrouver identique au premier. Enfin, pour être sûr des intermédiaires, les voituriers, qui distribuent pendant la nuit les pots à lait à domicile, et à qui il serait bien facile d'allonger leur provision au moyen des fontaines des rues, certains agents postés à cet effet arrêtent de temps à autre leur voiture sur son parcours et comme précédemment prennent au hasard un ou deux litres sur sa provision.

A Paris, il y a une moyenne de dix-sept pour cent de mauvais lait ; les marchands emploient surtout le mouillage, mais les falsificateurs ne se servent plus aujourd'hui de farine ni de cervelle. On peut même dire que les émulsions au moyen d'huile de lin, de saindoux, d'oléine, que pouvaient faire redouter les nouvelles écrémeuses exposées au Champ de Mars, ne sont pas encore passées dans la pratique.

Pour les huiles, le laboratoire a constaté que l'on vendait actuellement beaucoup d'huiles de coton. Cette huile n'est pas dangereuse, mais on punit les falsificateurs à cause du tort que cette huile de coton fait à notre agriculture.

Quant au café, dont on fait une si grande consommation dans toutes les classes de la société, à lui la palme pour la sophistication. On ne se doute pas de ce que, sous forme de ces petites graines caractéristiques et à plus forte raison sous forme de café torréfié et moulu, on vend de haricots, de glands, de caramel et de marc de café. Il y a là une collection entière de flacons ayant chacun un produit différent, imitation fort habile, très engageante à l'œil, mais qui n'a jamais eu aucun point de contact avec le caféier même de loin. Les importations de graines authentiques ne sont même pas toutes acceptables ; une certaine quantité de café déjà épuisé ou avarié par l'eau de mer nous vient surtout de la Belgique et de la Hollande.

Nous descendîmes ensuite dans les caves où l'on analyse les couleurs que l'on introduit dans les vins, dans les sirops et autres liquides et celles que l'on applique sur ces jolis pantins, polichinelles ou pierrots des marchands de jouets. Ceux de ces objets qui peuvent être nuisibles sont détruits sur place et le parquet est aussitôt averti. Ce qui reste de tous les autres est réuni à la fin de l'année et distribué aux enfants pauvres de l'Assistance publique.

Nous avons remarqué aussi dans ces immenses caves des appareils pour recueillir le gaz, tout prêts à être employés au premier signal. En effet, arrive-t-il en un point quelconque de la ville un accident produit par des émanations malsaines, une fuite de gaz, un mélange toxique quelconque, plomb, oxyde de carbone, ou autre, la police téléphone immédiatement au laboratoire, qui séance tenante expédie sur le lieu de l'accident un de ses chimistes avec un appareil, qui emmagasinera une partie de l'atmosphère suspecte, et permettra ensuite, au moyen d'une analyse attentive, d'en déterminer exactement la composition intime.

Toutes ces expériences ont vivement intéressé les visiteurs, qui n'ont quitté le laboratoire qu'après avoir chaleureusement remercié M. Girard de ses savantes explications.

XVe EXCURSION

PROMENADE A LA SECTION DES PRODUITS ALIMENTAIRES

PRODUITS NATURELS OU PRÉPARÉS POUR L'ALIMENTATION

Dégustation.

Un des moyens de transport les plus goûtés par les touristes pendant l'Exposition fut celui des bateaux.

C'est qu'elle est bien pittoresque la traversée de Paris, entre ces deux rives sur lesquelles défilent, comme en un gigantesque album, les églises, les promenades, les monuments historiques, les palais connus du monde entier.

Tandis que la vue d'un pareil spectacle évoque dans l'esprit une foule de souvenirs plus ou moins anciens, on descend au fil de l'eau ce beau fleuve, qui bat de son flot courroucé les hauts murs des quais entre lesquels on l'a endigué. Sous l'étrave des mille navires qui le sillonnent, il se cabre avec les coquetteries d'un cheval qui sait qu'il appartient à un maître élégant. Ses petites vagues couvertes d'écume hérissent leurs crêtes d'un air rageur et, après avoir secoué quelque ponton ou balancé quelque frêle esquif, viennent mourir contre la rive, en éclaboussant le mélancolique pêcheur à la ligne ou le paresseux gavroche étendu au soleil.

Cependant, on se laisse doucement emporter vers cette seconde partie de sa course, où, délivré de toutes les entraves que lui a dressées la main des hommes, il s'élance radieux à travers les charmants cottages de Billancourt, Meudon, Boulogne et Saint-Cloud.

Mais ce n'est pas le jour de le suivre dans le cours folâtre qu'il s'est tracé si capricieusement sous ces rives fleuries et ensoleillées, où se mêlent si souvent à son doux murmure le chant joyeux des fauvettes et les frais éclats de rire des amoureux. Au moment où, à la pointe de l'île des Cygnes, on salue la charmante reproduction américaine de la fameuse statue de la Liberté de Bartholdi, qui semble placée là au milieu de la Seine comme une allégorie, on met pied à terre, car aujourd'hui la beauté de la nature, la poésie de la campagne cèdent le pas à l'attrait nouveau et fascinateur de la grande Exposition. Là, c'est la magnificence calme, mais immuable des forces de l'univers ; ici, c'est la splendeur non moins grandiose, mais beaucoup plus éphémère du génie humain ; ses jours sont comptés, et depuis longtemps l'impitoyable faux, que nul n'évite, aura passé à travers ces riches palais dont nous sommes si fiers, que là bas murmurera toujours le flot joyeux au milieu des fleurs, accompagnant le chant des oiseaux et les éternels serments de l'insouciante jeunesse.

Sur la rive que nous venons de longer, non loin du pavillon transatlantique, se dresse un grand bâtiment d'aspect coquet et riant, c'est le *Palais de l'Alimentation.* C'est là qu'on a groupé d'une façon générale tous les produits naturels ou préparés, que nous retrouvons sur nos tables et qui servent à entretenir notre vie de chaque jour.

« La destinée des nations dépend de la manière dont elles se nourrissent », a dit le spirituel auteur de la physiologie du goût. La destinée de la France n'a alors rien à envier à ses voisines, si nous en jugeons par la quantité innombrable et l'aspect séduisant de tous ces produits, qui, savamment rangés sous leurs brillantes vitrines, donnent au visiteur une assez exacte idée de ce que fut le supplice de Tantale.

Pour certaines branches industrielles même, telles que la panification, la fabrication des biscuits, des dragées, du chocolat, nous assistons à toutes les manipulations successives que l'on fait subir à la matière première avant de la livrer à la consommation.

Nous allons même plus loin, grâce à l'aimable attention des différents exposants, qui nous permettent de mettre leurs produits au pillage, nous goûtons à toutes ces gourmandises, et plus d'une petite main finement gantée a bravé sans hésiter, — *au nom de la science,* — les inconvénients de cette étude approfondie et pratique.

Pendant ce temps, un de nos plus distingués chimistes, M. Lecerf, mandataire de M. Poirier, avocat, qui avait généreusement accepté de nous piloter ce jour-là et qui en avait été empêché au dernier moment, nous initie aux différents mystères de tout ce qui se passe sous nos yeux.

Nous commençons d'abord par l'importante section de MM. Vaury, Olibet et Guillout, dont les noms sont connus de tous pour l'excellence de leurs biscuits.

Tandis que nous voyons pétrir la pâte, disposer celle-ci sur les moules aux formes variées et la livrer à la cuisson dans des fours spéciaux, d'où on nous la présente sous l'aspect de pains et de biscuits tous chauds et délicieux, nous apprenons ce qu'est la matière première, c'est-à-dire la *farine,* comment on l'obtient, les transformations qu'on lui fait subir, quels sont les produits qui l'accompagnent, leur emploi, etc., etc..

La farine (1).

La FARINE est le produit de la mouture du *grain* plus ou moins débarrassé de son enveloppe corticale qui est le SON.

La farine de froment est de toutes les farines la plus recher-

(1) J'utilise dans cette étude sur la *farine,* le *lait* et ses dérivés, et les différents procédés de *conserves,* les précieux documents qui m'ont été gracieusement remis par M. Poirier. Je le prie de vouloir bien agréer mes plus sincères remerciements.

chée, elle est la plus riche en principes nutritifs. Elle constitue à elle seule un aliment complet.

Deux éléments principaux entrent dans sa composition :

Le GLUTEN et l'AMIDON.

Sa puissance nutritive lui vient surtout du gluten.

En malaxant la farine sous un filet d'eau, jusqu'à ce que le liquide ait repris sa limpidité, après avoir entraîné avec lui toute la substance amylacée, il ne reste plus sur le tamis que le *gluten*, sous forme d'une matière d'un blanc grisâtre, très tenace, très élastique, insoluble dans l'eau et soluble seulement dans l'acide acétique.

A l'état sec et granulé, le gluten sert à faire des potages.

A l'état frais, on l'emploie pour enrichir la farine ordinaire destinée à la fabrication des pâtes dites d'Italie, telles que le macaroni, le vermicelle, les nouilles, etc., etc.

Enfin le gluten sert à fabriquer des pains, — exclusivement composés de cette substance, — et destinés aux diabétiques.

Quand on écrase le froment entre deux meules peu serrées, une partie du grain se réduit en farine.

L'autre, imparfaitement broyée, sort en granules arrondis plus ou moins fins qui représentent la partie la plus voisine de l'embryon du grain, et se trouve être la plus dure, la plus riche en gluten, et par conséquent la plus nourrissante.

Ces granules séparés du reste de la farine constituent le *gruau*.

On les vend à cet état imparfait de pulvérisation sous le nom de *semoule*.

Si on soumet le gruau à une nouvelle trituration on obtient la farine spéciale avec laquelle on fabrique des petits pains de luxe, dits pains de gruau.

L'avoine, dépouillée de son péricarpe (enveloppe extérieure) et concassée par une espèce de mouture, produit le gruau d'avoine et constitue la base de l'alimentation de certains pays, tels que l'Ecosse et l'Irlande.

Le maïs, amené par la mouture à la grosseur d'un grain de riz, prend aussi le nom de gruau dans les colonies où on le mange en guise de pain.

Le second élément constitutif de la farine est, nous l'avons dit, l'AMIDON.

Mais l'amidon est contenu dans un grand nombre de végétaux autres que le froment. — Seulement il change de nom selon le végétal qui le produit.

Il s'appelle *fécule*, s'il vient de la pomme de terre.

Tapioka, s'il est fourni par le manioc.

Sagou, s'il est extrait de la moelle d'une espèce de palmier des Indes, appelé le sagus farinaria.

De l'amidon, élevé dans les conditions déterminées par l'expérience à une température de 180, 200 ou 220 degrés, naît la *Dextrine* dont nous verrons tout à l'heure les multiples applications.

Porté à une plus haute température encore, l'amidon produit la *glucose*.

Et enfin, chauffé au contact de l'eau, il se gonfle jusqu'à représenter 30 fois son volume primitif et forme une gelée qui, desséchée, n'est autre que l'*empois*.

Ce que nous connaissons maintenant des propriétés de l'amidon et du gluten, nous permettra de nous rendre compte de la nature de ceux de leurs produits alimentaires, que nous rencontrerons sur notre route.

Le Pain.

Arrivons maintenant au *pain*.

Le pain est un composé de farine, de levain et d'eau.

Il est historiquement prouvé que les Egyptiens du temps de Moïse usaient du levain pour faire du pain.

Le patriarche Abraham aussi mangeait du pain, puisqu'il en offrit aux anges qui lui apparurent dans la vallée de Membré. Mais il y a doute sur la question de savoir si le levain lui était connu.

Le levain est dans la pratique un morceau de pâte fermentée.

Mêlé à la pâte nouvelle il donne lieu à un dégagement d'acide carbonique, qui la fait gonfler.

Le gaz emprisonné dans la masse y produit des vides, qui constituent l'*œil* du pain et qui le rend plus léger et plus facile à digérer.

A Paris, on sale la pâte à raison de 500 gr. de sel par 150 kil. de farine.

La température du four où l'on cuit le pain doit être de 300 degrés environ.

Mais on a remarqué que la température de l'intérieur de la pâte, autrement dit la mie, ne dépasse jamais 100° en raison du dégagement de vapeur qui s'y produit.

La partie extérieure du pain se dessèche complètement et atteint pour arriver à l'état de croûte une température de 200 degrés.

Outre le pain ordinaire, on fabrique des pains de luxe dits pains de gruau, — nous savons de quoi ils se composent.

Le *pain de dextrine* se fait avec des farines de première qualité auxquelles on ajoute 2 à 4 % de glucose.

Le *pain viennois* se prépare avec de la farine très blanche et un mélange de 3/4 d'eau et d'un quart de lait pour son pétrissage.

Dans une gamme inverse le *pain bis* se fait avec de la farine moins blutée que le pain blanc, pour lequel on emploie en général de la farine blutée à 30 %.

Le *pain de munition*, très nourrissant et très sain, est composé de farine blutée seulement à 20 %.

Enfin, pour l'usage de la marine et des troupes en campagne, on confectionne un pain spécial, moins sujet à s'altérer que le pain ordinaire, vous avez nommé le *biscuit*.

Ce produit est fabriqué dans les conditions normales de tout autre pain, seulement la pâte en est plus ferme et on ne le sale pas. Il est cuit sous la forme de galettes carrées, découpées mécaniquement et percées de quelques trous pour faciliter l'évaporation de l'eau et le dégagement des gaz, et par là éviter le soulèvement de la croûte.

Il subit d'abord une cuisson de 15 à 25 minutes dans un four médiocrement chauffé, après quoi il est placé dans une étuve où sa dessiccation s'achève.

Il serait très intéressant de suivre la manutention du pain fait à la main ou confectionné par des procédés mécaniques, mais ce sujet nous entraînerait trop loin.

Le *pain de soja*, préparé par M. Lecerf au moyen de la farine d'un haricot du Japon (glycine hispida), aujourd'hui très culti vé dans certains pays de l'Europe et en particulier en Hongrie, depuis 1875, présente ceci de particulier qu'il contient extrêmement peu de fécule, tandis qu'il renferme au contraire une très grande quantité de matières azotées. Grâce à cette heureuse composition, il est à poids égal plus nourrissant que la viande elle-même, et son manque d'amidon le rend précieux pour l'alimentation des diabétiques, qui peuvent l'alterner avec le pain de gluten.

Quant au *pain d'épice*, dont nous rencontrerons nombre d'échantillons, il se fait avec de la farine de seigle et du miel, auxquels s'ajoutent des épices dont les combinaisons varient à l'infini.

Nous arrivons maintenant au lait et à ses produits, c'est-à-dire aux beurres délicieux de nos fermes de Normandie, de Picardie, de Bretagne, et aux différents fromages Neuchâtel, Hollande, Parmesan, Gruyère, Roquefort, etc., qui, soigneusement enfermés sous leurs vitrines, peuvent être à loisir contemplés sans aucun des inconvénients qui leur sont malheureusement inhérents. Chacun de ces aliments a sa petite histoire particulière, assez généralement inconnue, sur laquelle il est peut-être intéressant de jeter un coup d'œil.

Le lait.

On a défini *le lait* le plus complet des aliments connus.

A toute époque, il a effectivement occupé une très grande place dans l'alimentation de l'homme ; et nous savons tous, — ne fût-ce que par l'expérience personnelle que nous en avons faite, il y a plus ou moins d'années, — qu'il est la nourriture exclusive de l'enfant.

Vu au microscope, le lait se présente comme un liquide presque transparent, dans lequel flottent d'innombrables gouttelettes graisseuses ou butyreuses, dont la grosseur varie entre 271 et 406 cent millièmes de millimètre.

Abandonné à lui-même, dans un lieu frais, le lait se divise, spontanément, en deux couches bien distinctes.

L'une, *celle qui surnage* est un liquide épais d'un blanc mat, tirant parfois sur le jaune, c'est la *crème* qui est constituée surtout par les globules graisseux dont le microscope nous a révélé l'existence.

L'autre, la *couche inférieure*, est d'un blanc un peu bleuté. Plus dense, quoique plus fluide, elle est bien moins onctueuse. C'est le lait écrémé, qu'on appelle à la ferme, *le lait de beurre*, lorsqu'on l'a débarrassé de la couche de crème qui le couvrait.

Le système le plus simple et le plus universellement employé pour obtenir cette séparation est le système dit du *Holstein*, qui était à peu près le seul auquel on avait recours dans le Danemark, pays où la production du beurre a toujours eu une extension considérable. Ce système consiste à placer le lait dans des cuves, où on le laisse reposer jusqu'à ce que la crème soit montée ; on enlève celle-ci soit par décantation sur des tamis spéciaux, soit avec des cuillères destinées à cet usage.

Cette méthode, toujours employée par la petite production, présentait de graves inconvénients pour la grande industrie. Le rendement était faible ; de plus, pendant les chaleurs de l'été, il était très difficile d'obtenir des produits satisfaisants et uniformes ; enfin, le lait maigre aigrissait très rapidement, ce qui occasionnait des déchets considérables.

Pour ces motifs, on substitua à cette pratique le système du *refroidissement*, en faisant passer un courant d'air assez vif à la surface du lait, ou plus simplement en plaçant les bidons qui le contenaient dans des récipients à glace.

Malgré les avantages retirés de ces différents perfectionnements, on tend de plus en plus à les abandonner complètement dans les grands centres pour les remplacer par le système *centrifuge*. Ici, en effet, on peut écrémer le lait immédiatement après la traite ; séance tenante, sans avoir à attendre, on recueille la crème ; le rendement est plus considérable, et le lait maigre n'a pas le temps de fermenter.

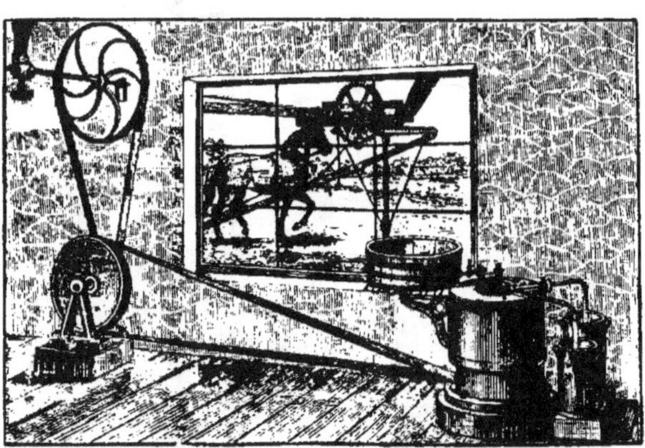

Fig. 55. — Ecrémeuse de Burmeister et Wain mue par un manège.
(Communiquée par M. J. Hignette, ingénieur-mécanicien.)

Un cylindre monté sur pivot est placé dans un récipient ; à la partie supérieure, se trouvent deux tubes séparateurs qui se terminent dans l'appareil par deux becs recourbés et effilés, placés dans des conditions spéciales. Le lait arrive dans le cylindre d'une façon continue, au moyen d'un entonnoir à longue tige. Un mouvement de rotation rapide est actionné soit par des pé-

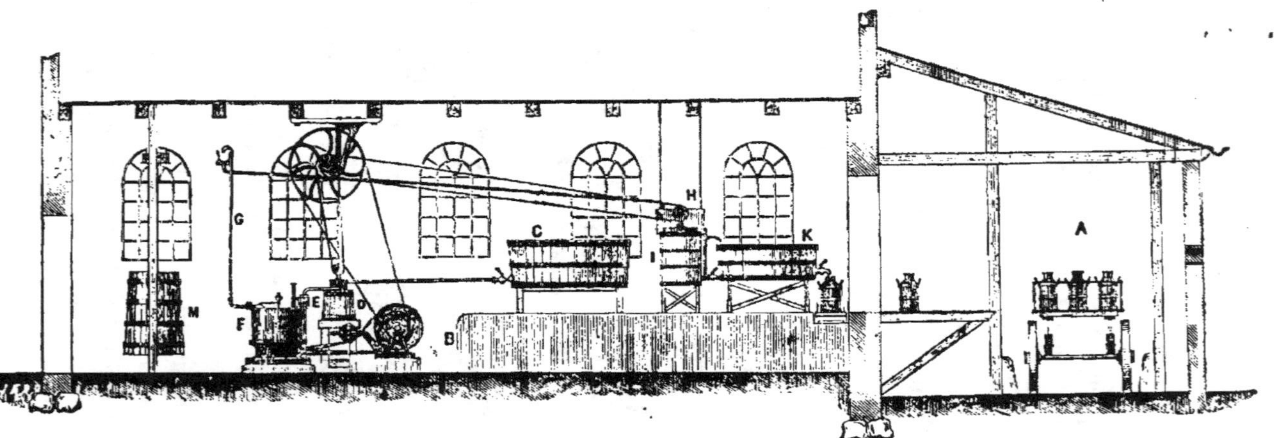

Fig. 56. — Installation d'une crémerie automatique.

(Communiqué par M. J. Hignette, ingénieur-mécanicien.)

dales pour les petits appareils, soit par un moteur pour les grands. Sous cette action, on voit aussitôt la crème s'écouler d'un côté et le lait maigre de l'autre. Le tube à crème est immobile, tandis que le tube à lait peut être déplacé horizontalement au moyen d'une vis à main. Grâce à celle-ci, on peut augmenter ou diminuer à volonté la quantité réciproque de lait ou de crème.

Dans les circonstances ordinaires, on prend un cinquième comme crème, laissant par conséquent une quantité quatre fois plus grande s'écouler par le tube à lait ; si l'on veut une crème très épaisse, on augmente l'écoulement du lait écrémé proportionnellement (1).

Grâce à l'aimable obligeance de M. Hignette, le savant directeur de la fabrique bien connue du boulevard Voltaire, de qui j'ai obtenu ces principaux détails, il m'est possible de montrer une de ces écrémeuses centrifuges Burmeister et Wain, fort remarquées à l'Exposition, et d'en montrer la disposition ingénieuse, qui permet d'écrémer de grandes quantités de lait d'une façon automatique, en supprimant pour ainsi dire la main-d'œuvre.

Le lait amené dans la voiture A est versé dans le réservoir C ; de là il coule naturellement dans le réchauffeur D, qui lui donne la température nécessaire à l'opération et le verse ensuite dans l'écrémeuse. Le lait écrémé remonte seul dans le tuyau G vertical ; au moyen d'un autre tube ou d'une gouttière un peu inclinée, on l'amène dans l'appareil à pasteuriser I, où il subit une sorte de bain-marie à la vapeur qui l'empêchera de s'altérer trop promptement et d'où il est versé dans un baquet K. On le recueille alors en pots pour le recharger sur la voiture A.

La crème est reçue à part et traitée dans la baratte M. Si le lait écrémé est destiné à la fabrication des fromages, on peut aussi bien l'envoyer dans la fromagerie que de le faire revenir à la voiture A.

(1) Pour plus de détails sur ce sujet, voir le *Rapport sur l'industrie laitière à l'Exposition universelle de 1889*, par le D* Crouigneau, dans les Bulletins et Mémoires de la Société de Médecine pratique de Paris, n° 19, du 1** octobre 1889.

Ainsi qu'on le voit, le travail se réduit simplement à verser le lait doux dans le réservoir et à tirer le lait écrémé dans les seaux ou dans les pots.

En battant la crème, *mélée ou non* à la masse du lait, on obtient le *beurre*.

En laissant le lait, *écrémé ou non*, exposé à l'air libre, il subira une fermentation particulière, appelée fermentation lactique, deviendra fortement acide au goût et à l'odorat, et finira par se coaguler en partie sous l'apparence d'une masse *blanche, molle, floconneuse*, nageant dans un liquide d'un jaune verdâtre.

La portion coagulée est le *caillé* que nous verrons tout à l'heure se transformer en *fromage*.

Le liquide séreux dans lequel flotte le caillé, n'est autre chose que *le petit lait*.

Dans la pratique, on accélère la formation du caillé, en versant dans le lait quelques gouttes d'un acide quelconque, ou mieux encore une certaine dose de présure qui peut coaguler en peu de temps 3,000 fois son volume de lait.

Beurre.

L'usage du *beurre* dans l'alimentation humaine est relativement récent, celui du fromage remonte à la plus haute antiquité.

Homère, Aristote, Euripide, Théocrite ont dans leurs œuvres diverses parlé du lait et du fromage, jamais du beurre.

Virgile, dans sa première églogue, fait offrir par le berger Tityre au malheureux Mélibée des châtaignes et du « *lait pressé* », prononcez du fromage blanc. Il ne fait aucune mention du beurre qu'il ne connaissait pas d'ailleurs.

Il faut arriver jusqu'à Pline le naturaliste, pour savoir que, de son temps, le beurre était un mets estimé parmi les *barbares*, d'où nous sommes autorisés à conclure qu'il n'était pas apprécié des Romains.

C'est donc aux anciens Germains, aux Celtes, qu'il faut attribuer la découverte du beurre ; mais ce serait une grave erreur de croire qu'ils l'ont dès le principe considéré comme une substance alimentaire. C'était pour eux un onguent et rien de plus, destiné à panser les plaies et les blessures en général. L'inspiration d'en faire une denrée n'est venue que par la suite. C'est probablement quelque infirmier avisé de l'époque, qui a confectionné la première tartine.

Le plus original des procédés de fabrication du beurre n'est certainement pas le plus ancien.

Alexandre Dumas raconte quelque part que pendant un voyage qu'il fit en Espagne, il ne trouva d'autre moyen de se procurer du beurre vraiment frais que d'attacher une bouteille à moitié pleine de lait au cou de sa mule. En arrivant à chaque étape, il cassait la bouteille et se complaisait dans la dégustation d'un beurre qui lui semblait d'autant meilleur qu'il était le résultat de sa propre industrie.

Ce procédé fait plus d'honneur à l'esprit fécond du grand romancier qu'à la douceur du pas de sa bête.

En règle générale la *baratte* est l'instrument le plus ordinairement employé pour la fabrication du beurre.

On s'est longtemps servi, sous ce nom, d'un appareil, qui ne différait pas sensiblement de celui qu'employaient les Celtes et les Germains du temps de Tacite. — Il fallait quelquefois plusieurs heures pour n'obtenir que des résultats très imparfaits.

Il a été imaginé depuis un grand nombre de barattes perfectionnées. C'est la baratte du major suédois *Stiernsward* qui a été le point de départ de progrès nouveaux et considérables dans cet ordre d'idées.

Le lait *non écrémé* étant versé dans la baratte ; au bout de quatre minutes, le beurre était formé. Soumis à un second, puis à un troisième barattage, pendant le même espace de temps, il donnait à chaque opération une quantité moindre de beurre, mais pouvait être considéré, après le troisième barattage, comme étant complètement épuisé de tout principe butyrique.

Il serait certes fastidieux d'énumérer les particularités de tous

les systèmes imaginés pour extraire le beurre du lait ; les spécia-
listes et les amateurs ont pu les étudier à loisir dans les galeries
de l'Exposition.

Il y a lieu de supposer que si Alexandre Dumas les avait connus, il se serait dispensé de mettre son lait en bouteilles et de
faire trotter sa mule.

Dès que le beurre sort de la baratte, il est égoutté, malaxé,
comprimé, lavé pour séparer le petit lait ou les parties caséeu-
ses qui peuvent adhérer encore, mais malgré toutes les précautions, il ne peut se conserver frais au delà de quelques jours à
moins qu'on n'y ajoute du sel.

Parmi nos meilleurs beurres de France, il faut citer en première ligne ceux de Gournay et d'Isigny, qui en raison de leur
finesse sont expédiés sans sel par mottes de 50 ou 100 kilog. sur
le marché de Paris et vendus pour être consommés frais.

Le beurre de Flandre, qui a sa célébrité, est salé en plein sel,
c'est-à-dire à la dose de 60 gr. pour mille.

Le beurre de Bretagne, non moins apprécié des amateurs, ne
se sale généralement qu'à demi-sel, c'est-à-dire à raison de 30
grammes par kilo.

En Hollande, ce n'est pas le beurre qu'on sale, c'est le lait dont
il doit sortir, auquel on mêle 100 grammes de sel par chaque
kilo de beurre qu'il doit produire.

Le sel, par ce procédé, s'incorpore beaucoup mieux, dit-on, au
beurre, tout en le salant moins, puisqu'il reste en grande partie
en dissolution dans les résidus liquides de la fabrication, mais il
le conserve tout aussi bien.

Dans quelques pays de la Grande-Bretagne, on ajoute au beurre
pour le conserver, toujours dans la proportion de 60 grammes
pour mille, un mélange composé de une partie de sucre, une
partie de salpêtre et deux parties de sel.

Le beurre ainsi préparé se conserve frais deux ou trois ans,
dit-on encore.

Chevreul, avant de devenir le doyen des Etudiants, avait fait l'analyse du beurre qu'il considérait comme la matière grasse, *la plus riche en margarine*.

Ce mot, qui n'était connu autrefois que par les savants, sert aujourd'hui à désigner sur nos marchés un produit qui s'y présente comme un équivalent du beurre.

Ce produit figure ici exposé parmi les substances alimentaires, dans d'élégants petits paniers ornés de faveurs, qui semblent inviter à la consommation et dont on a gracieusement distribué une certaine quantité aux dames. Il n'est donc pas sans intérêt d'étudier le nom et la chose.

Qu'est-ce que la margarine et comment la fabrique-t-on ?

La *margarine* est une substance contenue en plus ou moins grande quantité dans la graisse de tous les animaux. Ordinairement, aussitôt que les bœufs sont abattus, on en porte la graisse à l'usine destinée à la transformer.

Cette graisse, préalablement épluchée et expurgée de toute parcelle de chair ou de fibres inutiles, est mécaniquement broyée et soumise à une fusion au bain-marie, qui en dégage la stéarine et l'oléine qu'elle contient.

Ces deux principes amalgamés ensemble par leur fusion sont refroidis et soumis par couches minces, séparées par des plaques de tôle, à une pression hydraulique qui a pour effet d'exprimer *l'oléine*, qui est recueillie pure de tout mélange dans des récipients ad hoc, et de convertir la *stéarine* en tablettes de trois ou quatre millimètres d'épaisseur, qui vont suivre une autre destination.

L'oléine ainsi obtenue est livrée alors à la baratte dans laquelle on a versé une certaine proportion de lait de vache non écrémé.

Les deux margarines, celle du lait et celle de l'oléine, se confondent dans cette opération et le produit qui sort de la baratte est, comme le beurre ordinaire, égoutté, malaxé et livré au commerce soit à l'état frais, soit salé à demi-sel.

L'Angleterre, l'Allemagne, la Hollande, l'Amérique fabriquent et consomment pour leur alimentation des quantités énormes de ce produit, dont le débit quotidien à Paris peut être évalué, d'après certains renseignements, à 3 ou 4,000 kilogrammes.

Fromages.

De la préparation du beurre à celle du *fromage*, il n'y a qu'un pas.

Mais on est en présence d'une telle quantité d'espèces diverses de fromages, qu'on se perdrait dans le nombre, si on ne les classait par catégories.

Dans la première, se rangeront les *fromages mous*.

Dans la seconde, les *fromages à pâtes pressées*.

Dans la troisième, les *fromages cuits*.

Fromages mous. — Les *fromages mous* sont frais ou salés :

Frais, ils ne sont autre chose que du caillé, égoutté sur des claies ou dans des corbeilles garnies de linges, pour essuyer ou laisser écouler le petit lait.

Tels sont les fromages à la crème, ceux de Viry, Montdidier, Neuchâtel et autres en quantité, connus sous le nom de la propriété ou du propriétaire qui les produisent :

La préparation du fromage mou *salé* est un peu plus compliquée.

Prenons comme type le fromage de Brie, par exemple, un des produits les plus estimés de cette catégorie.

Pour les rendre plus gras, plus onctueux, on ajoute au lait chaud de la traite du matin *la crème* de la traite du soir de la veille.

On élève à 30 ou 36 degrés, à l'aide de l'eau chaude, la température de ce mélange, dans lequel on introduit alors la présure.

Le caillé formé, on le met dans un moule, on le presse à plusieurs reprises, puis on le sale en le frottant avec du sel fin sur les deux faces, et enfin on le laisse sécher.

Mais, dans cet état, le fromage n'aura pas encore acquis toute sa saveur, il faut l'*affiner*.

On empile alors les formes sur des couches alternées de menue paille, dans un tonneau défoncé placé en un lieu frais sans être humide.

Le fromage s'y *ressuie* et y acquiert tout le degré de délicatesse dont il est susceptible.

C'est de cette manière, ou à peu près, que se préparent les Marolles, les Livarot et tous les autres spécimens analogues.

Pâtes fermes et pressées. — Les *fromages à pâte ferme et pressée* ont pour type le fromage de Hollande et le Chester.

Selon les usages locaux, le lait écrémé ou non étant coagulé on divise la masse du caillé à l'aide d'une cuiller de bois — on laisse reposer cinq minutes pour recommencer l'opération, on laisse reposer de nouveau ; on enlève le petit lait, avec une écuelle de bois.

La pâte est alors placée dans une forme toujours en bois, percée d'un trou au fond pour laisser égoutter le petit lait ; pendant dix à quatorze jours, on l'y tourne et retourne, en la saupoudrant de sel fin à chaque reprise. Le pain replacé dans un nouveau moule subit une pression qui dure en raison de son volume et qu'on maintient un temps plus ou moins long.

Le séchage demande quelques semaines ou quelques mois et le produit est prêt à être livré à la consommation.

Fromages cuits. — Le Gruyère et le Parmesan représentent enfin les fromages cuits.

Ce n'est point à Parme, ni dans les environs de cette ville que se fabrique le Parmesan, c'est dans la campagne de Lodi. Il usurpe donc un nom qui n'est pas le sien.

Quant au Gruyère, il se fabrique, non seulement en Suisse, mais aussi dans nos départements de l'Ain, des Vosges et du Jura. Ce n'est donc pas un fromage étranger.

Le Gruyère se vend sous trois étiquettes :

Il est *gras*, si le lait n'est pas écrémé du tout ;

Demi-gras, selon que la moitié du lait seulement qui entre dans sa composition est écrémé ;

Maigre enfin, s'il y a écrèmement complet.

Le lait, porté à la température de 25 degrés, étant coagulé et égoutté, la matière caséeuse est divisée en morceaux de la grosseur d'un pois, puis transformée en pulpe au moyen d'un instrument appelé *brassoir*, qui décrit dans la masse un mouvement de rotation irrégulier.

Tout en brassant la préparation, on la place sur le feu, de façon qu'en 25 minutes, la matière ait acquis une température de 33°. A ce moment, on repose la chaudière sur le sol et l'on continue à brasser un quart d'heure.

Au bout de quelques minutes d'arrêt, le fromage se dépose sous forme de grumeaux, au fond de l'appareil ; on le jette sur une toile pour qu'il s'égoutte encore, après quoi on le met en moules qu'on soumet à une pression convenable.

Au sortir de la presse, il passe au séchoir ; on l'y saupoudre de sel très fin et très sec, et il est prêt à entrer dans la consommation.

Voilà pour les fromages au lait de vache.

On fait des fromages avec le lait de chèvre mêlé au lait de vache. Ils sont connus sous le nom générique de fromages de Gex.

Le lait de brebis produit également diverses espèces de fromages dont le plus connu est certainement le Roquefort.

On a dit et imprimé que le fromage de Roquefort était le résultat de la combinaison du lait de vache et du lait de chèvre, c'est là une erreur matérielle qu'il importe de rectifier.

Le fromage de Roquefort est un fromage au lait de brebis : il doit ses qualités aux herbages maigres, mais savoureux des montagnes du Larzac, où dans le principe vivaient exclusivement les brebis qui le produisaient.

Sa préparation particulière et l'introduction, dans sa pâte, de pain moisi qui forme les veines bleues qu'on y remarque, ne sont pas étrangères à la supériorité qu'on lui reconnaît. Enfin il doit aussi son renom aux propriétés exceptionnelles des caves de Roquefort où on le dépose pour l'affiner dans des conditions absolument inusitées pour la préparation des fromages en général.

Le temps ne nous permet pas d'en dire plus à ce sujet, et nous allons aborder l'étude des conserves alimentaires.

Les conserves.

Dès que la matière organisée est soustraite aux lois de la vie, les parties qui la composent se désassocient, se désagrègent de telle sorte, qu'à la fin, il ne reste plus rien de la substance organique.

Les agents de l'altération ainsi survenue sont : *la chaleur*, *l'humidité*, *l'air atmosphérique*, ou, pour mieux préciser, *le gaz oxygène*, qui est un des éléments de l'air.

Si donc on parvient à soustraire la substance à conserver, animale ou végétale, à l'influence d'un de ces agents, on retarde indéfiniment sa décomposition.

Le froid. — Le géographe *Balbi* raconte que sur le marché d'hiver de Saint-Pétersbourg, on voyait d'énormes pyramides formées de corps d'animaux entassés les uns sur les autres.

Bœufs, porcs, moutons, volailles, gibiers de toutes natures expédiés par traîneaux des parties les plus éloignées de l'Empire, et tués par conséquent à des époques plus ou moins reculées, offraient des chairs qui conservaient toute la fraîcheur, les couleurs et les apparences qu'elles présentaient au moment où la vie venait de les abandonner.

Les poissons surtout semblaient à peine sortis de l'eau.

Tout cela était dur, tout cela était gelé.

Et si l'on voulait dépecer un animal, c'est à la hache qu'il fallait, non le couper, mais le rompre. Les éclats en volaient au loin comme si on avait opéré sur du bois, et les acheteurs de ces denrées, en les emportant chez eux, avaient soin de les placer dans des caves où leur congélation pût se continuer jusqu'au moment où ils voulaient les préparer pour s'en nourrir.

Qui n'a entendu parler de ces cadavres de mammouth, pécouverts par Adams et Pallas au milieu des glaces de Sibérie ? Ils s'étaient conservés intacts à travers des milliers d'années, puisqu'il est établi qu'il y a des milliers d'années que la race en a disparu de la surface du globe ; mais ils tombèrent en putréfaction dès qu'ils furent exposés à une température plus élevée.

Rien ne prouve mieux que ces exemples que *le froid* est un agent de conservation. Malheureusement il ne peut être dans nos climats que d'une application des plus restreintes au point de vue alimentaire.

La Dessiccation. — La *Dessiccation* est d'une pratique plus commode.

L'herbe desséchée que nous conservons, sous forme de foin, des années entières, nous en est la meilleure preuve.

Si l'on expose de la viande à un courant d'air sec et chaud, elle finit par y perdre l'eau qu'elle contenait jusqu'à concurrence de 94 à 96 %.

Les Gaulois de l'Armorique le savaient bien.

Ils ne se nourrissaient pendant leurs guerres que de chair desséchée et réduite en poudre.

L'historien Dion Cassius dit que la même coutume existait chez les tribus guerrières de l'Asie-Mineure et de nos jours, depuis la Chine jusqu'aux peuplades de l'Amérique du Nord, on dessèche la chair des animaux pour la conserver.

Au Paraguay, à la Plata, on débite la viande en lanières minces, on la fait sécher au soleil en la saupoudrant de farine de maïs pour absorber les sucs épanchés à sa surface. Le tout est roulé en spirale, quand la dessiccation est à peu près complète et cela se vend sous le nom de *Tassajo*, pour faire, après une cuisson lente, d'excellent bouillon et du bouilli moins irréprochable, mais qui n'en joue pas moins son rôle d'aliment.

L'expulsion de l'oxygène. — *L'expulsion de l'oxygène* nous conduit à la description sommaire des procédés Appert.

C'est en 1809 qu'Appert fit ses premiers essais et depuis, sa méthode, améliorée et successivement perfectionnée par ceux qui l'ont suivi dans cette voie, a été le point de départ d'une des plus grandes industries de notre temps.

Dans le principe, Appert enfermait la matière à conserver dans des vases en verre ou en grès en les remplissant autant que possible.

Il bouchait hermétiquement le vase à l'aide d'un bouchon assoupli ou d'une soudure à l'étain et l'introduisait dans une chaudière pleine d'eau, dont il élevait la température à 100°, en maintenant l'ébullition pendant une demi-heure, une heure et plus selon le volume de chaque vase.

Que se passait-il alors dans ces flacons ?

La chaleur développée par l'eau bouillante forçait l'oxygène de l'air, qui s'y trouvait enfermé, à se combiner ou plutôt à se faire absorber par la substance alimentaire à conserver, qui dès lors, ne se trouvait plus en contact qu'avec l'azote, gaz absolument impropre à provoquer la fermentation et se maintenait par conséquent dans un état parfait de conservation pendant nombre d'années.

Seulement l'ébullition à 100 degrés, suffisante pour conserver certaines substances, ne l'était pas pour beaucoup d'autres. Disons, par exemple, que le haricot vert se contente de 100 degrés, mais que le petit pois est plus exigeant et le bœuf aussi.

Aux vases de verre ou de grès, on substitua des boîtes en fer-blanc à couvercles soudés.

Pour élever la température de l'eau bouillante, on ajouta du sel marin, ou un mélange de sel et de sucre, mais on songea que l'ébullition, se propageant jusque dans l'intérieur des boîtes, elles courraient risque d'éclater, si l'on ne permettait à la vapeur de se dégager.

On lui ménagea une étroite issue dans le couvercle ; la vapeur entraînait avec elle l'air qui pouvait exister dans la boîte ; quelques gouttes de bouillon et de sauce pour combler le vide ; un grain de soudure et la conserve était complète.

Au procédé un peu primitif de mettre du sel ou du sucre dans l'eau pour en élever la température d'ébullition, on substitua celui qui consistait à placer les boîtes dans des chaudières fermées à boulons et à clavettes, des chaudières autoclaves munies de soupapes et de manomètres, et alors on put obtenir une température correspondant aux pressions plus ou moins fortes à laquelle on soumettait l'appareil et réaliser 108 ou 110 degrés, suffisants pour les produits les plus réfractaires.

Puis Martin de Lignac est survenu, il a voulu se soustraire à l'obligation où étaient Appert et ses successeurs de ne conserver la viande qu'à l'état cuit et par petites quantités.

C'est par 10 kilogr. de chair musculaire crue qu'il a procédé en suivant d'ailleurs les principaux errements d'Appert, mais en se servant de la chaudière autoclave, dont il poussait la température à 108 degrés, en comblant après l'ébullition les vides laissés par l'air dans la boîte, dont la viande n'avait subi qu'une faible cuisson.

Martin de Lignac imagina ensuite de combiner la méthode par dessiccation avec les procédés Appert. Il coupa la viande en lanières de 2 à 3 centimètres d'épaisseur, étendit ces lanières sur des châssis exposés à un courant d'air chaud et après leur avoir enlevé une partie de leur eau, la moitié environ de leur poids, les comprima dans des boîtes cylindriques, jusqu'à ce que la capacité d'un litre renfermât 2.400 gr. de viande fraîche.

Après quoi on procédait comme pour les conserves ordinaires.

Tels sont, dans leurs grandes lignes, les moyens employés pour isoler de l'oxygène les denrées à conserver.

Mais il y a une quatrième méthode, qui est la plus primitive de toutes celles que l'homme a imaginées.

C'est l'emploi de certains agents dont l'action n'a peut-être pas été bien appliquée jusqu'ici, mais qui, pratiquement, donne des résultats incontestables.

Parmi ces substances, je citerai le sel, l'acide pyroligneux, la créosote et bien d'autres qui ont plus ou moins bien réussi, mais qui n'ont peut-être pas dit leur dernier mot.

L'*emploi du sel* est le plus ancien et le plus répandu, et ses applications sont trop connues et trop simples pour qu'il soit nécessaire de les décrire.

Au sel on a essayé de substituer le *nitrate de potasse*, autrement dit le *salpêtre*, ou l'acide pyroligneux dans lequel on a immergé les viandes qui s'y sont conservées, mais en acquérant un goût désagréable.

La propriété conservatrice de l'*acide pyroligneux* a été attribuée à la *créosote* qu'il contient, et qui est précisément l'agent conservateur auquel on attribue également l'action de la *fumée* sur les produits animaux.

Pour *fumer* ou *boucaner* les viandes, on les frotte avec du sel, puis on les expose pendant 4 ou 5 semaines dans une chambre disposée *ad hoc*, où l'on brûle des copeaux de chêne très secs, en ne produisant que peu de fumée à la fois, ce qui explique la longueur de l'opération.

Les viandes fumées ou boucanées constituent une précieuse ressource pour les voyages maritimes. Les meilleures nous viennent de Hambourg, qui en fait un commerce considérable.

Le *saurage* des harengs se pratique d'après les mêmes principes. Les poissons préalablement salés sont suspendus dans des cheminées *ad hoc*, mais on leur prodigue la fumée avec si peu de ménagements, que l'opération ne dure que 24 heures pour *saurer* 12,000 harengs à la fois.

En ce qui concerne les légumes, la méthode Appert avait bien résolu le problème de leur conservation, mais le poids considérable que présentent les légumes ainsi préparés, la valeur des récipients où on les renfermait, portaient pour la marine surtout et aussi pour les petites bourses leur prix de revient à un chiffre trop élevé.

Le problème de leur dessiccation méritait donc d'être remis à l'étude, et il fut résolu avec succès en 1845 par Masson, jardinier du Luxembourg.

Le procédé Masson consiste à dessécher les légumes, préalablement épluchés, dans des courants d'air chaud et à les comprimer énergiquement ensuite au moyen de la presse hydraulique.

Les premières conserves ainsi obtenues avaient l'inconvénient d'exhaler une odeur de foin très marquée. De plus, pour pouvoir les faire cuire, il fallait les faire tremper dans l'eau pendant quatre heures au moins.

C'est alors que Dolfus, Verdeil et Gaunal ont imaginé de soumettre les légumes à une température de 100 à 105 degrés avant de les dessécher.

On coagule par là l'albumine végétale qui est la cause du mal et les légumes ainsi traités n'ont besoin avant d'être livrés à la cuisson que d'une immersion de 45 minutes dans l'eau tiède ; ce temps suffit pour leur faire reprendre leur volume, leur forme et même leur couleur.

La dessiccation ainsi pratiquée réduit le poids des légumes conservés à 15, 11 et 9 % de leur poids primitif et leur volume des 4 cinquièmes.

On les trouve dans le commerce sous forme de tablettes rectangulaires de dimensions fixes, correspondant à un certain nombre de rations.

Une tablette de 20 centimètres de côté et d'environ 1 centimètre 1/2 d'épaisseur pèse 500 grammes et contient 20 rations de 25 grammes chacune, d'où la conséquence qu'une boîte de 1 m. cube de capacité renferme 20,000 rations de légumes secs qui, trempées dans l'eau, représentent chacune 200 grammes de légumes frais, soit ensemble 4,000 kil.

L'usage de ces tablettes est aujourd'hui fort répandu, leur préparation constitue une industrie de 1er ordre. — Pendant la guerre de Crimée, une seule maison fournissait à l'armée française 120,000 rations par jour en hiver et 40,000 en été.

Conservation du lait.

Deux systèmes sont également employés ; ce sont :

1° Système MARTIN DE VIGNAC.

Le lait, *aussitôt la traite faite*, est mis au bain-marie dans une chaudière à fond plat dont il ne couvre le fond qu'à *un centimètre d'épaisseur*.

On l'a sucré au préalable à raison de 60 gr. par litre.

Quand l'évaporation l'a réduit à 1 cinquième de son volume, c'est-à-dire qu'il ne couvre plus le fond de la chaudière que d'une épaisseur de 2 millimètres, on l'introduit dans des bouteilles cylindriques en fer-blanc, qu'on immerge pendant *3o minutes* dans un bain-marie chauffé *à 1o5 degrés.*

On soude l'ouverture des bouteilles, qui sont prêtes à être livrées au commerce.

Le lait ainsi préparé est d'une consistance pâteuse et d'un blanc jaunâtre ; mais quand on lui rend le volume d'eau qu'il a perdu par l'évaporation, c'est-à-dire quand on le dilue dans cinq fois son volume d'eau tiède, il reprend son aspect primitif et s'emploie comme du lait ordinaire.

2° Système MABRU.

Ce procédé, mis en pratique vers 1850, a été couronné par l'Académie des sciences en 1855.

Il conserve le lait à l'état liquide, sans y rien ajouter, pas même du sucre.

On emploie des bouteilles en fer-blanc ou en verre, munies à leur goulot d'une tubulure en plomb qui porte deux entonnoirs adaptés sur une seule douille.

Le flacon est rempli de lait jusqu'à la moitié des entonnoirs supérieurs ; il est plongé dans un bain-marie à 100° (cent degrés).

Les gaz se dégagent par les entonnoirs qui contiennent la partie du liquide dilatée par la chaleur, et l'empêchent de verser.

On fait refroidir les bouteilles dans l'eau ; puis, à l'aide d'une pince, on serre fortement la douille, qu'on étrangle un peu au-dessus du goulot, on coupe au-dessus de l'étranglement et l'on soude la section.

De cette façon les bouteilles se trouvent entièrement pleines, l'air n'y peut pénétrer, aucun ballottage ne peut s'y produire, la conservation du lait se trouve assurée.

Ces préparations peuvent rendre d'immenses services dans certaines conditions déterminées. C'est ainsi que, grâce à elles, j'ai pu assurer l'alimentation d'un bébé de six semaines dans une traversée du Havre à New-York, ses parents étant Américains et retournant au Canada.

Conservation des œufs.

Le but à atteindre pour conserver *les œufs* est d'empêcher l'oxygène d'en traverser la coquille.

Les procédés ne diffèrent que par le choix de l'enduit adopté, et cet enduit se compose, ou d'un mélange d'huile d'olive et de suif, ou d'huile d'olive et de cire, ou d'une solution de gomme ou de gélatine légèrement sirupeuse, ou d'un vernis à l'esprit de vin.

On peut encore plonger l'œuf dans de l'eau saturée de chaux et additionnée de 2 ou 3 % de sucre de lait, et l'y laisser.

Enfin, on peut l'immerger pendant quelques heures dans de l'eau contenant en dissolution 10 % de sel marin, après quoi les parties salines ayant pénétré dans les pores de la coquille, tout accès se trouve fermé à l'air, et la conservation est ainsi assurée.

Le chocolat.

Continuant nos investigations, nous arrivons devant une industrie qui, depuis deux siècles, a pris un extrême développement en répandant dans le commerce un aliment délicieux, couramment employé sur toutes les tables, je veux parler du *chocolat*.

Ce produit alimentaire se fabrique avec le sucre et les semences décortiquées du cacaotier (Theobroma cacao) qui croît dans les forêts humides de l'Amérique méridionale et du Mexique, dans les districts de Caracas et de Vénézuéla. Cet arbre a 30 à 40 pieds de hauteur. Les feuilles grandes, ovales, sont rouges d'abord, puis verdissent ensuite. Les fleurs, petites et rouges, sont remplacées au bout de quatre mois par des fruits ou *cosses*

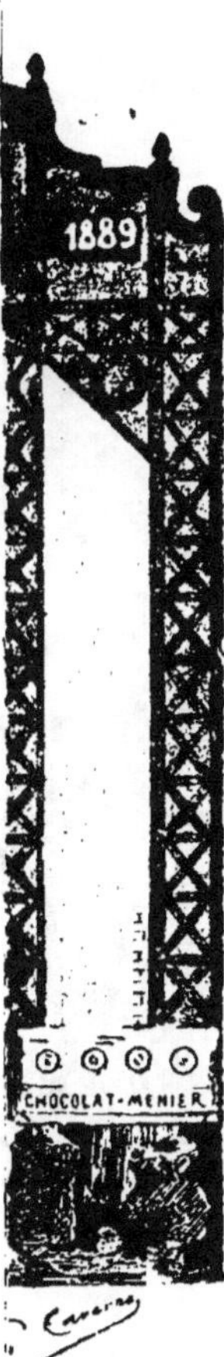

Noisiel.

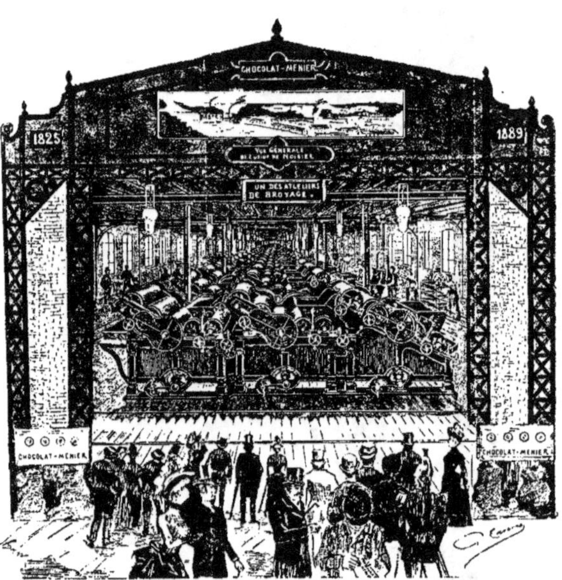

Fig. 57, — Diorama représentant un des ateliers de broyage de l'usine de Noisiel.
(Communiqué par la maison Meunier, de Paris.)

ayant la forme d'un concombre, verts, jaunes ou rouges, à dix côtes mamelonnées. Dans leur capsule à parois épaisses et plus tard ligneuses, sont groupées vingt-cinq à trente graines ovoïdes un peu plus grosses que des noisettes, entourées d'une sorte de moelle rose, aigrelette et sucrée, que les nègres mangent avec plaisir ; l'amande de chacune de ces graines est recouverte d'une enveloppe crustacée.

En 1520, les Espagnols ont vu le cacao et le chocolat en usage chez les Mexicains depuis un temps immémorial ; en 1664, d'Acosta en a introduit la culture à la Guadeloupe ; c'est en 1660 qu'il fut connu à Paris.

Lorsque les graines ont été brisées pour en extraire les amandes, on expose ces dernières au soleil, et le soir, on les réunit en tas sous des hangars. La fermentation ne tarde pas à se développer dans leur masse. On les étale alors de nouveau pendant la journée, jusqu'à dessiccation. On désigne, sous le nom de cacao terré, les amandes qu'on a recouvertes de terre pour tempérer leur fermentation ; elles se reconnaissent à leur teinte brune et à leur saveur plus douce.

C'est dans cet état qu'on les expédie des pays de production à nos différentes usines pour les transformer en chocolat.

C'est la maison Menier, qui expose à nos regards les manipulations que nécessite cette fabrication, dans un diorama habilement brossé, qui, placé derrière l'une de ses meules, nous donne l'illusion de la grande salle des machines de sa célèbre fabrique de Noisiel en plein travail.

Les graines de cacao, traînées dans des petits wagonnets, sont d'abord torréfiées, puis broyées entre des cylindres chauds en pâte fine. C'est sous cette forme qu'on lui fait subir une suite de préparations ayant pour but de lui incorporer du sucre et des aromates (vanille, cannelle, etc.).

Dans les chocolats vulgaires à bon marché, on introduit quelquefois de l'amidon ou de la fécule. C'est évidemment une fraude, mais elle ne peut nuire à la santé.

La valeur nutritive du chocolat est démontrée par l'expérience comme par l'analyse ; l'amande du cacao contient deux fois plus de matière azotée que la farine du froment, a vingt-cinq fois plus environ de matière grasse, une proportion assez marquée d'amidon, des sels minéraux et un arome d'une suavité exquise ; avec l'addition du sucre pour la fabrication du chocolat, on obtient donc un aliment complet. Par le sucre, la gomme, l'amidon, etc., il subvient aux combustions respiratoires ; par son beurre ou matière grasse, à la régénération des tissus graisseux ; par ses principes azotés, à l'entretien et à la réparation du tissu musculaire, du sang, etc. Au Mexique, il est une base d'alimentation pour les indigènes. Il plaît généralement à tous les estomacs, et est maintenant universellement employé. En poudre et délayé dans l'eau ou le lait, il forme une boisson incontestablement plus nourrissante que le café et le thé.

On obtient encore avec le cacao un autre produit, mais celui-ci n'est plus alimentaire. En effet, si, au lieu de transformer la pâte en chocolat, on l'additionne de 130 grammes d'eau pour 500 grammes de matière et qu'on la soumette dans un sac de fort coutil à une pression énergique entre deux plaques de fer bien chauffées, elle fournit une huile fixe, épaisse, qui se concrète à la température de l'air ordinaire : c'est le *beurre de cacao*. On l'emploie en médecine comme adoucissant, pour l'usage externe, en raison de la propriété qu'a cette substance de ne pas rancir.

Les boissons : le vin, le cidre, la bière.

Nous venons d'étudier, peut-être en détails un peu arides, les points principaux de tous ces produits qui servent de base à notre alimentation de chaque jour. Nous les avons mangés probablement bien souvent, avant de nous douter de toutes les transformations qu'ils ont à subir pour arriver enfin sur nos tables, et si ce Palais de l'alimentation, grâce au bon goût de ses organisateurs, présente un côté très pittoresque et très gracieux à l'œil, il aura aussi été d'une grande utilité pour beaucoup, qui ont voulu regarder et qui ont su voir.

Il y aurait encore bien des choses à dire sur un sujet aussi vaste, mais nous sommes obligés de nous limiter. Nous ne pouvons cependant pas quitter cette importante section sans jeter un coup d'œil sur ce complément indispensable de notre alimentation, les *boissons*. Nous le faisons d'autant plus volontiers que nous trouvons là une des gloires de notre beau pays de France. Il suffit de regarder autour de nous. Des murailles de bouteilles, dont les noms sont à jamais connus, témoignent de la richesse de ces trois grandes régions, joyaux précieux de notre commerce, la Bourgogne, le Bordelais et la Champagne.

Le vin. — La fabrication du vin, ce produit fermenté du jus des raisins, est connue de tout le monde. Du reste, les exposants, avec leurs délicieuses petites reproductions miniatures, ont fait passer devant nos yeux les travaux successifs et considérables qu'exige l'entretien d'une vigne, depuis l'entrée de l'hiver jusqu'à l'automne suivant, époque de la récolte. Nous avons pu surtout revivre ces jours charmants, que beaucoup d'entre nous ont connus, et que l'on appelle le temps des vendanges. Qui ne s'en souvient ?

A peine le jour est-il levé que déjà tout le pays est en mouvement. Vendangeurs et vendangeuses, réunis par bandes, le petit panier au bras, la serpe à la ceinture, s'en vont à travers la rosée du matin jusqu'au côteau voisin commencer le rude labeur de la journée. La brume déjà froide en octobre se dissipe lentement sous le scintillement des premiers rayons du soleil se levant au bord de l'horizon, mais la récolte est belle et toute cette jeunesse rit, plaisante, babille, tout en prenant son rang et son ordre de bataille.

Bientôt, toutes les têtes courbées disparaissent sous les feuillages et gare au paresseux ou au traînard qui se laissera distancer par ses compagnons ; les plaisanteries et les quolibets lui feront vite rattraper le temps perdu. Aussi les conversations se sont ralenties ; le silence se fait par moment presque complet, et la campagne semblerait avoir repris son calme et sa tranquillité habituelle, si de temps en temps une tête ébouriffée, rouge du travail assidu sous l'ardeur croissante du soleil, n'émergeait au-dessus du massif vert pour appeler le « vide-panier » chargé, comme son nom l'indique, de vider les paniers de chaque travailleur dans de grandes hottes ou des corbeilles spéciales, appelées « benatons » en Bourgogne.

Des porteurs, choisis parmi les plus robustes, les transportent alors sur leurs épaules jusqu'aux cuves du pressoir ou aux voitures arrêtées sur la route, lorsque la distance est trop grande. Les fouets claquent, les essieux crient sous la charge, et déjà l'odeur du vin nouveau monte de ces masses de grappes qui s'égrènent et s'écrasent.

Lorsque l'angélus du soir, — ce séraphin mélancolique de Daudet qui descend dans un dernier rayon de clarté et fait le sol lumineux en y secouant ses grandes ailes, — vient à tinter doucement dans le lointain à la petite église, qui resplendit dans l'auréole empourprée des derniers feux du jour, la tâche est terminée ; tous ces braves travailleurs reprennent le chemin de la maisonnée en chantant les gais refrains du pays. Au croisement des routes, on s'interpelle d'équipe à équipe, on échange ses impressions sur l'état de la récolte, les espérances conçues, les rêves que l'homme fait toujours pour l'avenir. Et l'évocation de cette vie paisible et laborieuse de nos campagnes apporte à l'esprit un peu de sa suave et douce poésie, qui repose et réconforte au milieu du tourbillon cosmopolite, qui ici nous enserre et nous coudoie sans trêve.

Nos vins de France sont, de l'avis de tous, ceux qui dans le monde entier réunissent le plus heureusement cette équitable pondération des acides nécessaires au remontement de l'estomac ; de l'alcool natif auquel cet organe emprunte son énergie ; enfin, du tannin qui tient une si grande place dans la coloration des globules du sang.

Cette boisson est donc éminemment propre à ranimer l'énergie des fonctions digestives, à restaurer les individus épuisés par suite de fatigues excessives ou d'une alimentation insuffisante.

Le vin, dont la densité est voisine de celle de l'eau, est absorbé moins rapidement que l'eau-de-vie. Cette assimilation plus lente et la présence d'acides, qui modèrent l'énergie destructive de l'alcool sur l'économie, en atténuent les dangers. A dose égale d'alcool, le vin rouge contenant du tannin, enivre moins, ébranle moins le système nerveux que le vin blanc et surtout que l'eau-de-vie.

La proportion d'alcool varie dans les vins naturels de 5 à 15 p. 100. C'est lui qui joue le principal rôle dans l'action physiologique et hygiénique du vin ; mais son influence est modifiée par plusieurs autres principes immédiats.

Le tannin et les matières colorantes proviennent de la pellicule du grain, de la grappe et du pépin. Ce produit, qui existe en proportion notable dans certains vins, joue un rôle modérateur des plus importants.

Des acides existent toujours, ou à l'état libre ou à l'état de sels, avec réaction acide très prononcée. Dans les vins, la crème de tartre se trouve dans les proportions de 2 à 6 p. 100.

Les bases sont presque aussi nombreuses que les acides, ce sont celles que l'on trouve habituellement dans les organismes vivants. Ainsi la potasse et la soude se rencontrent pour une faible proportion à l'état de chlorures, comme dans le sang et dans les muscles des hommes.

Enfin, le bouquet résulte de l'union de plusieurs matières odorantes : alcools, éthers, aldéhydes, essences, matières analogues aux principes que M. Millon a désignés sous le nom de parfums.

Il est facile de comprendre, par cette rapide étude, combien restent imparfaits les efforts qui tendent à l'imitation de ce précieux produit. Et ce, d'autant plus, que c'est le côté vénal, et nullement un but utilitaire et consciencieux, qui préside généralement à la simulation du jus de la vigne.

Le vin potable doit avoir au moins un an. Les vins nouveaux de quelques mois retiennent la plupart des qualités du moût et n'ont déposé qu'une petite portion de leur lie ; ils sont lourds, laissent dégager dans les premières voies une grande quantité d'acide carbonique, donnent lieu à des rapports aigres, à des coliques, etc.. Les vins vieux sont plus digestibles, plus moelleux, moins spiritueux et meilleurs en goût et en parfum.

Quant aux vins de Champagne, dont les maisons les plus renommées semblent cette année avoir voulu plutôt frapper l'imagination par la grandeur démesurée de leurs tonneaux que par la perfection inimitable de leurs produits, ces vins sont soumis à de longues préparations qui ont pour but, par l'addition de sucre, de différentes matières alcooliques, et par la mise en bouteille avant que la fermentation soit complète, de développer l'acide carbonique qui les rend mousseux et de leur donner un bouquet particulier. Reims et Epernay sont les principaux centres de commerce de ces vins, qui, à cause de leurs nombreuses manutentions, nécessitent les caves gigantesques et très curieuses à visiter, dont nous pouvons admirer les différentes reproductions sur les nombreux tableaux qui décorent les salles consacrées à cette exposition.

Les figures que nous reproduisons ici sont dues à l'aimable attention de M. Mercier dont le nom est si populaire, et proviennent du château de Pékin, à Epernay, au pied du plus riche côteau de la Marne, sous lequel se trouvent les immenses caves auxquelles je fais allusion. Elles sont taillées dans la craie, sans aucune maçonnerie et s'enfoncent sous la montagne sur une longueur de plus de quinze kilomètres, en se divisant en une multitude de galeries souterraines, traversées et réunies par des artères principales munies de voies ferrées, qui permettent aux wagons de la Compagnie des chemins de fer de l'Est de pénétrer dans ce vaste labyrinthe pour y charger les millions de bouteilles de vin qui y sont emmagasinées.

Parmi les foudres et fûts de toute nature, qui y sont enfermés, on remarque surtout trois tonneaux monstres, constamment entretenus pleins de vins de réserve provenant des grandes années, véritables chefs-d'œuvre de la tonnellerie. Deux d'entre eux sont d'une contenance de 75.000 bouteilles. Mais le plus grand de tous est celui qui fut amené tout monté à Paris sur un chariot traîné par 24 bœufs et contenant 200.000 bouteilles. Tout le monde a

admiré ce colosse magnifiquement sculpté, qui a pu servir de
salle à manger pour une table de 15 couverts.

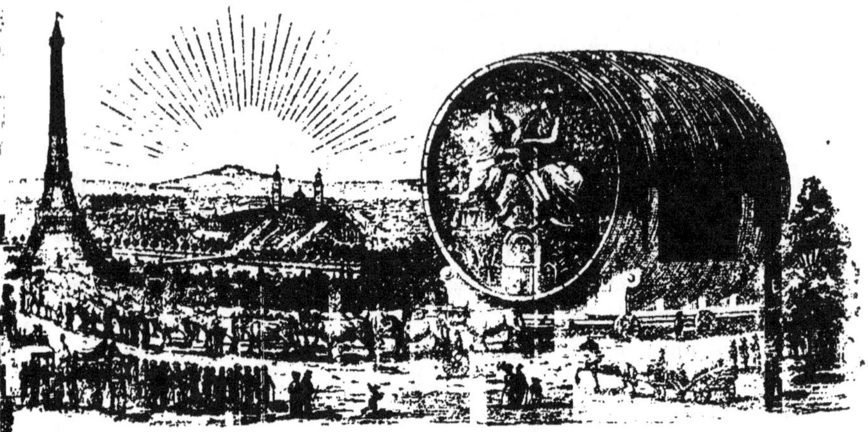

Fig. 58. — Tonneau de 200.000 bouteilles, amené à Paris sur un chariot
traîné par 24 bœufs.
(Communiqué par la maison Mercier, d'Epernay).

Il ne faudrait pas croire que tout le raisin qui pousse en Champagne est blanc parce que le pays ne produit pas de vin rouge. Le
quart environ des vignobles est planté en raisins blancs, les
trois autres quarts le sont en raisins noirs. Ils servent cependant
tous deux à faire le vin blanc, le jus des raisins noirs étant séparé, aussitôt la cueillette, de la peau et des grains, qui seuls
donnent la couleur rouge en fermentant avec le liquide. Néanmoins, dans les bonnes années hâtives, lorsque les raisins noirs
ont atteint une très grande maturité, le vin qui en provient se
trouve quand même un peu *rosé* ou *taché*, ce qui est alors une
preuve de très grande qualité.

Voici les principales opérations que nécessitent les vins mousseux de Champagne : La vendange se fait avec des soins tout
particuliers, les raisins sont coupés avec précaution, choisis, épluchés, puis écrasés sur le pressoir chaque jour. Les trois premiè-

res pressées ou serres, tirées du pressoir, donnent le vin de choix,
dit de cuvée ; la quatrième pressée est employée pour les vins de
qualité inférieure, et le reste du liquide sert à faire le vin destiné
aux vignerons et aux tonneliers.

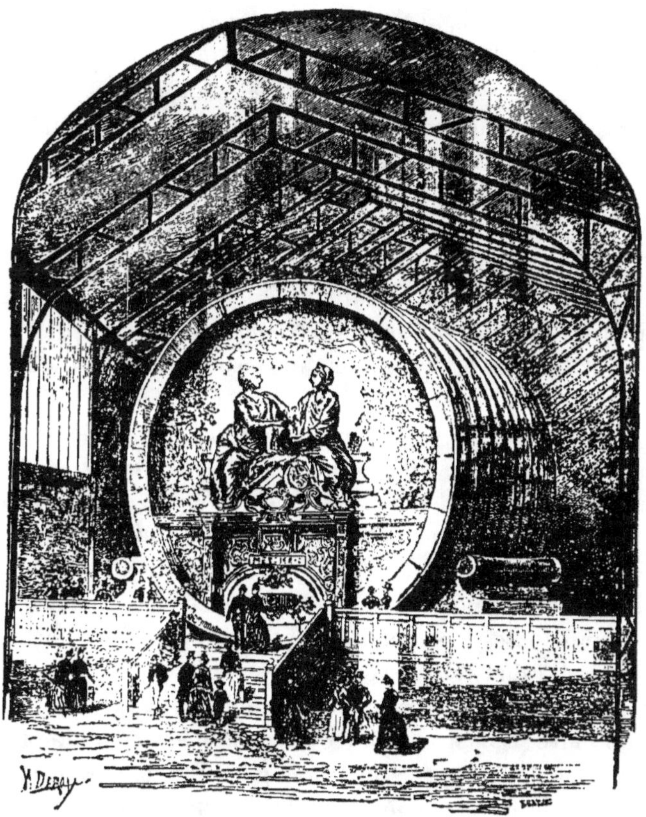

Fig. 59. — Le tonneau monstre à l'Exposition.
(Communiqué par la maison Mercier, d'Epernay).

Au sortir du pressoir, le vin est mis dans les tonneaux, où il
commence à fermenter au bout de quelques jours, et cette fermentation s'arrête seulement au moment des premières ge-

lées ; alors on le soutire au clair, pour séparer le vin de la lie
qui s'est amassée au fond des tonneaux, et on procède aux
recoupages qui consistent à mélanger ensemble, dans des foudres
de grande capacité, les vins de différents crus et notamment les
vins de raisins blancs avec ceux de raisins noirs ; on choisit pour
cela ceux qui se marient le mieux, dont le bouquet et la nuance
se conviennent, s'améliorent et se complètent naturellement. Ces
mélanges de vins de différents crus prennent le nom de cuvée et
on leur donne un numéro d'ordre ou le nom du pays qui y est
entré en plus grande quantité.

La mise en bouteilles se fait à l'époque des chaleurs, ordinairement à partir du mois de mai. Les bouteilles étant soigneusement rincées, on les emplit et on les bouche au moyen de machines spéciales, puis on maintient le bouchon avec une agrafe
en fer ; les bouteilles sont ensuite couchées et empilées.

Au bout de deux ou trois semaines, suivant l'élévation de la
température, la mousse commence à se développer dans les bouteilles. Lorsqu'elle est assez forte et que les bouteilles commencent à se briser, elles sont descendues dans des caves souterraines très froides, où elles doivent rester déposées en moyenne
pendant trois ou quatre ans avant d'atteindre leur maturité pour
l'expédition.

Lorsqu'une cuvée est restée en caves le temps voulu pour qu'elle ait acquis toutes ses qualités, les bouteilles sont mises sur
pointe, c'est-à-dire renversées le col en bas sur des tables-pupi-
tres percées de trous, et, pendant un mois ou deux, chaque bouteille doit être secouée et remuée journellement en lui imprimant
un mouvement circulaire sec et précipité, afin de faire descendre
sur le bouchon tout le dépôt qui s'est formé dans les bouteilles
à la suite du développement de la mousse, et ce travail n'est terminé que lorsque le dépôt est complètement affaissé sur le bouchon.

Par suite du développement de la fermentation dans les bouteilles, le sucre naturel du vin s'est transformé partie en alcool
et partie en mousse (gaz acide carbonique). Dans cet état, le

meilleur vin n'est pas agréable à boire et il est nécessaire d'y ajouter de la liqueur sucrée faite de sucre candi de canne pur, fondu dans du vin vieux de réserve de premier choix, afin de restituer au vin mousseux le sucre qui a été enlevé par le développement de la mousse. A cet effet, on retire de la bouteille toujours sur pointe le bouchon et le dépôt qui le recouvrait, puis on ajoute la liqueur sucrée au moyen d'une machine spéciale permettant de modifier la quantité à additionner, suivant le pays où les vins sont destinés, ce qui permet d'expédier des vins plus ou moins secs ou doux, selon le goût des consommateurs. La bouteille est aussitôt rebouchée au moyen d'un bouchon neuf, préalablement marqué au nom de la maison, puis elle est ficelée à la ficelle et au fil de fer et revêtue de feuilles d'étain et de capsules. Il n'y a plus ensuite qu'à emballer.

Les bouteilles elles-mêmes sont fabriquées en Champagne, en sorte que cette production serait bien purement régionale, s'il ne fallait faire une exception pour les bouchons, qui sont tirés d'Espagne (1).

Le cidre. — La France ne produit malheureusement pas du vin sur toute l'étendue de son territoire. Dans la région du nord-Ouest (Normandie, Bretagne, Picardie, Artois, Vendée et Poitou) et dans une grande partie de celle du nord et du centre, la vigne ne vient pas, et la boisson ordinaire des habitants est le *cidre.*

Le cidre s'obtient par la fermentation du jus de pommes, qu'on cultive en grande quantité le long des routes ou au milieu des terres de labour et des prés.

La maturation des fruits ne correspond pas à l'époque de leur cueillette ; elle se complète par un séjour d'un mois à six semaines en magasin ; c'est alors qu'ils ont acquis leur maximum de richesse en sucre. Lorsqu'on les a écrasés, fait égoutter, puis pressés, on laisse le jus fermenter dans des cuves d'où on le sou-

(1) Ces renseignements précis m'ont été communiqués par M. Mercier, Directeur de la Compagnie des grands vins de Champagne, et je le prie de vouloir agréer mes plus sincères remerciements.

tire dans des tonneaux où il ne tarde pas à s'éclaircir, mais où il continue encore de fermenter pendant six à huit mois. Après ce laps de temps, il est *paré*, c'est-à-dire propre à la consommation de chaque jour.

Selon le moment où il est mis en bouteilles, il est plus ou moins mousseux, plus ou moins riche en sucre. La proportion d'alcool fait le gros cidre, le petit cidre et le cidre mitoyen.

La nature des terrains où les pommes sont récoltées influe sur les propriétés de la liqueur qu'on obtient. Les crus les plus estimés en Normandie sont ceux que renferment des terres élevées, fortes et situées loin de la mer, comme par exemple le pays d'Auge et le Bessin.

L'âge modifie le cidre : dans les premiers temps de sa fabrication, il est riche en principes mucoso-sucrés ; plus tard, quand la fermentation alcoolique est achevée, il change de saveur et stimule plus qu'il ne nourrit ; au bout de quelques années, il devient plat et presque impotable.

Dans les mêmes contrées, des poiriers fournissent, par les mêmes procédés, une boisson dite *poiré*, moins usitée et moins estimée que le cidre. Elle contient plus d'alcool et est par conséquent plus capiteuse. Elle se conserve du reste difficilement.

La bière. — Dans la région du Nord et du Nord-Est, où le pommier vient mal et où la vigne ne vient pas, existe un troisième genre de boisson, qui depuis quelques années gagne considérablement en importance, c'est la *bière*.

On comprend sous ce nom des boissons fermentées de nature assez différente, mais qui ont pour base l'orge germée et fermentée. En Pologne, l'avoine remplace l'orge ; ailleurs c'est le froment, le seigle, le maïs, etc.

Si, comme pour tout, l'origine des matières premières a une certaine importance, ici cependant c'est surtout la fabrication qui influe sur la qualité du produit, car, pour faire la bière, il faut se livrer à une série de manipulations assez compliquées, que beaucoup de personnes du reste ignorent. Nous allons, pour terminer, les rappeler brièvement.

La préparation de la bière se fait avec l'eau, l'orge, le houblon, la levure, l'ichthyocolle. Elle se compose de trois opérations principales : le *maltage*, le *brassage*, et la *fermentation.*

La première, ou maltage, a pour objet d'augmenter la quantité de sucre qui, à l'état naturel, n'est pas assez grande dans l'orge pour que la fermentation s'y développe d'une manière convenable. Pour opérer le maltage, on laisse tremper l'orge dans l'eau. Quand elle est ramollie, imprégnée d'eau et débarrassée de la matière âcre extractive que récèle l'enveloppe extérieure de la semence, on la transporte sur une aire plate où, disposée par couches, elle perd son humidité, s'échauffe et germe. Pendant la germination, la composition chimique de la graine est modifiée par la production de la diastase capable de changer l'amidon en dextrine et en glucose. Cette opération est prolongée jusqu'à ce que le germe ou la plumule soit aussi grande que le grain lui même, l'expérience ayant prouvé qu'à cette époque la matière sucrée est à son maximum. On arrête la végétation en portant la masse dans une chambre, sur un plancher troué au-dessous duquel on a établi un feu de charbon. La température est réglée suivant le genre de la fabrication. Pour la bière ordinaire, on se borne à dessécher le grain ; pour d'autres espèces, on lui fait subir une torréfaction plus ou moins complète. Le malt, ou grain germé, est ensuite porté au moulin pour être concassé, moulu (drèche), puis soumis au brassage.

Introduit dans une cuve à double fond percée de trous, il est mis en contact avec de l'eau à 50 degrés, qui monte peu à peu dans la cuve et soulève le malt ; on brasse alors pour effectuer le mélange. Après une demi-heure de repos, on brasse encore avec force, puis on ferme la cuve et on l'entoure d'étoffe pour maintenir la chaleur. Dans cette opération, la diastase commence à transformer l'amidon en dextrine et en sucre. Au bout de dix heures, on tire le liquide et on le remplace par une nouvelle quantité d'eau à 60 degrés ; on fait enfin un troisième brassage

avec de l'eau bouillante. Les produits obtenus, appelés *trempes*,
sont transportés promptement dans des chaudières couvertes ;
on y ajoute du houblon et on les concentre plus ou moins. L'in-
fusion, qui constitue le moût de bière houblonné, est ensuite
transportée dans des bacs ou cuves peu profondes et très larges,
et on la refroidit avec le plus de rapidité possible, afin de prévenir l'acidification. Le point de refroidisssement varie suivant la
saison et l'espèce de bière : pour les bières fortes, la température
doit être plus basse ; en général, il est compris entre 20 et 25
degrés centigrades.

La bière est alors mise à fermenter dans de grandes cuves de
bois placées dans un lieu à température constante ; on y ajoute
de la levure, et on abandonne la matière à elle-même. Les phénomènes de la fermentation alcoolique ne tardent pas à se développer, et il se dépose une grande quantité de levure ; bientôt le
mouvement cesse, l'écume s'affaisse, la matière sucrée a disparu.
L'opération est achevée et l'on soutire la bière pour la mettre
dans de petits barils de la contenance de 75 litres, appelés
quarts. La fermentation continue et chasse une écume épaisse
par toutes les bondes : c'est de la levure mélangée avec de la
bière, qui s'en sépare par le repos. A mesure que la fermentation
marche dans les quarts, on les remplit de nouveau, jusqu'à ce
que le mouvement ait cessé. Après vingt-quatre heures de repos,
la bière est faite et les quarts peuvent être bouchés.

Quand la bière a été transportée au lieu où le soutirage doit
s'effectuer, on y ajoute l'ichthyocolle divisée dans l'eau, étendue de
vin blanc ou de bière aigre pour clarifier ; au bout de quarante-
huit heures, le dépôt est assez bien opéré pour que l'on puisse
soutirer.

Ainsi qu'on le voit, les qualités de la bière sont soumises à bien
des choses. Elles dépendent du degré de concentration du moût,
qui donne à la fermentation des liqueurs plus ou moins alcooliques ; du degré de torréfaction du malt, qui modifie la coloration
et la saveur du liquide ; de la qualité et des proportions du
houblon ; des substances amères ou aromatiques qu'on lui subs-

titue fréquemment (buis, absinthe, lichens, pulmonaire, etc.) ;
enfin, des procédés particuliers des fabricants.

On peut distinguer les bières faibles, les bières fortes, les bières résineuses.

Parmi les bières faibles, on trouve la bière de Paris, dont une des principales marques, la bière du Faucon, est à juste titre renommée ; une partie des bières de Belgique, plusieurs *ale* des Anglais. L'ale se fait avec l'orge de première qualité, bien germée et séchée à basse température ; elle est analogue à la bière blanche de Louvain, qui pourtant est moins houblonnée et plus délicate.

Les bières fortes sont plus concentrées, plus alcooliques, plus faciles à conserver. Elles comprennent le *faro* de Bruxelles, le *mumme* des Allemands, les *porters* des Anglais. Ceux-ci doivent leur couleur à une portion de malt presque roussi, sont plus chargés de houblon et contiennent divers aromates, tels que coriandre, gingembre, genièvre.

On fait usage, dans quelques pays, de bières résineuses, faites le plus souvent avec des décoctions de feuilles ou de bourgeons de sapin et de pin. Dans ces bières, la matière résineuse ou aromatique remplace le houblon et s'oppose comme lui à la fermentation acide.

La présence du gluten, du sucre, de l'amidon et de la gomme, fait de la bière une boisson très nourrissante.

— Que si maintenant certains esprits plus ou moins poétiques me reprochent de m'être trop attardé à ces questions terre à terre de la vie de chaque jour, j'invoquerai pour me faire excuser l'autorité du célèbre aphorisme : « Les animaux se repaissent ; l'homme mange ; l'homme d'esprit seul sait manger. »

—

VISITE DE L'HOPITAL DES PHTISIQUES

A VILLEPINTE, près SEVRAN-LIVRY (Seine-et-Oise)

La phtisie, cette terrible faucheuse de l'humanité, a bien fait parler d'elle depuis quelque temps. Non seulement le monde savant, dans la guerre d'extermination qu'il a déclarée à cette mortelle ennemie, accumule travaux sur travaux, découvertes sur découvertes, témoignant ainsi de son inébranlable énergie pour arriver à cette victoire tant enviée, qui doit presque rayer des feuilles de mortalité la phtisie, comme cela existe actuellement pour la variole, comparativement aux hécatombes tristement célèbres du siècle dernier ; mais la société tout entière suit avidement les discussions des Académies, les travaux des Congrès, aspirant à savoir quels secours elle peut attendre quand l'un des siens arrive à être frappé.

Si le remède infaillible proprement dit n'est pas encore en notre possession, d'immenses progrès ont cependant été réalisés au point de vue de la connaissance même de la maladie, de sa marche, de sa contagiosité et des soins hygiéniques efficaces que réclame sa prophylaxie. Un des points qui, en ces dernières années, ont le plus enflammé le zèle apostolique de ces âmes supérieures qui n'ont d'autre rêve que d'adoucir les souffrances de leur prochain, a été la création de stations climatériques, de sanatoria, dans les belles régions parfumées de notre France méridionale.

Un grand pas a été fait, des résultats ont été obtenus, qui bientôt pourront porter leurs fruits ; mais, il ne faut pas se le dissimuler, ce sera toujours là, à de rares exceptions près, le partage de quelques privilégiés seulement. La tuberculose est le plus souvent une maladie à marche lente, et la possibilité d'aller vivre sous d'autres cieux un temps plus ou moins long n'est pas donnée à tout le monde. Ce sont même précisément les familles des courageux travailleurs, surmenant leurs corps de fatigues au milieu de toutes les privations, qui paient le plus large tribut au fléau. Qu'a-t-on fait pour eux ? Rien ou presque rien.

La guérison des phtisiques restant toujours un problème insoluble dans un hôpital où les chroniques sont perdus au milieu des malades, on ne leur en entr'ouvre les portes que par pitié et lorsque le mal, à sa période ultime, n'offre aucune prise à la thérapeutique. Et cependant ils n'ont pas d'autre ressource, puisqu'en France nous n'avons pas d'hôpitaux spéciaux pour la tuberculose.

Lorsque, il y a trois ans à peine, nos savants confrères les docteurs Filleau et Léon-Petit revinrent de leur mission en Angleterre, ils nous édifièrent sur la supériorité de nos voisins d'outre-Manche pour les soins habiles et intelligents qu'ils savent donner à leurs phtisiques dans les magnifiques hôpitaux spéciaux de Brompton, Victoria-Park et Ventnor (île de Wight). Le phtisique pauvre, chez nos voisins, est toujours sûr de trouver des soins et des secours, tandis que chez nous il en est tout autrement.

C'est sous l'impression de ces faits que s'est créée à Paris l'œuvre des Enfants tuberculeux. On a fondé cette année même un hôpital à *Ormesson*, copié sur l'organisation anglaise, c'est-à-dire ne relevant que de la charité privée. Il est réservé seulement aux garçons.

Cet établissement spécial n'est, en effet, pas le premier. Lorsque j'ai dit qu'il n'en existait pas en France, j'ai fait une erreur. Il y a trente ans, un hôpital de phtisiques, pour les jeunes filles

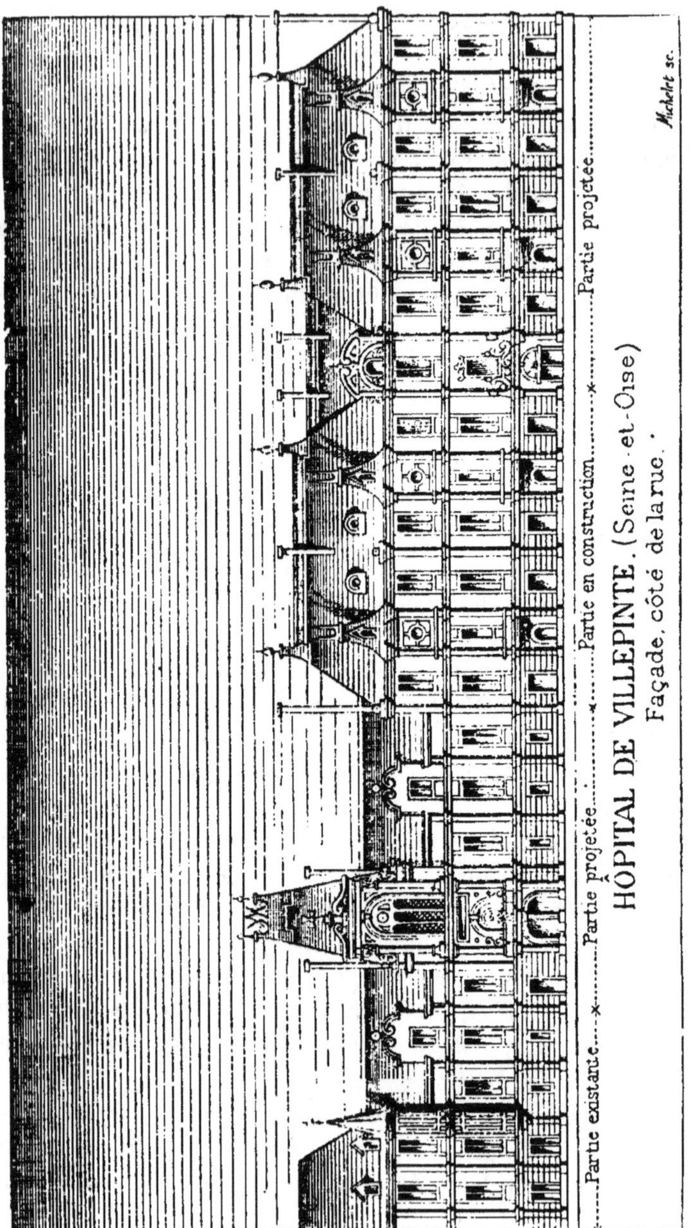

HÔPITAL DE VILLEPINTE. (Seine-et-Oise)
Façade, côté de la rue.

Fig. 60.

avait été créé par l'initiative privée à *Villepinte*, près Sevran-Livry (Seine-et-Oise) (1). C'était d'abord l'aile d'un vieux château qu'une communauté de religieuses avait aménagée à cet effet. La place était bien modeste et bien restreinte. Cependant, peu à peu, avec beaucoup d'ordre et d'économie, l'établissement prospéra, les ressources grandirent, et aujourd'hui on termine tout un nouveau corps de bâtiment, avec chapelle et dépendances, qui permettra d'accroître les bienfaits rendus par cette maison hospitalière.

Cette importance légitimement acquise, jointe à l'actualité de la question, présentait à nos yeux un grand intérêt d'étude qui nous engagea vivement à l'aller visiter.

Le 25 septembre, à huit heures et demie du matin, nous nous embarquions en breaks, place de l'Opéra, au nombre d'environ soixante, ayant parmi nous le doyen de la Faculté de médecine de Bucharest, accompagné de sa charmante femme et de sa jeune fille. Un grand nombre de nos collègues emmenaient aussi leur famille, ce qui donna à cette journée le double caractère d'une excursion scientifique et d'une partie de plaisir.

Nous arrivâmes à Villepinte à onze heures, après un voyage très gai, mais un peu gâté par un vent glacial. Les docteurs Cadier et Lefèvre, médecins de l'hôpital, nous attendaient; ils nous firent aussitôt visiter l'établissement, tandis que ces dames, conduites par la Supérieure et la sœur assistante, allaient se réchauffer dans le parloir. M. Lefèvre nous mit au courant du fonctionnement de l'hôpital et de la thérapeutique qui y est en usage.

L'établissement a cent vingt lits. Quatre cents malades, des jeunes femmes, des jeunes filles ou des fillettes, y sont soignées annuellement ; chacune d'elles reste un ou deux mois à Villepinte, et s'en va, sinon guérie, du moins soulagée pour quelque temps. La mortalité varie, suivant la gravité de l'état des malades admises, de une sur douze à une sur huit. Bien entendu, il

(1) Il ne vit aussi que par ses propres ressources et que par les dons qu'il reçoit.

n'est pas permis de choisir et de faire ainsi des statistiques de fantaisie toujours favorables : le règlement de l'établissement, le but même que se sont proposé les fondateurs, obligent à recevoir tous les phtisiques, à quelque période que soit leur maladie. Evidemment c'est dans la section des enfants, qui ne sont que « candidats » à la tuberculose, que l'on rencontre les meilleurs résultats et même le plus grand nombre de guérisons.

Au point de vue de la thérapeutique, on a bien essayé les nouvelles méthodes, mais comme cela peut se faire lorsqu'on ne dispose que d'un budget restreint, tout juste suffisant aux charges de chaque jour, et qu'il faudrait des installations spéciales avec des appareils coûteux, exigeant des sacrifices que l'on ne peut plus demander à la charité uniquement dans le but d'expériences. Aussi, tout en continuant la vieille méthode classique, encore bien puissante, créosote, iode, goudron et les révulsifs externes, s'en tient-on surtout à l'alimentation abondante et à l'aération. Les fenêtres des dortoirs, qui prennent jour sur un parc d'une douzaine d'hectares, restent ouvertes jour et nuit, hiver comme été. De grands poêles de faïence, que l'on allume quand il fait froid, empêchent la température des pièces de devenir inférieure à 8° centigrades au-dessus de zéro.

Si le principe est excellent, peut-être le procédé de la simple fenêtre ouverte est-il un peu primitif pour notre climat. Notre latitude élevée demande certains ménagements si nous voulons éviter les inconvénients et ne retirer que les avantages de cette méthode, et les impostes, les vitres en tissu de laine, celles en verre perforé, qui laissent une libre circulation d'air sans établir de courant froid, nous semblent devoir donner plus sûrement ici les mêmes succès que les fenêtres largement ouvertes, si salutaires sur les doux rivages de Madère.

Quoi qu'il en soit, les résultats obtenus jusqu'à présent à Villepinte sont suffisamment encourageants pour engager à persévérer dans cette voie.

Pendant la journée, les malades non alitées passent presque tout leur temps à lire, jouer ou travailler en pleine campagne.

Une heureuse idée consiste dans la construction d'une immense serre ou jardin d'hiver, dans laquelle on a planté de jeunes eucalyptus, qui ont très bien pris et qui embaument l'air qu'on y respire de leurs parfums balsamiques.

A ce traitement vient naturellement s'ajouter une foule de soins minutieux qui sont prodigués aux pensionnaires avec une incessante attention et un dévouement infatigable par tout le personnel de l'établissement.

La visite de l'hôpital terminée, un excellent déjeûner, offert par les religieuses de la maison, nous réunit tous dans la bibliothèque de l'hôpital. Comme nous avons dû faire des envieuses avec notre solide appétit aiguisé par le vent frais du matin et avec notre entrain plein de gaîté et de vie ! Puissions-nous avoir ramené quelque douce espérance au cœur de toute cette jeunesse si tristement éprouvée !

Après une promenade dans le parc, nous repartîmes pour Paris, où nous rentrions pour dîner.

HYPNOTISME ET SUGGESTION

Théorie et applications pratiques.

Hypnotisme, suggestion, somnambulisme, tels sont les mots que l'on rencontre à chaque pas et sur toutes les lèvres. Le roman, le journalisme, le théâtre s'en sont emparés et ont achevé de détraquer les intelligences mal équilibrées, en même temps qu'ils jetaient le doute et l'incertitude chez bien des penseurs, qui ne savent plus au juste ce qu'ils doivent croire comme vérité ou rejeter comme mensonge.

Qui de nous, dans le monde, ne s'est entendu à maintes reprises poser cette question : « Docteur, croyez-vous à l'hypnotisme ? » En effet, on a tellement vu du mystérieux et de l'incompréhensible, d'un autre côté on a tellement entendu traiter de charlatans ceux qui se livrent à cette pratique — et parfois même l'intervention de règlements officiels ont semblé par leur autorité consacrer les accusations qui ont été prononcées, — qu'on ne sait plus si l'on doit croire ses yeux ou ses oreilles et s'il est permis d'avouer qu'on admet la catalepsie ou le sommeil provoqué, sans voir un sourire de commisération se dessiner sur les lèvres de son interlocuteur.

Cependant il y a là réellement une branche d'études sérieuses, qui, depuis les immortels travaux des Braid, Liébeault, Charcot, Dumontpallier, Bernheim, a pris un rang incontesté dans le domaine de la science, rang qui gagne de plus en plus en importance, à mesure que le voile d'erreurs et de fantasmagorie qui l'entourait tombe peu à peu.

C'est afin de bien montrer au grand public, en dehors de tout spectacle vain toujours condamnable, ce qu'il y a de positivement scientifique dans l'hypnotisme et la suggestion, les qualités naturelles et acquises nécessaires au médecin qui s'occupe spécialement de ces pratiques, enfin les bienfaits certains qu'on en peut tirer au point de vue de la santé dans le traitement des maladies, que nous fîmes appel à la parole autorisée de M. le docteur Edgar Bérillon, directeur de la *Revue de l'Hypnotisme.* Le 2 octobre 1889, dans le grand amphithéâtre du Palais des Sociétés savantes, devant un nombreux auditoire d'élite, le savant professeur nous exposait d'une façon très nette, avec les idées spéciales aux deux écoles de Paris et de Nancy, l'état actuel de nos connaissances en cette matière, nous permettant désormais à tous d'avoir une religion parfaitement éclairée sur ce point. C'est là un document précieux, qui pour ainsi dire marque une époque, et grâce à la bienveillante amitié de M. Bérillon, j'ai l'heureuse fortune de pouvoir reproduire ici dans son entier sa conférence, pour l'intelligence de laquelle il a bien voulu me prêter les jolies gravures qui l'accompagnent, conservant ainsi de la façon la plus complète la part importante qu'avaient eu les yeux, pendant son intéressante leçon, dans les curieuses expériences qu'il nous a soumises. Qu'il me soit permis ici de lui témoigner toute ma gratitude.

I

« Il fut un temps où les médecins considéraient comme indigne d'eux d'appliquer un traitement psychique.

Le vaillant docteur Liébeault en fit la cruelle expérience, lors-

que, vers 1860, voulant faire connaître le résultat de ses études
sur le sommeil provoqué, il fut mis à l'index par le corps médical de Nancy, sans qu'aucun de ses confrères voulût se donner la
peine de vérifier si ses assertions étaient fondées.

Aujourd'hui on ne tomberait plus dans cette erreur.

Des centaines de praticiens, et non des moins instruits ni des
moins honorables, appliquent journellement la suggestion comme
moyen thérapeutique.

Les nombreux travaux, inspirés par un réel esprit scientifique,
qui ont été publiés depuis plusieurs années, ont maintenant démontré à tous les esprits non prévenus, que dans la science de
l'hypnotisme, en dehors des attraits d'une vaine curiosité, il y a
un côté véritablement utile.

En effet, de l'aveu des philosophes les plus éclairés, il n'a pas
été trouvé jusqu'ici de procédé d'investigation psychologique
d'une plus grande sûreté et d'une plus grande valeur.

L'étude de l'hypnotisme a permis aussi de jeter les bases d'une
nouvelle médecine morale dont les effets commencent à être justement appréciés.

Chaque jour la clinique et la thérapeutique élargissent le champ
des applications qu'elles y trouvent ; tout récemment la suggestion
hypnotique, envisagée sous un nouvel aspect, a pû être utilisée
au point de vue pédagogique.

En remettant en question le grave problème de la responsabilité humaine, l'hypnotisme s'est imposé à l'attention des médecins légistes et des magistrats. Il faut désormais s'attendre à voir
à chaque instant discuter devant les tribunaux sur des faits qui
relèvent de la suggestion, de l'inconscience, du somnambulisme.

Ajoutez à cela les nombreux délits de médecine illégale qui ne
peuvent manquer de résulter de l'exploitation, sous des noms
divers, de l'hypnotisme et de la suggestion par des empiriques et
des charlatans, et vous pourrez vous rendre compte des côtés
multiples sous lesquels peut être utilement envisagée la question.

Médecins, psychologues, pédagogues, magistrats, avocats, penseurs, tous trouveront un sérieux intérêt dans l'étude de l'hypnotisme.

Cette science n'en est évidemment plus à compter les consécrations officielles qui ne lui ont pas fait défaut depuis quelques années. Le jour où M. le professeur Charcot, devant son nombreux auditoire de la Salpêtrière, faisait ressortir la valeur physiologique des études sur le sommeil provoqué, et celui où Dumontpallier, dans ses conférences à la Pitié, devant un public choisi, affirmait l'avenir thérapeutique de la nouvelle méthode, la cause de l'hypnotisme était doublement gagnée.

II

Théorie de l'Hypnotisme.

Avant d'aborder l'étude si saisissante des applications pratiques, je ne puis me dispenser d'esquisser à grands traits les idées théoriques qui servent de base à ces applications.

Nous ne saurions oublier qu'à vouloir se passer de théorie, il y a la prétention excessivement orgueilleuse de ne pas être obligé de savoir ce qu'on dit quand on parle, ni ce qu'on fait quand on agit.

Il est hors de doute que, si les études sur l'hypnotisme ont eu à subir maint arrêt dans leur développement, elles le doivent moins au scepticisme avec lequel beaucoup d'esprits accueillent toutes les nouveautés, qu'à l'enthousiasme immodéré dont font preuve certains expérimentateurs. En effet, l'hypnotisme n'a pas d'ennemi plus dangereux que l'amour du merveilleux et la tendance innée qu'a tout esprit à ranger dans le cadre des faits scientifiques un grand nombre de faits qui ne méritent pas cette qualification.

En hypnotisme, comme dans toute autre branche des sciences biologiques, il faut bien se convaincre que, selon la parole d'un de nos maîtres les plus éminents, « il n'y a science que là où s'est faite une lumière définitive qui illumine les moins clair-voyants. »

L'hypnotisme est un état nerveux spécial qui peut être déter-miné par des procédés très variés.

Tous les phénomènes chez l'hypnotisé ont pour origine une mo-dification spontanée ou provoquée de la sensibilité générale ou de la sensibilité spéciale.

Pour l'école de Paris, l'étiologie, le mode de production de l'hypnotisme, peut être de deux ordres : d'ordre physique ou d'ordre psychique, suggestif. Le tic-tac d'une montre, la vue d'un objet brillant peuvent déterminer le sommeil hypnotique ; l'idée du sommeil, que cette idée vienne du sujet lui-même, ou qu'elle lui soit suggérée par un étranger, peut suffire pour produire l'hypnose.

Que l'hypnotisme ait été déterminé par une cause physique ou par suggestion, il présente des degrés variables selon l'aptitude spéciale du sujet. La volonté de l'expérimentateur peut à son gré les modifier et les transformer.

Il y a quelques années, les expérimentateurs de la Salpêtrière et de la Pitié, qui limitaient leurs expériences à des sujets at-teints de grande hystérie, attachaient beaucoup d'importance à la classification des états de l'hypnotisme en trois périodes : le somnambulisme, la catalepsie et la léthargie.

Rappelons, sans entrer dans des détails inutiles, que le *som-nambulisme* est caractérisé par ce fait, que le sujet exécute tous les actes qui lui sont commandés, et que, dans cette première période de l'hypnose, toutes ses facultés, à l'exception de la volonté spontanée ou auto-volonté, paraissent plus développées que dans l'état de veille.

Dans la *catalepsie*, les organes des sens peuvent rester ouverts aux impressions extérieures, mais à un degré bien inférieur à celui constaté dans le somnambulisme.

Par contre, le sens musculaire est très développé dans la cata-lepsie, et la contraction provoquée d'un muscle ou de plusieurs muscles, quel que soit le procédé employé, suffit pour faire naî-

tre l'idée dans le cerveau inconscient, idée qui est bientôt exté-
riorée par des actes. Dans ce cas, le sujet est un automate
inconsciemment intelligent. Dans d'autres cas, le sujet est un
automate machine ou simplement un mannequin d'artiste.
Notons que dans la catalepsie, les mouvements respiratoires
sont très affaiblis et ralentis.

Dans la *léthargie*, c'est la mort apparente ; les membres sont
dans la résolution absolue, les organes des sens sont fermés,
les battements du cœur et les mouvements respiratoires sont
réguliers, mais plus faibles que dans la période somnambulique
et dans l'état de veille.

Dans les trois périodes de l'hypnose, mais surtout dans la catalepsie et dans la léthargie, la sensibilité à la douleur n'existe
plus, elle est perdue ; mais la sensibilité générale et sensorielle
n'est que modifiée, endormie à des degrés différents, si bien
que, dans chacune des phases de l'hypnotisme, divers procédés
d'excitation du système nerveux périphérique peuvent rendre
manifeste la persistance de la sensibilité.

Telles étaient dans leurs grandes lignes les observations des
représentants les plus autorisés de l'Ecole de Paris. Elles s'appli-
quaient aux formes si caractéristiques de l'hypnotisme qu'on
observe dans le cours des manifestations de la grande hystérie,
et qu'on a désignées assez justement sous le nom de *grand
hypnotisme*.

Depuis lors, l'Ecole de Nancy, en l'étendant à un grand nombre de sujets qui ne présentent aucun des stigmates de l'hystérie et surtout en faisant ressortir le rôle prépondérant de la
suggestion dans la production des phénomènes somnambu-
liques, a forcé d'élargir les bases de la méthode par l'adjonction
de nouveaux préceptes.

Désormais l'expérimentateur ne doit plus perdre de vue que la
première des manifestations de l'hypnose chez un sujet n'est que
le développement d'une aptitude spéciale à l'automatisme et à
la suggestibilité : « Méfiez-vous de la suggestion. » Tel est le
conseil sur lequel insiste M. le professeur Bernheim.

Il faut tenir aussi le plus grand compte de l'extrême facilité avec laquelle se fait l'éducation expérimentale du sujet. Dès la première séance, il est rare que l'expérimentateur n'imprime pas au sujet des habitudes et une allure spéciale qu'il conservera pour ainsi dire indéfiniment.

Les recherches de l'Ecole de Nancy ont aussi mis en lumière un certain nombre de faits d'une importance capitale. Les suivants sont les plus essentiels à retenir :

1° L'état hypnotique n'est pas une névrose ; les phénomènes qui le constituent sont naturels et psychologiques ; ils peuvent être obtenus chez beaucoup de sujets dans leur sommeil naturel.

2° L'état hypnotique n'est pas particulier aux névropathes, ni même plus facile à obtenir chez les névropathes.

3° La suggestion est la clef de tous les phénomènes hypnotiques. Tous les procédés d'hypnotisation se réduisent à la suggestion.

4° Dans l'état de sommeil, comme dans l'état de veille, l'individualité morale de chaque sujet persiste, avec son caractère, ses penchants, son impressionnabilité spéciale.

L'hypnotisation ne coule pas tous les sujets dans un moule uniforme pour en faire des automates purement et simplement mus par l'unique volonté du magnétiseur : elle augmente la docilité cérébrale ; elle rend prépondérante l'activité automatique sur l'activité volontaire, mais celle-ci persiste dans une certaine mesure.

Dans l'état d'hypnotisme les sens ne sont pas fermés, comme on l'a souvent professé à tort; au contraire, le cerveau semble recevoir des impressions plus profondes qu'à l'état de veille et il les traduit par des actes qui sont en rapport avec le degré de l'impression reçue. Il est donc rationnel d'accepter, que par la suggestion verbale, on puisse dans l'hypnose somnambulique déterminer une action très vive sur le cerveau, et sur toutes les dépendances du système nerveux.

Dans le somnambulisme provoqué, le sujet a perdu sa liberté d'action, il obéit à l'ordre qui lui est donné et l'expérimentateur peut à volonté faire naître toutes les idées, et déterminer tous les actes qui dérivent des idées suggérées.

L'hypnose modifie l'état du système nerveux à ce point, que le sujet peut, par l'idée suggérée, agir sur les fonctions de la vie végétative, qui semblent être dans l'état normal absolument indépendantes de la volonté du sujet.

A l'appui de cette remarque, je ne veux pas insister sur les observations d'hémorrhagies, d'ecchymoses, d'œdèmes, d'éruptions vésicantes produites par la suggestion. Les esprits scientifiques accepteront plus volontiers les observations où la suggestion a déterminé des élévations très marquées de la température, mesurées avec le thermomètre, en des régions limitées. Quelles que soient leurs préventions, ils seront obligés de s'incliner devant la constatation expérimentale des troubles circulatoires que l'on peut à volonté faire apparaître et disparaître chez certains hystériques, car ils défient la simulation.

Les tracés sphygmographiques suivants, pris par M. le professeur Burot sur un sujet hypnotisé, auquel on avait suggéré que son bras gauche allait se refroidir, prouvent de la façon la plus évidente l'action de la suggestion sur les vaso-moteurs. Quelques heures après la suggestion, tandis que le thermomètre marquait à la main droite une température de 30 degrés, il ne marquait plus à la main gauche qu'une température de 19 degrés.

Ainsi donc, en quelques heures, la température de la main gauche s'était abaissée de onze degrés sous l'influence de la suggestion.

En outre de la contracture de l'avant-bras et de la teinte violacée de la main, on notait une différence très grande des deux pouls. Les tracés sphygmographiques ci-dessous ont été pris à plusieurs reprises et ils sont très significatifs :

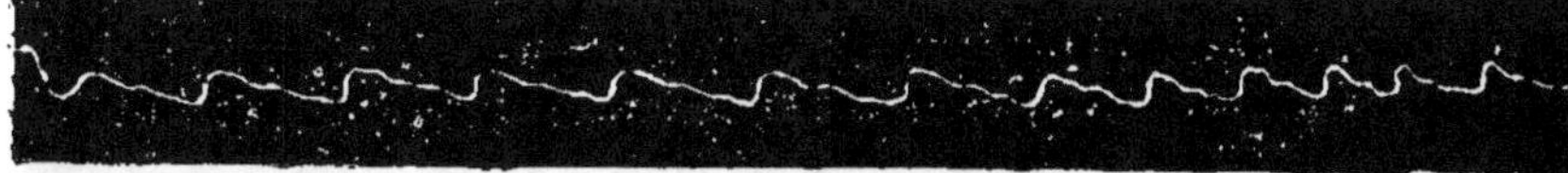

Fig. 61. — Bras droit non influencé. Temp. 30°.

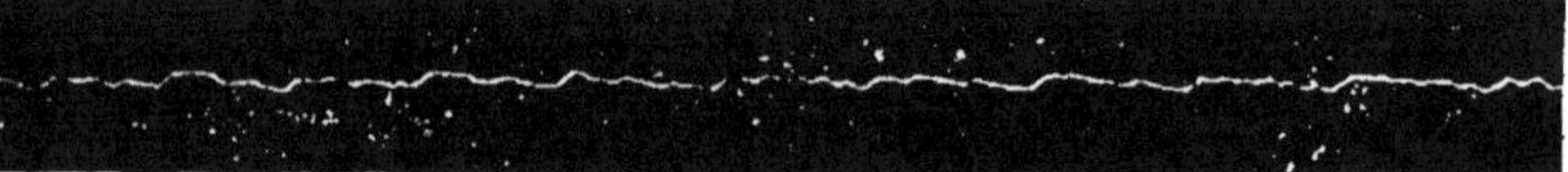

Fig. 62. — Bras gauche asphyxié. Temp. 19°.

Le malade ayant été mis dans son état normal, on obtenait les tracés suivants indiquant l'identité des deux pouls :

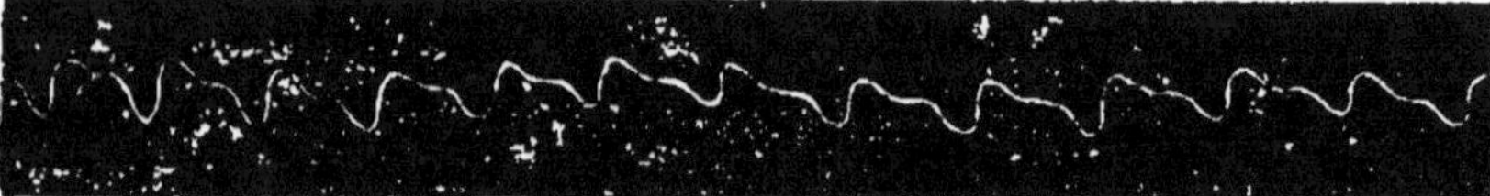

Fig 63. — Bras droit. Temp. 31°.

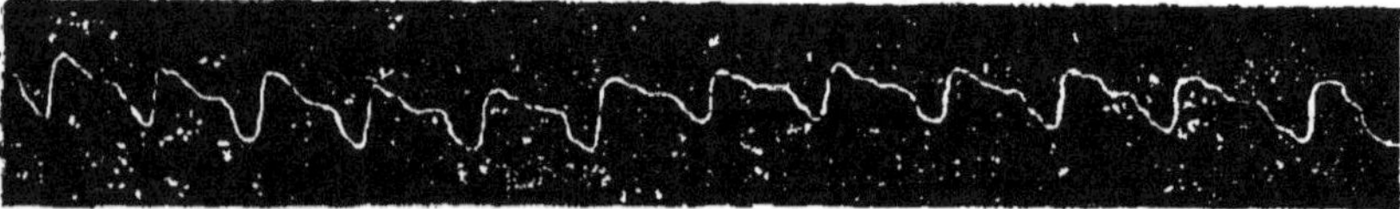

Fig. 64.— Bras gauche. Temp. 31°.

Puis le contrôle expérimental était fait en transférant la suggestion au bras droit. Cette fois le bras gauche restant alors normal donnait le résultat suivant, d'ailleurs prévu :

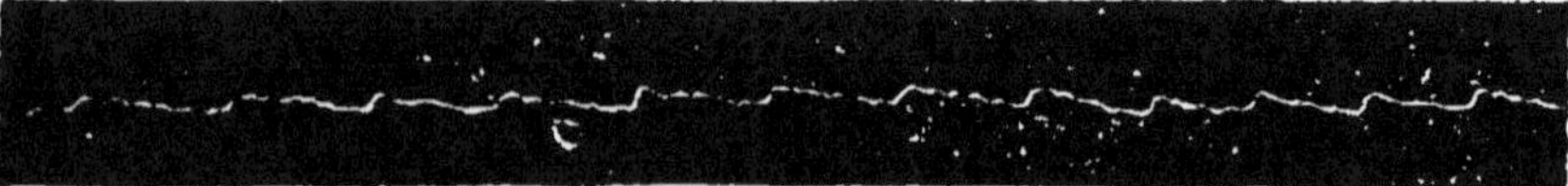

Fig. 65. — Bras droit asphyxié. Temp. 20°5.

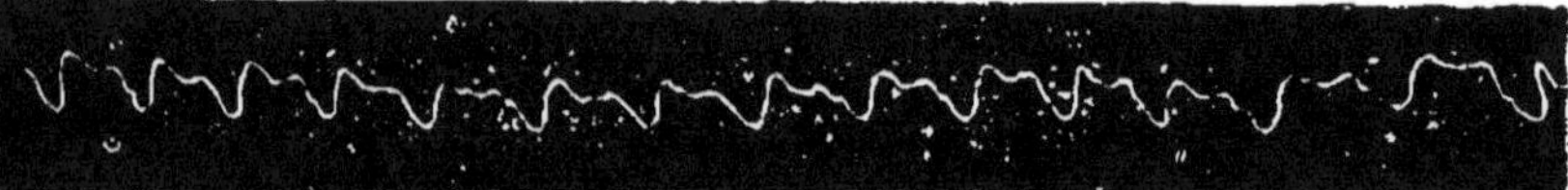

Fig. 66. — Bras gauche non influencé. Temp. 28°7.

La suggestion a donc une action évidente sur les vaso-moteurs, c'est-à-dire sur un département du système nerveux qui, dans les conditions normales de la vie, est soustrait à l'action de la volonté. La suggestion, de même que les agents physiques, l'électricité, les aimants, peut arrêter les spasmes du diaphragme, du pharynx, de l'œsophage, du larynx, et faire cesser l'aphonie, les vomissements nerveux, etc..

Il faut donc bien admettre que dans l'hypnose le cerveau commande au système nerveux de la vie végétative, c'est-à-dire qu'il existe entre le système nerveux central et celui de la vie végétative, une relation qui s'accuse dans l'hypnose, mais qui est beaucoup plus difficile à constater dans l'état physiologique. Pourquoi s'étonner outre mesure de semblables faits, lorsque l'on sait que le cerveau n'a conscience de l'existence des organes viscéraux que lorsqu'ils sont malades et lorsque d'autre part l'on constate que l'hypnose, à l'égal des anesthésiques, peut, dans certaines circonstances, donner le bénéfice de l'analgésie (insensibilité). N'a-t-on pas amputé des membres et pratiqué maintes opérations chirurgicales en bénéficiant de l'analgésie hypnotique?

Les recherches sur l'hypnotisme et la suggestion sont venues fort à propos rappeler l'existence d'une force psychique dont les médecins avaient oublié la valeur thérapeutique. Cette force, si simple dans ses manifestations, mais si complexe dans sa production, n'est autre que l'influence du moral sur le physique. Cette influence, surtout manifeste sur les sujets nerveux et chez certains névropathes, existe aussi chez les individus bien portants, cela est d'observation courante.

Enoncer cette proposition à l'appui de laquelle chacun pourrait fournir de nombreux exemples, c'est rappeler la part si grande du système nerveux sur les fonctions de la vie de relation et de la vie végétative.

Qui ne sait que la peur ou la joie peuvent déterminer une paralysie passagère des membres, de la langue, arrêter le travail de la digestion stomacale ou provoquer l'apparition d'un flux intestinal abondant.

Une vive émotion suspend ou accélère les battements du cœur.

Sous l'influence de la colère le visage de l'homme blêmit ou se couvre d'une rougeur de pourpre.

Les médecins militaires ont constaté que la déroute d'une armée augmente chez les soldats démoralisés la gravité de leurs blessures.

Le sentiment de la pudeur offensée se traduit chez la jeune fille par l'apparition de la *roseola pudica*.

Les travaux de Claude Bernard sur l'influence du cerveau, à travers les ramifications du grand moteur organique, sur les organes et leurs fonctions, peuvent seuls rendre intelligibles ces phénomènes qui, sans cela, resteraient incompréhensibles.

Et que d'autres faits ne pourrait-on pas citer pour prouver l'action du cerveau sur le système nerveux de la vie végétative !

Toutes ces manifestations, qu'elles relèvent de l'encéphale, de la moelle ou du grand sympathique, ne témoignent-elles pas de l'incessante activité et de l'impressionnabilité du système nerveux ?

Le système nerveux est donc le facteur obligé, nécessaire, de tous les actes de la vie de relation et de la vie organique, et ses modalités d'état, quelle qu'en soit la cause, se traduisent par des modifications psychiques ou organiques, dont l'importance s'impose à tout observateur.

L'impressionnabilité du système nerveux devient plus grande ou plus faible dans nombre de conditions bien connues : conditions morales, toxiques ou autres, — et l'hypnose, quel que soit le procédé employé pour la déterminer, augmente ou diminue dans ses différentes périodes cette impressionnabilité du système nerveux.

N'a-t-on pas accepté de tout temps qu'il existe des maladies d'imagination, des malades imaginaires ? N'était-ce pas dire que l'imagination créait des maladies caractérisées du reste par des troubles semblables aux maladies déterminées par d'autres causes.

Pourquoi alors, si l'on accepte une étiologie par l'imagination, rejeter l'existence d'une thérapeutique par l'imagination. N'a-t-on pas de tout temps accepté la thérapeutique morale, et qui nierait l'heureuse influence de la confiance dans les médecins pour amender les symptômes des maladies les plus graves ?

Quand l'expérience prouve que par la suggestion hypnotique on peut créer de toutes pièces plusieurs personnalités, pourquoi s'étonner qu'une action si puissante sur le système nerveux puisse, mieux que tous les médicaments, guérir la chorée, la crampe des écrivains, la tétanie, l'incontinence nocturne de l'urine, l'œsophagisme, la dilatation stomacale, la toux nerveuse, les douleurs nerveuses et organiques, les paralysies hystériques, et faire recouvrer au paralytique organique le mouvement et la sensibilité, lorsque la lésion a laissé intactes quelques-unes des cellules et des fibres nerveuses, dont la vie latente depuis plusieurs mois, plusieurs années, est rappelée à la vie fonctionnelle, active, par la suggestion.

La psycho-thérapeutique suggestive ainsi comprise offre un vaste champ à l'observation, et quiconque a réfléchi à l'influence si grande du système nerveux dans l'étiologie, la marche et la terminaison des maladies, sera conduit à accepter que la suggestion hypnotique, dont la puissance sur le cerveau est si tyrannique, pourra donner satisfaction à grand nombre d'indications thérapeutiques.

Bien des faits cliniques semblaient faire présager ces résultats, et l'efficacité du traitement moral s'était parfois manifestée de la façon la plus inopinée. Le fait de Boerhaave, cité par Tissot, est un des exemples les plus frappants. Dans la maison de santé de Harlem, tous les jeunes gens, filles et garçons, avaient été pris de convulsions. Boerhaave empêcha le retour des crises en faisant allumer des fourneaux ardents et en désignant l'endroit du bras où l'on devait faire une profonde brûlure dès le début de l'accès. C'est peut-être ce qui inspira à Boerhaave l'idée d'utiliser, le premier, l'action psychique des pilules de mie de pain dorées.

Gubler et Guéneau de Mussy aimaient à démontrer à leurs élèves l'action que pouvait exercer, sur les malades hystériques, les pilules *mica panis*, les pilules *fulminantes de taraxacum*, les pilules *penchimagogues*, etc., sans compter les doses réfractées de *protoxyde d'hydrogène* (eau simple). Nous pourrions multiplier à l'infini les exemples qui démontrent l'influence du traitement moral. Mais l'objet de cette conférence est de bien établir les conséquences pratiques qui découlent de la substitution, dans l'emploi thérapeutique de la suggestion, d'une méthode rationnelle à l'application empirique.

III

Pratique de l'hypnotisme

Muni des indications théoriques que nous nous sommes efforcé d'exposer le plus succinctement possible, si l'expérimentateur n'a pas négligé d'acquérir les connaissances physiologiques et médicales nécessaires pour entreprendre des applications rationnelles, s'il les a complétées par des études psychologiques qui ne font pas partie de l'enseignement officiel, il pourra aborder la pratique de l'hypnotisme thérapeutique avec les plus grandes chances de succès.

En présence des brillants résultats obtenus par tous les médecins qui se conformaient aux enseignements contenus dans les travaux de M. Liébeault, l'inspirateur incontesté des représentants de l'Ecole de Nancy, il y avait lieu de croire que la doctrine nouvelle, basée sur des faits innombrables, serait acceptée sans conteste.

Aussi n'est-ce pas sans étonnement que j'ai vu maints auteurs s'attarder à discuter la valeur thérapeutique de l'hypnotisme et s'appliquer à faire ressortir certaines contre-indications là où tant d'autres voyaient des indications formelles.

Il était tout naturel que j'aie été amené à rechercher les motifs de cette contradiction, pour ne pas dire de cet esprit de dénigrement, car je n'en trouvais l'explication ni dans les résultats de ma pratique personnelle, ni dans celle des nombreux confrères français et étrangers qui ne cessent d'apporter à la thérapeutique suggestive d'importantes contributions.

Je n'ai pas tardé à me convaincre que les critiques formulées contre la nouvelle médication étaient basées, en général, sur le raisonnement suivant :

« Nous avons tenté l'application du procédé, et nous n'avons pas réussi ; donc, il n'a aucune valeur. »

Qu'il me soit permis de trouver cette conclusion prématurée et de demander, à mon tour, si l'échec ne tient pas plutôt à la manière dont le procédé est appliqué, qu'au procédé lui-même.

Vous savez d'ailleurs qu'un des travers les plus communs de l'esprit humain consiste à dédaigner les arts dans lesquels on n'excelle point.

Si simple que soit en théorie l'application de la suggestion, il est hors de doute que, dans la pratique, elle nécessite une certaine expérience, et, je dirai plus, une éducation spéciale.

Il ne s'agit plus là d'un simple conseil médical, d'une consultation dont l'exécution est laissée aux soins du malade ou de son entourage. Au contraire, le médecin devient opérateur. Il fait lui-même l'application du traitement et en assume la responsabilité. Et, de même que le chirurgien ne peut se soustraire à l'obligation d'exercer sa main, de l'assouplir et de la familiariser avec les difficultés du procédé opératoire, de même aussi le médecin hypnotiseur ne pourra se dispenser d'apprendre à mesurer l'action de sa parole, puisqu'elle acquiert une telle importance dans l'application de la suggestion. Il ne pourra plus se dispenser d'acquérir les qualités de tact, de patience, de douceur, de persuasion, de précision, de prudence sans lesquelles le résultat de toute expérience d'hypnotisme sera forcément livré à l'incertitude et au hasard.

Comme je l'ai maintes fois répété dans mes leçons cliniques, on ne s'improvise pas plus médecin hypnotiseur qu'on ne s'improvise oculiste.

La pratique de l'hypnotisme n'échappe à aucune des règles qui régissent les autres actes humains. Indépendamment des aptitudes personnelles, c'est en hypnotisant tous les jours de nouveaux sujets que certains hypnotiseurs sont arrivés à un tel degré d'habileté, qu'ils ne rencontrent pas plus de vingt sujets réfractaires sur cent. C'est à force de suggestionner, qu'on apprend à adapter à tel sujet, dans telles conditions déterminées, l'artifice sans lequel la suggestion n'aura aucune prise sur son esprit. En particulier, n'est-ce pas aller au-devant d'un insuccès presque certain, que de vouloir hypnotiser un malade sans l'avoir convaincu de l'utilité qu'il pourra retirer du traitement et sans l'avoir décidé à s'y soumettre avec docilité ? Au contraire, l'opérateur n'aura-t-il pas toutes les chances de succès, s'il a eu la patience d'attendre que le malade vienne presque exiger de lui l'application de la suggestion hypnotique ? Le médecin qui s'adonne à la pratique de l'hypnotisme doit se résoudre à ne ménager ni son temps, ni ses paroles. Il doit surtout être animé du désir le plus sincère et le plus formel d'arriver à la guérison du malade.

Malgré toute l'habileté et toute la patience de l'opérateur, l'hypnotisme comptera encore des insuccès, cela n'est pas douteux.

Mais quel traitement n'en compte pas ? Le salycilate de soude guérit-il tous les rhumatismes articulaires? Le sulfate de quinine est-il toujours souverain dans les fièvres intermittentes ? La suspension améliore-t-elle tous les ataxiques ? Non, et il ne vient à l'esprit de personne l'idée de s'en étonner. Les alcaloïdes de l'opium, la cocaïne, la digitaline, les bromures, les préparations mercurielles, etc., en revanche, ont souvent déterminé et ne cessent de déterminer chaque jour les accidents les plus redoutables. Si on voulait relever les cas d'empoisonnement dus à l'administration de ces drogues, il faudrait plusieurs volumes. L'hypnotisme, lui, entre les mains les plus maladroites, n'a jamais causé le moindre décès.

Quant à l'allégation que la suggestion peut développer une

hystérie souvent latente, elle dénote de la part de ceux qui l'expriment qu'ils ont dû entendre quelquefois parler de l'hystérie, mais que l'étude de cette affection leur est peu familière, sinon, ils sauraient que toute émotion, tout choc moral ou physique peut être considéré comme agent provocateur de l'hystérie et que contre cent crises déterminées par une brutalité, par exemple, il n'en est peut-être pas une qui soit le résultat d'une tentative d'hypnotisation.

Et dans ce cas-là encore, il y aurait quelque injustice à dire que c'est l'hypnotisme qui a développé l'hystérie. Il faudrait plutôt incriminer la maladresse ou l'incompétence de l'hypnotiseur.

Si l'on disait que telle ou telle intervention obstétricale a provoqué chez une malade l'éclosion de la fièvre puerpérale, tous les accoucheurs s'insurgeraient en démontrant que l'infection a été causée par le défaut de propreté de l'opérateur ou par une négligence dans les précautions antiseptiques.

Certainement, il y a des médecins qui ne peuvent faire de l'hypnotisme sans provoquer l'hystérie. Il y en a aussi d'autres qui ne manquent jamais de compliquer d'une fausse route le catéthérisme de l'urèthre. Condamne-t-on pour cela l'emploi du catéthérisme ?

Parce qu'il arrive à des confrères de ne pouvoir réveiller des opérés qu'ils ont soumis à la chloroformisation, en a-t-on pris texte pour fulminer contre le chloroforme ?

Aussi, ai-je journellement été fort surpris de voir tant d'esprits réputés éclairés faire un tel usage de leurs facultés de déduction et de généralisation, lorsqu'on les mettait sur le terrain de l'hypnotisme.

IV.

Procédés d'hypnotisation.

Depuis Braid, qui hypnotisait ses sujets par la fixation prolongée d'un objet brillant, de nombreux procédés d'hypnotisation ont été tour à tour préconisés. On trouve dans les auteurs classiques l'exposé de ces divers procédés, mais l'expérience a appris que les meilleurs étaient ceux qui reposaient sur l'emploi de la suggestion. Bien qu'on puisse trouver assez facilement dans des ouvrages répandus les renseignements les plus explicites, je crois devoir exposer brièvement ici le procédé auquel j'ai eu constamment recours dans ma pratique personnelle depuis cinq ans. On pourra ainsi se rendre compte de sa parfaite innocuité, puisqu'il repose pour ainsi dire uniquement sur l'influence de la suggestion ou plus justement encore de la persuasion.

Ce procédé pourra, bien entendu, recevoir de nombreuses modifications selon les conditions dans lesquelles on aura à l'appliquer.

Le temps le plus important de l'opération consiste certainement à déterminer le sujet à se soumettre avec docilité à la tentative d'hypnotisation. Je n'hésite pas à déclarer que le meilleur argument pour le décider résidera surtout dans la perspective d'obtenir un soulagement à des maux que d'autres médications se sont jusqu'alors montrées impuissantes à guérir. Et il ne faudra pas s'étonner de voir telle personne qui sera restée absolument réfractaire à l'hypnotisme et à la suggestion tant qu'il se sera agi de tenter une expérience sans but utile, devenir extrêmement suggestible lorsqu'il s'agira de la débarrasser d'une maladie ou d'un symptôme pénible.

Après avoir éloigné les personnes dont la présence peut déplaire au malade, et invité celles qui doivent assister à l'opération à observer le silence le plus absolu, il est facile, en l'interrogeant avec douceur, avec sympathie, de lui inspirer une entière confiance.

Dès qu'on est convaincu qu'il n'a plus la moindre appréhension, on le fait asseoir commodément dans un fauteuil. Le plus souvent, pour l'influencer rapidement et l'hypnotiser par suggestion, il suffit de se placer devant lui en disant simplement, d'une voix douce, persuasive, les paroles suivantes qui sont le plus capable d'évoquer dans son esprit l'idée du sommeil.

« — Regardez fixement mes yeux.... Vos paupières vont se fatiguer... Elles deviennent très lourdes.... Vous éprouvez le besoin de les fermer (Fig. 68).

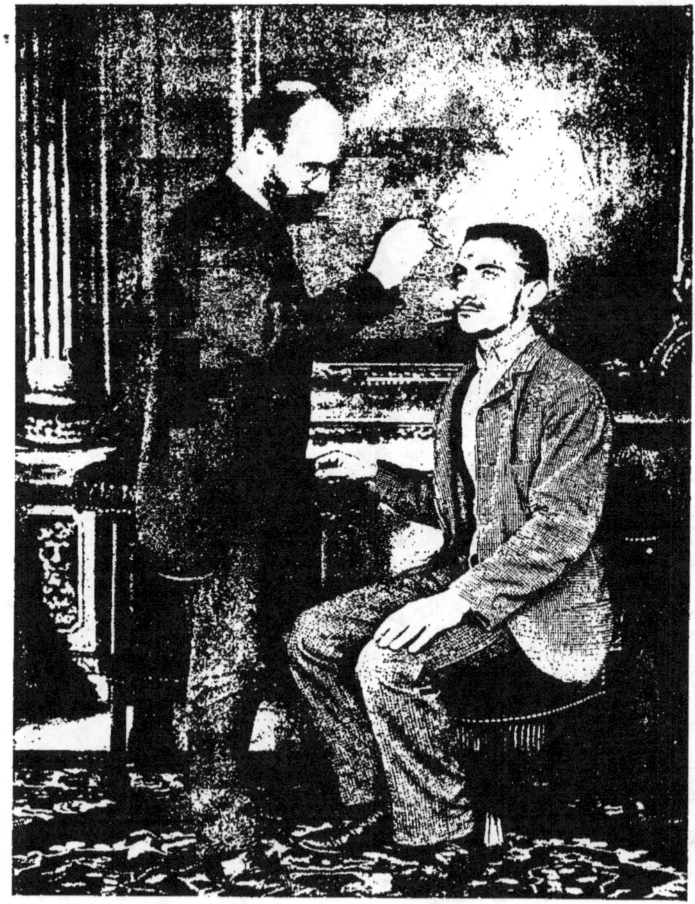

Fig. 67. — Fixation d'un objet brillant.

« — Vous vous engourdissez... L'engourdissement se propage à vos bras et à vos jambes.

« — Vous éprouvez une sensation de calme, de repos, de bien-être.... Vous allez avoir sommeil.... Le besoin de dormir

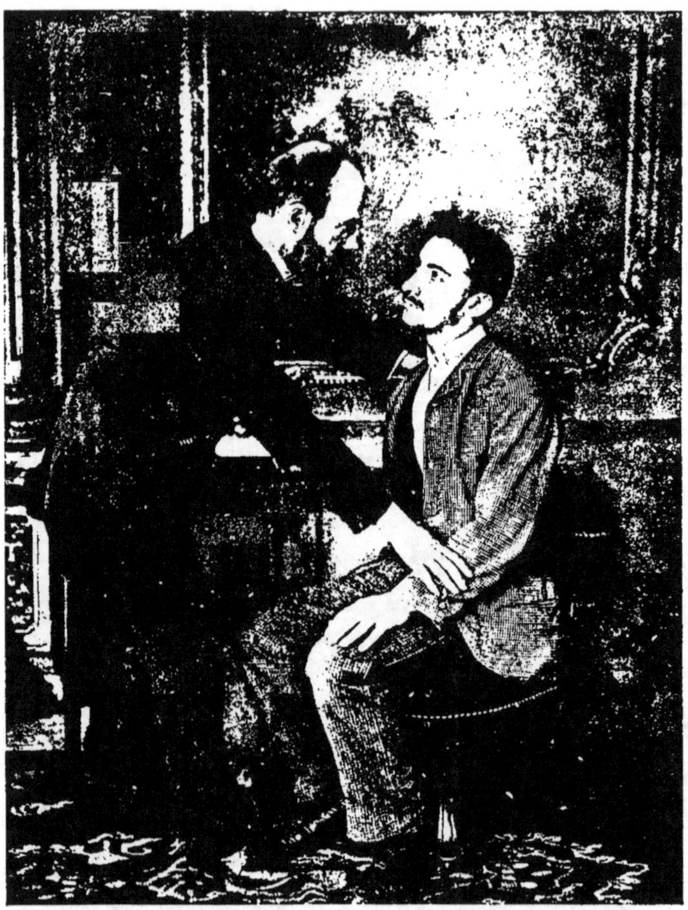

Fig. 68.— Fixation des yeux.

arrive.... Vous allez dormir comme si vous étiez dans votre lit.... Dormez.... »

On répète plusieurs fois ces injonctions d'une voix peu élevée, un peu monotone.

Le plus fréquemment le sujet ferme naturellement les yeux

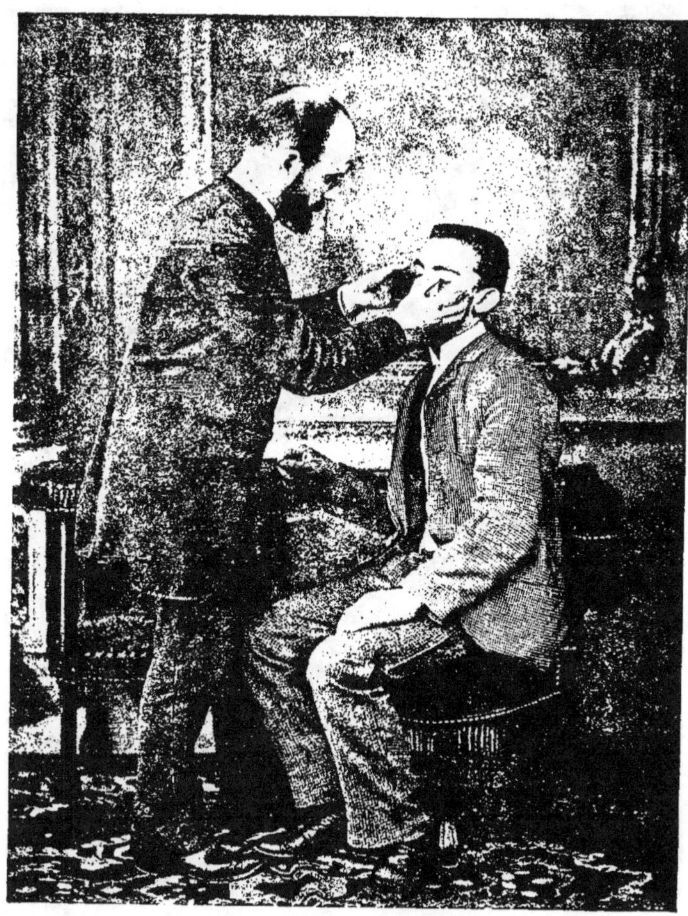

Fig. 69. — Occlusion des paupières.

et il se laisse aller à la sensation d'engourdissement suggérée...
Quelquefois la résistance est plus grande, il reste les yeux

ouverts. Alors, en répétant les mêmes injonctions, on fait avec les deux pouces au devant de ses paupières de légers mouvements de haut en bas. Les paupières, fatiguées par la

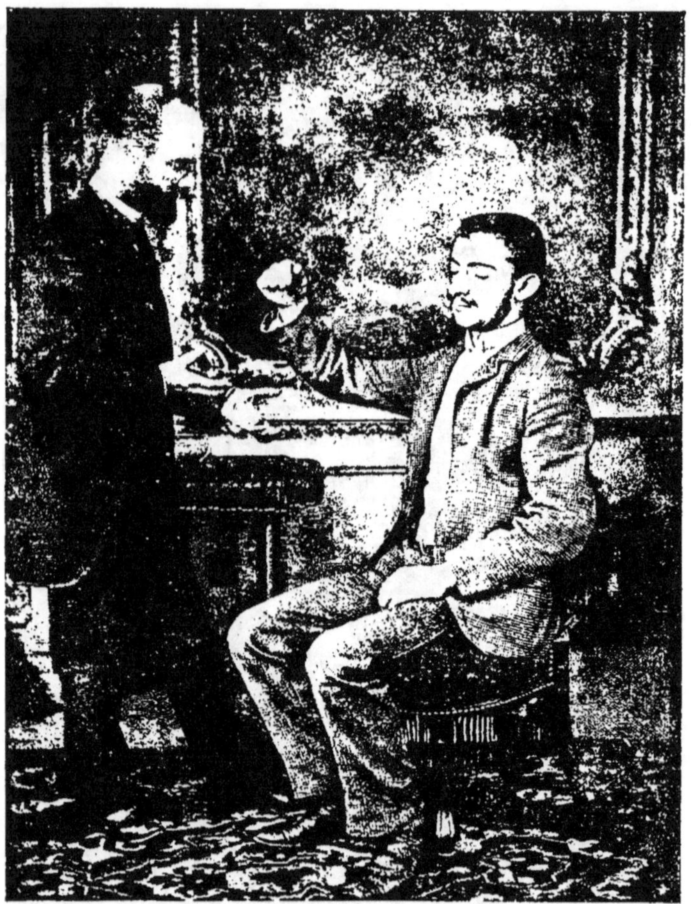

Fig. 70. — Catalepsie suggestive.

fixation précédente des yeux de l'opérateur, clignotent et se ferment.

On peut maintenir pendant un instant les paupières du sujet fermées avec les doigts en affirmant qu'elles sont clouées, qu'il ne peut les ouvrir (Fig. 69).

Le sujet à ce moment est déjà assez influencé pour qu'on puisse

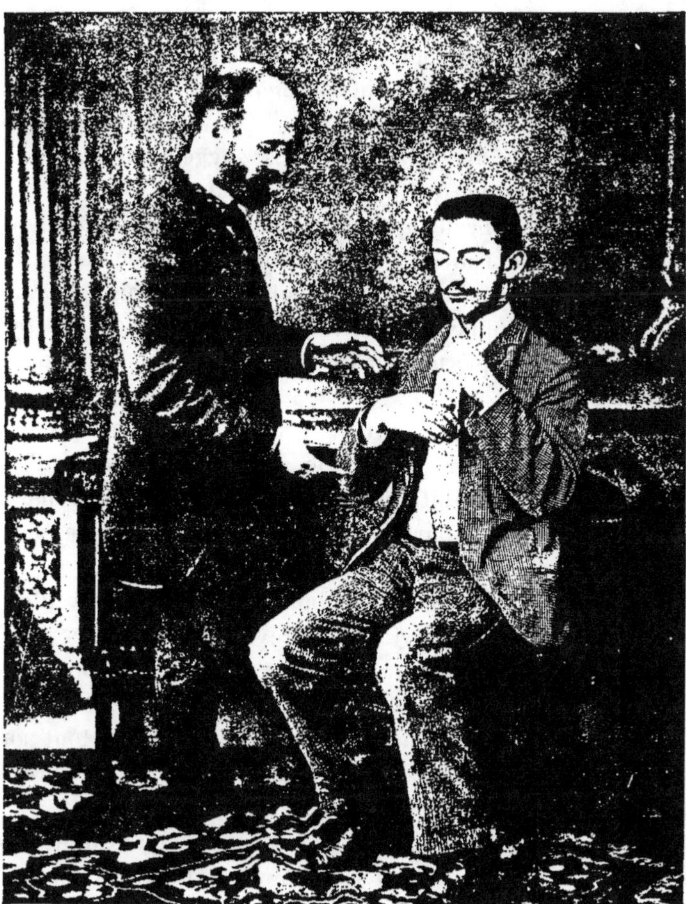

Fig. 71.— Automatisme rotatoire.

lui ordonner formellement de continuer à dormir d'un sommeil de plus en plus profond.

Si on lui soulève les bras, souvent on les voit rester en l'air en état de catalepsie suggestive. Parfois, pour obtenir cet effet, il faut affirmer qu'il ne peut plus les abaisser (Fig. 70).

On peut aussi imprimer aux bras un mouvement de rotation l'un autour de l'autre en affirmant que le patient va continuer à exécuter le mouvement malgré lui. Le plus souvent, en effet, il le continue automatiquement. Ces manœuvres, en même temps qu'elles indiquent le degré du sommeil, ont aussi pour effet de le rendre plus profond (Fig. 71).

On pourrait dès lors faire toutes les suggestions nécessaires à la guérison ou au perfectionnement moral.

Les cellules cérébrales qui président aux manifestations de la volonté sont endormies. La résistance psychique et la discussion mentale sont abolies, à tel point que si vous suggérez au sujet d'exécuter immédiatement après son réveil tel ou tel acte réalisable, l'accomplissement de la suggestion se fera déjà d'une façon irrésistible.

Cependant, pour nous mettre à 'l'abri d'une simulation rare, mais possible, et pour plonger le sujet dans un état d'hypnotisme dont la constatation ne laisse aucun doute dans notre esprit, il nous arrive parfois de compléter les premières manœuvres par le procédé suivant. Nous disons au malade :

« Continuez à bien dormir jusqu'à ce que je vous réveille.

Tout à l'heure lorsque je vous réveillerai en vous soufflant légèrement sur les yeux, vous vous lèverez et vous ferez le tour de la table, mais dès que vous entendrez ce bruit (le son d'un diapason, d'une montre à sonnerie, ou tout autre), vous reviendrez vous asseoir et vous vous endormirez profondément. »

On assiste alors à ce travail saisissant : pendant que le sujet, après son réveil, marche ou parle avec quelqu'un, si le bruit annoncé vient frapper son oreille, immédiatement on le voit s'arrêter, revenir vers le fauteuil, s'y asseoir, se frotter les yeux.

Quelquefois il résiste à l'envie de dormir, mais il finit en général par tomber dans un sommeil profond, auparavant il semble passer par toutes les phases qui précèdent le sommeil normal. On peut même dire que son sommeil ainsi provoqué a toutes les apparences et toute la régularité du sommeil naturel.

C'est l'état que nous jugerons le plus favorable pour faire les suggestions curatives. Si la plupart des sujets sont endormis dès la première séance, comme nous venons de le dire, il arrive parfois qu'un malade résiste inconsciemment et n'est pas influencé.

Ce n'est pas une raison pour se décourager.

Ordinairement à la seconde ou à la troisième séance, n'ayant plus les mêmes appréhensions ou les mêmes distractions, le malade, surtout si l'on a soin de bien préparer son esprit à cette idée, finit par succomber.

Quand, au lieu d'adultes, il s'agit d'enfants ayant l'intelligence assez développée pour comprendre les idées simples que vous leur exprimez, il est toujours possible de les influencer.

Dans ces conditions, nous n'en avons jamais trouvé qui fussent complètement insensibles à la suggestion. Ce qui revient presque à dire que les enfants sont tous, plus ou moins hypnotisables, si l'on admet, comme nous, que l'apparition de la suggestion est la première manifestation de l'état d'hypnotisme.

Les suggestions. — Quand le malade est endormi, le rôle de l'hypnotiseur n'est pas terminé. Il lui reste à obtenir la disparition du symptôme visé. Or les suggestions qui permettent d'arriver à cette fin ne peuvent être faites à la légère. Elles devront toujours être formulées d'une façon impérieuse, mais avec précision et répétées plusieurs fois avec la même netteté. Il ne faut pas croire qu'il soit nécessaire d'enfler la voix pour que l'idée exprimée se fixe dans l'esprit de l'hypnotisé. Nous nous sommes assuré, au contraire, que lorsque les suggestions étaient faites d'une voix douce et persuasive, mais non dépourvue d'autorité. elles n'en avaient que plus de prise.

Dans certaines, nous pensons qu'il est utile de commenter la suggestion, de la baser sur un raisonnement pour en faciliter la réalisation.

Il existe des personnes, il faut bien le reconnaître, qui sont in

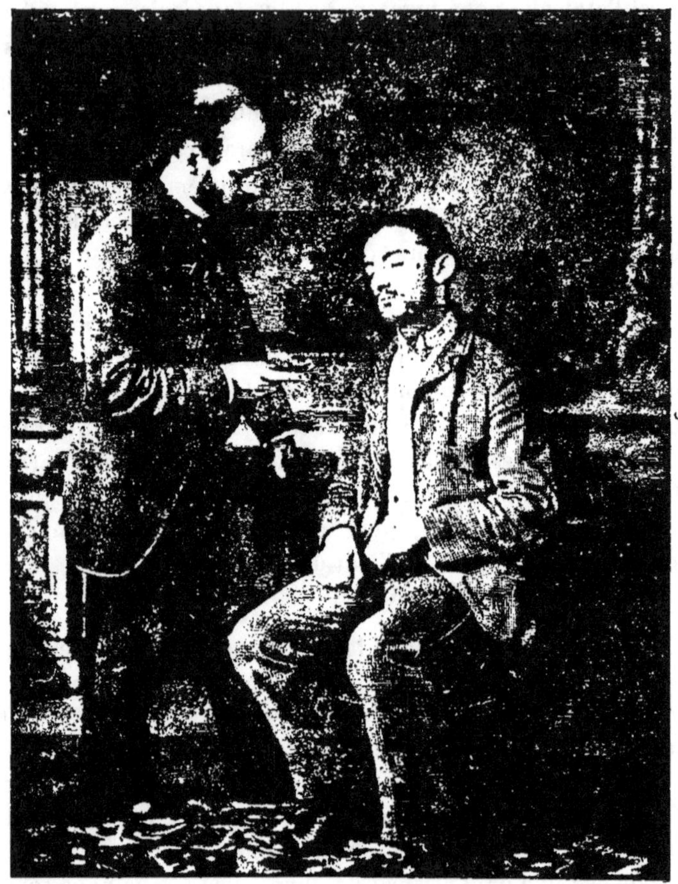

Fig. 72.— Suggestion thérapeutique.

capables de formuler nettement une suggestion. Il leur est impossible de condenser l'expression de leur volonté sous une forme claire et précise, et elles s'étonnent qu'une suggestion faite par elles se réalise mal.

N'oublions pas que tout ce qui se dit et se fait autour du sujet fait naître dans son cerveau des idées correspondantes. L'expérimentateur doit donc s'observer constamment, et se garder de donner, par ses gestes ou par des paroles prononcées à la légère, des suggestions contraires à celle qu'il veut réaliser. Les personnes présentes s'abstiendront aussi avec soin de toute manifestation extérieure de leur pensée.

Souvent l'intervention de personnes malveillantes ou imbues d'idées préconçues, qui se moquent du malade et cherchent à lui inspirer de la défiance à l'égard de l'hypnotisme, peut contribuer à neutraliser l'effet des suggestions. Il faut souvent peu de chose pour développer chez un sujet naturellement défiant un esprit de résistance inconsciente qui se manifestera lors des hypnotisations successives.

L'hypnotiseur évitera ces difficultés, ou les tournera prudemment.

Nous devons ajouter, pour combattre une idée trop répandue, que la docilité avec laquelle le sujet accepte la suggestion n'est pas toujours en rapport avec la profondeur du sommeil. Et il faut savoir que certains sujets exécutent toutes les suggestions avec un automatisme complet.

Procédé de réveil. — La différence que présente la méthode suggestive avec les autres méthodes n'existe pas seulement dans le procédé d'hypnotisation. Elle se retrouve aussi dans le procédé de réveil.

Réveiller un malade en lui soufflant brusquement sur les yeux constitue, selon nous, le plus sûr moyen de déterminer une attaque. Nous procédons d'une façon toute différente et nous réveillons ordinairement nos malades en leur adressant les paroles suivantes :

« Vous allez vous éveiller doucement... Et, lorsque vous serez réveillé, vous n'éprouverez aucune sensation d'engourdissement, ni de fatigue... Vous aurez l'esprit tranquille et vous éprouverez beaucoup de satisfaction d'avoir été endormi. »

Tous les médecins qui réveillent leurs malades dans ces conditions, opérant sous le contrôle de confrères et d'élèves, peuvent certifier qu'ils n'ont jamais vu survenir d'attaques convulsives à la suite d'hypnotisations. A tel point qu'à Nancy, où des malades ont été hypnotisés par centaines, la grande attaque d'hystérie est beaucoup plus rare que partout ailleurs. Quant à nous-même, nous n'en avons jamais vu si peu que depuis que nous nous sommes adonné spécialement à la pratique de l'hypnotisme.

Cependant un certain nombre des malades pour lesquels on fait appel au traitement par la suggestion sont justement sous l'imminence d'attaques convulsives, d'accès d'agitation maniaque, de mélancolie. Dans ces cas-là il n'y aurait rien d'étonnant à ce qu'une coïncidence fâcheuse du début de l'accès et de la tentative d'hypnotisation survînt à point pour donner lieu, de la part d'esprits malveillants et surtout incompétents, à des appréciations désobligeantes.

Heureusement, ces coïncidences sont rares et l'inconvénient en sera pallié par un pronostic éclairé.

Lorsqu'un adulte est hypnotisé, il dort habituellement jusqu'à ce qu'on le réveille.

Au contraire, les enfants ont une tendance à se réveiller spontanément. Pour prolonger le sommeil, il est nécessaire de leur répéter de temps en temps : « Continuez à dormir. »

Mais ils ne tardent pas à acquérir l'habitude de l'hypnotisme. Dans ce cas, ils dorment jusqu'à ce qu'on les réveille. Pour les réveiller complètement, il suffit de leur dire : « Allons, réveillez-vous ! » et de leur souffler légèrement sur les yeux.

Dans ma clinique, comme dans celles des médecins hollandais qui s'adonnent à la pratique de la thérapeutique suggestive, les malades prennent très rapidement l'habitude de s'endormir à la seule injonction : « Dormez ! » Ils se réveillent aussi de même lorsqu'on leur dit simplement : « Eveillez-vous ! »

La simplicité de ce procédé ne manque jamais de frapper d'étonnement les confrères qui assistent pour la première fois à nos expériences.

Il est juste de dire qu'on n'arrive guère à cette précision de l'hypnotisation que par une longue pratique.

Une recommandation sur laquelle nous jugeons indispensable d'insister beaucoup est la suivante : Avant d'éveiller le sujet, il faut toujours lui affirmer qu'à son réveil il se trouvera très bien et n'éprouvera pas la moindre fatigue. Si l'on a pris cette précaution, le sujet se réveille toujours en souriant, l'esprit très libre et disposé à se laisser endormir de nouveau.

Parfois au réveil, le malade présente de l'amnésie, il ne se souvient plus de ce qui lui a été dit pendant qu'il dormait et il n'a pas gardé la notion de ce qui se passait autour de lui.

Lorsqu'il est arrivé à ce degré profond du sommeil, les médecins de l'école de Nancy disent qu'il était en somnambulisme.

L'état de somnambulisme est considéré par eux comme le degré le plus profond de l'hypnose. Cette amnésie survient souvent spontanément, mais en général elle est le résultat d'une suggestion faite au sujet.

V

Indications de la suggestion hypnotique.

A priori on pouvait supposer que la suggestion hypnotique, capable de provoquer, comme on le sait, les actions inhibitoires et dymmogéniques, c'est-à-dire d'amener une diminution ou une augmentation rapide de puissance dans l'un des points du système nerveux, pourrait devenir un agent thérapeutique précieux, dans le traitement des maladies nerveuses et en particulier dans celui des névroses.

Alors même que les névroses auraient pour cause une lésion

inconnue, il est vrai, mais réelle, la suggestion aurait encore la justification de son emploi. N'est-elle pas capable de modifier une lésion, puisque nous savons que l'on peut par la suggestion hypnotique ralentir ou augmenter les phénomènes vaso-moteurs et par conséquent diminuer ou augmenter la nutrition de certaines parties de l'organisme.

Hystérie.

Je n'étonnerai personne en disant que c'est surtout dans le *traitement de l'hystérie* que la suggestion hypnotique a donné les résultats les plus favorables.

La *grande hystérie* ou hystéro-épilepsie, est essentiellement caractérisée par des attaques convulsives, magistralement décrites par MM. Charcot et Paul Richer. On sait quelle est la gravité de ces accidents épileptiformes ; on sait aussi combien la thérapeutique s'est montrée jusqu'ici impuissante à y remédier. Aussi n'est-il pas étonnant que tous les neuropathologistes soient tombés ici d'accord pour admettre, dans ce cas, la légitimité de l'emploi de l'hypnotisme.

Nous sommes les premiers à reconnaître que chez des malades qui présentent de tels stigmates de dégénérescence, la suggestion hypnotique, qui est avant tout une médication de symptômes, ne pourra amener une transformation complète de l'état général du système nerveux.

Cependant, plusieurs faits bien observés iraient encore à l'encontre de cette opinion. Il est absolument hors de doute que presque toutes les malades hystéro-épileptiques qui furent, pendant trois ans, dans le service de M. Dumontpallier, à la Pitié, soumises à des séances quotidiennes d'hypnotisme, faites à la fois dans un but thérapeutique et expérimental, ont vu peu à peu disparaître complètement, non seulement leurs attaques convulsives, mais aussi les autres symptômes qu'elles avaient présentés.

Assez souvent l'hystérie ne se manifeste que par l'apparition d'un symptôme isolé, qui, tout en étant d'origine essentiellement hystérique, n'est ni précédé d'attaques convulsives, ni accompagné d'aucun des stigmates de la névrose.

Les plus fréquentes de ces manifestations mono-symptomatiques sont : le *mutisme hystérique, l'aphonie, la toux nerveuse, le hoquet, les vomissements, les arthralgies* (douleurs des articulations), *les monoplégies* (paralysies d'un membre), *les contractures, le blépharospasme* (spasme des paupières), etc..

Dans ces cas, l'emploi de la suggestion hypnotique s'impose.

Les brillants résultats enregistrés par tous les cliniciens qui ont appliqué l'hypnotisme avec méthode sont trop nombreux pour ne pas justifier nettement cette indication.

Lorsque les symptômes de l'hystérie vulgaire sont susceptibles de céder par l'emploi des moyens thérapeutiques ordinaires, il est plus facile de formuler une ordonnance que de recourir à la suggestion. C'est ce qu'on ne manquera jamais de faire. Mais les malades qui recourent à la suggestion, viennent habituellement d'épuiser en vain toutes les ressources de l'arsenal pharmaceutique. Ils ne demandent secours au traitement psychique que parce que toutes les médications ont été impuissantes.

La suggestion ayant prouvé contre les *insomnies*, les *névralgies rebelles*, les *dyspepsies*, les *troubles viscéraux*, sa valeur thérapeutique, pourquoi hésiterait-on à y recourir dans les cas qui présentent une certaine ténacité ?

Tous ceux qui ont eu l'ennui de vivre dans l'intimité des hystériques savent, encore mieux que les médecins, jusqu'à quel point peuvent prédominer chez ces malades les troubles intellectuels et les perversions du caractère. Alors même qu'ils ne présentent pas d'attaques convulsives et que les autres manifestations de la névrose sont peu accentuées, ils sont fréquemment intolérables pour leur entourage.

Il est évident que les hystériques abandonnés à eux-mêmes, livrés au désordre de leur esprit, se déséquilibreront de plus en plus. Au contraire, maîtrisés avec fermeté, dirigés avec une certaine autorité, *suggestionnés* en un mot dans le sens de la résistance aux impulsions qui viennent les assaillir, ils ne tarderont pas à présenter d'heureuses modifications dans leur manière d'être. S'ils sont excités, on les suggestionnera dans le sens du calme. S'ils sont déprimés, on les stimulera dans le sens de l'action, de la normale.

C'est ainsi que je suis arrivé, par un nombre limité de suggestions, à modifier si complètement le caractère de certaines hystériques, que les plus sceptiques ont été obligés de se rendre à l'évidence.

Neurasthénie.

La *Neurasthénie*, dont les praticiens constatent de plus en plus la fréquence dans notre pays, s'est montrée dans un grand nombre de cas justiciable de la suggestion hypnotique.

Chez un certain nombre de neurasthéniques, la suggestion s'est montrée, il est vrai, impuissante à triompher de leurs idées hypochondriaques. Néanmoins, j'ai pu recueillir des observations très concluantes de neurasthénies graves non seulement améliorées, mais promptement guéries par la suggestion.

Chorée.

Une autre névrose qui, par son étiologie et par ses symptômes semblait appeler aussi l'emploi de la suggestion, est la *chorée* ou danse de Saint-Guy.

Vous savez tous que le début, ou plutôt l'éclosion de la maladie, coïncide assez souvent avec une émotion vive, la frayeur et la colère, ou même simplement une douleur aiguë. On a relevé aussi un certain nombre de cas de chorée par *imitation*, par contagion nerveuse.

Si l'on ajoute à cela, que la chorée disparaît pendant le sommeil normal, on peut juger que la suggestion sera indiquée, ainsi que l'hypnotisme, comme un moyen thérapeutique d'une certaine efficacité, non seulement contre les mouvements de la chorée elle-même, mais aussi contre les troubles mentaux qui l'accompagnent.

Paralysie agitante.

La *paralysie agitante* (maladie de Parkinson), qui éclate assez souvent à la suite d'une émotion morale très vive et dont les manifestations sont suspendues pendant le sommeil, a été traitée assez rarement par la suggestion. Les résultats obtenus seraient plutôt de nature à encourager l'emploi de la suggestion dans le traitement de cette affection considérée comme presque incurable.

Epilepsie.

Bien que les observations d'*épilepsie confirmée*, traitées avec succès par la suggestion, soient peu nombreuses, nous croyons que l'on pourra dans un grand nombre de cas, modifier dans un sens favorable l'état mental des malades, et en même temps diminuer le nombre des attaques. Dès à présent, je possède plusieurs observations d'épilepsie essentielle dans lesquelles la suggestion a amené successivement la disparition des vertiges et des attaques convulsives. Les résultats obtenus ont été durables, ils remontent déjà à plus d'une année.

Asphyxie locale des extrémités.

Plusieurs auteurs ont signalé des faits d'*asphyxie locale des extrémités* dans laquelle la guérison a été obtenue par suggestion.

J'ai pu à maintes reprises montrer à des confrères qu'il était possible d'amener rapidement par suggestion une élévation notable de la température de la main chez des malades qui présentaient de la cyanose des extrémités.

Affections organiques du système nerveux.

Comme on l'a dit fort justement, les malades atteints d'*affections organiques du système nerveux* peuvent être déjà dans un état de guérison anatomique sans être guéris physiologiquement.

C'est certainement dans ce cas qu'on a pu obtenir des succès en apparence paradoxaux, mais qui n'en sont pas moins réels ; on a pu noter des cas déjà assez nombreux d'*hémiplégies* (paralysie de tout un côté), de *paraplégies* anciennes (paralysie des jambes), *myélites chroniques* (inflammation de la moelle épinière) guéries par quelques séances de suggestion.

J'ai pu, ainsi qu'un certain nombre de mes confrères, obtenir l'atténuation ou la disparition de quelques-uns des symptômes les plus pénibles de l'*ataxie locomotrice*.

Affections mentales.

On a souvent répété que l'emploi de la suggestion hypnotique n'était applicable qu'aux troubles mentaux relevant de l'hystérie.

Il est évident, en effet, que c'est surtout dans ce cas-là que la suggestion aura son maximum d'efficacité.

Néanmoins, j'ai pu constater, soit par des observations faites dans les services d'aliénistes distingués, soit dans ma pratique personnelle, qu'il était possible de tirer un excellent parti de la suggestion hypnotique, chez des aliénés nullement hystériques et atteints de *mélancolie*, de *manie*, chez des malades présentant l'une ou l'autre des formes si variées de la folie héréditaire. C'est ainsi que j'ai constaté la guérison de la dipsomanie (manie de boire), de malades atteints d'*obsession*, de *folie du doute*, d'*agoraphobie* (crainte des espaces), de la *morphinomanie*, de la *manie du suicide*, etc...

Assez souvent ces heureux résultats n'ont été obtenus qu'au prix des plus grands efforts, et nous devons reconnaître que le nombre des insuccès dépasse de beaucoup celui des succès. Néanmoins il y a des faits évidents devant lesquels il faut s'incliner.

Affections générales.

Dans tous les travaux consacrés à la thérapeutique suggestive, on trouve de nombreux cas d'affections générales traitées avec succès par la suggestion.

En première ligne, je dois citer les *affections rhumatismales aiguës et chroniques*, pour lesquelles la guérison, chez les malades traités, a été la règle et l'insuccès la rare exception.

Ensuite viennent des affections *gastro-intestinales* et tout le cortège des symptômes qu'elles entraînent à leur suite.

Pour être complet, je dois aussi mentionner quelques cas de *régularisation des règles* ou de *rétablissement de la menstruation*, assez facilement obtenus par la suggestion hypnotique.

Enfin, pour mémoire, je rappellerai que les symptômes contre lesquels la suggestion est employée généralement avec le plus d'efficacité, sont l'*insomnie*, le *somnambulisme nocturne*, les *névralgies diverses*, l'*anorexie* (perte de l'appétit) et enfin l'*incontinence nocturne d'urine*.

Applications à la pédiatrie.

Les travaux d'un grand nombre d'auteurs ayant démontré la valeur thérapeutique de la suggestion, il fallait s'attendre à ce que des médecins eussent l'idée d'appliquer à l'enfant une médication qui donnait de brillants résultats dans certaines affections de l'âge adulte. Il en est ainsi d'ailleurs de tous les agents thérapeutiques, et il appartient au praticien de mesurer la dose, qui varie naturellement de l'enfant à l'adolescent et de celui-ci à l'homme fait.

Pour ce qui est de la suggestion, on comprendra qu'en vertu même des principes qui la régissent, elle doit avoir plus de prise et doit réussir mieux encore chez l'enfant que chez l'adulte. En effet, la suggestion n'est-elle pas l'art d'utiliser l'aptitude que présente un sujet à transformer l'idée reçue en acte ? Et, d'autre part, l'observation journalière ne prouve-t-elle pas que cette aptitude, déjà facile à développer chez l'adulte, l'est bien davantage chez l'enfant ? A tel point qu'on pourrait dire que la suggestibilité est la caractéristique de l'état mental dans l'enfance.

Si les faits cités par Motet, en 1887, dans sa communication à l'Académie de Médecine sur les faux témoignages des enfants devant la justice, n'étaient pas assez probants, on pourrait invoquer aussi la statistique par laquelle M. Beaunis établit que sur 100 enfants de sept à quatorze ans, il en est 55 qui sont susceptibles d'être mis en état de somnambulisme complet, c'est-à-dire dans un sommeil assez profond pour être suivi de perte absolue de la mémoire au réveil.

J'ai pu constater que la statistique de M. Beaunis est plutôt au-dessous de la vérité.

En effet, les enfants, depuis l'âge de sept ans, à moins qu'ils ne soient idiots, sont en général très faciles à hypnotiser. On comprend dès lors tout le parti qu'on peut tirer de la suggestion dans les affections du système nerveux si fréquentes chez les enfants.

Dans ma pratique personnelle, j'ai obtenu par la suggestion la guérison ou l'amélioration très notable d'un assez grand nombre de cas de *tics nerveux*, de *bégaiement*, de *terreurs nocturnes*, de *chorée rythmique (danse de Saint-Guy)*, de *blépharospasme (spasme des paupières)*, d'*attaques convulsives d'hystérie*, de *troubles purement fonctionnels du système nerveux*. Par contre, je n'ai obtenu aucun résultat appréciable dans le traitement de l'*idiotie*, du *crétinisme*, de la *surdi-mutité*.

Les résultats de la suggestion dans le traitement de l'*épilepsie* confirmée chez les enfants sont extrêmement variables. Cependant je suis arrivé assez promptement, dans quelques cas, à la

cessation complète des attaques et à une amélioration très mar
quée de l'état mental des malades.

J'ai eu aussi l'occasion d'appliquer le procédé et les artifices
conseillés par M. Liébeault à une trentaine d'enfants atteints
d'incontinence diurne ou nocturne de l'urine et des matières fécales. La proportion des guérisons a été environ de sept sur dix.

La guérison par le traitement suggestif n'est souvent obtenue,
je me hâte de le déclarer, que par le concours de certains artifices d'une grande simplicité d'application et dont la pratique
journalière apprend le maniement. C'est ainsi que dans le traitement de l'incontinence nocturne d'urine, il ne faut pas se borner
à suggérer à l'enfant qu'il n'urinera plus au lit. Chez quelques-
uns on n'arrivera à ce résultat qu'à la condition de lui suggérer
de se réveiller chaque fois qu'il aura envie d'uriner et de se retenir jusqu'à ce qu'il ait pu satisfaire son besoin. Chez d'autres
il faudra aller jusqu'à provoquer une insomnie passagère pendant laquelle l'enfant s'habituera pour ainsi dire à veiller sur
la fonction de la miction.

Dans le traitement de la chorée, la pratique m'a appris que
pour faire disparaître les mouvements choréiques, il était utile de
faire exécuter à l'enfant, pendant l'hypnose, des exercices de
gymnastique réguliers.

J'ai pu guérir, par cet artifice en une seule séance, une jeune
fille de seize ans atteinte d'une chorée rythmique très intense.
Un jeune homme de quinze ans, dont les secousses étaient tellement fortes qu'il ne pouvait tracer un signe sur le papier, immédiatement après son réveil, put sur mon injonction écrire d'une
façon très lisible. Il fallut quelques séances pour le rétablir complètement, mais en même temps que son état physique s'amé-
liorait, ses aptitudes intellectuelles, un instant éteintes, repre-
naient sous l'influence de quelques suggestions toute leur viva-
cité.

Certaines habitudes vicieuses, rebelles aux suggestions ordinaires, céderont comme par enchantement si l'on a soin d'affirmer que désormais non seulement le sujet ne sentira plus renaî-

tre en lui l'idée de son habitude, mais qu'il ne pourra même plus y succomber, alors même qu'il le voudrait.

A côté de nombreux succès, j'ai eu à enregistrer des insuccès, mais leur nombre était relativement restreint.

Applications de la suggestion à la pédagogie.

Les applications à la pédiatrie devaient soulever peu d'objections, étant donné que le médecin a toujours le droit de recourir à la médication qu'il jugera à la fois la plus inoffensive et la plus efficace.

Mais les applications à la pédagogie, au contraire, ont beaucoup plus de chances, en raison de leur caractère de nouveauté de se heurter à des idées préconçues.

Certains esprits peuvent croire que les médecins sont tentés de pénétrer dans un domaine qui ne leur appartient pas.

Pour dissiper leurs craintes, je pense qu'il leur suffira de leur dire que j'ai toujours cru devoir limiter mes expériences au traitement des *vices*, des *troubles mentaux*, des *instincts pervers*, qui pourraient, dans un avenir prochain, placer l'enfant qui en est atteint dans les conditions sociales les plus défavorables.

C'est ainsi que j'ai pu guérir par suggestion un certain nombre d'enfants qui présentaient des *habitudes de mensonge irrésistible*, de *kleptomanie*, de *cruauté*, de *paresse invincible*, *d'indocilité*, de *pusillanimité*. Les résultats complètement favorables enregistrés jusqu'à ce jour sont trop nombreux pour ne pas entraîner la conviction de tous ceux qui seraient tentés de les contrôler de bonne foi.»

XVIIIe EXCURSION

—

PROMENADE

DANS LA

SECTION DE MÉDECINE & DE CHIRURGIE

Visite des vitrines des fabricants. — Présentation des nouveautés chirurgicales les plus importantes.

C'est par ici que nous aurions dû vraisemblablement commencer. Le paysan, venu de sa campagne, courait de suite aux galeries de l'exposition agricole, l'ingénieur ne sortait plus de la galerie des machines, l'horloger n'avait d'yeux que pour ces montres, pendules, carillons venus de Besançon, de Genève ou d'ailleurs. Pour nous autres, médecins, c'est cette section de Médecine et de Chirurgie qui, il semble, aurait dû tout d'abord nous grouper autour de ses intéressantes vitrines.

Avec un certain air de vraisemblance, nous pourrions répondre à cela qu'en dillettanti, nous avons gardé pour la fin ce qui nous a paru devoir être le plus intéressant ; cependant je crois que la véritable raison réside plutôt en ce que, ayant pour la plupart suivi l'impulsion de tout le monde, chacun de nous avait en son particulier fait sa visite personnelle à cette section spéciale, et comme, par la nature même de notre profession et de nos connaissances, nous étions à même de saisir ce qu'il pouvait y avoir d'intéressant et de nouveau dans cette galerie, nous n'avons pas éprouvé un besoin immédiat de venir étudier en détail et à fond ce que de toute l'Exposition nous avions peut-être le mieux compris.

Néanmoins une visite en quelque sorte officielle était nécessaire, car ici plus que partout ailleurs, rien ne devait nous passer inaperçu, et c'étaient les fabricants seuls qui pouvaient attirer notre attention sur bien' des points importants qui auraient pu nous échapper. Ce fut le 10 octobre, que sous la conduite d'un de nos internes des hôpitaux les plus distingués, M. Marcel Baudoin, nous nous livrâmes à cette inspection un peu technique, pour laquelle, il faut le reconnaître, les dames très bien avisées nous avaient sans scrupule abandonnés.

Le matériel enfermé dans ces brillantes et coquettes vitrines nous montrait d'une façon à peu près complète l'état actuel de la science au point de vue instrumental. Loin de moi la pensée d'en donner le détail, ce qui serait complètement fastidieux et inutile, puisque chaque maison prend le soin d'éditer de luxueux catalogues. Ce que je voudrais seulement en retirer, ce sont les côtés nouveaux, perfectionnés, encore peu connus dont l'étude peut être utile à tous.

Dans ce but, je ne suivrai pas la description forcément aride de chaque vitrine, ainsi que la force des choses nous l'imposait dans notre visite. Une exposition c'est un concours, et l'esprit qui y domine c'est la comparaison. J'espère donc faire un travail profitable pour le lecteur en réunissant à côté les uns des autres les instruments similaires et en basant ma classification sur leur usage et non sur leur origine.

Voyons tout d'abord les progrès réalisés dans la fabrication des instruments qu'on peut employer d'une façon générale dans toute opération chirurgicale.

En second lieu nous étudierons les instruments spéciaux à chaque branche de la chirurgie.

I

Ma tâche va être rendue facile grâce à la complaisance de nos fabricants, qui, au moyen des gravures qu'ils ont mises à ma disposition, me permettent de reconstituer en quelque sorte la quintessence de cette partie de l'Exposition.

Les merveilleux progrès de la chirurgie moderne reposent sur trois grandes découvertes, titres de gloire immortels pour le XIXᵉ siècle :

1º La découverte des *anesthésiants* et des appareils auxquels elle a donné naissance.

2º La découverte des *pinces hémostatiques*.

3º L'*Antisepsie* et les appareils qu'elle nécessite.

Aujourd'hui le malade, à la volonté de l'opérateur, s'endort. Sa sensibilité disparaît ; l'horrible douleur n'existe plus pour lui, il va dormir tranquille, comme si son âme, ayant pris pour quelques instants congé de son corps, avait remis celui-ci inerte entre les mains du chirurgien chargé de le réparer. Sommeil mystérieux, parcelle de la puissance divine donnée à celui qui soulage et guérit sur terre !

Le fer va fouiller ce corps jusque dans ses profondeurs ; à peine quelques gouttes de sang couleront.

Un vaisseau est-il ouvert, une pince le saisit aussitôt et l'obture, et le chirurgien, tranquille d'esprit sans avoir à se presser, continue avec calme et sang-froid son opération jusqu'au bout.

Avec l'antisepsie rigoureuse qui annihile tous ces germes-ferments, producteurs autrefois de la suppuration, de l'infection purulente, de l'érysipèle, de la pourriture d'hôpital, etc., il laisse libre cours à son audace, sûr du présent et sûr de l'avenir, n'ayant plus à compter qu'avec la mauvaise chance qu'on ne pourra malheureusement jamais réduire à néant.

Anesthésie et appareils qui s'y rapportent. — L'anesthésie appartient tout entière au XIXᵉ siècle.

Le *protoxyde d'azote*, découvert par Priestley en 1776, étudié par Humphry Davy en 1800, venait d'ouvrir la voie.

Quelques années plus tard, en 1829, Jakson, docteur en médecine de l'Université de Harward, et ensuite Morton et Warrem, en 1846, expérimentaient avec succès *l'éther* comme agent anesthésique. Dès lors le fait était acquis et différents types d'appareils à inhalation étaient fabriqués (1).

Mais un progrès très important allait encore être fait. En 1831, Soubeiran, en distillant de l'alcool en présence du chlorure de chaux, avait produit un nouveau corps, *le chloroforme*. Flourens, en étudiant l'éther chlorhydrique, eut l'idée de l'expérimenter à cause de l'analogie que ces deux corps présentaient et fut frappé de sa puissance d'action. Néanmoins le véritable vulgarisateur du chloroforme fut Simpson, qui lut le 10 novembre 1847, à la Société médico-chirurgicale d'Edimbourg, un mémoire appuyé sur plus de cinquante observations dans lequel il démontre que l'éther ne saurait être, comme anesthésiant, comparé au chloroforme (2).

Le droit de cité du chloroforme fut des plus difficiles à établir à cause des accidents que peut amener son emploi. Aussi cette question-est-elle toujours à l'ordre du jour et de nombreux appareils ont-ils été imaginés pour parer à ce danger ; on y est à peu près arrivé.

Parmi les appareils relativement nouveaux, nous mentionnerons la *cloche de Paul Bert*, construite d'abord pour administrer le protoxyde d'azote mélangé à l'air, sous pression, et employée actuellement d'une façon très satisfaisante pour le chloroforme.

La première opération faite avec son aide a été pratiquée par

(1) E.-F. Bouisson. Traité théorique et pratique de la méthode anesthésique appliquée à la chirurgie et aux différentes branches de l'art de guérir, Paris, 1850.

(2) Pour plus de détails sur cet historique, voir : *Revue illustrée de Polytechnique Médicale et de Chirurgie orthopédique*, tome II, 30 août 1889.

M. Léon Labbé en février 1879. Depuis, M. Péan l'a tout à fait consacrée, et tous ceux qui ont été à l'hôpital Saint-Louis la connaissent bien. Cependant, ce qui empêchera toujours sa vulgarisation, ce sont ses dimensions considérables qui la rendent peu pratique et son prix élevé.

Mais M. Dubois, s'inspirant de la méthode de Paul Bert, a fait construire par M. Mathieu un appareil portatif, très maniable, dans lequel, au moyen d'une pompe à air et d'un récipient pour le chloroforme, on peut, grâce à un mécanisme automatique fort simple, faire respirer au malade un mélange d'air et de chloroforme dans des proportions déterminées et qui ne varieront pas, l'anesthésie dût-elle durer plusieurs heures. Le résultat obtenu par cet appareil est excellent ; du reste, il suffira de dire que depuis bientôt cinq ans que l'on en fait usage dans différents services de France et de l'étranger, il a le rare privilège de n'avoir aucun accident à son actif.

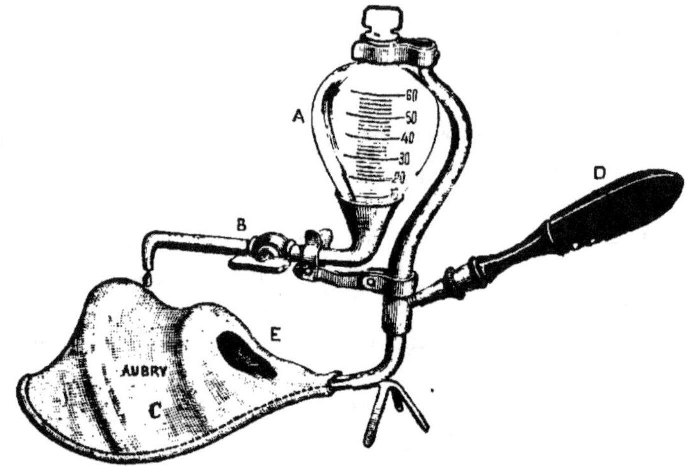

Fig. 73. — Appareil à chloroforme du Dʳ Créquy. (Exposition Aubry).

Malgré ce perfectionnement, on se sert encore bien souvent du vulgaire mouchoir, que l'on a toujours sous la main, et de différents masques très simples, surtout pour les opérations courantes de peu de durée. Parmi ceux-ci, je citerai celui de Reynaud, usité depuis 1847 dans la marine, celui du Dr Budin et *celui du Dr Créquy*. Ce dernier est très ingénieux et très commode. Au-dessus d'un masque C, perméable à l'air, se trouve le bec d'un petit flacon gradué A, d'où le chloroforme ne s'écoule que goutte à goutte et à volonté grâce au robinet B. Le tout étant attenant à un support fixe muni d'un manche D, on peut endormir le malade sans être obligé de s'interrompre pour chercher le flacon de chloroforme, que l'on n'a jamais sous la main quand on en a besoin. Il n'y a pas à craindre que le patient, dans un mouvement inconscient, le renverse et surtout les vapeurs anesthésiantes lui arrivent d'une façon régulière et continue sans qu'on ait à craindre de suffocation et de syncope comme avec la simple compresse.

Cependant un accident qui se produit encore quelquefois consiste dans l'arrêt de la respiration par suite de la chute de la langue dans le fond de la gorge. Lorsque le sommeil est profond, tous les muscles étant dans le relâchement la langue est entraînée par son poids dans la position déclive de la tête, « le malade avale sa langue ».

Il est très facile de parer à cet inconvénient. On ouvre aussitôt la bouche du malade et soit avec une cuillère, soit avec les doigts recouverts d'une compresse, ou avec une pince on attire la langue au dehors.

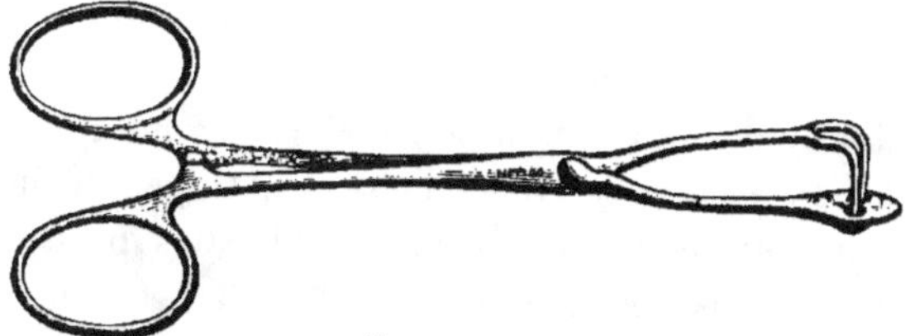

Fig. 74. — Pince tire-langue du Dr Berger. (Exposition Collin.)

Pour qu'un nouvel incident ne se reproduise pas, M. *Collin*, sur les indications du Dr Berger, a construit une *petite pince, plate en dessous, à deux griffes en dessus*, avec laquelle on fixe le bout de l'organe. La piqûre très légère n'est pas sentie pendant le sommeil et est devenue inaperçue après le réveil. C'est un moyen très solide de fixation et qui peut éviter bien des ennuis.

Pinces hémostatiques. — Il semble que l'idée de pincer un vaisseau d'où le sang jaillit pour arrêter l'écoulement est une idée bien simple et qu'on a dû toujours avoir. Point du tout. Jusqu'en 1870, on n'avait guère que la compression de l'artère ou de la veine avec les doigts, la ligature avec un fil ou la cautérisation au fer rouge pour assurer l'hémostase dans une opération. Aussi la crainte terrible d'hémorrhagies foudroyantes paralysait-elle les chirurgiens les plus audacieux.

C'est à un chirurgien français, c'est à Péan, que revient l'honneur de la découverte de la *pince hémostatique* universellement employée aujourd'hui et qui a été la cause d'une véritable révolution dans la pratique chirurgicale.

Depuis vingt ans, un nombre incalculable de pinces de toutes formes et de toutes grandeurs ont été faites pour répondre à toutes les indications. Le point qui est la grande préoccupation des fabricants, c'est l'articulation. En effet il faut que celle-ci soit solide et cependant puisse très facilement se démonter pour permettre un nettoyage parfait. Or il arrivait souvent qu'après avoir un peu servi les mors se faussaient et pinçaient d'une façon défectueuse. C'est à ce défaut que tous nos fabricants ont cherché à parer et ils ont assez bien réussi.

M. Collin nous montre pour la première fois un nouveau mode *d'articulation à tenon* simple, facile à nettoyer et qui assure à la pince une solidité à toute épreuve. L'une des branches, qu'on peut désigner sous le nom de branche femelle; est percée d'un orifice circulaire. Elle porte, en outre, sur sa partie interne (par rapport au mors) une sorte de doigt ou crochet métallique. La face inférieure de ce crochet, parallèle à la surface de la branche femelle, en est séparée par une distance égale à l'épaisseur de la partie correspondante de la branche mâle. Cette dernière est munie d'un tenon. Son bord externe (par rapport au mors) porte une petite encoche. L'articulation se fait de la façon suivante : introduction du tenon dans l'orifice de l'autre branche, glissement de la branche à tenon sous le crochet de la branche femelle.

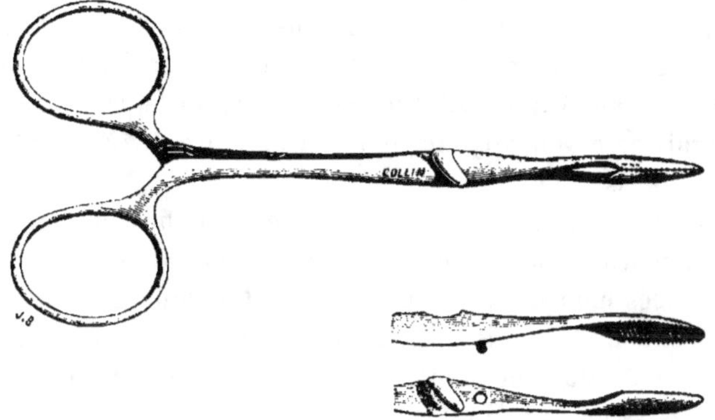

Fig. 75. — Pince à doigt au-dessous du pivot. (Exposition Collin.)

Cette articulation est très bonne et empêche la moindre oscillation, surtout si le doigt métallique se trouve placé au-dessus de l'articulation.

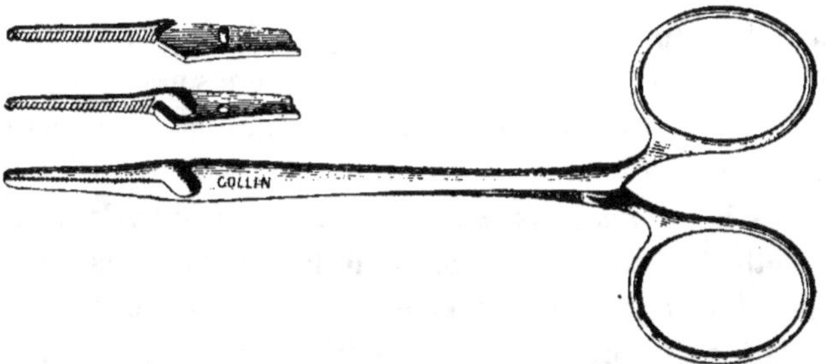

Fig. 76.— Pince à doigt au-dessus du pivot. (Exposition Collin.)

M. Aubry a conservé l'ancienne articulation à tenon, qu'il s'est contenté de modifier. Le tenon n'est plus rivé dans un orifice cylindrique, sa *base est carrée*, ce qui l'empêche de se dévisser comme cela arrivait précédemment. En outre, pour éviter l'accumulation de détritus dans les angles, il a donné une forme ovalaire à la tête du tenon. Cette modification ingénieuse supprime les inconvénients de l'ancienne articulation.

M. Mathieu a adopté aussi la forme ovalaire pour la tête du tenon ; seulement celui-ci pénètre dans une ouverture en forme de *trou de serrure*, qui en rend le démontage facile tout en lui conservant une grande solidité. On en comprendra facilement le mécanisme en en voyant plus loin la figure 137 (page 368), à propos des cisailles.

Nous retrouverons en effet ces mêmes modifications d'articulation dans les ciseaux et cisailles de ces fabricants.

Les pinces hémostatiques de Péan sont de tous les instruments ceux dont l'emploi est le plus fréquent. Elles trouvent leur place dans les opérations de toutes les régions. Les chirurgiens de tous les pays les ont adoptées.

Antisepsie et appareils qui s'y rapportent. — L'antisepsie chirurgicale est, sans contredit, un des plus puissants facteurs qui ont donné un si libre essor à toutes les audaces contemporaines. Aux tâtonnements instinctifs de nos pères a succédé une méthode précise, rigoureuse, sûre dans ses résultats.

C'est Lister, un professeur anglais, qui ouvrit la voie en 1865 (1), convaincu par les travaux de Pasteur que les micro-organismes de l'air sont cause de presque toutes les complications des plaies.

Sa méthode fut vulgarisée en France par M. Lucas-Championnière dans le *Journal de médecine et de chirurgie pratiques*. Depuis cette époque, bien rares sont les chirurgiens qui ne se sont pas ralliés avec enthousiasme aux nouvelles idées.

L'opération devant avoir lieu, suivant les indications de la méthode, dans un milieu débarrassé des micro-organismes, Lister faisait lancer sur le champ opératoire des vapeurs d'une solution phéniquée forte, au moyen du pulvérisateur à poire de

____

(1) Lancet 1867. *British méd. Journal*, 1868. *Lancet*, 1869.

Richardson. Mais on ne tarda pas à reconnaître les inconvénients de ce pulvérisateur, qui lançait sur les plaies du liquide à une

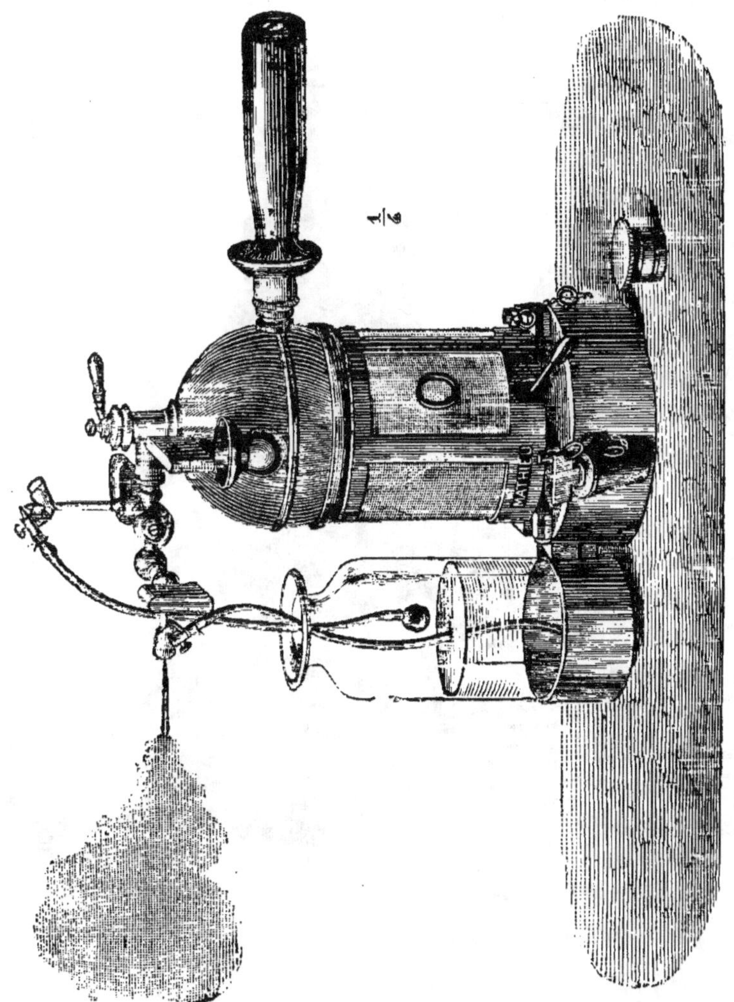

Fig. 77. — Pulvérisateur Lucas-Championnière. (Exposition Mathieu.)

température trop basse. Lister, en Angleterre, et Lucas-Championnière, en France, firent alors construire « *un pulvérisateur à vapeur*, marchant pendant deux heures et projetant un liquide relativement tiède ». C'est là le modèle courant employé dans tous les hôpitaux.

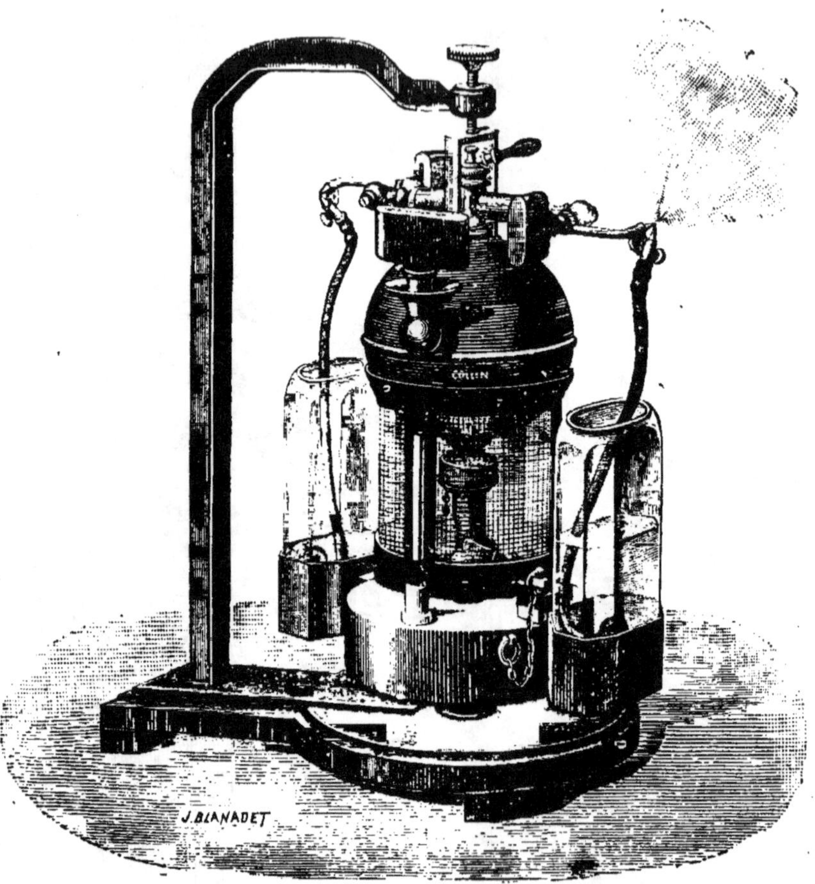

Fig. 78. — Pulvérisateur à rotation de Collin.

Aujourd'hui, M. Collin nous présente *un grand pulvérisateur tournant*, avantageusement employé pour la désinfection des salles. Ses avantages sont : Finesse extrême de la pulvérisation

. 21

qui ne mouille pas ; espace considérable couvert par l'atmosphère de pulvérisation ; temps très prolongé de pulvérisation, (l'appareil marche plus de deux heures, sans renouvellement de

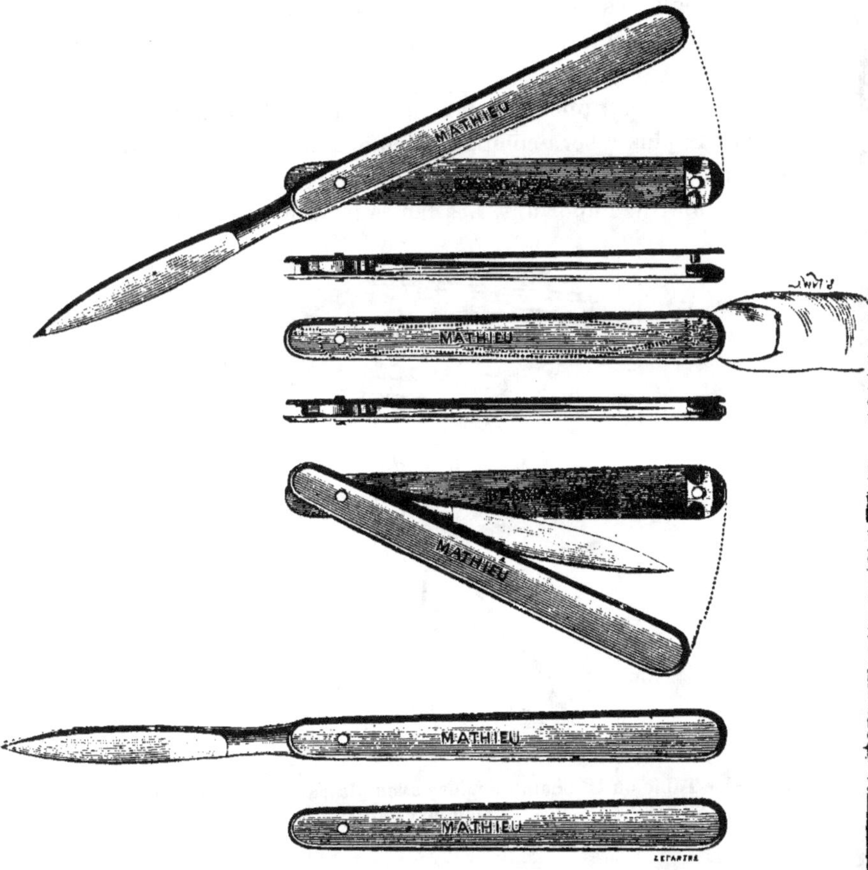

Fig. 79.—Bistouris de trousse antiseptique à manche métallique se démontant pour faciliter le nettoyage. (Exposition Mathieu.)

liquide); absence de tout danger (l'appareil est essayé à une pression énorme de 15 atmosphères tandis qu'il marche à basse pression : 2 atm.) ; du reste, il porte une soupape de sûreté.

De nos jours, la pulvérisation tend à être moins employée. Depuis surtout les beaux travaux de M. le professeur Léon Lefort, l'air est un peu moins incriminé. C'est surtout sur les instruments, les pièces de pansement et tout ce qui approche le blessé, que porte l'attention pour obtenir l'asepsie la plus rigoureuse.

L'asepsie instrumentale dépend de la simplicité même de l'instrument ; plus il sera compliqué, plus il sera difficile à être aseptisé. La matière dont est fait l'instrument joue aussi à ce point de vue un rôle important. Les lames métalliques se débarrassent

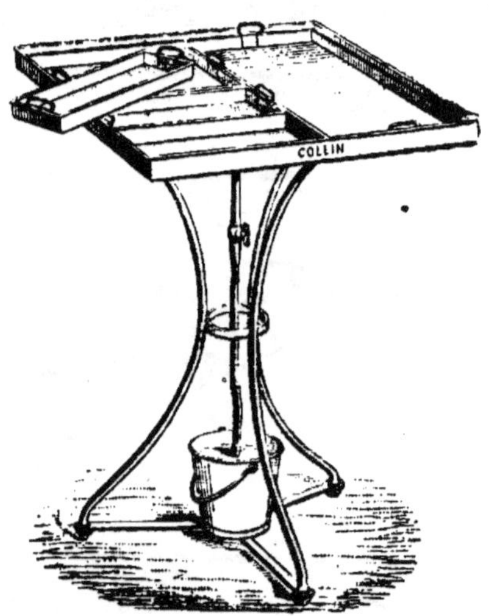

Fig. 80.—Table du Dʳ Championnière avec plateaux mobiles pour solutions.
(Modèle Collin.)

bien plus facilement des micro-organismes que le manche auquel elles sont fixées. Celui-ci, le plus souvent, est de corne ou de bois dur. Nous avons à signaler, à ce propos, une heureuse innovation.

Les manches de presque tous les instruments (lames, curettes, gouges, etc.), sont faits en *métal*. Presque tous les fabricants d'instruments de chirurgie (Aubry, Collin, Mathieu, etc.), ont adopté cette modification. La surface est unie ou bien à larges côtes, mais les petites stries, vrais nids à microbes, sont tout à fait supprimées.

Chacun aseptise ses instruments à sa manière ; l'un se contente de les maintenir pendant cinq minutes dans l'eau bouillante ; l'autre les fait tremper avant et pendant l'opération dans différentes solutions antiseptiques.

A ce sujet, la *table de Lucas-Championnière*, présentant une série de plateaux pouvant contenir différentes préparations mérite de se graver dans notre mémoire pour nous en servir à l'occasion. Elle est coquette et d'une réelle utilité.

Sauf quelques petits inconvénients, ces moyens sont bons. Cependant, pour les grandes opérations de l'abdomen, par exemple, ils sont, il faut l'avouer, un peu insuffisants. Aussi a-t-on jugé nécessaire de construire des appareils destinés à aseptiser les instruments et à les maintenir aseptiques pendant toute la durée de l'opération.

Stérilisateurs. — M. Aubry a exposé un système de plateaux entrant les uns dans les autres, au moyen desquels on obtient, par l'eau bouillante, une bonne stérilisation. Nous avons là sous les yeux une *étuve* qu'il a construite sur les indications du Dr *de Backer*, et qui permet d'aseptiser les instruments d'une façon convenable.

Pour la stérilisation des pièces de pansement, plusieurs étuves ont été construites sur les indications de nos chirurgiens, et tous les grands services hospitaliers de Paris en sont pourvus. D'une façon générale, elles consistent en boîtes métalliques, divisées en étages communiquant les uns avec les autres, hermétiquement fermées et dans lesquelles la température de l'air peut être portée au-dessus de 120°. Ce sont les étuves sèches.

D'autres étuves sont chauffées au moyen de la vapeur d'eau. Ces dernières sont moins employées.

On comprendra la puissance de ces étuves comme moyen aseptique en se rappelant qu'aucun germe ne peut résister à une température de 115°, si celle-ci est maintenue pendant cinq minutes.

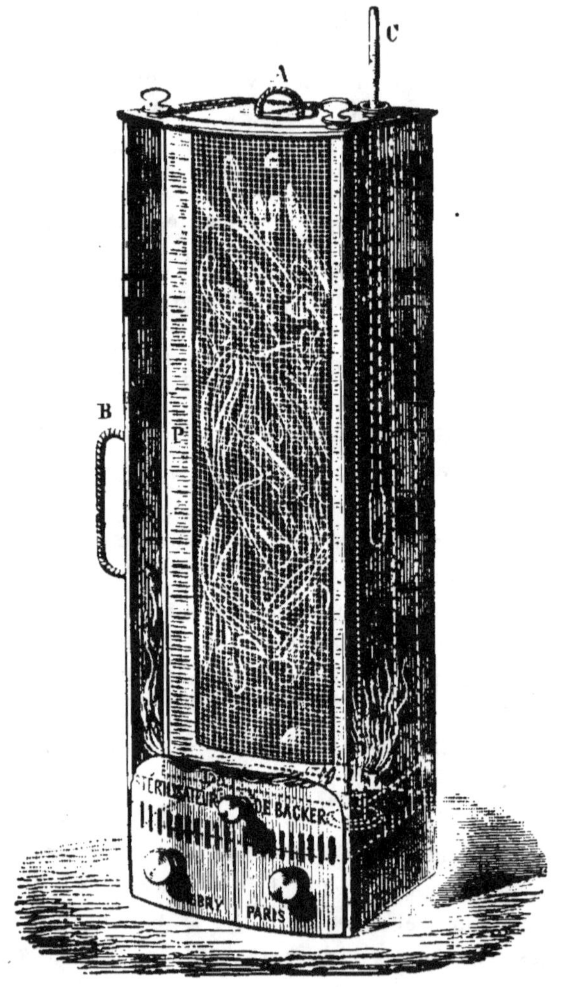

Fig. 81.— Stérilisateur de de Backer. (Exposition Aubry.)

Lits à opérations. — En faisant la revue de tout ce qui a trait aux opérations en général, nous ne pouvons passer sous silence les lits eux-mêmes sur lesquels le malade est étendu.

De grands progrès ont été accomplis dans cette partie de la fabrication et les fabricants ont rivalisé d'ingéniosité et de soin pour les rendre pratiques, faciles à tenir propres, solides, légers et portatifs.

Je ne puis entrer dans la description de tous les modèles qui ont été exposés, ils sont nombreux. Leur forme varie du reste avec les opérations auxquelles ils sont destinés. Je citerai cependant le *lit aseptique du docteur Poupinel*, présenté par M. Mathieu, qui offre ce grand avantage de permettre de faire le pansement sans déplacer le malade.

Le *lit de M. Mariaud*, très léger, très maniable, est tout en lames métalliques flexibles.

Ces lits, ainsi que ceux formés par une grande plaque de verre, s'ils sont faciles à tenir rigoureusement propres, présentent le sérieux inconvénient de laisser le malade, qui est généralement à peu près nu, se refroidir beaucoup trop rapidement.

Le *lit du docteur Nicolétis*, fabriqué par M. Aubry, et dont la légende qui accompagne la figure permet suffisamment de saisir le mécanisme, offre précisément comme côté original de pouvoir être chauffé avant les opérations au moyen de tubes, qui conduisent soit la vapeur, soit l'eau chaude.

II.

Après avoir ainsi étudié ce qui se rapporte aux grandes lignes générales de la chirurgie, nous allons rapidement passer en revue les nouveautés qui peuvent se présenter parmi les instruments spéciaux dans chaque branche de l'art chirurgical.

C'est ainsi que nous examinerons : l'*obstétrique* (accouchements), la *gynécologie* (maladies des femmes), les *voies urinaires*, et sous le titre *divers*, les instruments qui ne rentrent pas

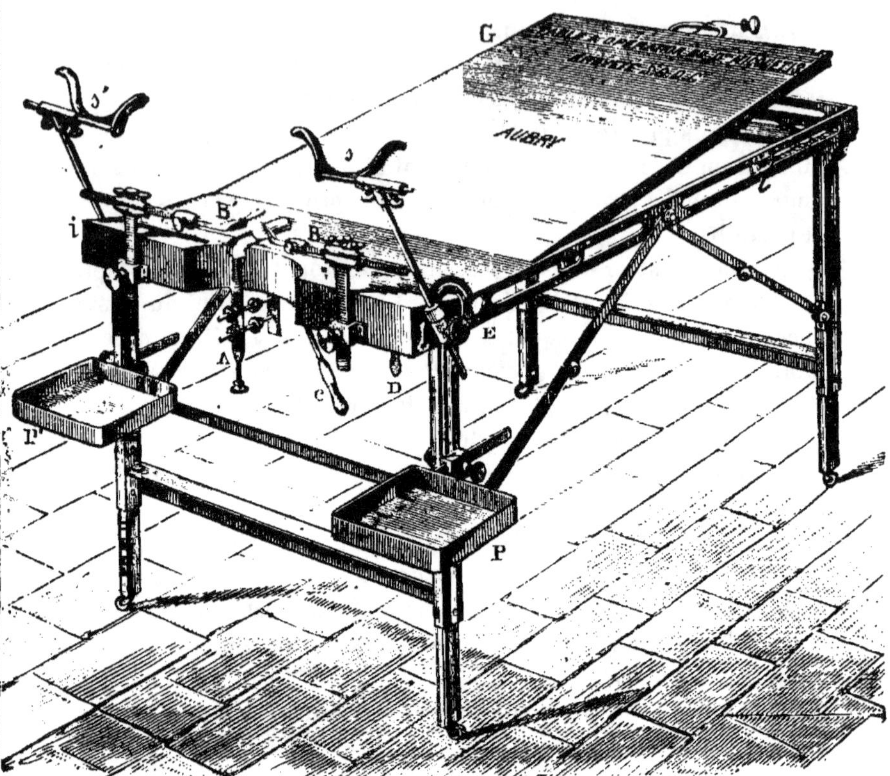

Fig. 82.— Lit à opérations du Dᵉ Nicolétis. (Exposition Aubry.)

A. Valve inférieure montée sur une pièce à coulisse afin de pouvoir l'élever, l'abaisser ou la basculer à volonté, se fixant par les écrous et contre-écrous. (Cette valve peut changer à volonté.)

BB'. Valves latérales qui peuvent s'abaisser ou s'écarter. (Ces valves peuvent se changer par d'autres plus larges ou plus petites ou des obliques.)

C. Clé à cliquet qui, d'un côté, permet d'élever le bassin et de l'autre l'abaisse.

D. Levier de déclenchement pour désengrener les porte-jambes et les ramener en avant.

E. Quart de cercle pour fixer solidement les porte-jambes.

G. Dossier de table que l'on élève à volonté et qui se fixe au moyen d'une crémaillère mobile ; on peut l'abaisser en tirant sur le bouton qui se trouve au bout de la table.

I. Devant de la table à charnière que l'on soulève au moyen de la clé C pour élever le bassin.

PP'. Plateaux à instruments que l'on peut mettre dans toutes les positions désirables du chirurgien.

SS'. Supports porte-jambes qui, au moyen de tourillons à pignon, roues dentées et tiges à coulisse, donnent toutes les facilités de supporter, d'élever, d'écarter ou de fléchir les jambes sur le bassin.

dans ces différents chapitres : porte-aiguilles, aiguilles, cisailles, appareils à luxations, gouttières, dynamomètres, etc.

Enfin nous terminerons en jetant un coup d'œil dans les *sections étrangères*.

Obstétrique.

L'instrument le plus employé en obstétrique, c'est le *forceps*. Inventé vers le milieu du XVII siècle par un Anglais, Pierre

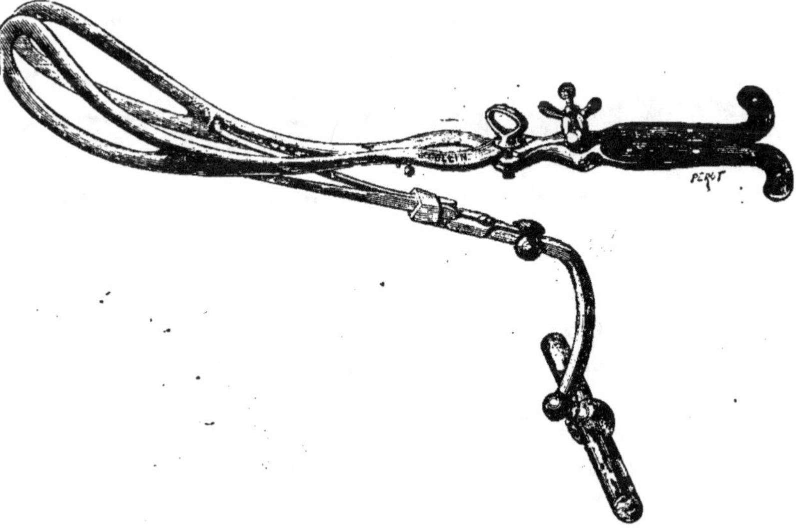

Fig. 83.— Forceps à tractions normales du prof. Tarnier. (Exposition Collin.)

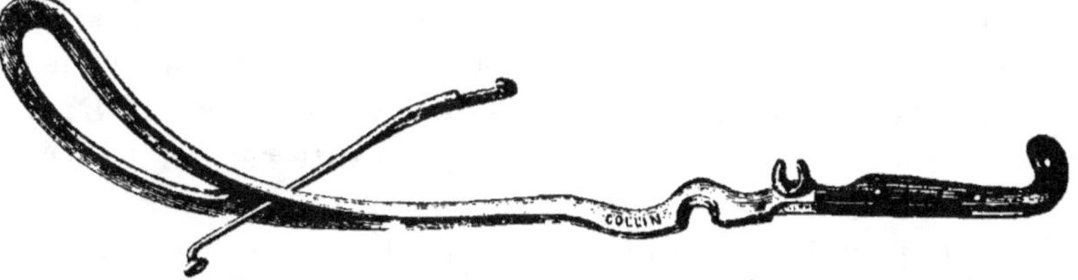

Fig. 84.— Branche de traction démontée à moitié. (Exposition Collin.)

Chamberlen, il semble qu'il soit arrivé à peu près à la perfection avec les modèles bien connus de Levret, Nœgelé et *Tarnier*. Ces instruments, qui sont entre toutes les mains, n'ont subi aucune modification. Nous passerons donc.

Dans certains cas de présentation du siège accompagnée d'un peu d'étroitesse du bassin, lorsque la situation trop élevée de l'enfant ne permet pas d'appliquer le forceps pour aider à la nature impuissante, il est recommandé de défléchir au moyen de la main un des membres inférieurs lorsque cela est possible, ou tout au moins de passer un lacs sur l'une des aines de l'enfant. C'est une opération toujours assez délicate. Notre distingué con-

Fig. 85.— Crochet porte-lacs d'Olivier. (Exposition Aubry.)

frère le Dᵣ Olivier a fait construire à cet effet un *crochet porte-lacs* qui peut rendre de grands services dans la pratique.

Le bassin des femmes n'est malheureusement pas toujours parfaitement bien conformé. Or c'est là un renseignement capital à connaitre pour que l'accoucheur puisse baser sa conduite, d'où dépendra peut-être la vie de sa cliente. Cependant tous nos gynécologistes savent que de difficultés on a à surmonter pour établir d'une façon à peu près exacte la mensuration d'un bassin sur le vivant. De nombreux instruments ont été inventés à cet effet, ce qui prouve qu'aucun n'est parfait. Ceux qui actuellement donnent les meilleurs résultats sont les *compas de Baudelocque, de Collin*, mesurant les diamètres externes et internes, et l'AXI-PELVIMÈTRE DU Dᵣ MARIUS REY.

Cet appareil nous offre à considérer deux branches : l'une externe, E ; l'autre interne, I. L'une des extrémités est placée sur le point sus-pubien (extrémité du diamètre promonto-sus-pubien), l'autre sur le promontoire. Cet appareil est basé sur des données géométriques dans lesquelles nous n'entrerons pas. Nous nous contentons de le décrire. On peut voir sur la figure une tige A, qui porte à son extrémité supérieure une tige B qui lui est perpendiculaire et qui, par conséquent, est parallèle au

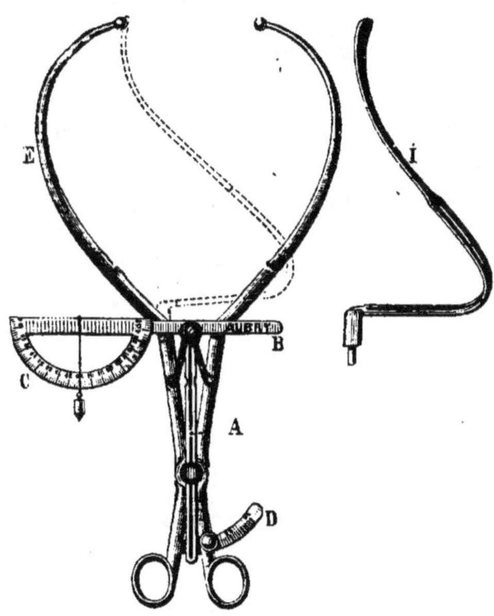

Fig. 86.— Axi-pelvimètre du Dr Marius Rey. (Exposition Aubry.)

diamètre examiné. Cette tige diamétrale est munie d'un cercle gradué et d'un fil à plomb qui permet de savoir immédiatement l'inclinaison des tiges A et B sur la verticale et sur l'horizon. Cet appareil est très ingénieux. Une graduation permet de savoir la distance qui sépare les extrémités du compas.

Lorsque le bassin est trop rétréci pour permettre le passage d'un enfant à terme, on a recours à l'accouchement prématuré, dans certains cas déterminés.

Nous citerons à ce propos les différents dilatateurs utérins le plus journellement employés pour déterminer le commencement du travail.

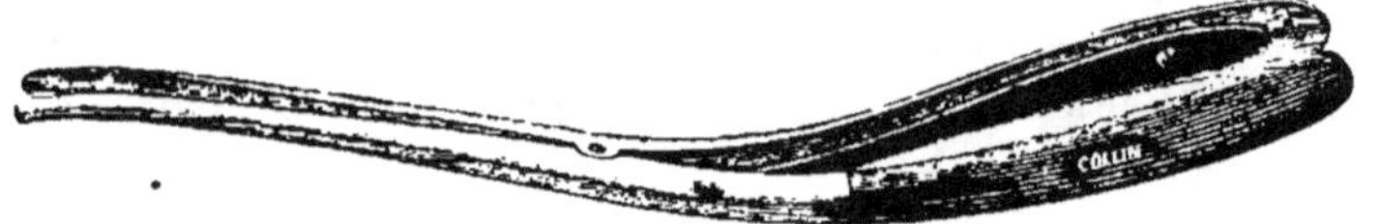

Fig. 87.— Dilatateur du D' Siredey. (Exposition Collin.)

Nous avons le *dilatateur du D' Siredey*, à deux branches, employé dans le service de gynécologie de Lariboisière, plutôt cependant pour les opérations utérines que pour les accouchements. (Fig. 87.)

Le *dilatateur de M. le professeur Tarnier*, à trois branches.

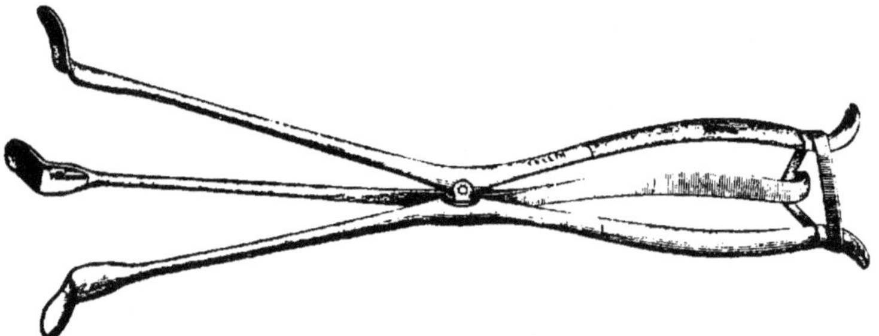

Fig. 88.— Écarteur du Prof. Tarnier. (Exposition Collin.)

Le *dilatateur de M. Aubry*, à quatre branches, s'ouvrant automatiquement et agissant bien sur tout le col. (Fig. 89.)

Enfin le *dilatateur du D' Auvard*, à six branches, dont on peut se servir avec avantage dans certains cas de dilatation retardée. (Fig. 90.)

Si le rétrécissement du bassin est extrême, ou si l'on est appelé à intervenir trop tard dans les derniers mois de la grossesse, alors le pronostic s'assombrit considérablement. L'accouchement ne pouvant avoir lieu, on sera dans la terrible nécessité de sacrifier l'enfant pour tâcher de sauver la mère.

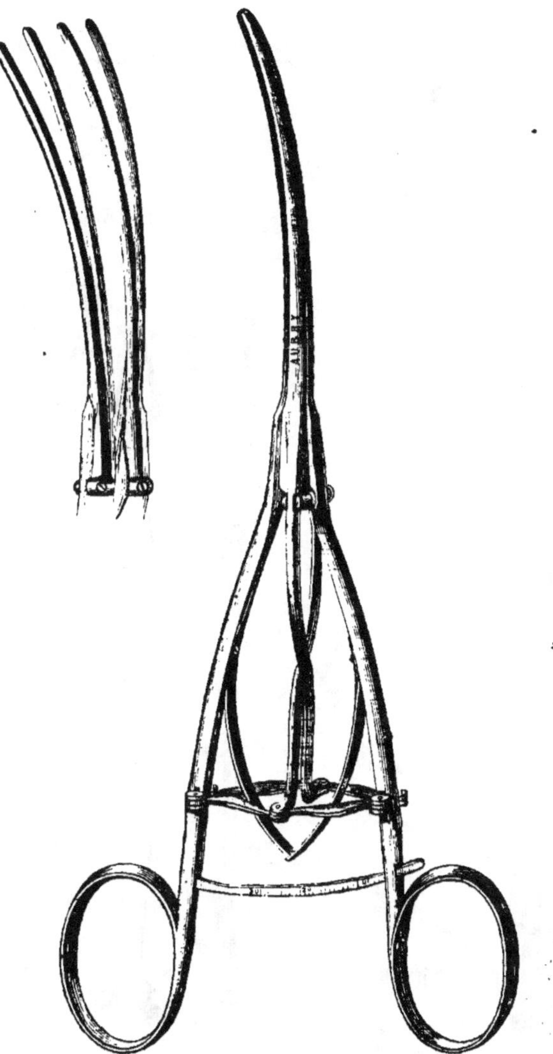

Fig. 89. — Dilatateur utérin à 4 branches d'Aubry. (Exposition.)

Quand c'est la tête qui se présente, on cherche à la broyer. Il faut pour cela des instruments puissants doués d'une grande

Fig. 90.— Dilatateur Auvard pour le col utérin. (Exposition Mathieu.)

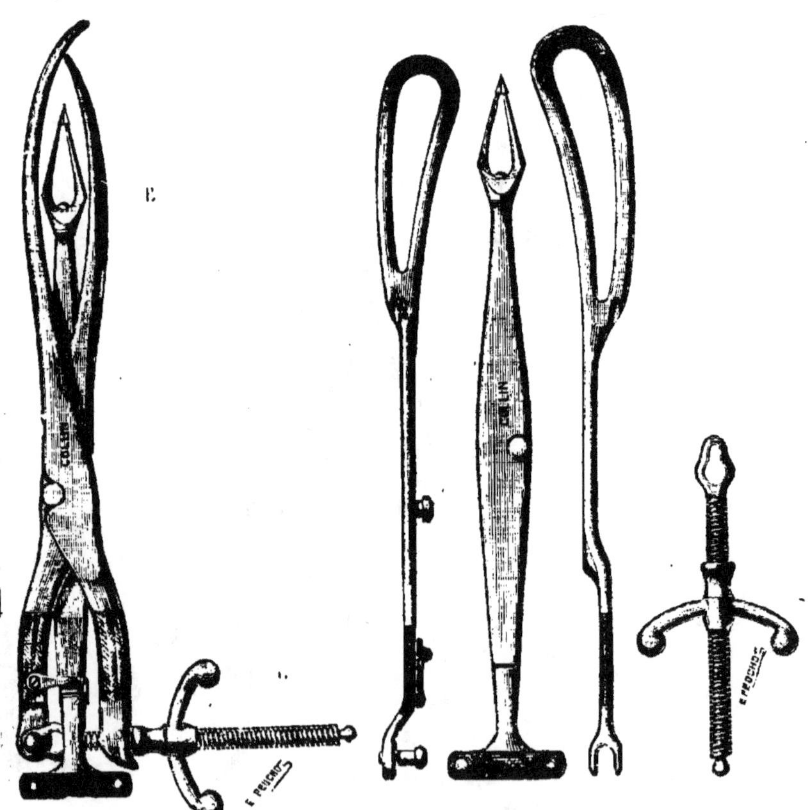

Fig. 91 et 92.— Basiotribe du Prof. Tarnier. (Modèle Collin.)

résistance. Leur forme générale rappelle le forceps dont ils sont dérivés.

C'est le *basiotribe du professeur Tarnier* dans lequel, outre les deux cuillères du forceps qui embrassent la tête, se remarque une troisième pièce médiane en forme de lance qui pénètre à travers le crâne et va s'implanter jusque dans sa base. (Fig. 91 et 92.)

C'est le *céphalotribe à cuillers fenêtrées du Dr Bailly*, le *céphalotribe à arètes transversales de Tarnier*, avec fenêtres interposées. Tous ces instruments, que nous trouvons dans l'exposition de M. Collin, sont à montants solides, munis d'un treuil à vis qui leur donne une puissance irrésistible.

Lorsqu'au lieu d'arriver par la tête, l'enfant se présente en travers par une épaule et que la version est totalement impraticable, il ne reste plus comme dernière ressource que l'embryotomie, c'est-à-dire qu'il faut sectionner le cou de l'enfant et quelquefois son corps dans l'intérieur de la mère, pour l'extraire par morceaux. Ici les difficultés sont grandes et les dangers sérieux. Il y a cependant tout un arsenal d'instruments, car cette opération est très ancienne.

On peut les classer en quatre groupes distincts : les *crochets tranchants*, les *ciseaux*, les *pinces coupantes*, les *embryotomes-scies*.

Tous les perfectionnements actuels concourent à un même but : permettre la section facile du produit, tout en protégeant aussi complètement que possible les organes de la mère.

C'est Albucasis, le premier, qui semble s'être servi de *crochets tranchants* par leur concavité. Ambroise Paré suivit son exemple, mais les dangers étaient trop grands et on les abandonna jusqu'en 1825 où David D. Davis, à Londres, fit faire un sérieux progrès en inventant un couteau à embryotomie caché. Dès lors cet instrument fut remis en honneur, et de nombreux modèles furent fabriqués en Angleterre, en France et en Allemagne ; cependant tous présentaient des inconvénients.

Baudelocque apporta une modification heureuse. Le crochet mousse, qu'il passait autour du cou de l'enfant, n'était plus tranchant, mais canelé, par conséquent sans danger. Lorsque le cou était bien engagé dans sa concavité, on faisait glisser dans la canelure une tige supportant une lame tranchante de forme ovalaire qui, allant s'engager au bout de sa course dans la concavité du crochet sectionnait ainsi la tête ou le tronc avec la plus grande sécurité pour la mère.

D'autres instruments depuis furent construits sur le même principe. Ils ne sont guère employés de nos jours, car ils pèchent tous par quelque côté. Ils n'en constituent pas moins un pas en avant réel, et c'est de la connaissance approfondie de ces divers instruments qu'est né l'*embryotome rachidien* de M. le professeur Tarnier. Cette dernière création marque le plus grand progrès qu'on ait jusqu'à présent réalisé dans ce sens. Nous la trouvons dans la belle vitrine de M. Collin.

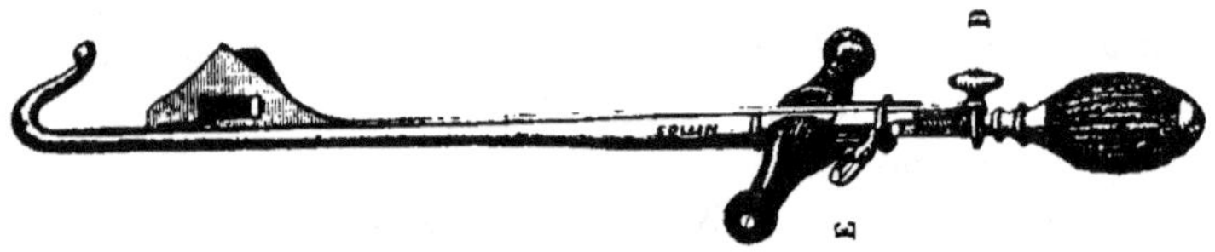

Fig. 93.— Embryotome rachidien du Prof. Tarnier. (Exposition Collin.)

D'une façon sommaire, l'instrument se compose de trois parties essentielles : 1° Un crochet ; 2° un couteau ; 3° un protecteur.

Le crochet en forme de clé rappelle celui de Braun, décrit dans les classiques. A sa partie inférieure se trouve un manche transversal. La longueur de la tige est de 28 centimètres. Le crochet mesure 3,5 centimètres. Il se termine par un bouton. La tige présente dans toute sa longueur une rainure qui est d'autant moins prononcée qu'on s'approche plus du crochet. En bas elle présente un diamètre de 1 centimètre 1/4.

Dans la partie située au-dessous de la poignée transversale se trouvent deux petites fenêtres dans lesquelles se logeront les boutons d'un écrou à ressort de 4 à 5 centimètres de longueur et dans lequel viendra s'adapter le pas-de-vis du couteau.

Le couteau, de forme triangulaire, est une véritable guillotine. Il coupe suivant l'un des côtés du triangle, qui a une direction oblique, et agit, non pas en comprimant, mais bien en glissant sur le fœtus qu'il attaque tangentiellement. Ce couteau est construit de telle façon que lorsque l'instrument est au bout de sa course, le sommet du triangle correspond au bouton du crochet. Il est tranchant dans toute la partie qui doit s'introduire dans la concavité du crochet, mousse dans le reste de son étendue. Au couteau fait suite une tige, qui se termine elle-même par une vis fixée à une poignée de corne de buffle olivaire.

Le protecteur est une lame quadrangulaire dont la forme et les dimensions rappellent, à peu de chose près, celles du couteau. Toutefois, au lieu d'être terminé en dehors par un angle saillant, il présente à ce niveau un bord de 1 centimètre 5 de largeur. De là résulte que le bord supérieur de la lame protectrice est plus horizontal que la lame du couteau, qu'il dépasse en dehors de 15 millimètres et qu'il protège très efficacement (1).

Tels sont les principes sur lesquels est fondé cet instrument (2).

En même temps que les crochets, on faisait aussi usage plus simplement des *ciseaux*. On s'en sert encore de nos jours, et P. Dubois en a laissé un modèle bien usuel. Inutile de dire qu'ils exigent de la part de l'opérateur une grande prudence. Ils ne doivent sectionner les tissus qu'après que la place aura été pour ainsi dire tracée par la main introduite dans l'utérus.

Le troisième groupe comprend les *pinces coupantes*, dont l'idée très ingénieuse revient à M. Frascani, aide de clinique obstétricale de Pise (1886). Elles ont été plusieurs fois employées sur le vivant avec succès.

---

(1) *Revue illustrée de Polytechnique médicale et de chirurgie orthopédique,* tome II, 30 septembre 1889.

(2) Pour plus de détails sur tout cet historique, on consultera avec fruit la remarquable thèse de M. le Dr Potocki. Paris, 1888,

Son instrument a la forme générale d'une pince dont les deux branches peuvent être rapprochées au moyen d'un pas-de-vis et d'une vis de pression. Le point fixe de cette pince est beaucoup plus rapproché de la portion active que de l'autre extrémité. On agit donc sur un long bras de levier et on développe, par conséquent, une grande puissance. Des deux branches, la droite (branche femelle) représente un fort couteau, boutonné, d'une longueur de 8 centimètres, muni d'une gaine protectrice. La branche gauche ou mâle, demi-cylindrique, à concavité tournée vers la lame de la branche droite, a une longueur de 8 centimètres et une largeur de 16 millimètres environ. Elle se termine par un petit crochet-mousse qui masque entièrement l'extrémité de la lame. C'est, en un mot, un grand sécateur.

C'est dans le même ordre d'idées qu'est construit l'*embryotome céphalique du Dr Auvard* que nous trouvons dans l'exposition Mathieu.

Enfin le quatrième groupe comprend les *embryotomes-scies*. Comme leur nom l'indique, ces embryotomes doivent scier le cou ou le tronc du fœtus. Quel que soit l'agent qu'on ait employé pour arriver à ce résultat, le principe reste toujours le même.

Le forceps-scie a été inventé en 1842 par Van Huevel. Il a subi, depuis cette époque, d'heureuses modifications qui l'ont rendu pratique. Elles sont dues à M. le professeur Tarnier : forceps-scie à deux chaînes (1873) et embryotome Tarnier (1877). Néanmoins ces instruments sont d'une application difficile, quelquefois même impossible et alors on a recours à ses doigts pour porter la scie autour du cou ou du tronc.

Pour obvier à cet inconvénient le Dr *Thomas* a imaginé un *crochet porte-scie* très simple. Une fois le cou engagé dans le crochet, on saisit avec le doigt l'anneau terminal et en tirant à soi on amène la scie qui suit dans une gaine.

Plusieurs auteurs se sont efforcés de protéger la mère en faisant passer les extrémités de la scie à chaîne dans des tubes, tels sont les modèles de Van der Ecken, de Belluzzi et Calderi, de

M. Mathieu. Le plus parfait que nous ayons en ce moment dans ce genre, c'est l'embryotome de M. Ribemont-Dessaignes (2e modèle), qui était dans la vitrine Collin.

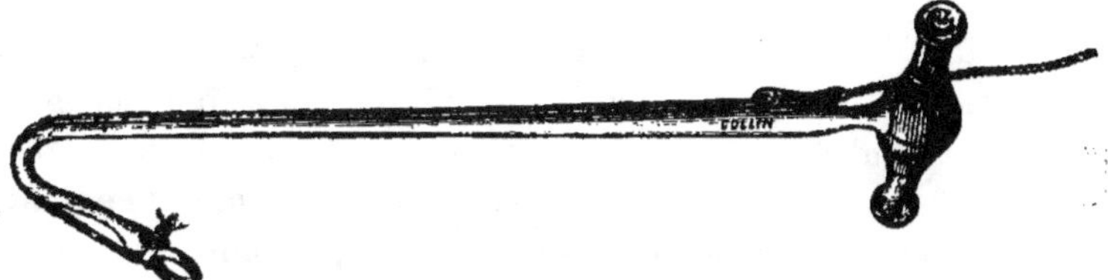

Fig. 94.— Crochet porte-scie du Dr Thomas. (Exposition Collin.)

A l'obstétrique peut se rattacher ce qui a trait aux premiers soins à donner au nouveau-né immédiatement après sa naissance.

Tubes laryngiens. — Lorsque la respiration a du mal à s'établir et que l'enfant est en état d'asphyxie, une bonne pratique consiste dans l'insufflation d'air dans ses poumons.

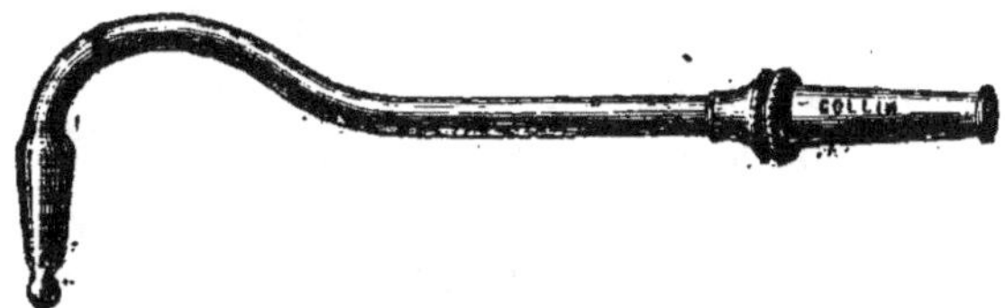

Fig. 95.— Tube laryngien du Dr Ribemont. (Exposition Collin.)

Pour éviter les inconvénients de l'insufflation de bouche à bouche, des tubes spéciaux ont été imaginés. Citons ceux de Depaul et de *Ribemont-Dessaignes.* Il suffit de les introduire sur le doigt, en levant l'épiglotte, dans le larynx, et de souffler de l'air doucement, en suivant le rythme de la respiration. On peut le faire avec la bouche, ou mieux avec une poire que l'on adapte au tube.

Couveuses. — Dans les cas où l'enfant, né très faible ou prématurément, ne peut lutter suffisamment contre le refroidissement de l'air ambiant, on vient à son secours au moyen des couveuses.

Ce sont MM. Auvard et Tarnier qui, en 1883, ont imaginé la couveuse à boules d'eau chaude. Elle offrait un grand inconvénient : les boules devaient être changées toutes les deux heures, d'où fatigue pour les personnes préposées à la garde de l'enfant, qui lui-même courait risque de se refroidir pendant le changement des boules.

M. Auvard a fait construire une nouvelle couveuse (vitrine de M. Galante) qui supprime ces inconvénients, grâce au récipient d'eau chaude placé à sa partie·inférieure.

Pour entretenir dans cet appareil une température d'environ 30 degrés (la température de l'appartement étant de 16 à 18 degrés) il suffit d'ajouter toutes les 4 heures 3 litres d'eau bouillante.

L'air entre sur les parties latérales de la couveuse par une petite bouche analogue à celle qu'on fait pour les calorifères.

L'enfant est placé dans la couveuse absolument comme dans son berceau ; on le retire au moment des tétées en ayant soin que la température de la pièce soit de 18 degrés environ ; les toilettes et le change se font à cette même température ambiante.

On laisse l'enfant dans la couveuse jusqu'à ce qu'il ait acquis une vigueur suffisante pour pouvoir lutter contre le refroidissement extérieur.

Gaveur pour enfants. — Le gavage des nouveau-nés ne date que de quelques années. Cette petite opération, plus délicate que difficile, a été surtout pratiquée, dès le début, en Allemagne. Elle a démontré qu'on pouvait, dans nombre de cas, lutter avantageusement contre l'athrepsie, ce dépérissement fatal aux nouveau-nés. C'est M. le professeur Tarnier qui l'a introduite en France ; depuis lors, elle a passé dans la pratique courante.

L'instrumentation que comporte le gavage est des plus simples :

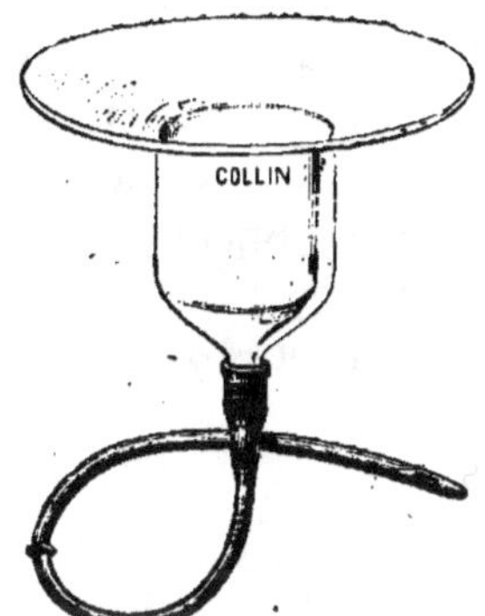

Fig. 96. — Gaveur pour enfants. (Exposition Collin.)

Un récipient de forme variable, auquel s'adapte un tube de caoutchouc flexible qu'on introduit dans l'estomac. La principale qualité que doit avoir l'appareil, c'est de permettre un nettoyage facile.

Pèse-bébés. — Le meilleur moyen de constater les résultats obtenus par le gavage ou les progrès accomplis par l'enfant nourri

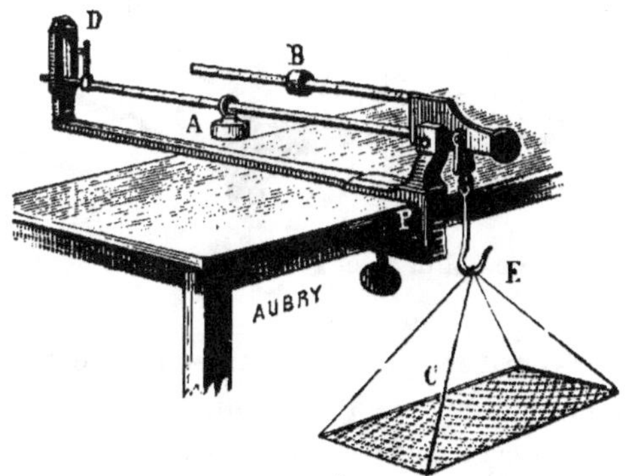

Fig. 97. — Pèse-bébés de Coriveaud. (Exposition Aubry.)

au sein ou au biberon, etc., consiste à peser celui-ci quotidienne-
ment. Les appareils construits dans ce but doivent être simples
et portatifs, tout en comportant une grande précision.

Le *pèse-bébés du Dʳ Coriveaud*, construit par M. Aubry, est
une romaine pouvant facilement se fixer à une table quelconque
et possède un double fléau et deux curseurs : le curseur A pour
les hautes pesées et le curseur B pour les grammes. Il a l'avantage de supprimer l'emploi des poids.

Néanmoins l'usage des balances ordinaires se rencontre encore
fréquemment.

Gynécologie.

La gynécologie scientifique ne date en réalité que du XIXᵉ siècle. Que pouvait-on faire, en effet, avant l'invention du *spéculum* ?
Or c'est Récamier qui commença à s'en servir vers 1801 et lui fit
conquérir son droit de cité vers 1818. L'usage s'en répandit rapidement et chacun y apportant sa petite modification, le nombre
des modèles de spéculum est devenu actuellement colossal. Nous
n'imaginerons pas d'entreprendre leur étude ; qu'il nous suffise
seulement de nous rappeler les types dont découlent tous les autres.

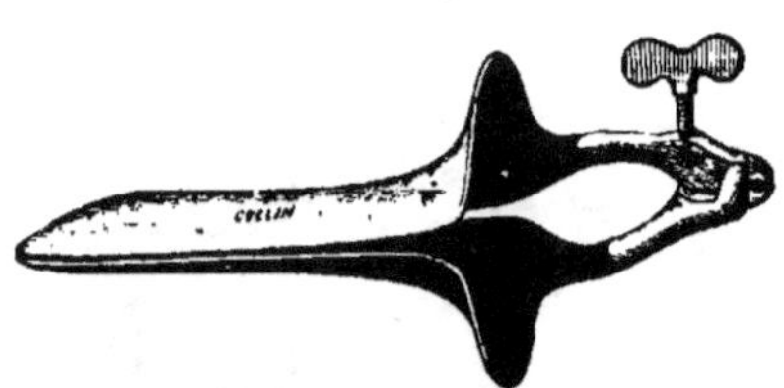

Fig. 98.— Spéculum de Collin à deux mouvements combinés. (Exposition).

Nous avons d'abord le spéculum tubo-conique plein de Récamier, qui était originairement en étain, qu'on fait actuellement
surtout en glace (Fergusson) ou en buis pour les cautérisations.
Puis ensuite le spéculum bivalve (Cusco), le spéculum trivalve à

développement plein (Charrière), le quadrivalve (Ségalas, Ricord et Horteloup).

Parmi les formes les plus nouvelles, nous citerons *le spéculum de Collin à deux mouvements combinés*, muni de l'articulation

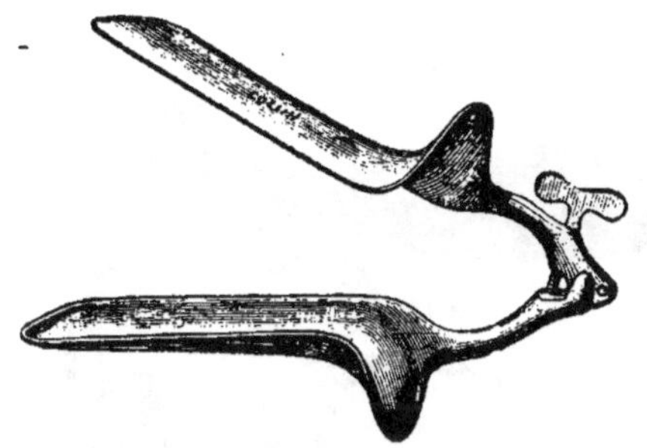

Fig. 99.— Le même, vu ouvert. (Exposition.)

spéciale de la maison. C'est un sous-genre du Cusco (bivalve) peu embarrassant et utile surtout pour les examens.

Pour les opérations, comme le champ d'exploration n'est jamais trop grand, on remplace avantageusement les spéculums par les *valves*. Le type de celles-ci est la valve de Sims, mais elle présente aussi de nombreuses modifications.

La *valve du Dr Richelot* présente ce point particulier qu'elle

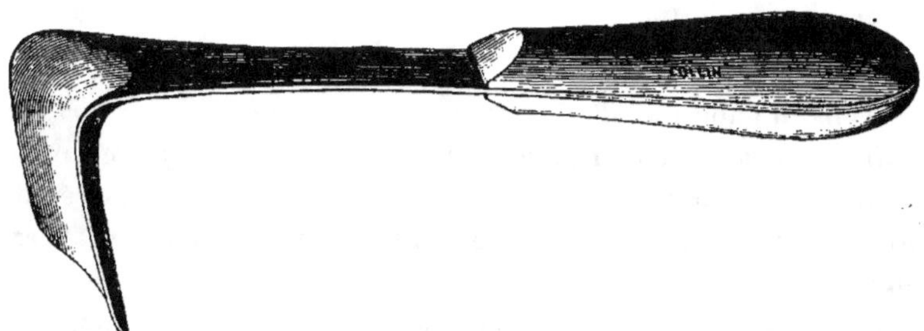

Fig. 100.— Valve du Dr Richelot, tout en métal. (Exposition Collin).

est tout en métal, manche y compris, pour en mieux assurer l'asepsie.

Afin de permettre d'avoir facilement sous la main différentes grandeurs sans compliquer par trop l'arsenal, *M. Collin* imagina très judicieusement d'adapter *trois valves au même manche.*

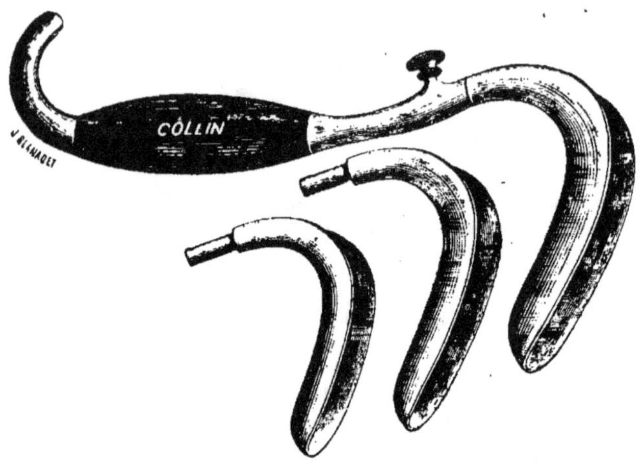

Fig. 101.—Trois valves sur un même manche. (Exposition Collin.)

L'acte, qui commence et termine toute intervention chirurgicale, consiste dans le lavage minutieux de la région au moyen de liquides antiseptiques.

L'injection vaginale est d'un usage courant. Nous nous servons d'habitude d'un vase quelconque, analogue *au réservoir de Collin* ci-joint, placé à une certaine hauteur et muni d'un tube en caoutchouc assez long, portant vers son extrémité un robinet et terminé par une canule généralement en verre solide.

L'injection intra-utérine est beaucoup plus compliquée. La sonde devra pénétrer dans l'intérieur même de la matrice, mais comme le col, à part le temps de l'accouchement, n'est pas dilaté, il s'applique sur les parois de la sonde, l'eau ne peut pas ressortir si l'on n'y veille, le lavage par conséquent ne se fait pas,

ne pouvant rien entraîner des détritus qui se trouvent à l'inté
rieur et des accidents graves peuvent se produire.

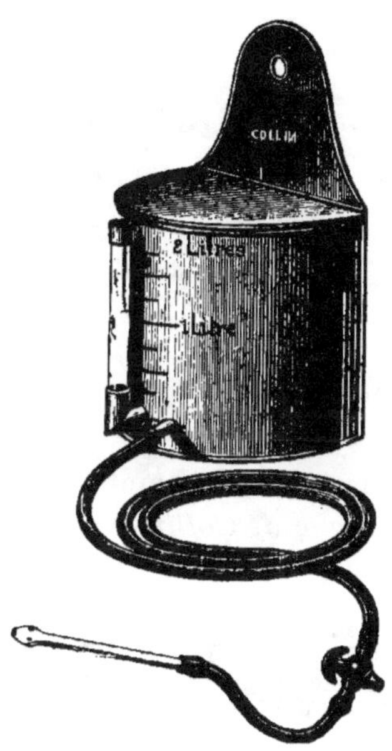

Fig. 102.— Réservoir en métal, pour injections vaginales (Exposition Collin.)

On a cherché à obvier à ce danger de deux manières :

1º Les sondes à courant simple ont été combinées avec les dilatateurs. De la sorte les parois de l'organe étant largement écartées, le courant de retour se fait facilement. Exemples : le *dilatateur injecteur du Dr P. Segond* dans la vitrine Collin, et la *sonde dilatatrice de M. Mathieu.*

2º On a fabriqué des sondes à double courant ; ce sont les plus employées. Leurs modèles sont très nombreux et des plus variés. Quel est le gynécologue qui n'a inventé le sien ?

Cependant ces sondes sont généralement d'un nettoyage difficile. On a établi alors des sondes métalliques à parois mobiles.

Telle la sonde à double courant du Dr Potocki, et celle du professeur Pajot, construite et modifiée par M. Dubois.

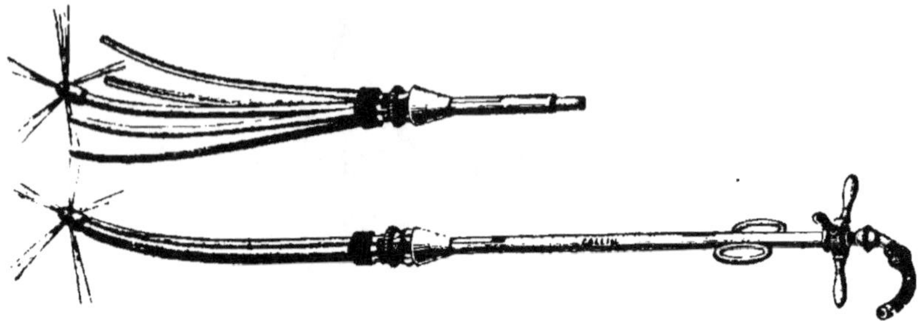

Fig. 103. — Dilatateur-injecteur du Dr P. Segond. (Exposition Collin.)

Ce système est ingénieux et remplit assez bien son but. Signalons encore *la seringue de Collin avec sa canule en caoutchouc*

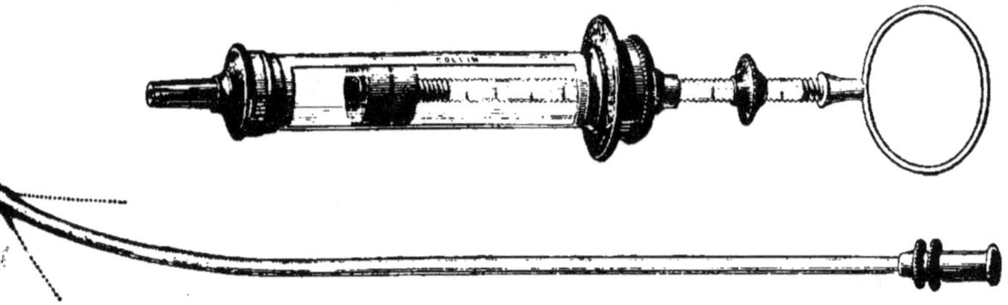

Fig. 104.—Seringue de Collin en caoutchouc rouge pour lavages intra-utérins.

rouge à jet récurrent. Elle sert plutôt à faire des instillations dans l'intérieur de la matrice que de vrais lavages.

Après ces notions générales, qui s'appliquent à toutes les opérations de gynécologie, nous allons rapidement passer en revue les principales interventions pour lesquelles le chirurgien est appelé.

Une pratique, qui depuis quelque temps a reparu et fait beaucoup de bruit, c'est le curage ou curettage de l'utérus, que nous devons à Récamier (1846). On l'emploie habituellement pour abraser la muqueuse utérine malade dans certains cas de métrite. Les curettes dont on se sert aujourd'hui ne sont guère que des modifications de la curette primitive. Ce sont des curettes métalliques, les unes tranchantes, dans le genre des curettes dites de Volkmann, les autres à bords mousses, genre de la curette de Roux.

La curette de Simon, qu'on emploie dans les cas où la muqueuse est molle, a la forme d'un anneau, coupant par son bord interne. On évite ainsi toute perforation inconsciente du fond de l'utérus pendant les manœuvres.

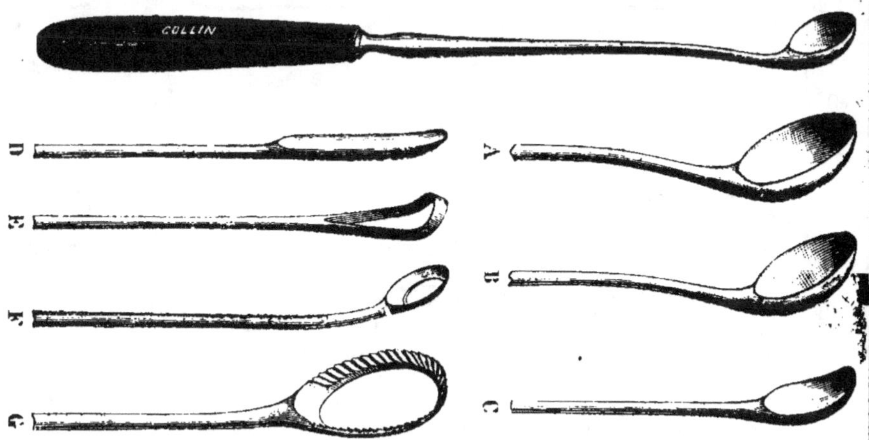

Fig. 105. — Curettes.

I. Curette utérine à double courbure, petite. — A. Curette à double courbure, grande. — B. Curette à double courbure, moyenne. — C. Curette à tige droite. — D. Curette à bord parallèles. — E. Curette de Sims. — F. Curette à tige malléable. — G. Curette à bords dentelés. (Exposition Collin.)

Enfin nous mentionnerons la curette-sonde du Dr Auvard. Cette curette est creuse ; elle est reliée à un récipient par un tube en caoutchouc. En même temps qu'on pratique le grattage, on fait arriver dans l'utérus un jet de liquide antiseptique.

Pendant le curage et différentes autres opérations, la matrice doit être fixée solidement pour être abaissée autant que possible d'une part et d'autre part pour rester immobile. On se sert à ce propos des pinces de Museux. Le fâcheux inconvénient que celles-ci présentent, c'est de déchirer souvent le col, d'en enlever des parties plus ou moins considérables. M. Mathieu a eu une heu-

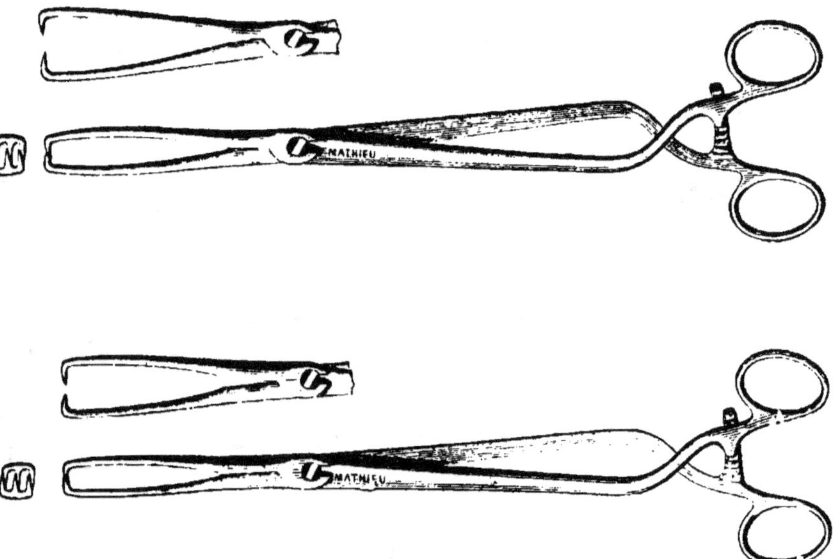

Fig. 106.— Pinces à érignes plates à mors cachés. (Exposition Mathieu.)

reuse idée avec sa *pince à érignes plates, à mors cachés*. Le nombre des griffes varie suivant la grosseur de la pince. Il peut être porté à quatre, six et huit. Avec la pince à huit griffes, on a beaucoup moins à craindre les déchirures du col utérin, la surface pincée étant très étendue et offrant par conséquent une plus grande résistance. Cet instrument est certainement de beaucoup préférable à la pince de Museux.

La maison Lüer a exposé aussi des pinces basées sur le même principe.

Lorsque l'on ne peut pas pincer directement l'extrémité du col, comme par exemple lorsqu'on doit en faire l'amputation, on se

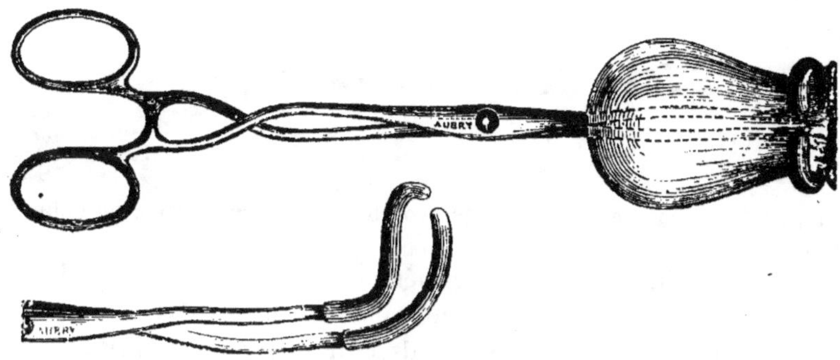

Fig. 107.—Pince à traction du col du Dʳ Périer..(Exposition Aubry.)

sert de la *pince coudée du Dʳ Périer*, construite par M. Aubry. Les extrémités des mors, coudées presque à angle droit, sont garnies de caoutchouc qui, lorsque la crémaillère est fermée, exerce une pression assez grande sur les tissus.

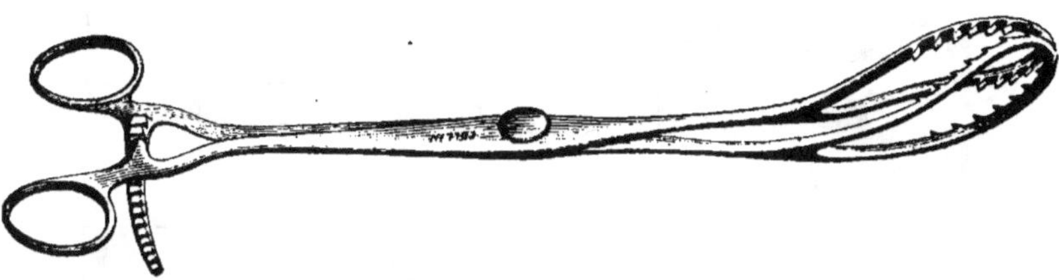

Fig.108 . — Pince-forceps pour corps fibreux de l'utérus. (Modèle Collin.)

Dans les cas de corps fibreux pédiculés de l'utérus ou de polypes de cet organe, on se trouvera bien pour saisir solidement la tumeur d'avoir recours à la *pince forceps* pour corps fibreux de M. *Collin*. Cet instrument sous un petit volume est très résistant.

Pour extraire le polype, on peut simplement le sectionner aux ciseaux. Dans ce cas, les *longs ciseaux à double courbure avec articulation de la même maison*, en laissant bien l'œil suivre tous les mouvements nécessaires à pratiquer dans le champ opératoire, seront appréciés des opérateurs, dont ils n'obstrueront pas la vue.

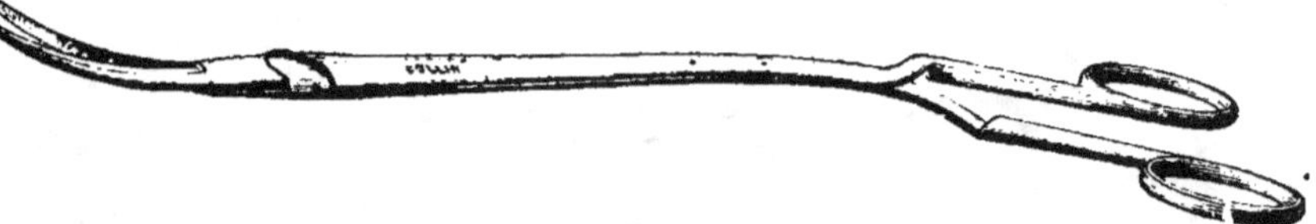

Fig. 109.— Longs ciseaux à double courbure avec articulation de Collin.

Si l'on craint par ce procédé l'hémorrhagie, on pourra, quoique d'une façon plus lente, sectionner doucement les tissus malades au moyen de différents serre-nœuds, entr'autres celui du Dr Forné, dans la vitrine de M. Aubry, et la pince serre-nœuds de Collin.

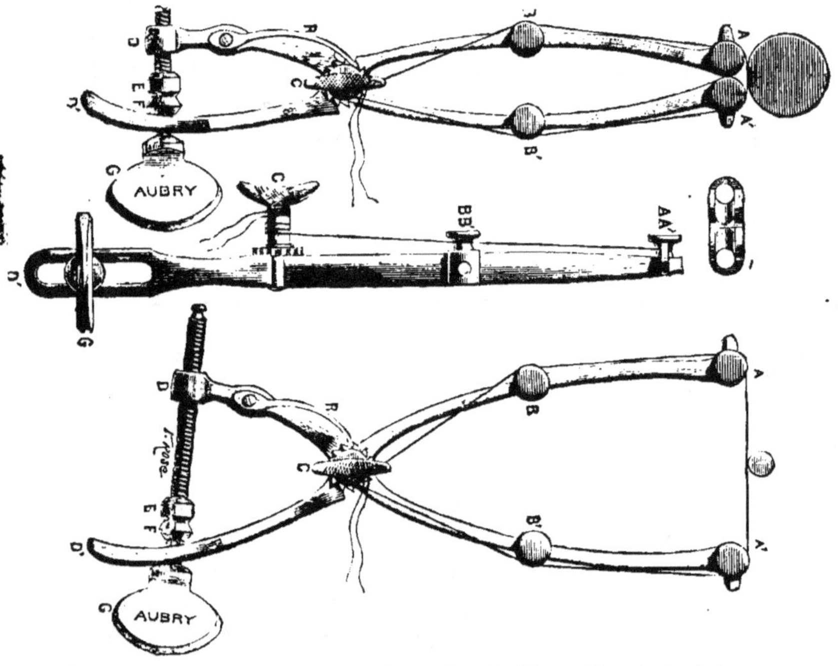

Fig. 110.— Serre-nœud du Dr Forné. (Exposition Aubry).

Dans le *serre-nœuds du Dr Forné*, ainsi qu'on peut le voir par la figure 110, le fil est croisé après avoir entouré la partie à sectionner. On le passe ensuite dans de petites rainures ménagées au niveau des renflements A et B et on le fixe à l'axe de la roue dentée C. On serre le nœud ainsi formé en enroulant le fil autour de cette dernière par le mouvement de rotation qu'on lui imprime. Pour opérer la section des tissus, il suffit alors de dévisser lentement le treuil G D, qui, écartant l'extrémité des branches, opère la constriction d'une façon parfaite.

Cet instrument, qui est simple et fort ingénieux n'est cependant pas applicable dans tous les cas. On comprendra facilement qu'il faut encore disposer d'un certain espace pour l'écartement des branches et que dans le fond des cavités la place nous est souvent parcimonieusement mesurée. C'est alors qu'interviendra avec avantage la *pince serre-nœuds de Collin*.

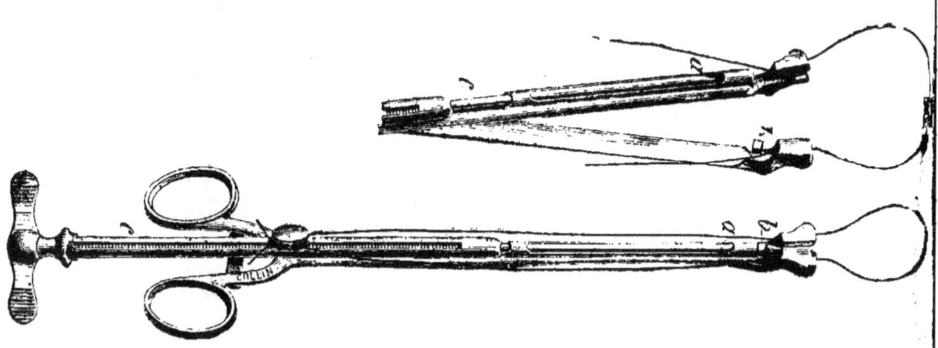

Fig. 111. — Pince serre-nœuds de Collin.

Ici les deux chefs du fil passent dans deux bagues placées à l'extrémité d'une pince qui permet d'aller le porter autour de la tumeur qu'on se propose d'enlever. Ils sont ensuite réunis, fixés autour du piton attenant à la tige centrale mobile dans un tube et la constriction est produite par la traction qu'il exerce en remontant sous l'impulsion de la manivelle qui termine la tige.

Dans les différents états pathologiques de la matrice, il arrive

souvent que le col est fortement congestionné et qu'il est nécessaire d'y faire des scarifications pour produire une saignée locale
qui en amène la déplétion.

Nous avons remarqué à ce sujet un *nouveau scarificateur*, inspiré par M. *Piedallu* et construit par M. Aubry, qui permet de
faire au col des incisions plus ou moins profondes, au gré de
l'opérateur. La lame est cachée dans un tube et se dégage par la

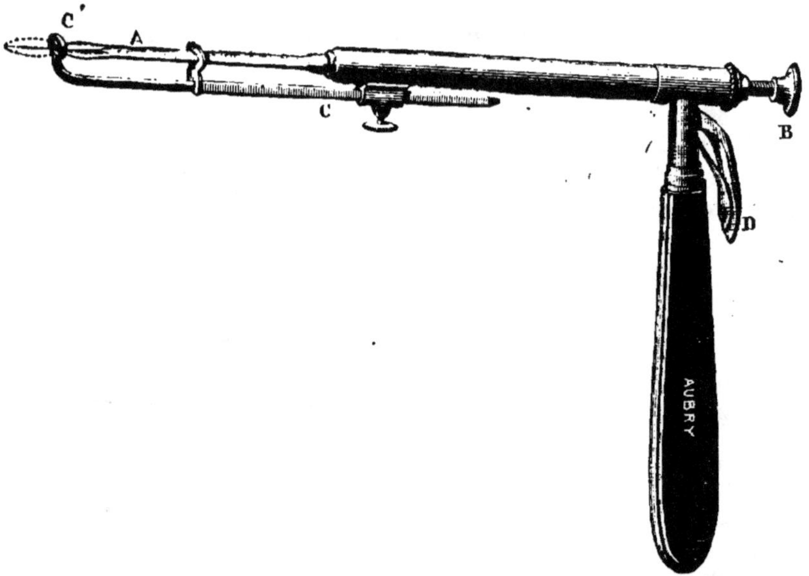

Fig. 112.— Scarificateur utérin de Piedallu. (Exposition Aubry.)

pression d'une sorte de gâchette située près du manche de l'instrument. Un simple coup d'œil jeté sur la gravure permettra d'en
saisir rapidement le mécanisme.

Pour clore la description des instruments employés en gynécologie chirurgicale, nous signalerons les derniers modèles parus
relativement aux grandes opérations abdominales, ovariotomie
et hystérectomie.

Ici ce sont les pinces hémostatiques qui jouent un très grand rôle. Que de vaisseaux ouverts, en effet, dans ces excursions profondes à la recherche d'un kyste, d'un ovaire ou d'un utérus qu'il faut détacher de tous les organes importants qui les entourent, sans produire de lésions fatalement mortelles, ni d'hémorrhagies qui pourraient être foudroyantes ! Ces opérations, auxquelles on n'avait même pas songé avant la découverte des pinces de Péan, du chloroforme et des antiseptiques, sont devenues pour certains de nos chirurgiens presque journalières et la mort a fui étonnée devant la savante témérité de nos maîtres.

Je ne décrirai naturellement pas ici la technique de chacune de ces interventions, je ne m'arrêterai qu'à certains points. Lorsque le kyste ou l'ovaire malade ont été attirés au dehors, il reste à lier le pédicule et à sectionner toute la partie située en deçà de ce pédicule. Deux cas peuvent se présenter : ou il n'y a pas d'adhérences résistantes avec les organes du voisinage, ou ces adhérences existent.

Dans le premier cas, on les détache avec précaution, puis, saisissant le pédicule au moyen d'une pince solide à longues branches, on passe au-dessous une aiguille mousse munie d'un gros fil de catgut bien aseptique, une double ligature est faite, un coup de ciseaux est donné au-dessus pour l'énucléation complète. Le pédicule est alors touché à l'acide phénique fort et abandonné dans la cavité abdominale ; c'est la ligature perdue.

Dans les cas, au contraire, où les adhérences sont nombreuses et solides, où le pédicule est très large (dans ce cas entre le pédicule utérin dans l'hystérectomie abdominale), on devra le fixer à la paroi du ventre. Il y a très peu de temps encore, on faisait surtout la ligature métallique. Actuellement elle tend à être abandonnée pour être remplacée par la ligature élastique, qu'on pratique au moyen de tubes de caoutchouc pleins.

Différents instruments ont été imaginés dans le but d'obtenir un serrage permanent : ce sont les *clamps*.

Parmi tous ceux que nous avons remarqués à l'Exposition, les plus récents sont ceux de MM. *Segond* et Mariaud, qui sont basés sur le même principe. Celui de M. le Dʳ Segond a été construit par M. Aubry. Il s'articule d'une façon très simple avec un manche

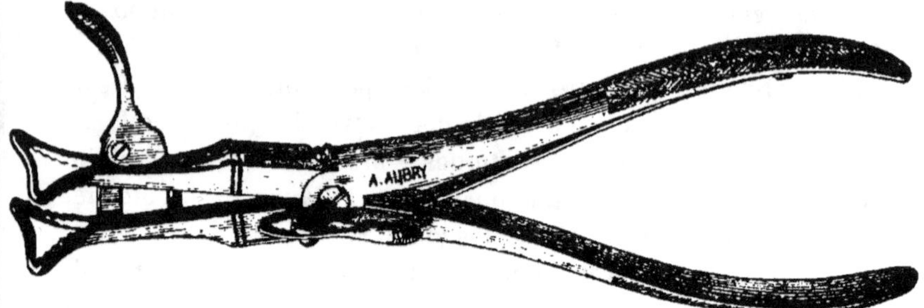

Fig. 113 *a*.— Ligateur à tête mobile de Segond. (Exposition Aubry.)

forme cisaille, qu'on enlève lorsque le clamp est placé. Le clamp de Mariaud n'a pas de poignée.

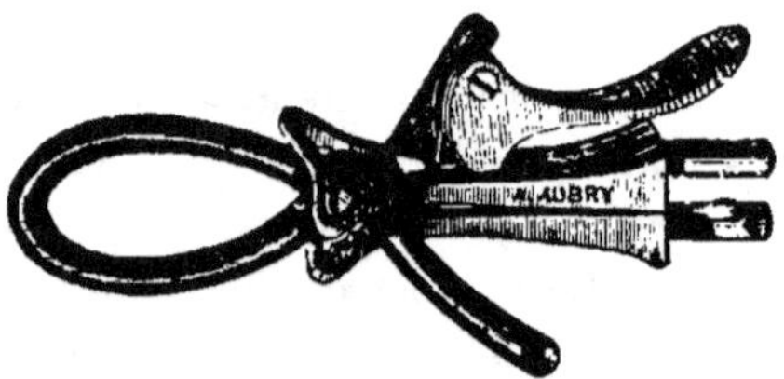

Fig. 113 *b*. — Ligateur à tête mobile de Segond.

Il y a aussi la pince-clamp du Dʳ Terrillon, celle du Dʳ Pozzi, la pince à mors parallèles du professeur Duplay, la *pince du Dʳ Doyen de Reims*, qui a 22 centim. de long.

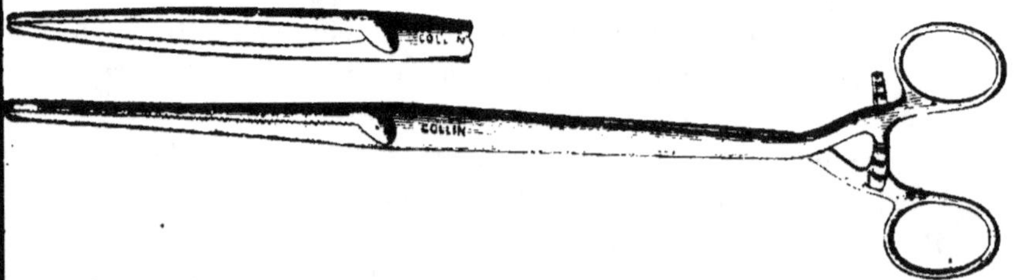

Fig. 114.— Pince du Dʳ Doyen, de Reims (22 cent.) (Modèle Collin.)

23

Ces dernières servent aussi dans les cas d'hystérectomie par la voie vaginale pour pincer les ligaments larges avant leur section.

Enfin, pour les différents pansements qu'on a à appliquer sur le col de l'utérus, signalons particulièrement la *pince à pansement*

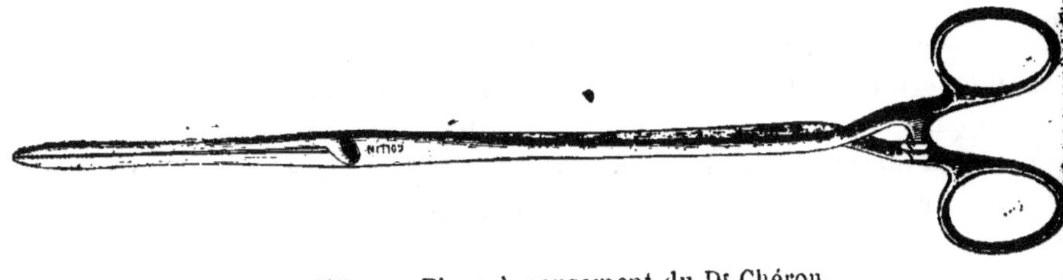

Fig. 115 *a*.— Pince à pansement du D' Chéron.

du D' Chéron avec l'articulation de Collin, qui, grâce à la courbure qu'elle peut présenter, est très pratique dans son emploi.

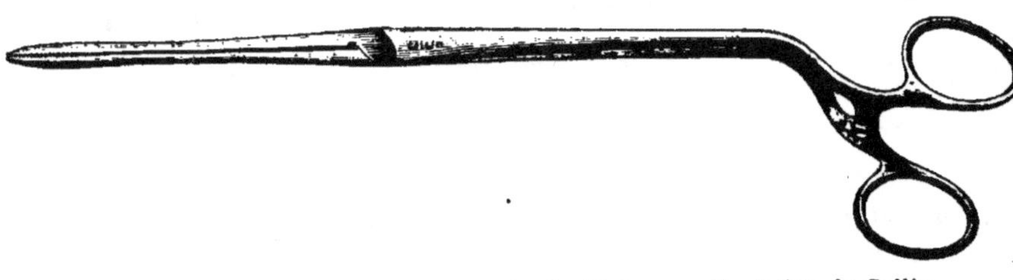

Fig. 115 *b*. — Pince à pansement du D' Chéron, articulation de Collin.

Nous en avons terminé avec la gynécologie, passons aux maladies des voies urinaires.

Voies urinaires.

La lithotritie ou opération de la pierre est de date relativement récente. Elle remonte au commencement du XIX° siècle (1809). Les premiers instruments imaginés dans le but de briser la pierre dans la vessie sont dus à un chirurgien bavarois Gruithuisen, mais il ne s'en est jamais servi et c'est uniquement aux efforts de la chirurgie française qu'on doit d'être aujourd'hui en possession d'une série d'instruments qui ont, pour ainsi dire, atteint le plus haut degré de perfection.

Tout d'abord, le premier point est de bien savoir chez un malade s'il a réellement la pierre et quelle est la place et la dimension de celle-ci. Pour cela on emploie ou de simples explorateurs olivaires à tige souple, la sonde à béquille, ou des instruments métalliques. Les premiers n'ont rien de spécial, nous les passons sous silence, car les indications qu'ils nous donnent sont très limitées. Les instruments métalliques, au contraire, nous renseignent sur la position, la consistance et le volume de la pierre. Citons la *sonde exploratrice avec résonnateur* de M. le

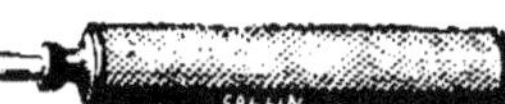

Fig. 116. — Sonde exploratrice avec résonnateur du Professeur Guyon
(Exposition Collin.)

Professeur Guyon, la *sonde exploratrice avec résonnateur et robinet à bouton* du docteur Thompson, et surtout encore le *lithotriteur*. Pour le mode d'emploi de ces différents instruments, on se reportera avec fruit au chapitre que M. Guyon consacre aux calculs vésicaux dans ses leçons cliniques sur les maladies des voies urinaires.

L'exploration terminée, il s'agit de briser la pierre pour permettre l'évacuation de ses débris. L'instrument employé à cet effet est le *lithotriteur de Collin*. C'est, nous pouvons le dire, le plus parfait qu'on possède aujourd'hui et il est presque universellement recommandé. Ce brise-pierre, du reste, est une combinaison ingénieuse de plusieurs instruments. Nous y trouvons le barillet de Thompson permettant une tenue solide en main, le mors à dents alternantes de Reliquet, opérant un broyage complet et très fin, et le mécanisme à bascule de Collin avec lequel

on peut d'un doigt diriger la manœuvre de tout l'instrument. Nous
ne le citons ici que pour être complet, car il est devenu classique.

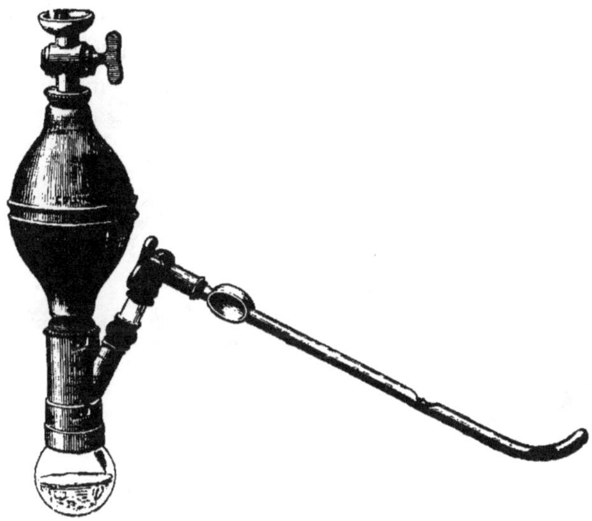

Fig. 117. — Aspirateur des graviers du Prof. Guyon. (Exposition Collin.)

Pour débarrasser ensuite la vessie des graviers qu'elle contient,
on la lave au moyen d'une sonde à double courant ou mieux on
se sert de l'*aspirateur spécial du professeur Guyon.*

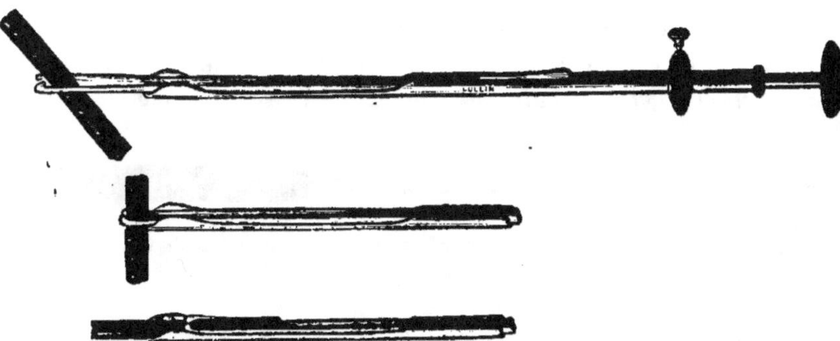

Fig. 118. — Instrument de Collin pour l'extraction des corps étrangers de
la vessie chez la femme. (Exposition.)

S'il arrive par hasard que quelques graviers un peu gros restent engagés dans le canal de l'urèthre, on les repousse dans la vessie au moyen de bougies ordinaires afin de les écraser à nouveau ou bien on tâche de les extraire avec les extracteurs vésicaux qui servent pour retirer les corps étrangers de la vessie. Ces instruments *droits pour la femme*, légèrement *coudés pour l'homme*, sont constitués par une petite pince mobile dans un

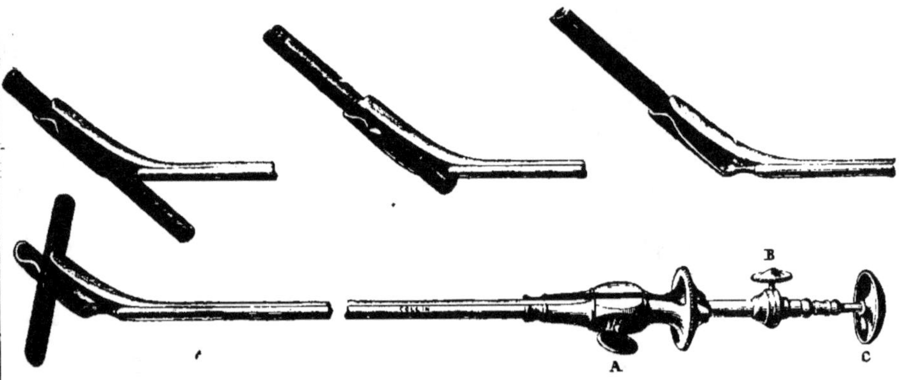

Fig. 119. — Instrument de Collin pour l'extraction des corps étrangers de la vessie chez l'homme. (Exposition.)

tube et disposés de telle façon que lorsque la pince saisit un corps long, celui-ci arrive toujours à se placer parallèlement à l'axe de la tige, ce qui permet de l'amener au dehors.

A côté de ces extracteurs, signalons incidemment en passant le *petit crochet construit par M. Collin*, très commode pour

Fig. 120. — Crochet de Collin pour extraire les épingles à cheveux de la vessie.

retirer les épingles à cheveux tombées par mégarde dans la vessie des femmes.

La lithotritie n'est pas toujours possible par le canal de l'urèthre. Lorsque ce procédé, qui est toujours préféré, échoue, on est obligé de pénétrer dans la vessie au moyen de la *taille*, que l'on pratique soit sur le périnée, soit à la partie inférieure de l'abdomen.

La lithotritie périnéale est une méthode mixte de taille et de lithotritie. Elle n'est appliquée que dans les cas où les calculs sont trop volumineux ou trop durs pour être brisés par la méthode ordinaire.

Dans la taille hypogastrique, qui est celle que l'on préfère dans les cas de tumeurs à l'intérieur de la vessie, on a le grand avantage de voir ce qui existe dans l'organe. Les lèvres de l'incision étant écartées au moyen du *spéculum de Bazy* (Exposition Aubry)

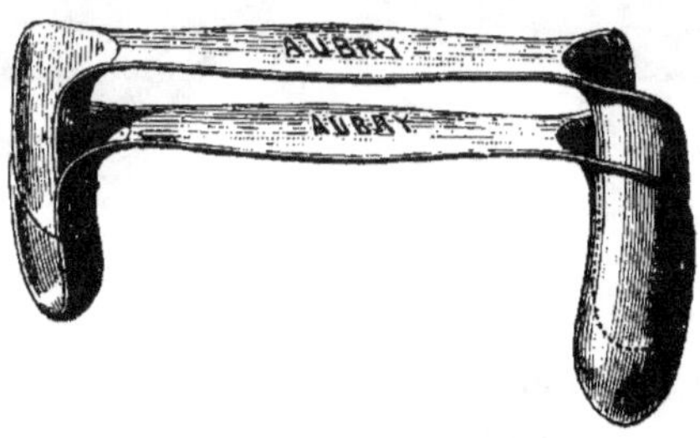

Fig. 121. — Spéculum vésical de Bazy. (Exposition Aubry.)

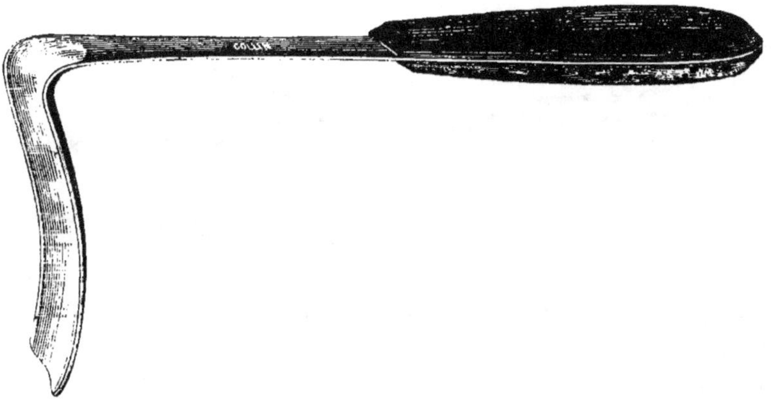

Fig. 122. — Valve (modèle Collin) pour les tumeurs de la vessie.

ou bien des *grandes valves de Collin*, on projette dans la vessie la lumière provenant d'une *lampe électrique à incandescence,*

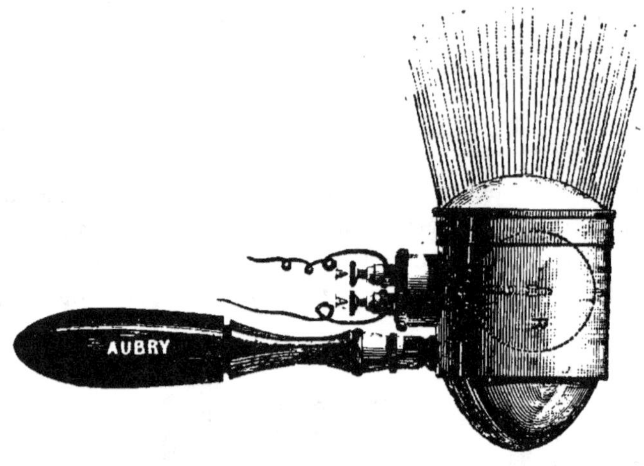

Fig. 123. — Lampe d'éclairage électrique d'Aubry. (Exposition.)

munie d'un manche, comme on le voit dans la figure 123. S'il s'agit d'une tumeur ou de végétations sur un point de la muqueuse

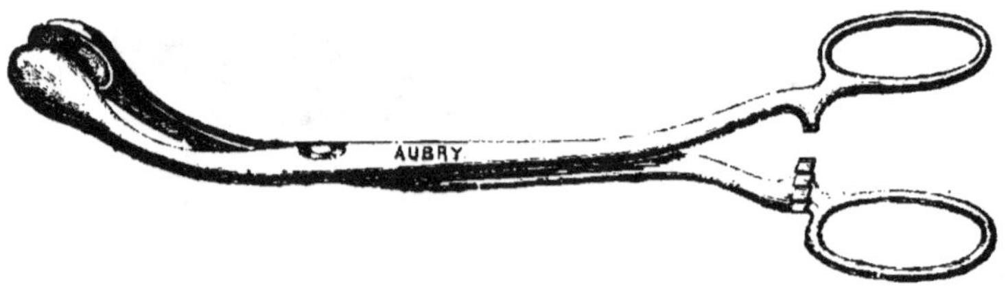

Fig. 124. — Tenette coupante de Guyon. (Exposition Aubry.)

vésicale, on les détruit au moyen des *tenettes coupantes* ou des *curettes vésicales* de M. le professeur Guyon.

Il arrive quelquefois, quoique beaucoup plus rarement, que les calculs, trop gros pour descendre par les uretères des reins.

dans la vessie, causent une obstruction complète à l'écoulement de l'urine. Ils amèneraient dans ces cas une mort rapide si l'on n'intervenait promptement. On pénètre alors par la

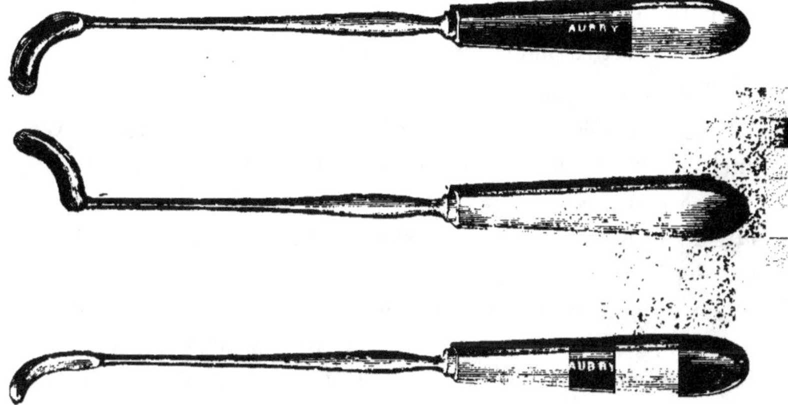

Fig. 125. — Curettes vésicales de Guyon. (Exposition Aubry.)

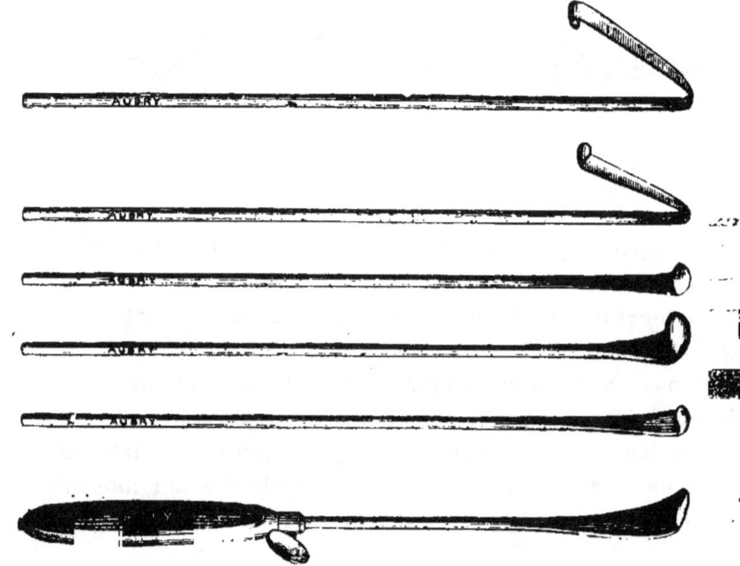

Fig. 126. — Curettes pour calcul du rein de Le Dentu. (Exposition Aubry.)

région dorsale jusque dans le rein, avec toutes les précautions antiseptiques recommandées, et on fait l'extraction des calculs au moyen des différentes *curettes de M. Le Dentu*. Elles appartiennent à trois modèles :

1° Des curettes plates rappelant celles de David ;

2° Des curettes en godet ;

3° Des curettes réfléchies, pour le refoulement des débris vers l'incision du parenchyme rénal ou du bassinet.

L'une d'elles a son bec tourné en dedans, l'autre en dehors ; cette disposition permet d'agir sur les deux parois de la cavité où sont logés les calculs (I).

Pour en finir avec les instruments employés dans la pratique soit des opérations, soit des explorations vésicales et uréthrales, signalons encore la *seringue à instillations* du professeur Guyon pour les solutions caustiques, *l'appareil hydro-aérique du*

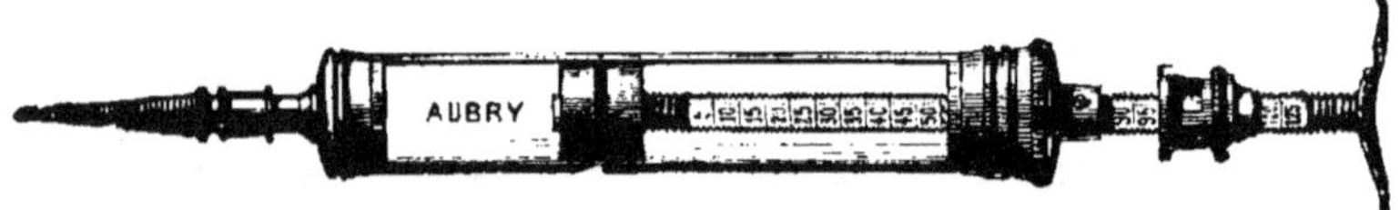

Fig. 127. — Seringue à instillations de Guyon. (Exposition Aubry.)

Dr Duchastelet, construit par M. Aubry pour faciliter le passage des rétrécissements serrés de l'urèthre et enfin les *endoscopes* et *uréthroscopes* qui permettent de voir par les voies naturelles jusque dans la vessie.

Dans l'uréthrite chronique, il est indispensable de restreindre les injections à la partie enflammée et de localiser ainsi l'action du médicament substitutif ; la perfection a été atteinte dans ce procédé par les instillations intra-uréthrales au moyen *de la seringue spéciale du professeur Guyon.*

(1) Voir le *Traité des Affections des reins*, par A. Le Dentu, page 638.

L'appareil *hydro-aérique du Dr Duchastelet* se compose d'un tube métallique D, dans lequel passe une bougie fine E, dont la partie externe est représentée en pointillé dans la portion A de l'instrument. Celle-ci consiste en un petit sac en caoutchouc très souple. En B se trouve un tube latéral métallique fermé par le robinet C. A ce tube s'adapte le caoutchouc qui le fait communiquer avec le récipient F. Pour se servir de cet instrument, on

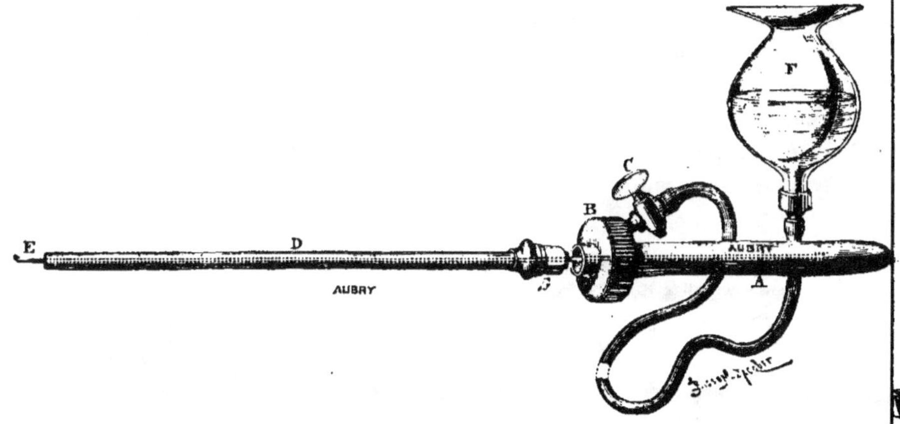

Fig. 128.— Cathéter hydro-aérique de Duchastelet. (Exposition Aubry.)

introduit dans l'urèthre le tube D jusqu'au point rétréci. On ouvre à ce moment le robinet C et on élève le récipient. L'eau qu'il contient exerce alors, au niveau du rétrécissement, une certaine pression, qui tend à donner à cette partie de l'urèthre une forme conique. L'opérateur saisit alors l'extrémité du mandrin et essaie de franchir le rétrécissement. Au début il éprouve une certaine résistance, mais l'urèthre cédant peu à peu à la pression de l'eau, le mandrin finit par franchir le point rétréci. On n'a plus qu'à retirer le tube métallique, le mandrin reste en place.

Cet instrument nous a paru utile à signaler en pensant combien l'on se trouvait parfois embarrassé devant certains rétrécissements infranchissables.

Quant à l'exploration de la vessie par la vue, ce problème difficile, à cause de la longueur et de l'étroitesse du canal uréthral,
a depuis longtemps exercé la sagacité des chirurgiens. Désormaux
avait imaginé un endoscope qui ne donnait, il faut l'avouer, que
des résultats peu satisfaisants.

M. le D\u02b3 Max Nitze (de Berlin) a fait construire un appareil très
ingénieux. Il consiste en un gros cathéter coudé, dont la forme
rappelle d'une façon générale le lithotriteur. L'extrémité qui pénètre dans la vessie est terminée par une petite lampe électrique à
incandescence destinée à éclairer la surface interne de l'organe.

A côté de cet appareil, pour explorer non plus la vessie, mais
les parois de l'urèthre antérieur et postérieur, nous signalerons
l'uréthroscope électrique de M. Aubry. Cet instrument est appelé,
croyons-nous, à rendre de grands services.

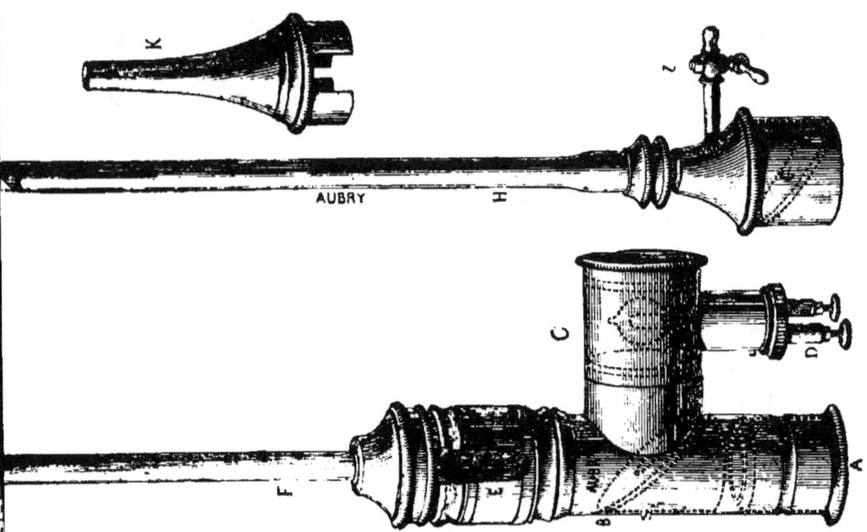

Fig. 129. — Uréthroscope électrique d'Aubry. (Exposition.)

Il se compose de deux tubes dont les tables sont perpendicu-
laires. Le plus court contient une petite lampe électrique qu'on

peut faire marcher au moyen d'une pile quelconque. On se sert, le plus souvent, d'une boîte à éléments d'une certaine puissance, car la netteté de la vision dépend beaucoup de l'intensité de l'éclairage. Les rayons lumineux projetés dans le tube uréthral mobile F éclairent le point de l'urèthre qu'on veut examiner. L'œil placé en A, grâce aux lentilles disposées dans le tube *optique*, perçoit l'image de ce point. Les lentilles sont placées de telle sorte que l'image est droite et plus grande que l'objet.

Une disposition particulière du tube mobile, dans lequel se trouve en un point donné un prisme, permet d'obtenir un éclairage latéral du canal uréthral. Les difficultés techniques sont beaucoup plus grandes dans ce cas. Nous devons féliciter M. Aubry des résultats auxquels il est arrivé. Sans doute l'éclairage latéral n'a pas dit son dernier mot, mais il est entré dans une bonne voie et il suffira de quelques modifications légères pour arriver à la perfection.

Divers.

Nous avons déjà été bien long et bien ennuyeux dans cette nomenclature parsemée de descriptions techniques ; nous allons terminer en réunissant rapidement dans ce dernier paragraphe certains instruments qui n'ont pu trouver leur place dans les chapitres précédents, tels que : porte-aiguilles, aiguilles à suture, scies, cisailles, etc., etc.

Les *porte-aiguilles* ont subi depuis quelque temps bien des modifications qui en ont fait des instruments spéciaux. Cela était nécessaire, car dans les opérations courantes, lorsqu'il fallait faire les sutures, une patience à toute épreuve était de rigueur. Que de fois les aiguilles tournaient, cassaient et ne pénétraient pas dans la peau ! Dans les opérations délicates ou profondes, il fallait faire des prodiges d'habileté.

Aujourd'hui les porte-aiguilles sont devenus fort nombreux et varient un peu selon les régions où on doit les employer. Cependant on peut dire d'une façon générale qu'un porte-aiguille quelconque, s'il est bon, est utilisable pour toutes les régions.

Le *porte-aiguille du Dʳ Sands*, à levier, est principalement

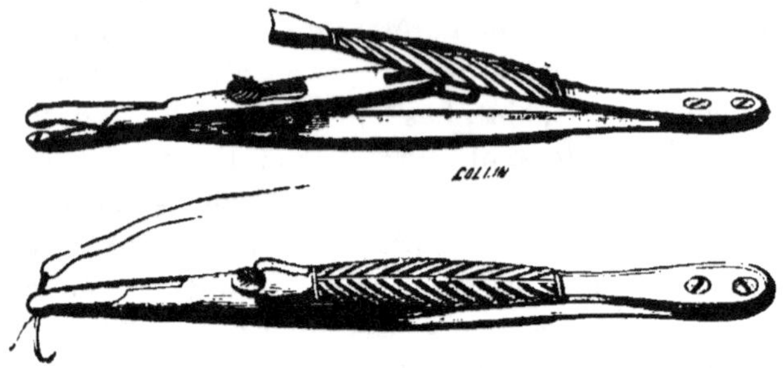

Fig. 130 — Pince de Sands pour les aiguilles fines. (Exposition Collin.)

recommandé pour les petites sutures à aiguilles fines. C'est surtout en ophthalmologie qu'il paraît d'une certaine utilité. Pour les autres opérations on se sert plus couramment des porte-aiguilles de Collin, d'Aubry, du Dʳ Pozzi, etc...

Ce dernier est un perfectionnement du porte-aiguille du Dʳ Hagedorn. Le pincement est produit au moyen d'une pédale qui

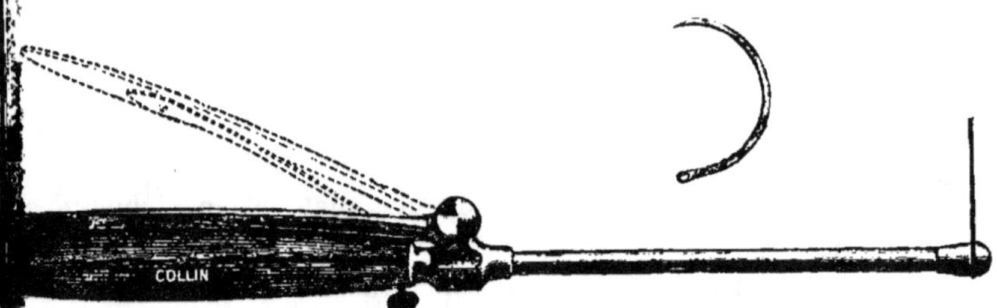

Fig. 131. — Porte-aiguilles du Dʳ Pozzi. (Exposition Collin.)

s'applique sur le manche de l'instrument, qu'on a ainsi bien en main. C'est extrêmement pratique et de bonne tenue.

Pour donner encore plus de fixité à l'aiguille, on a imaginé de lui faire faire corps avec le porte-aiguille. Le type de ce genre est l'aiguille de Reverdin. Celle-ci a subi quelques modifications de détail qu'il est intéressant de connaître.

Dans l'emploi d'une aiguille, il y a toujours une difficulté qui consiste à l'enfiler. C'est pour combattre cet inconvénient que tous les fabricants à l'envi ont rivalisé d'ingéniosité.

M. Collin, sur les indications de M. le professeur Trélat, a cons-

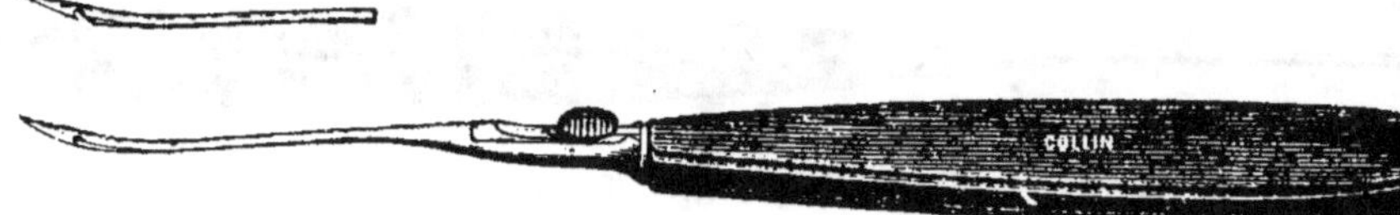

Fig. 132.— Aiguille de Reverdin. (Exposition Collin.)

truit *une aiguille à chas mobile*, dont le mécanisme est des plus simples. L'instrument est passé fermé à travers les tissus. Lorsque sa pointe est dégagée, on presse un bouton situé sur le manche, l'extrémité de l'aiguille s'écarte, le chas devenu libre reçoit le fil à suture et l'instrument se referme avec la plus grande facilité. Cette aiguille est droite ou courbe. Les courbures elles-mêmes sont variables.

La modification apportée par M. Mathieu à l'aiguille de Reverdin est également assez heureuse. La finesse de quelques-unes de ces aiguilles, leurs courbures si différentes permettent de les employer dans les régions les plus délicates et les plus difficilement accessibles.

Signalons aussi les aiguilles de M. Collin, à manche métallique et à pédale, celle-ci remplaçant le bouton que nous avons vu précédemment. Dans cette même vitrine, nous avons vu *l'aiguille très ingénieuse de Lambling*, qui supprime à la fois bouton et

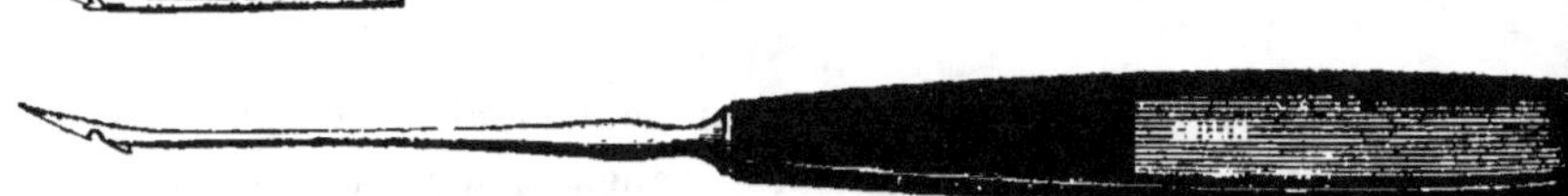

Fig. 133. — Aiguille de Lambling. (Exposition Collin.)

pédale. La disposition particulière d'une petite pièce mobile au niveau du chas permet d'introduire l'aiguille ouverte. Lorsque le fil est engagé, il suffit de tirer l'aiguille dans le sens opposé ; la petite pièce mobile rencontrant la surface cutanée bascule vers la pointe, s'applique sur la partie ouverte du chas et en assure la fermeture. Un coup d'œil jeté sur la figure fera comprendre ce mécanisme.

Fig. 134. — Aiguille de Larger. (Exposition Collin.)

Enfin, citons pour terminer l'*aiguille nouvelle de Larger*, qui maintient pour ainsi dire automatiquement le fil à suture, l'*aiguille tubulée du Dr Créquy*, pour passer à la main les fils métalliques et les crins de Florence, et l'*aiguille très courbe de Emmet* qui sert à suturer le périnée à la suite de la taille dans l'opération de la pierre ou de certains déchirements à la suite des accouchements.

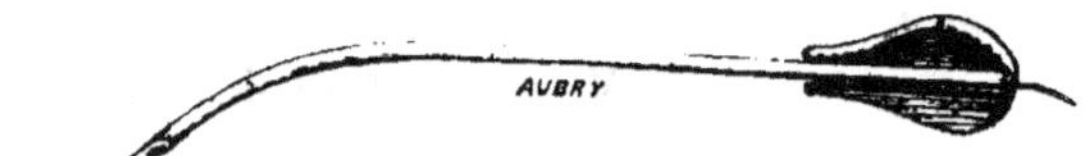

Fig. 135. — Aiguille tubulée du Dr Créquy. (Exposition Aubry.)

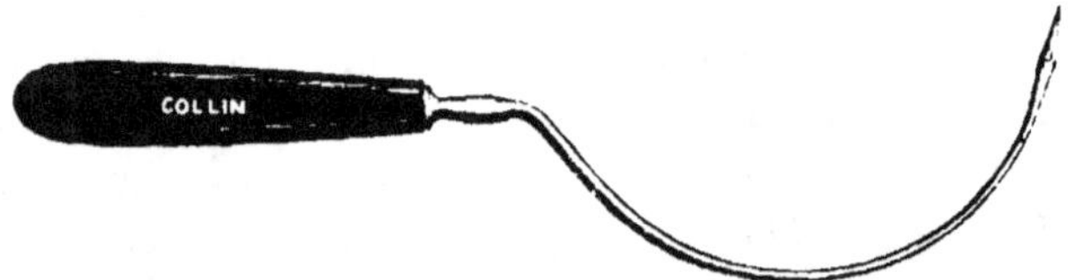

Fig. 136. — Aiguille d'Emmet, pour périnéorrhaphie. (Exposition Collin.)

Les *cisailles* ont été modifiées non seulement au point de vue du mode d'articulation de leurs branches, mais encore au point de vue de leurs mors.

La modification la plus curieuse est sans conteste celle de
M. Mathieu, qui désigne ses cisailles sous le nom de *cisailles à tranchant unique*. L'une des branches est tranchante, c'est une lame
convexe ; l'autre a la forme d'une gouttière dont les deux bords
sont dentelés, c'est la branche de résistance. Les sections sont
d'une netteté remarquable, la force à déployer beaucoup moindre
qu'avec les cisailles ordinaires. La force de ces cisailles dépend
de la solidité des mors et de la longueur des branches. Les os
les plus gros et les plus durs, tels que le fémur, par exemple,
peuvent être sectionnés par la grande cisaille de Mathieu, dont
le manche a près d'un mètre de long.

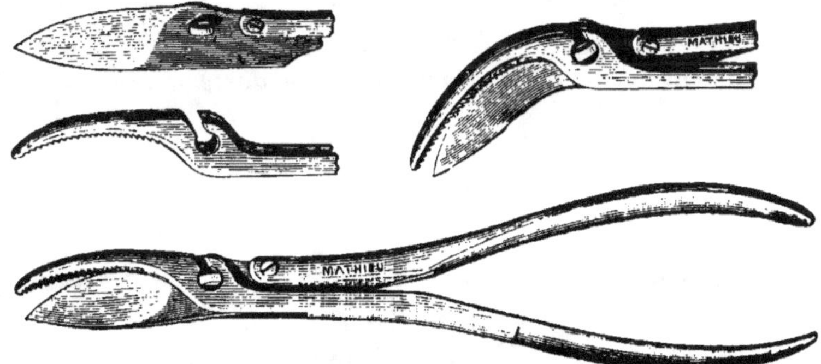

Fig. 137. — Cisailles de Mathieu à tranchant unique. (Exposition.)

Nous avons également remarqué, dans la vitrine de M. *Collin*,
des *cisailles* dont la forme diffère des précédentes et qui, munies
de la nouvelle articulation de la maison, se recommandent par
leur solidité.

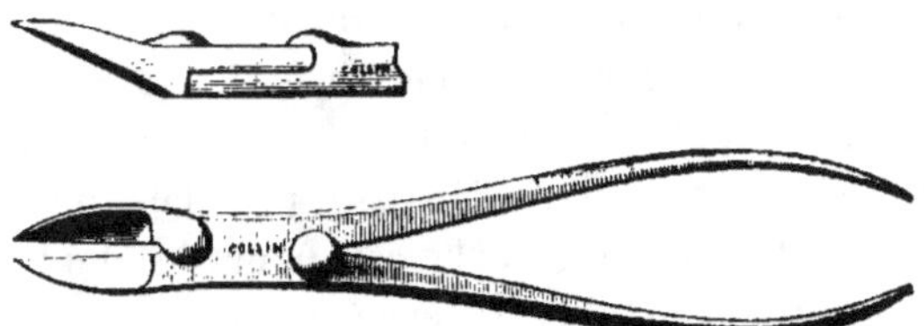

Fig. 138. — Cisaille à articulation de Collin.

Semblable observation pourrait être faite à propos de tous les ciseaux et pinces de cette maison, qui, sous un petit volume, demandent une grande résistance, comme par exemple la *pince du Prof. Duplay, pour les polypes des fosses nasales.*

Fig. 139. — Pince du Prof. Duplay, pour les polypes des fosses nasales. (Exposition Collin.)

Dans cette même vitrine de M. Collin, nous trouvons encore un instrument nouveau qui sera très utile : le *davier-trépan de M. le*

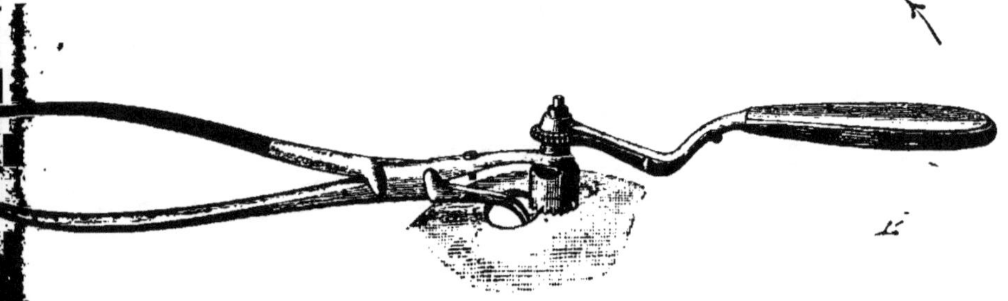

Fig. 140. — Pince-trépan du Prof. Farabeuf. (Exposition Collin.)

prof. Farabeuf. Cet instrument offre une partie qui, comme son nom l'indique, a la forme d'un davier auquel a été appliquée la nouvelle articulation de Collin. L'une des branches se termine par une petite plaque métallique arrondie qu'on introduit sous la table interne, par l'orifice du trépan. Elle porte une petite pointe qui, s'enfonçant dans l'épaisseur de l'os, fixe cette partie de l'instrument. L'autre branche est pourvue d'un trépan, dont les dents attaquent la table externe de l'os, juste en face de la plaque du mors opposé. Une disposition spéciale permet au trépan de mordre l'os et de cheminer à travers le diploé. On a ainsi la main beaucoup plus sûre et l'on n'a plus à redouter de lésions funestes du cerveau dans le cas où l'instrument ne rencontrerait pas de résistance suffisante.

A côté de ces instruments, nous avons pu admirer, dans les vitrines de M. Mathieu et de M. Mariaud, *quelques scies* de forme élégante, pouvant se démonter facilement, et dont le nettoyage ne doit offrir aucune difficulté. Les lames qui portent les dents sont de largeur et de force variables, suivant la consistance des parties à scier.

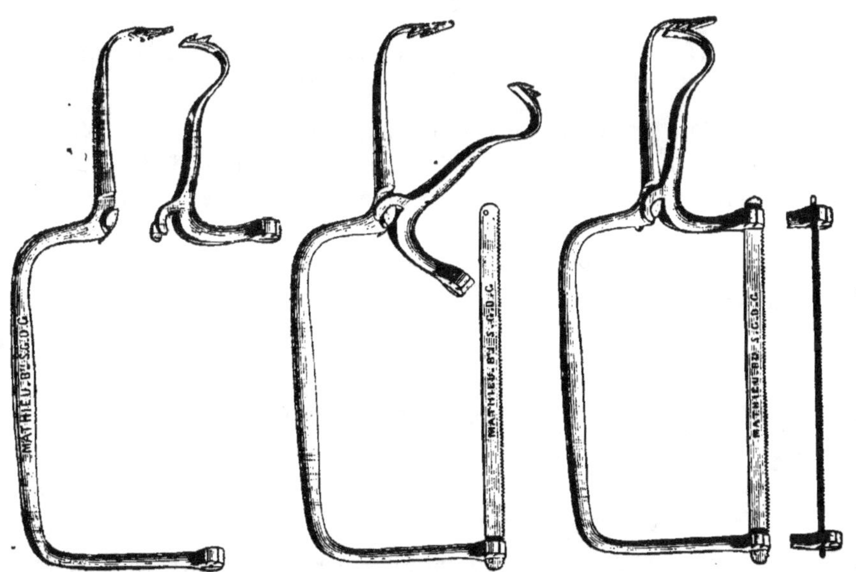

Fig. 141. — Scies démontantes. (Exposition Mathieu.)

Parmi les appareils, nous remarquons particulièrement, dans l'exposition de M. Aubry, l'*appareil à luxation du Dr Hennequin* à traction uniformément progressive et constante. Une modification très intéressante vient d'y être apportée. La moufle est supprimée. On n'a plus qu'un simple treuil avec une sangle qui s'enroule au moyen d'une roue et d'un petit pignon. Cette nouvelle disposition permet d'agir avec une puissance beaucoup plus grande, contrôlée néanmoins par le dynanomètre interposé dans

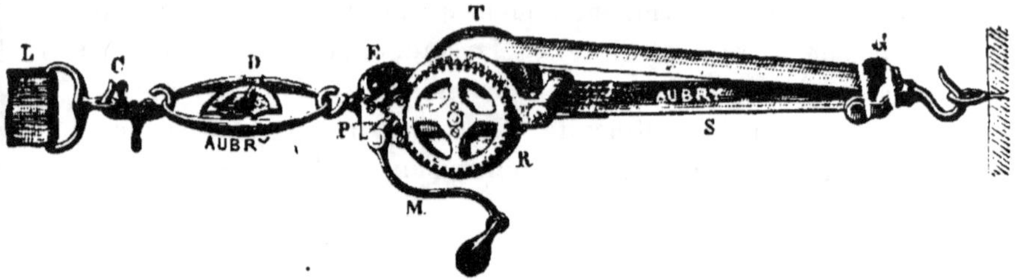

Fig. 142. — Treuil à extension de Hennequin. (Exposition Aubry.)

la traction. Il n'y a plus de secousse, occasionnant des douleurs aiguës au blessé, et la contracture des muscles cède forcément à la permanence du tirage, ce qui permet de réduire facilement et promptement le membre démis. Quand le résultat est obtenu, on appuie sur la gâchette du crochet C, toute traction cesse instantanément.

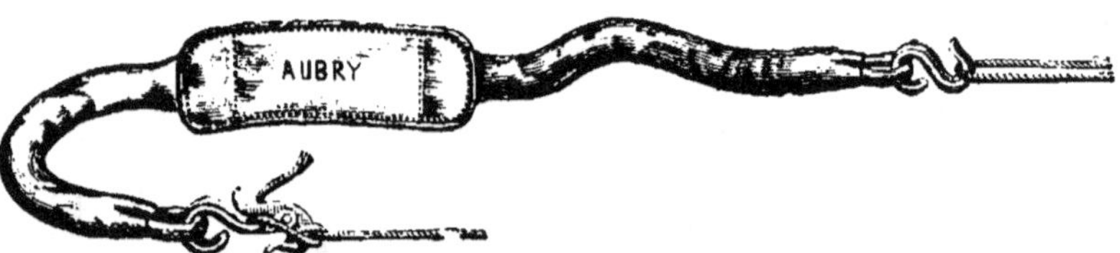

Fig. 143. — Lacs à contre-extension de Hennequin. (Exposition Aubry).

Joint à cet appareil, se trouve le *lacs à contre-extension* qui l'accompagne.

Nous voyons là aussi la *gouttière crurale* du même auteur, qui évite, dans certaines affections de la cuisse et de la hanche, l'emploi de la grande gouttière de Bonnet, si embarrassante et si dispendieuse.

A propos de dynamomètre, on nous a présenté le *dynamomètre analytique du Dr Féré* (Aubry), qui permet de mesurer non

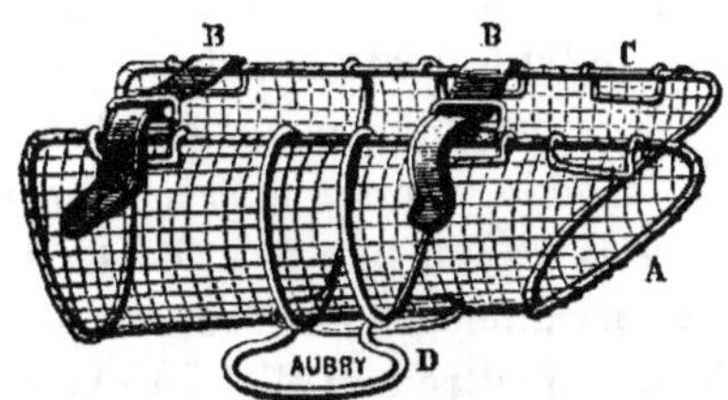

Fig. 144. — Gouttière crurale de Hennequin. (Exposition Aubry.)

seulement la force de flexion, mais encore d'extension des membres. Il est donc supérieur au dynamomètre universel d'Onimus. M. le Dr Féré a pu, grâce à cet appareil, dont la précision est re-

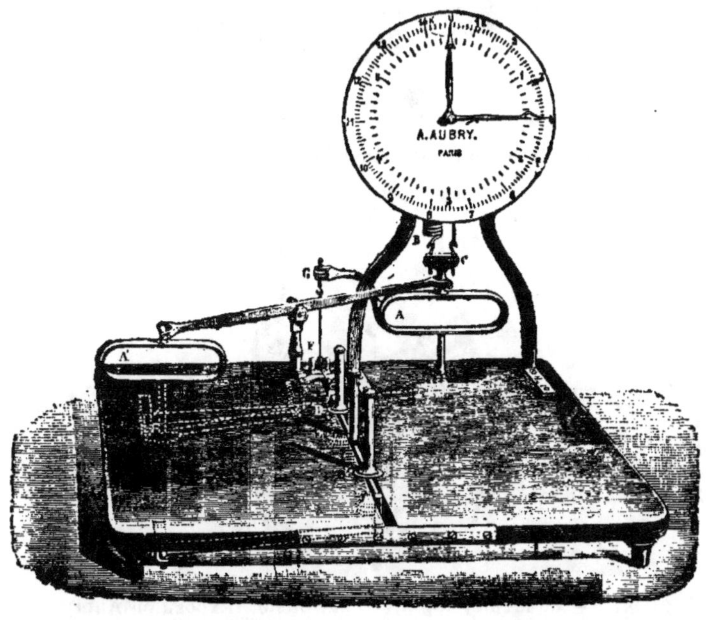

Fig. 145. — Dynamomètre de Féré. (Exposition Aubry.)

marquable, mesurer la force d'extension et de flexion, d'abduction et d'adduction des phalanges des doigts, et il est arrivé à des résultats cliniques extrêmement intéressants (1).

Le dynamomètre analytique est constitué par une tablette sur laquelle sont montés : 1° un mouvement à balancier AA', destiné à indiquer, au moyen de la traction exercée sur un ressort B, l'énergie des mouvements d'extension A' et de flexion A des doigts ou des orteils ; 2° un parallélogramme permettant, par le moyen d'une poulie F, de transmettre en G l'effort exercé sur les bornes D et D' dans les mouvements de flexion et d'extension isolés des phalanges, d'adduction et d'abduction. Toutes les tractions sont transmises au même ressort B, dont on peut faire varier la force,

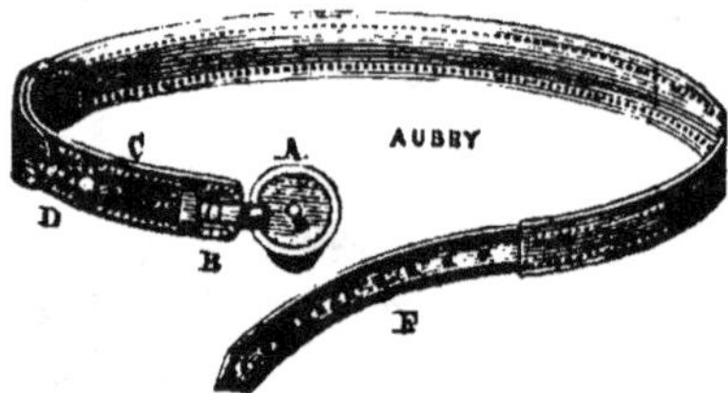

Fig. 146. — Ceinture ovarique articulée de Féré. (Exposition Aubry.)

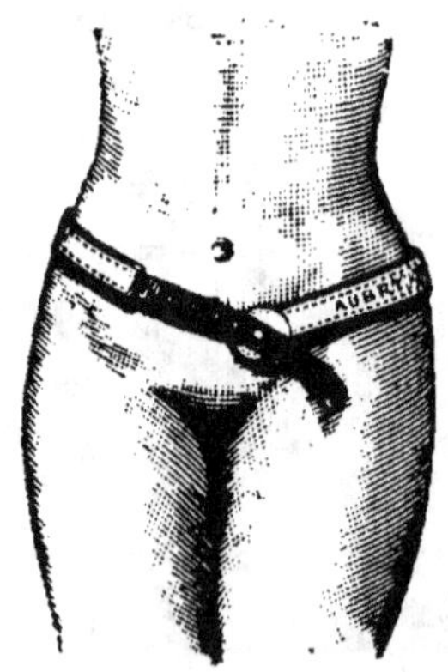

Fig. 147. — La même, appliquée sur buste. (Exposition Aubry.)

(1) Voir le travail du Dʳ Féré, Société de Biologie, séance du 8 juin 1889.

et l'intensité de l'effort s'inscrit sur le cadran par deux aiguilles, dont l'une garde la position acquise par la traction maxima.

En terminant, citons aussi la *ceinture ovarique articulée du Dr Féré*, à contension très douce ; les *griffes du professeur Du-*

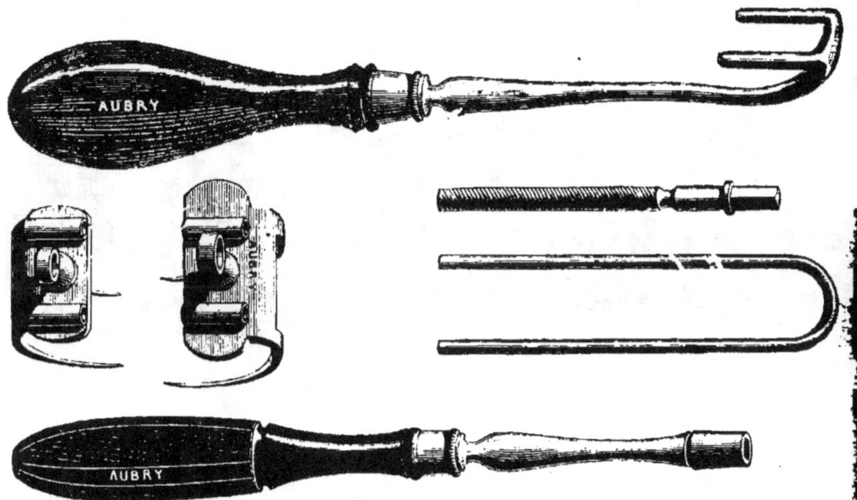

Fig. 148. — Griffe à fracture de la rotule de Duplay. (Exposition Aubry.)

play, employées à l'instar de celles de Malgaigne, pour les fractures transversales de la rotule. Les fragments rapprochés, les

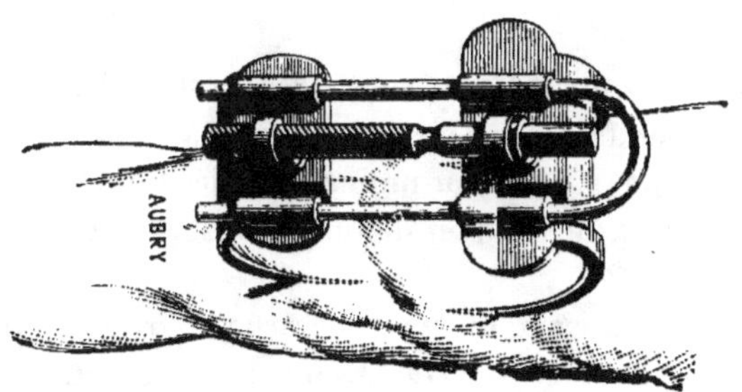

Fig. 149. — Les mêmes, appliquées. (Exposition Aubry.)

griffes sont enfoncées dans les fragments supérieur et inférieur. La tige, en forme de ⌣, les unit l'un à l'autre. Le rapprochement se fait au moyen de la vis qui y est jointe. Dans la figure, l'appareil est vu démonté et appliqué.

Enfin la *gouttière à valves mobiles du Dᵉ Nicaise* est très com-

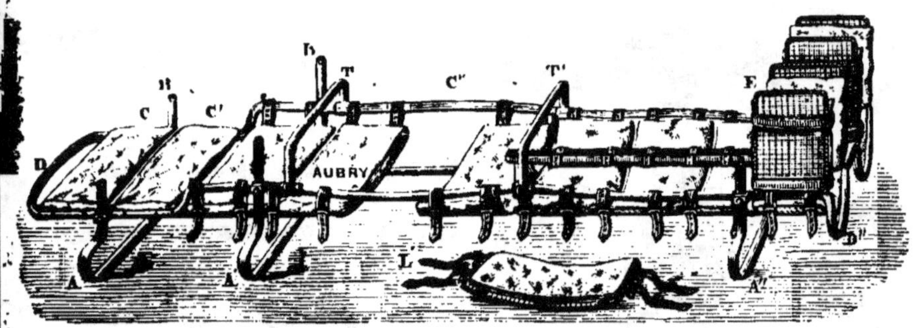

Fig. 150. — Gouttière de Nicaise. (Exposition Aubry.)

mode pour les pansements qu'on veut faire sans bouger le malade. Suivant la grandeur du pansement, on enlève une ou deux valves. Les segments des membres, le tronc et la tête trouvent des points d'appui largement suffisants.

Étranger.

Les expositions étrangères sont très restreintes et très peu complètes. Cependant nous ne pouvons nous dispenser d'y jeter un coup d'œil, pour avoir au moins une idée de ce qu'on fait en dehors de nous et tâcher d'en déduire dans quelle situation nous nous trouvons.

D'après ce que nous avons vu, la chirurgie française peut marcher haut la tête sans avoir rien à envier aux savants étrangers. Nos fabricants d'instruments nous ont mis sans conteste au premier rang pour la perfection, l'élégance et la solidité de nos produits.

L'Exposition suisse est sans nul doute intéressante, surtout en nous présentant les différents instruments et appareils employés par les professeurs Jacques, L. et Aug. Reverdin. Cependant, après la visite que nous venons de faire, tout cela nous paraît lourd, sans goût et quelquefois assez compliqué.

L'Exposition belge, réduite à une petite vitrine concédée au Dr Wasseige, professeur à l'Université de Liége, contient surtout des instruments d'obstétrique et de gynécologie. Ils ne présentent aucune particularité qui mérite d'être signalée.

La section anglaise est représentée par la maison Gray, de Sheffield. Les instruments sont toujours à manches de bois et d'ivoire. On ne semble pas avoir encore adopté en Angleterre les manches métalliques, si précieux au point de vue de l'asepsie instrumentale. Le mode d'articulation des instruments est encore l'ancien tenon, qui, nous l'avons vu, a été modifié par presque tous les fabricants français.

A part ces détails, cette exposition est néanmoins digne d'intérêt. Cependant toutes les formes se rapprochent assez des nôtres et nous ne remarquons rien d'inédit qui nous arrête d'une façon particulière.

La section espagnole expose principalement des appareils orthopédiques et prothétiques, ainsi que les sections précédentes. Malgré toute notre bonne volonté, nous ne pouvons nous empêcher de reconnaître qu'ils sont en général peu commodes, de construction grossière, et que tous laissent beaucoup à désirer. Aussi n'insistons-nous pas et quittons-nous cette partie de l'Exposition suffisamment satisfaits, ayant acquis la conviction que là encore non seulement nous ne sommes pas en décadence sur nos voisins, mais qu'au contraire nous tenons la tête du mouvement.

XIXe EXCURSION

—

PREMIÈRE PROMENADE DANS LA SECTION D'HYGIÈNE

PAVILLON DE L'HYGIÈNE (Esplanade des Invalides).

Explication des objets exposés.

HYGIÈNE INFANTILE ANCIENNE ET MODERNE. — SERVICES SANITAIRES. — ASSISTANCE PUBLIQUE (LAZARETS, HOPITAUX, DISPENSAIRES, ASILES D'ALIÉNÉS, INSTITUTIONS NATIONALES DES AVEUGLES ET DES SOURDS-MUETS ; INSTITUTS VACCINAUX ; PROCÉDÉS DE DÉSINFECTION DE L'EAU, DE L'AIR, DES MAISONS, DES OBJETS). — EAUX MINÉRALES.

En pénétrant dans le grand pavillon de l'hygiène, nous abordons un sujet des plus considérables et des plus importants, puisque c'est lui qui a trait à tout ce qui touche à notre santé, à notre bien-être. Depuis le moment où nouvel arrivé en ce monde nous poussons notre premier vagissement, jusqu'à l'heure suprême du dernier sommeil, nous allons trouver pour chacune de nos actions, habillement, nourriture, habitation, genre de vie, des préceptes absolument précis, que généralement nous ne suivrons pas en vertu de l'adage : où il y a de l'hygiène il n'y a pas de plaisir, mais à l'oubli desquels nous devrons en grande partie les maladies, les souffrances, l'étiolement dont si souvent nous sommes les victimes.

Non seulement il y a des règles que chaque individu doit connaître pour conserver sa santé particulière, mais il y a aussi des règles générales relatives aux agglomérations d'individus, à la Société tout entière pour la protection publique contre les épidémies, contre les maux qu'engendrent la misère, les infirmités, l'ignorance.

Des bibliothèques contiennent avec peine tout ce qui a été écrit sur les nombreux chapitres qu'embrasse une aussi vaste étude. Aussi n'ai-je pas la prétention ici de donner même une esquisse de la question. Je me contenterai de butiner à travers tous les objets exposés, signalant le côté nouveau ou intéressant, m'étendant davantage sur ce qui est en général moins connu, m'efforçant surtout, en étant un peu utile, de ne pas être trop ennuyeux.

C'est notre distingué confrère M. le docteur A.-J. Martin, secrétaire-général de la Société de Médecine publique et d'hygiène qui, le 25 octobre, se chargea de diriger nos pas à travers ce labyrinthe et sut, grâce à sa science approfondie de ces questions, nous permettre d'apprendre beaucoup de choses dont nous avons pu faire notre profit.

Cette étude de tout ce qui se rattache à l'hygiène, à cause de son étendue, comprendra deux promenades. Dans celle d'aujourd'hui nous parcourrons le pavillon de l'Esplanade des Invalides, c'est-à-dire l'hygiène de l'enfance ancienne et moderne, les services sanitaires, soit de l'Assistance publique, soit de fondations en dehors de l'administration (lazarets, hôpitaux, dispensaires, asiles d'aliénés, institutions nationales des aveugles et des sourds-muets), les services relatifs à la vaccination, les moyens de désinfection employés contre les invasions épidémiques (gaz acide sulfureux, lavages, pulvérisations, étuves), enfin nous jetterons un coup d'œil d'ensemble sur la richesse de la France en eaux minérales.

Dans la prochaine promenade, nous verrons le Pavillon de la ville de Paris au Champ de Mars, où nous trouverons particulièrement tout ce qui a trait à l'hygiène de la capitale.

PAVILLON DE L'HYGIÈNE.

A l'entrée du Pavillon de l'Hygiène, nous trouvons à gauche l'exposition des Dames françaises dont nous avons parlé en détail dans notre XII° promenade et à droite l'exposition de l'hygiène de l'enfance à travers les âges.

Hygiène infantile ancienne et moderne.

L'hygiène infantile à travers les âges, si intéressante, si instructive, mérite de nous arrêter un instant. En en parcourant du regard l'évolution, nous verrons que de préjugés, que d'idées erronées ont présidé aux premiers pas des jeunes enfants, et nous constaterons involontairement que malgré les progrès réalisés à notre fin de siècle, bien des procédés primitifs et barbares sont loin d'avoir complètement disparu, tant il est vrai que la routine est une seconde nature.

Suivant la marche normale des événements nous examinerons successivement l'*habillement* de l'enfant, son *couchage* et enfin la *manière dont on l'allaite*, ou autrement dit, nous étudierons les différents systèmes de maillots, de berceaux et de biberons, depuis le type le plus grossier jusqu'au dernier et coquet perfectionnement de nos jours.

Habillement. — L'habillement ou emmaillotage du nouveau-né semble avoir existé de tout temps, et l'idée qui, dans cette pratique, paraît avoir dominé, c'est plutôt le redressement et le maintien rigide de l'enfant que sa protection contre les intempéries du nouveau milieu que lui constitue notre atmosphère. Aussi loin, en effet, que nous remontons par la tradition ou par ce que les premiers monuments nous ont laissé de l'histoire d'autrefois, nous voyons le nouveau-né entortillé dans des vêtements qui l'immobilisent presque garrotté au moyen de bandes.

Les Egyptiens faisaient cependant exception. Chez eux comme chez les Ethiopiens, l'enfant était libre et nu ; il ne ressemblait donc point à une momie. Si nous examinons au Louvre le bronze qui représente Isis allaitant Herus, nous voyons que ce dernier est absolument sans vêtements.

Dans un autre dessin du Louvre, entre deux parents assis est l'enfant : il contraste par sa petite taille avec la haute stature de ses père et mère. Comme dans l'exemple précédent, il est absolument nu. Il fait le geste par lequel les artistes égyptiens indiquent la première enfance, c'est-à-dire porte le doigt à sa bouche ; une longue mèche, autre attribut du nouveau-né, pend sur son oreille droite.

De même que chez les Egyptiens, à Sparte, l'enfant était nu. Cette coutume était conforme au caractère du peuple et à la rudesse avec laquelle il soumettait le corps aux épreuves. Dès que l'enfant était venu au monde, on le plongeait dans de l'eau glacée ou on le lavait avec du vin, puis on le plaçait sur un bouclier à côté d'une lance. On lui disait : « ceci ou cela », c'est-à-dire victoire par la lance ou mort. On le laissait ensuite tout nu s'élever librement.

Mais Sparte faisait aussi exception parmi les Hellènes ; le reste des Grecs pratiquait l'emmaillottement à l'aide de langes (σπαργανα). Comme ils avaient horreur des têtes pointues, suivant le conseil de Soranus d'Ephèse, ils cherchaient par des massages ou des pressions à les arrondir quand elles ne se présentaient pas conformes au type idéal de beauté qu'ils s'étaient faits.

Chez les Romains, nous retrouvons les mêmes errements. De suite après sa naissance l'enfant était purifié par un bain des souillures que portait son corps, puis on l'enveloppait dans un linge de lin, de laine ou d'un tissu plus commun, selon la richesse de la famille.

Après que l'enfant avait été enveloppé dans ce premier vêtement, on l'entourait depuis le haut du corps jusqu'aux pieds de bandelettes nommées *fasciæ*. On les serrait étroitement.

Après quelques mois les parents laissaient libres les bras conservant les bandelettes pour le bas du corps. Enfin un peu plus tard les jambes à leur tour étaient délivrées. Comme les Grecs, les Romains torturaient la tête de leurs enfants pour arriver à l'arrondir. Ils la couvraient ensuite soit par une sorte de capuchon, soit par un pli du premier vêtement ; quelquefois seulement ils la laissaient nue.

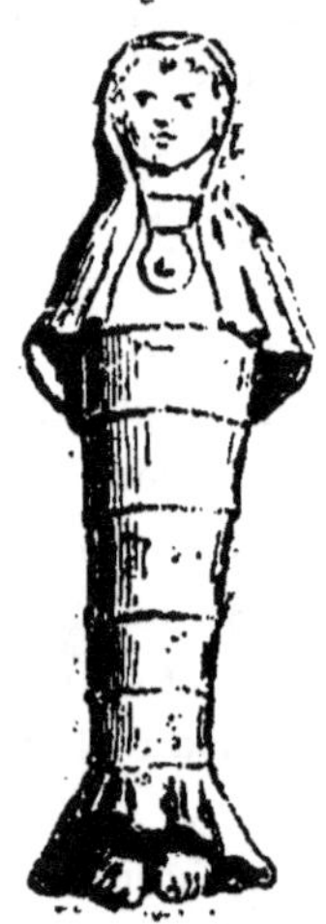

Fig. 151. — Enfant Romain.
(*Sciences Biologiques.*)

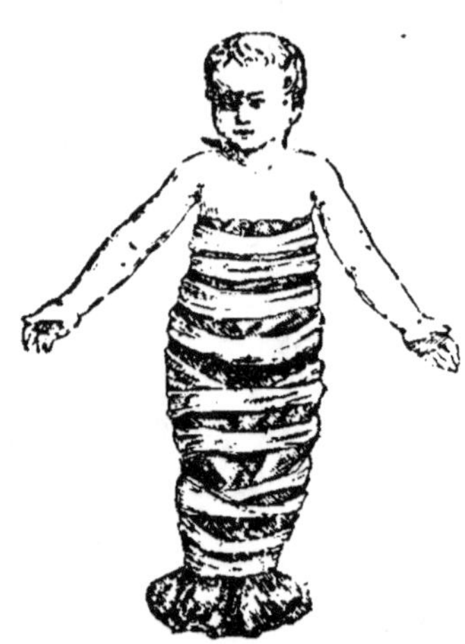

Fig. 152. — Enfant Romain.
(*Sciences Biologiques.*)

Si des peuples anciens nous passons aux peuples modernes, nous trouvons le même type de maillot à fort peu de chose près.

Dans la Turquie d'Asie, les musulmans par exemple enveloppent fortement l'enfant depuis les pieds jusqu'au cou avec un long bandage de deux à trois mètres : ils appliquent les bras le long du corps. Plusieurs fois par jour on enlève cet appareil pour les soins de propreté, mais on se hâte vite de le remettre. La tête emprisonnée dans un bonnet est encore enroulée dans trois mouchoirs superposés.

Les Indiens Têtes-plates appliquent des planchettes sur le front de leurs enfants, et les indigènes de l'Amérique septentrionale compriment latéralement la tête du nouveau-né entre deux morceaux de bois revêtus de cuir, afin de lui faire prendre la forme d'un coin. Inutile d'ajouter que ces peuplades ne brillent pas par leur intelligence, et que le nombre des crétins y est considérable.

A côté de ces pratiques barbares, nous en trouvons heureusement d'autres plus rationnelles.

Chez les indigènes d'Algérie, l'enfant est étendu sur cinq ou six pièces d'étoffe dont on l'entoure, et que l'on coud ensuite.

En Albanie, d'après le docteur Zambaco, le nouveau-né est lavé tous les jours, sa tête reste découverte, ses membres ne sont pas condamnés à l'immobilité par des maillots trop serrés; ils sont libres et l'enfant pousse à l'aise.

En Chine, l'été les enfants sont presque nus, en hiver ils sont enveloppés dans une couverture ouatée.

Au Japon, on ne lave pas le nouveau-né et on se contente de l'envelopper dans un vieux « *monu* », espèce d'étoffe faite avec les fibres les plus internes de l'arbre appelé *yeso*.

En Laponie, on ne connaît pas l'usage des linges. Le bébé est simplement enfoui sous des peaux dans son berceau.

Enfin, dans les populations nomades, les enfants sont portés par leur mère, enveloppés seulement de grandes pièces d'étoffe.

Voilà pour les peuples étrangers.

En France, jusqu'au moyen-âge, nous trouvons les méthodes suivies dans l'antiquité. C'est l'emmaillotement romain qui est seul usité. Le bébé était enveloppé dans une pièce d'étoffe, toile ou laine. Par-dessus ce lange ou *langeotz*, on enroulait des bandes d'une façon plus ou moins élégante. La tête portait une sorte de bonnet ou quelquefois cette pièce de l'habillement se trouvait constituée par un repli du lange formant capuchon.

D'après Gordon, voici comment on devait procéder pour emmailloter un nouveau-né. « Tout après que l'enfant a été baigné, nettoyé et formé comme il appartient, la nourrice doit l'envelopper de beaux linges nets et étendre ses bras sur les costés, et

les bander médiocrement d'une bande largette et non rude, pour
étendre aussi les cuisses et les jambes ; si c'est une fille, laisser
engrossir les hanches, lâchant un peu la bande en cet endroit. »

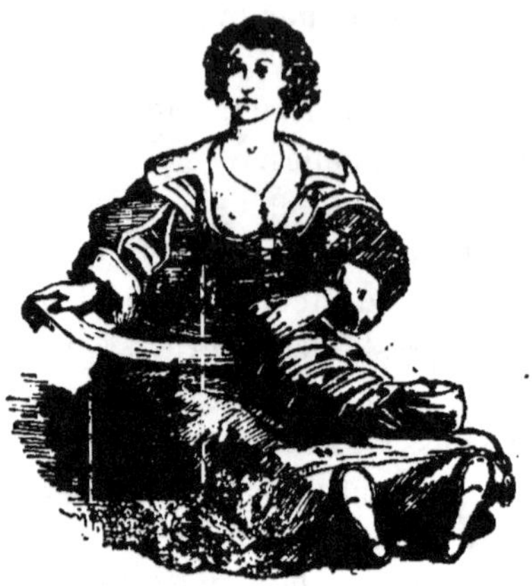

Fig. 153. — Nourrice au moyen-âge.
(*Sciences Biologiques.*)

Cette habitude de ligoter les enfants ne s'est malheureusement
pas perdue, ainsi que nous pouvons le voir dans les reproductions qui nous entourent ; beaucoup de provinces en sont encore
restées à ces coutumes antiques.

La toile, qui est maintenant commune, fait le fond de l'em-
maillottage, puis viennent un certain nombre de pièces de laine
dont la couleur varie, et enfin l'inévitable bande, à laquelle peuvent se substituer des lisières. Bras et jambes sont ordinairement
pris dans le maillot, à moins qu'à la suite d'un premier pas vers
des principes plus raisonnables d'hygiène, on n'ait rendu la liberté aux membres supérieurs. Nous voyons, par exemple, qu'un
progrès semblable s'est effectué depuis le siècle dernier dans le
département de Vaucluse, ainsi que dans la Charente-Inférieure.

En Corse, on a fait un progrès de plus en rendant la liberté
aux pieds.

Dans quelques parties du Jura, les bandes sont remplacées par un corset en coutil disposé par-dessus le maillot.

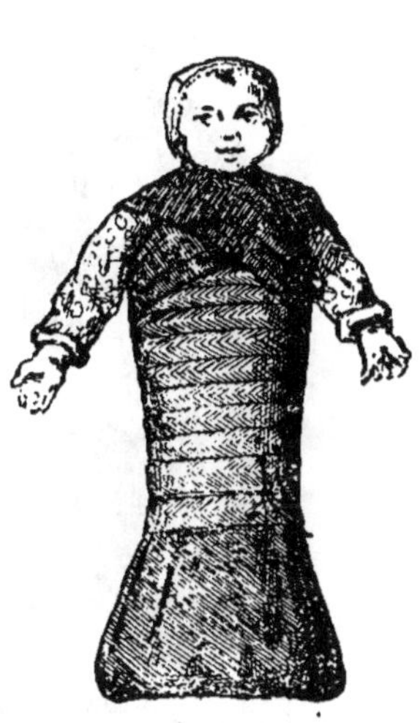

Fig. 154. — Vaucluse, XVIII° siècle.
(*Sciences Biologiques.*)

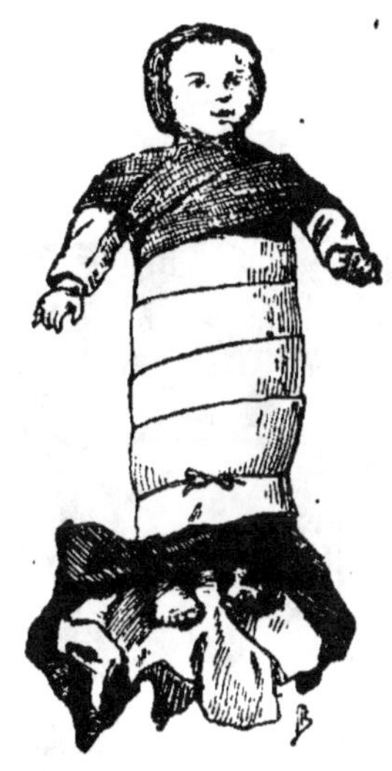

Fig. 155. — Enfant dans la Corse, XIX° siècle.
(*Sc iences Biologiques.*)

Parfois, on ajoute une autre pièce : c'est un petit matelas sur lequel on couche l'enfant. Cet accessoire du maillot se trouve maintenu par des bandes ou des cordons. Ainsi l'on procède dans la Touraine et dans l'Ain. Dans les Landes, le matelas est remplacé par une peau de mouton dont la laine est en contact avec l'enfant.

Enfin l'oreiller support change de nom suivant les régions et constitue le « feutre » à Nîmes, le « portefeuille » en Alsace.

La coiffure des jeunes enfants a peu varié. Elle tend un peu, depuis une quarantaine d'années, à disparaître, surtout à la ville. Mais à la campagne le paysan, qui ne sait point ce que c'est que d'ôter son chapeau, ne laisse jamais nue la tête de son bébé, il la recouvre d'un petit bonnet en laine ou en toile, nommé coiffe, puis par-dessus en ajoute un second dont la forme et les orne-

ments varient suivant les pays. Au siècle dernier, en Normandie
et aux environs de Toulouse, régnait une coutume, que l'on pour-

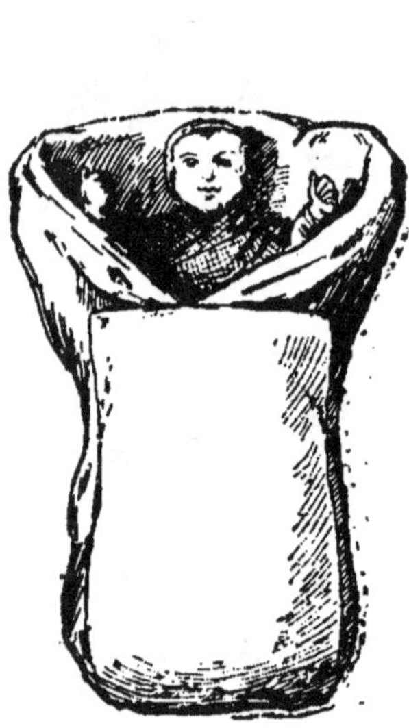

Fig. 156. — Touraine.
(*Sciences Biologiques.*)

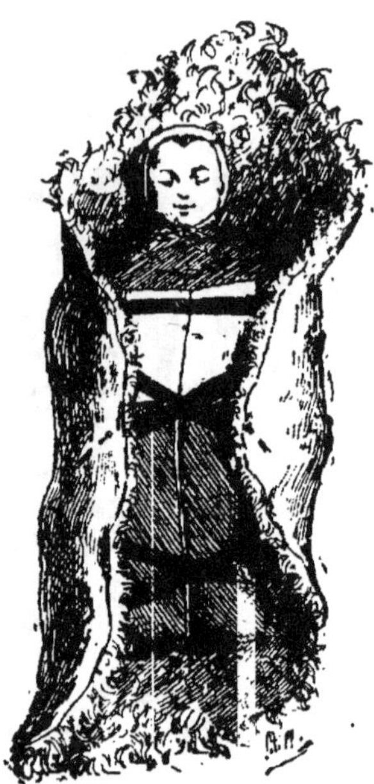

Fig. 158. — Landes.
(*Sciences Biologiques.*)

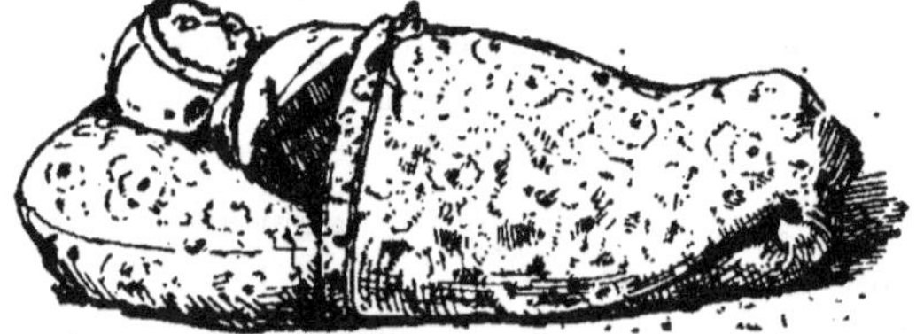

Fig. 157. — Ain.
(*Sciences Biologiques.*)

rait croire renouvelée des Peaux-Rouges : à l'aide d'une pièce
d'étoffe appelée serre-tête ou de bandes, on comprimait et défor-
mait la tête des enfants. Il n'en est plus de même, et le seul ap-

25

pareil pour la tête qui persiste est un appareil de protection, nommé bourrelet. Il sert à garantir le crâne des enfants en cas de chutes.

A la ville, dans les classes aisées, il n'existe plus maintenant que deux manières d'habiller un enfant, à la française ou à l'anglaise.

Suivant la méthode française, on se sert encore du maillot, mais on le modifie de la façon suivante : On passe au bébé une chemise de toile et une brassière d'étoffe ou de laine ouverte par derrière. Ces vêtements recouvrent les bras, le cou et la poitrine de l'enfant.

Une couche de toile fine, un lange de laine, de coton ou de piqué blanc sont superposés. Ils sont ensuite placés par-dessus la chemise et la brassière, à la base de la poitrine à deux travers de doigt au-dessous des aisselles. Ils entourent le tronc et les jambes. La couche doit envelopper les jambes et les isoler l'une de l'autre. Les langes dépassant de beaucoup les pieds, on les relève en les pliant pour envelopper de nouveau la partie inférieure du corps. Ils sont attachés enfin en arrière par des cordons ou des épingles anglaises. Les langes et couches sont suffisamment serrés pour tenir solidement; ils doivent laisser le plus possible aux enfants la liberté de leurs membres et ne pas gêner leurs mouvements.

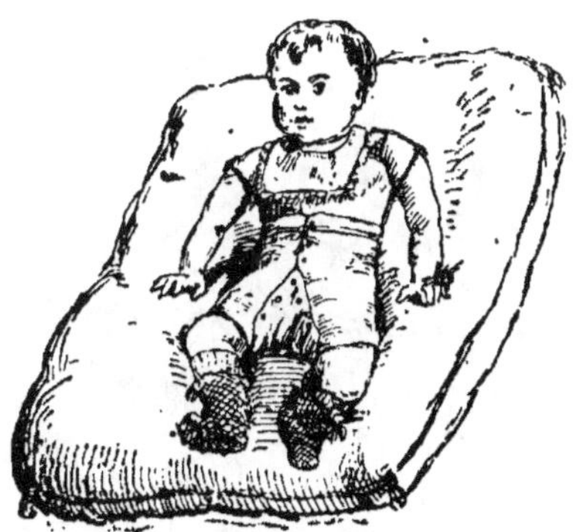

Fig. 159. — Maillot anglais.
(*Sciences Biologiques.*)

Dans l'habillement à l'anglaise, le vêtement se compose d'une chemise de toile, d'une brassière en laine tricotée ouverte par derrière, d'un petit corsage en coutil, d'une culotte et chaussons de laine, enfin d'une longue robe de flanelle.

On habille le haut du corps comme précédemment ; quant à la culotte dont nous représentons ci-contre un dessin, on l'attache au corsage et on la ferme. Par-dessus le tout est placée la robe de flanelle. Ce vêtement laisse aux membres une grande liberté, en même temps qu'il est chaud, mais il exige pendant les premiers mois beaucoup trop de soins pour rester à la portée de tous, aussi croyons-nous que, pour bien faire, il faut être éclectique et choisir le maillot méthode française pour les premiers temps, et l'habillement anglais à partir de trois ou quatre mois.

Couchage. — Lorsque l'enfant vient au monde, son premier berceau est tout naturellement les bras de sa mère. Réchauffé, protégé, il s'y endormira en toute confiance, certain au premier cri d'être consolé.

Mais, malheureusement, les exigences de la vie viennent implacables séparer dès la première heure cette union si touchante. La mère est obligée de participer aux mille petits soins du ménage, elle doit suivre en outre son mari qui, dans les temps anciens, avait une existence des plus nomades. L'usage de ses deux bras lui est nécessaire. C'est alors que, sans quitter son

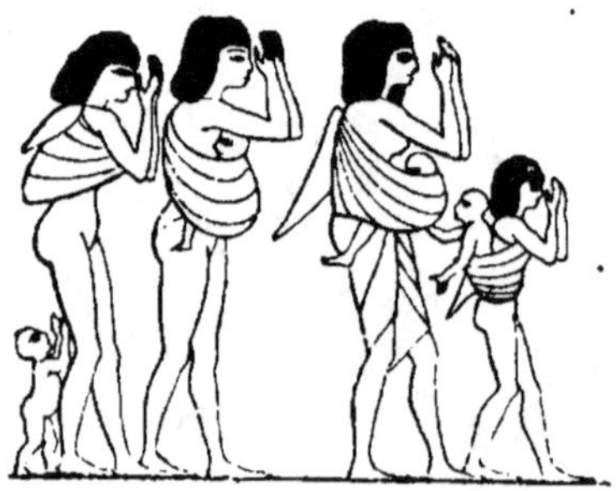

Fig. 160.— Pleureuses égyptiennes avec leurs enfants.
(*Sciences Biologiques.*)

précieux fardeau, elle le fixe sur ses reins, sur sa hanche, sur son ventre et continue ainsi à vaquer à ses occupations.

Les monuments de l'Egypte nous montrent cette disposition. L'enfant est accroupi et maintenu dans cette situation par une pièce d'étoffe carrée, qui fait poche et dont deux chefs sont fixés du côté opposé à lui. Parfois un simple pli du vêtement remplace la pièce d'étoffe; c'est absolument de cette façon que, de nos jours, les Fellahines portent leurs enfants. Ailleurs les jeunes Egyptiens sont placés sur le bras, l'épaule ou dans un panier. Celui-ci est fixé sur le dos à l'aide d'une bande d'étoffe ou de cuir.

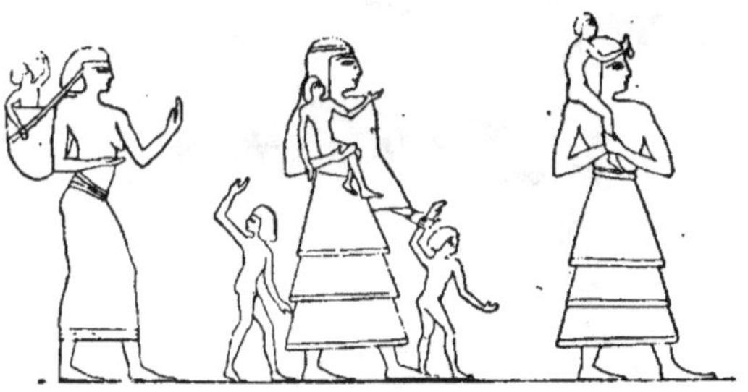

Fig. 161.— Egyptiennes avec leurs enfants.
(*Sciences Biologiques.*)

Cette habitude était celle des prisonnières éthiopiennes. Elle reste légèrement modifiée chez quelques tribus sauvages et chez certains peuples modernes.

Chez les Chinois et les Japonais, par exemple, l'enfant est comme autrefois porté par la mère. Au Japon, il est attaché entre la peau de la nourrice et les vêtements qui la recouvrent.

Dans nos climats moins cléments, le nouveau-né, tout en ne quittant pas sa mère, devait être protégé plus efficacement contre les rigueurs de l'atmosphère. C'est ce besoin qui a donné naissance au berceau portatif.

Chez certaines tribus polaires de Russie, l'enfant est dans un sac jusqu'à ce qu'il puisse se traîner par terre, la mère le porte à l'aide d'une courroie passée sur le front.

Le jeune Lapon demeure enfermé deux ou trois ans derrière le dos de sa mère dans un capuchon fort ample. Elle peut le faire passer par-dessous ses bras jusque devant sa poitrine et donner le sein à son enfant sans le tirer de son sac. D'après de Sainte-Blaise, quand une Laponne accouche en voyage, son mari im-

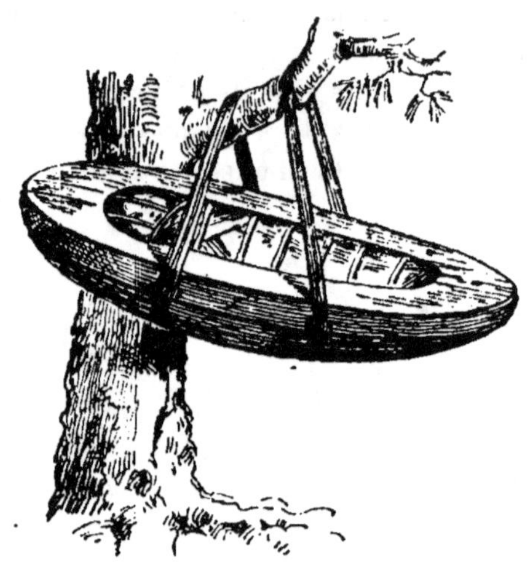

Fig. 162. — Berceau laponien, en cas de voyage·
(*Sciences Biologiques.*)

provise un berceau en creusant un morceau de sapin ou de bouleau, auquel il adapte pour protéger l'enfant un grillage en fer. La mère continue sa route portant cette couche, elle l'accroche aux arbres dès qu'elle s'arrête.

Au Canada, le nourrisson est dans un petit berceau où il ne peut remuer ni bras ni jambes ; ce berceau est ensuite emboîté dans une sorte de hotte, dont les mères se passent les courroies autour des épaules. Le dos du petit être est appuyé contre celui de la mère, la figure est au grand air. Aux stations, la hotte est décrochée, posée à terre ou pendue à un arbre.

Dans la Virginie et chez les Peaux-Rouges, ainsi que le décrit Chateaubriand dans son *Voyage en Amérique*, c'est encore plus

primitif. Le nouveau-né est plongé dans l'eau froide jusque par-
dessus la tête, puis on l'attache sur une planche percée d'un
trou assez large pour laisser passer les déjections : on interpose toutefois quelque chose de doux, un peu de coton, en-
re le petit malheureux et la planchette. L'enfant reste ainsi
dans cette position plusieurs mois jusqu'à ce que les os, les jointures et tout le corps aient pris de la force : on le détache alors
et on le laisse se promener à quatre pattes.

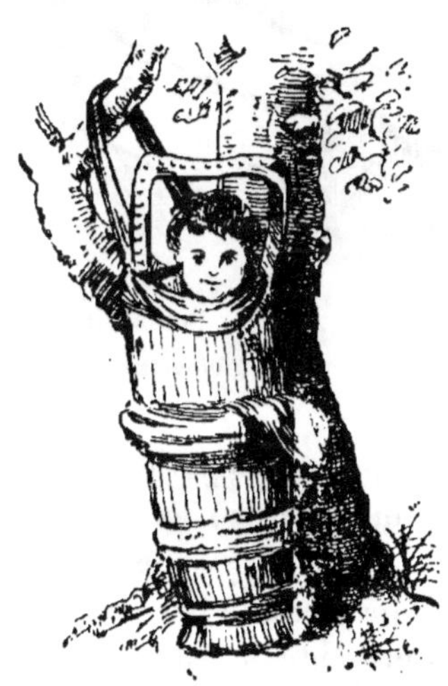

Fig. 163. — Berceau portatif canadien.
(*Sciences Biologiques*.)

A la planche est quelquefois adapté un cerceau sur lequel on
étend un voile, pour donner de la fraîcheur et éloigner les insectes.

Il est curieux toutefois de remarquer combien ce genre primitif de couche remonte loin, car d'après Soranus d'Ephèse, en
Thessalie, on couchait déjà l'enfant sur une planchette percée
d'un trou au milieu et recouverte d'un coussin rempli de foin.
Sur les côtés de cette planchette étaient des ouvertures qui servaient à passer des bandelettes fixant le nouveau-né.

Des types de berceaux mobiles se trouvent également en France. Dans le Midi, existe le *bénissou* ; on ne le rencontre guère qu'à la campagne. C'est une sorte de panier en osier allongé avec ou sans capote. Le bénissou est très léger. Il a, pour le paysan que les travaux des champs appellent au dehors, l'avantage de pou-

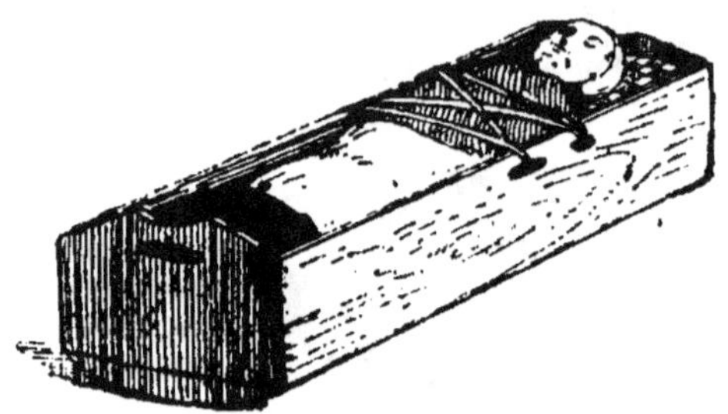

Fig. 104. — Benissou.
(*Sciences Biologiques.*)

voir être partout transporté et déposé en un endroit sûr, pendant que l'on vaque au travail. L'enfant, tout emmaillotté, est retenu dans ce berceau par des sangles en toile. Lorsque la mère veut l'allaiter, elle prend le berceau entre ses bras, et sans en sortir le bébé lui présente le sein. La nuit le bénissou est placé près du lit. Le nouveau-né, ainsi allaité, n'est pas enlevé de son milieu chaud, il est donc préservé des refroidissements : seulement il faut reconnaître que la question propreté doit souvent être laissée de côté.

Cette grande faute contre l'hygiène n'a pas peu contribué à en restreindre fort heureusement l'usage.

Le berceau n'a alors été employé, comme il devait l'être réellement, que pour coucher l'enfant lorsqu'il voulait dormir.

Parmi les berceaux qui peuvent être considérés comme véritablement fixes, il en est un d'une simplicité primitive : c'est celui dont se servent certaines tribus de la Turquie d'Asie.

Dans l'hiver de 1856, le docteur Erans vit accoucher le long d'un fleuve une femme nomade de ce pays. Aussitôt après s'être délivrée, elle plongea son enfant dans l'eau, puis le transporta dans une grotte où elle avait creusé une fossette, couverte de terre fine, en rapport avec les dimensions du petit corps. Le nouveau-né, dans ce berceau économique, fut recouvert de terre sur tout le corps, sauf sur la tête. La terre était renouvelée chaque jour et la fossette agrandie à mesure que l'enfant croissait.

Peu de peuples se sont servis de ces berceaux aussi primitifs et aussi peu moelleux : même dans l'antiquité nous trouvons plus de confort.

Les grecs avaient le λίκνον ou *van*, sorte de corbeille ronde comme celle dans laquelle nous trouvons couché Bacchus, à sa

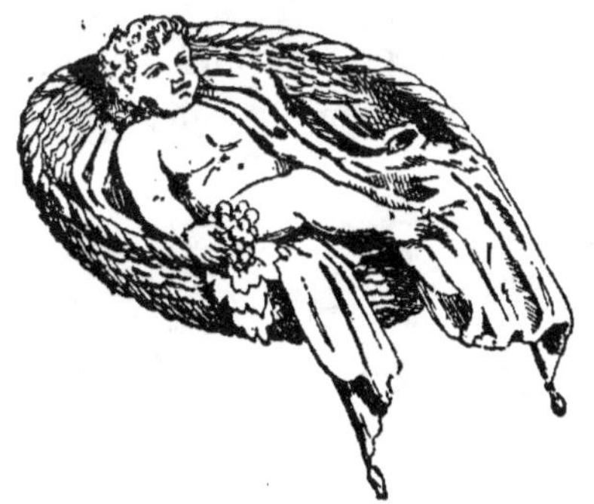

Fig. 165. — Bacchus à sa naissance.
(*Sciences Biologiques.*)

naissance, et le σκάφη, *auge* ou *bateau*, se prêtant déjà aux mouvements oscillants.

A Sparte, ainsi que nous l'avons vu, on faisait du bouclier inoccupé du père un berceau pour le fils.

A Athènes, outre la corbeille ronde, on trouvait encore une autre couchette en osier ressemblant à un soulier muni d'une anse sur ses côtés. Nous en avons un exemple dans le *Mercure enfant*, d'après un vase du musée du Vatican.

Les Romains exprimaient par *cuna, cunabula, cribrum,* le mot *berceau*. Plusieurs formes étaient usitées. Nous trouvons le van

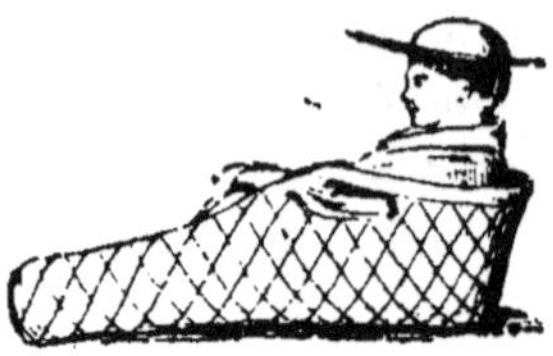

Fig. 166. — Mercure enfant, d'après un vase du musée du Vatican.
(*Sciences Biologiques.*)

des grecs, et des espèces de boîtes en forme d'auge ou de coffret. Des bandelettes *(fasciola, incunabula)* maintenaient en outre l'enfant dans son lit.

Il existe au musée de Beaune une sculpture en pierre nous montrant un enfant dans son berceau ; nous la reproduisons ici

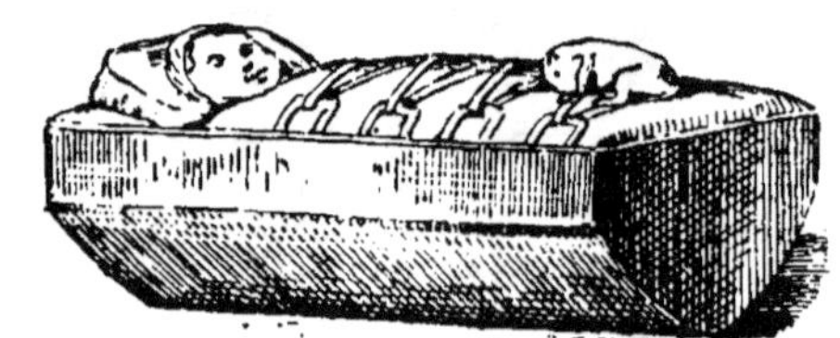

Fig. 167. — Berceau Romain (Hôpital de Beaune).
(*Sciences Biologiques.*)

à cause de la curiosité qu'elle présente. La forme du berceau romain nous fait voir qu'alors le berçage était déjà en usage.

Les premiers berceaux, figurés en France par les manuscrits du IXᵉ siècle, semblent faits à l'aide d'un simple tronc d'arbre, qui est coupé par le milieu et creusé en forme de lit ; sur les côtés, des trous laissent passer des bandes attachant le nouveau-né.

Ce n'est qu'un peu plus tard que le berceau prend la forme d'un petit lit.

Au XV⁰ siècle, on trouve le berceau suspendu au-dessus du sol entre deux montants fixes, et oscillant sur des tourillons.

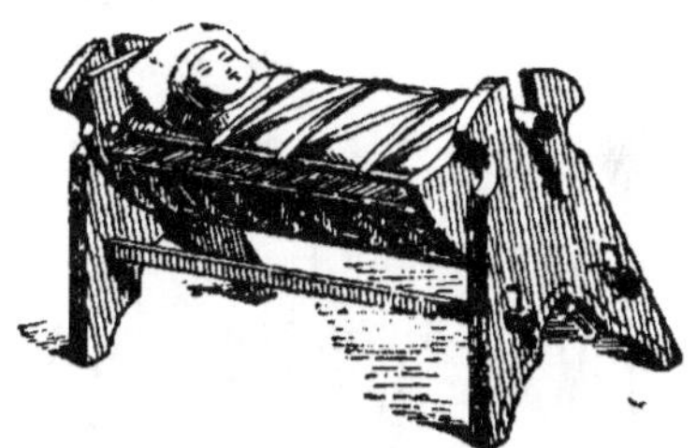

Fig. 168. — Berceau au XV⁰ siècle.
(*Sciences Biologiques.*)

Enfin, à la fin du XVI⁰ siècle, les rideaux apparaissent.

A partir du XVII⁰ siècle, le berceau est à peu près ce qu'il est actuellement.

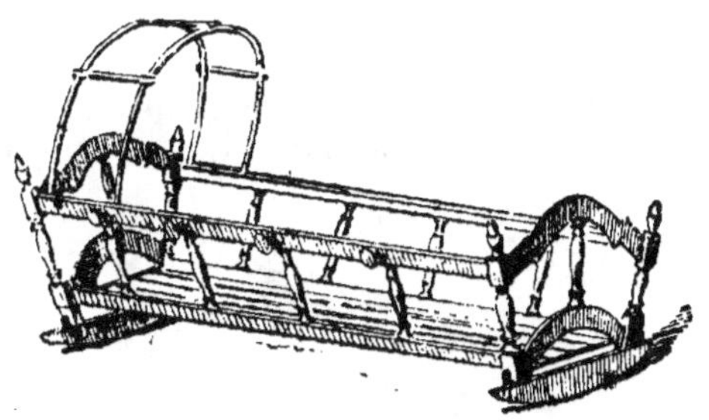

Fig. 169. — Berceau ancien (Jura).
(*Sciences Biologiques.*)

Nous pouvons, en jetant un coup d'œil sur l'intéressante collection de berceaux anciens et modernes réunis à l'Exposition, nous rendre compte que tous les types primitifs n'ont pas disparu.

Aujourd'hui, le modèle le plus répandu, c'est la barcelonnette que tout le monde connaît. Ordinairement le fond de la couchette est rempli par un matelas de crin ou de varech. Pour le protéger, on interpose entre le drap et ce matelas un feutre qui est destiné à absorber l'urine. Sous les épaules, pour élever la tête de l'enfant, on dispose un petit oreiller également en crin. Par-

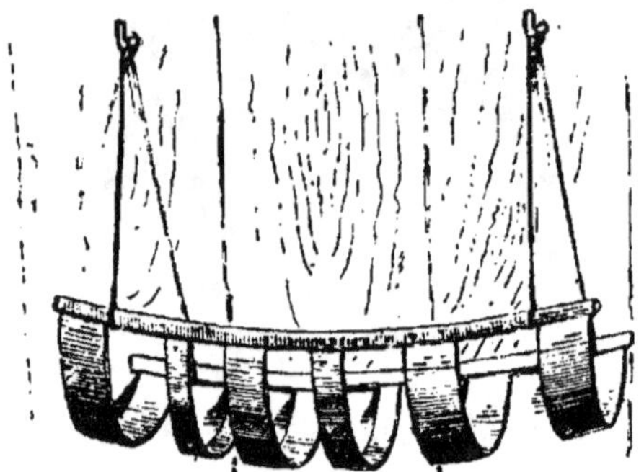

Fig. 170. — Berceau suspendu devant le lit (Finistère).
(*Sciences Biologiques.*)

dessus le tout et suivant les saisons, on étend une couverture de laine ou de coton. Telle est la description de la literie moderne.

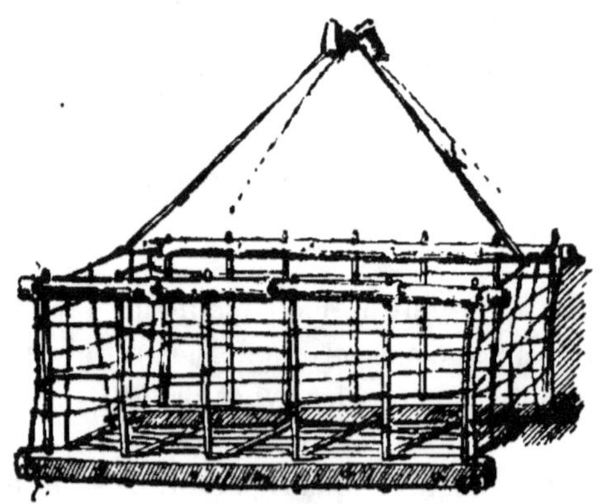

Fig. 171. — Berceau tunisien.
(*Sciences Biologiques.*)

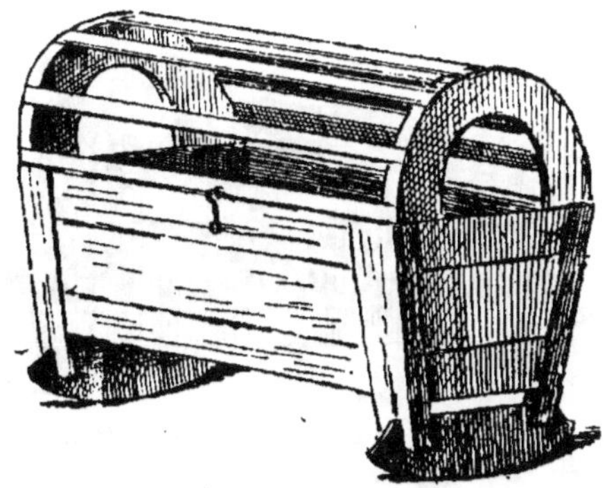

Fig. 172. — Berceau couvert de St-Pol-de-Léon.
(*Sciences Biologiques.*)

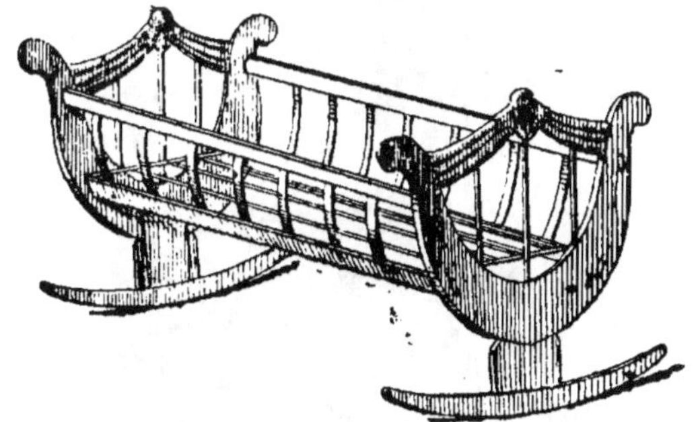

Fig. 173. — Berceau de 1815 (Drôme).
(*Sciences Biologiques.*)

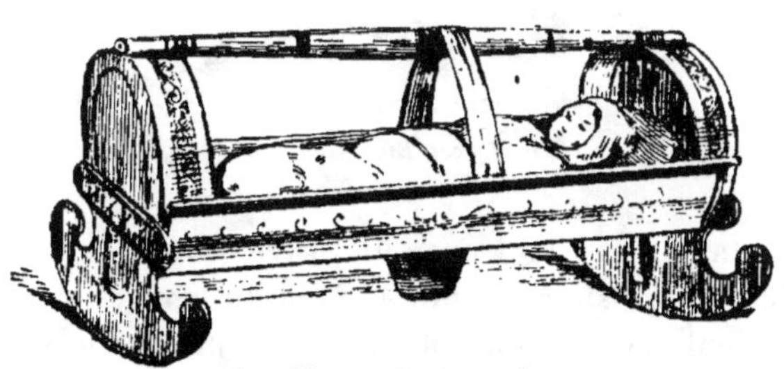

Fig. 174. — Berceau turc.
(*Sciences Biologiques.*)

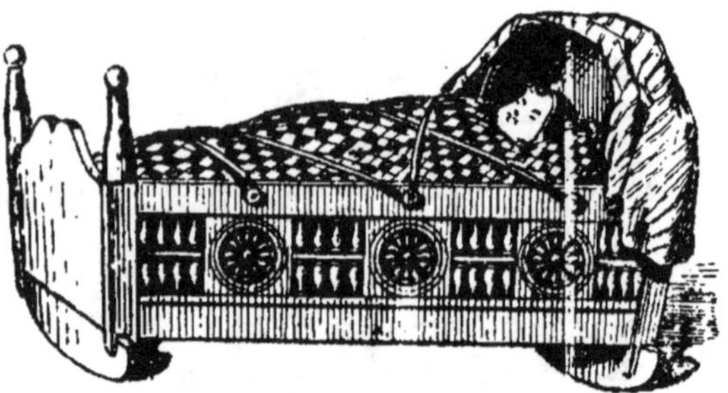

Fig. 175. — Berceau breton ancien.
(*Sciences Biologiques.*)

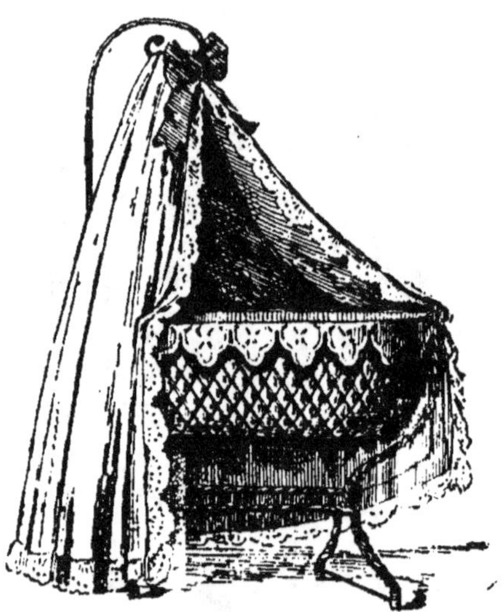

Fig. 176.— Barcelonnette.
(*Sciences Biologiques.*)

Dans certains pays, on trouve un usage qui est original et très commode : il consiste à remplir le fond du berceau de gros son, préalablement passé au four et à coucher sur ce genre de matelas improvisé le bébé, soit directement, soit en interposant un drap. Cette méthode a l'avantage de fournir une couche suffisamment saine, qui garde bien la chaleur, et surtout de faciliter beaucoup les soins de propreté. En effet, quand le bébé se mouille, l'urine est absorbée par le son et forme des petites boules rondes plus ou moins volumineuses, que l'on n'a qu'à enlever. Si l'enfant a la peau délicate, sujet à l'érythème, on se trouve bien de le coucher directement dans le son, de l'y enterrer en un mot.

Peu à peu l'enfant grandit et arrive à cet âge intermédiaire, où il est trop grand pour rester tout le jour dans son berceau et encore trop petit pour être livré à lui-même et marcher seul.

Nos campagnardes ont tourné la difficulté en inventant des appareils qui, maintenant l'enfant dans la position verticale, sont sensés les remplacer. Parmi ceux-ci, les uns servent seulement à poser le bébé, les autres lui permettent d'aller et venir dans une certaine limite. Disons de suite qu'ils sont tous aussi mauvais les uns que les autres.

Dans le midi de la France, l'enfant qui se tient un peu debout est placé dans un tronc creux dans lequel il entre jusqu'aux aisselles ; ce tronc peut être remplacé par un panier ayant la même forme.

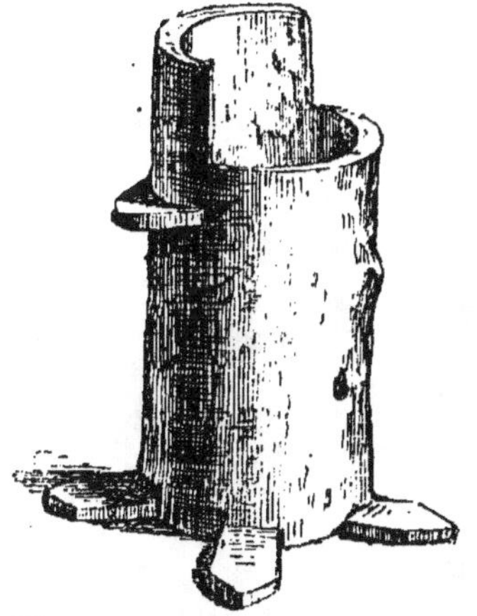

Fig. 177. — Tronc creux pour placer les enfants.

(*Sciences Biologiques.*)

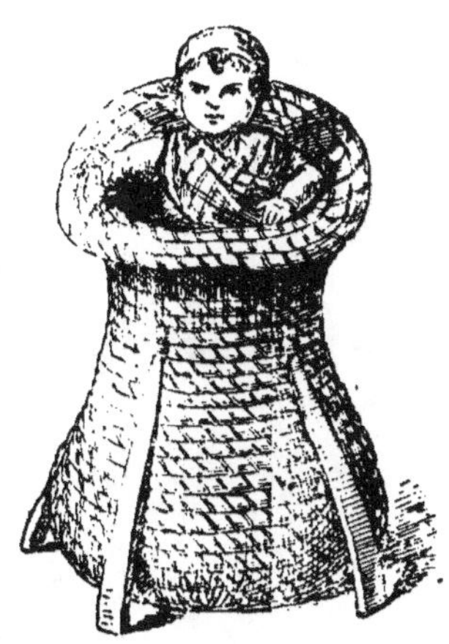

Fig. 178. — Panier pour les enfants.

(*Sciences Biologiques.*)

Dans le Vaucluse, on nomme *soucs* ou *brus*, de petites boîtes

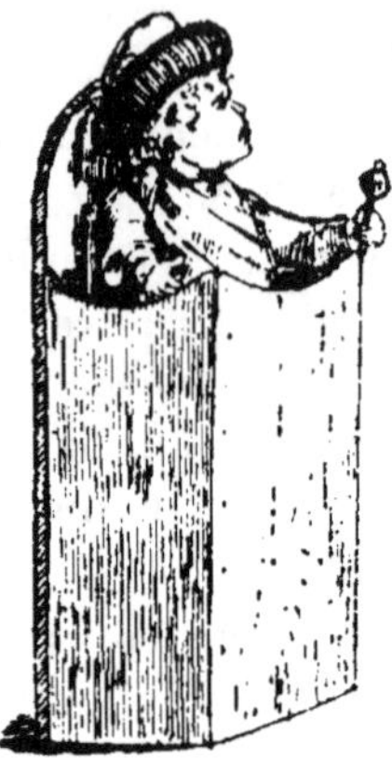

Fig. 179. — Soucs ou brus (Vaucluse).
(*Sciences Biologiques.*)

carrées en bois servant au même usage et dans lesquelles les parents laissent leurs enfants une partie de la journée.

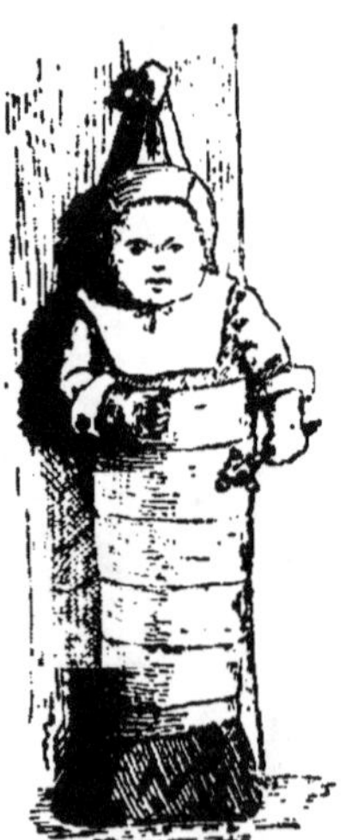

Fig. 180. — Enfant au poteau (Ariège).
(*Sciences Biologiques.*)

Un simple sac accroché au mur remplit parfois le même but.

L'enfant peut même être directement attaché au mur à l'aide de liens.

Dans l'Ariège, dit Fauville, un grand poteau est dressé au milieu des maisons ; lorsque les parents sortent pour se livrer à leurs travaux, ils suspendent leurs enfants à ce poteau avec des courroies, de manière que l'extrémité des pieds touche la terre.

Dans le Vaucluse, on met à l'enfant une ceinture de laquelle partent deux bretelles, celles-ci se rejoignent à leur tour à une

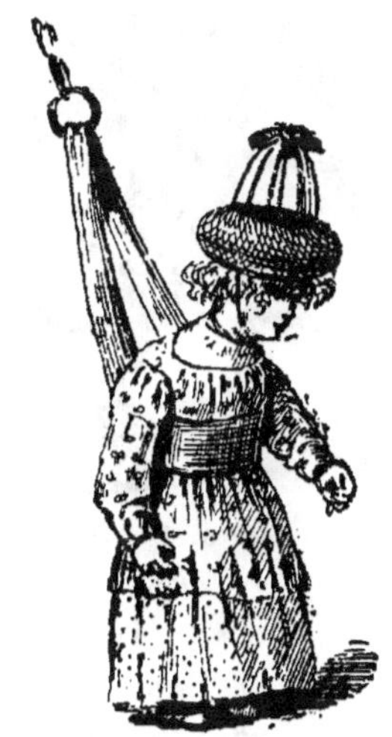

Fig. 181. — Ceinture de Vaucluse.
(*Sciences Biologiques.*)

poulie fixée au plafond. Ce genre de suspension permet de laisser à terre les enfants, comme dans l'Ariège ; si l'on fait jouer la poulie, on peut les soulever et les placer sur un meuble. Ils sont ainsi à l'abri des animaux, des porcs, entre autres, qui parfois dévorent les enfants laissés à leur portée.

Dans l'Indre-et-Loire, c'est sur un support nommé *chevalet* que l'on attache les enfants ; il est légèrement incliné ; les pieds s'appuient sur une planchette formant angle droit avec celle qui sert de dossier, des cerceaux empêchent les chutes. Ce chevalet rappelle singulièrement la planche des Peaux-Rouges, mais, comme le fait remarquer M. Auvard, adaptez un siège et un système de roues et vous aurez le petit fauteuil roulant que l'on voit tous les jours dans nos rues.

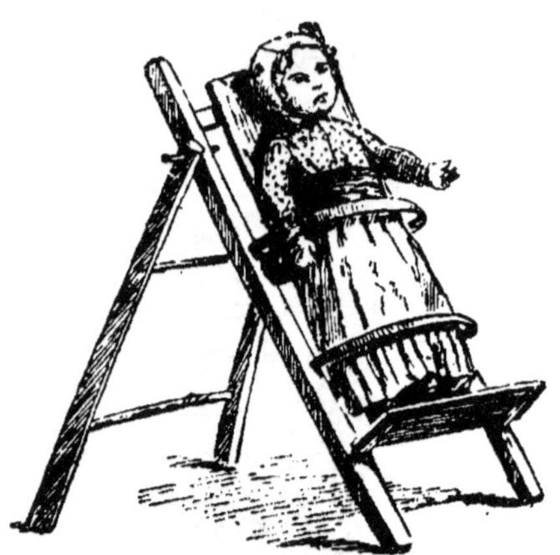

Fig. 182. — Chevalet (Indre-et-Loire).
(*Sciences Biologiques.*)

Quand l'enfant commence à marcher, trois genres d'instruments servent dans les campagnes, ce sont les *tourniquets*, les *alloirs*, et les *glissières*. Nous ne parlons pas, bien entendu, des ceintures ou lisières qui exigent l'aide de la mère.

Supposez un piquet vertical fixé au mur par deux colliers ; dans une mortaise engagez à angle droit une tige de bois terminée par une fourche et vous aurez une idée du tourniquet. L'enfant est attaché à la fourche ; elle doit être suffisamment éloignée du sol, pour le soutenir et, grâce aux mouvements du piquet vertical, le bébé va et vient suivant un arc de cercle. Quand l'appareil est plus perfectionné, la partie horizontale est remplacée par une planche percée, à son extrémité libre, d'un trou pour recevoir l'enfant. Le tourniquet se rencontre surtout dans l'Yonne et l'Orne.

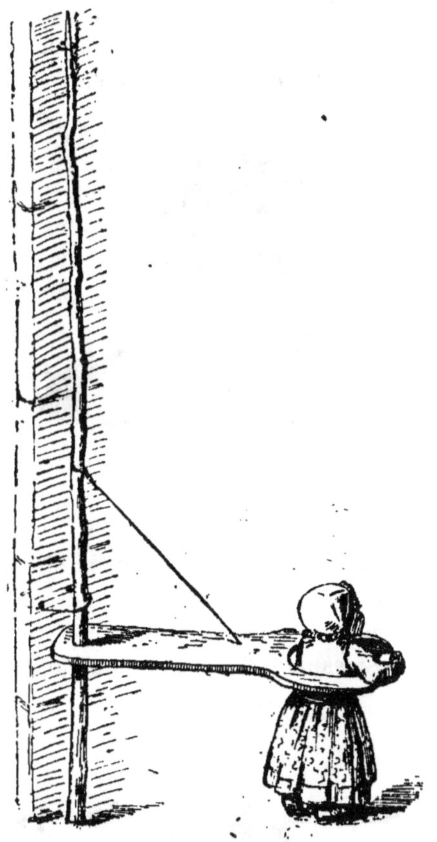

Fig. 183. — Tourniquet.
(*Sciences Biologiques.*)

L'alloir est un support sans fond, plus large en bas qu'en haut et reposant sur des roulettes. L'enfant, qui y est placé, peut facilement le faire mouvoir et l'entraîner avec lui comme un escargot sa coquille. L'alloir est souvent en osier.

La glissière se compose d'un cadre en bois fixe et d'une planchette qui peut se déplacer dans une rainure du cadre. L'enfant, comme dans le tourniquet et l'alloir, est maintenu debout ; la planchette horizontale, qui est percée, remplit ce but et permet, grâce à sa mobilité, un peu de déplacement.

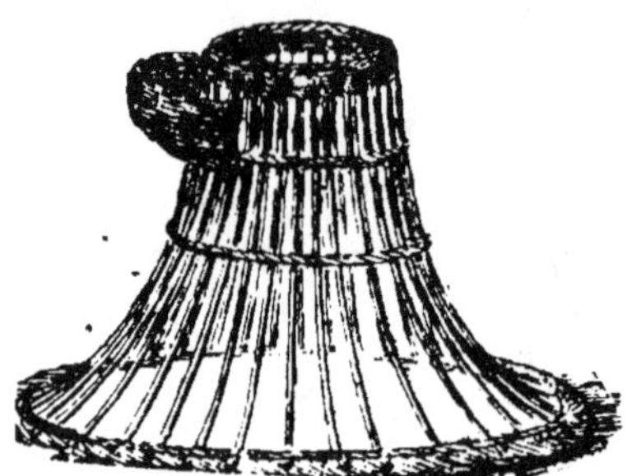

Fig. 184. — Alloir en osier.
(*Sciences Biologiques.*)

Au milieu de tous ces objets qui, pour la plupart, sont encore en usage de nos jours, nous en voyons d'autres, qui heureusement sont complètement délaissés, car ils rappellent une des pages les plus sinistres de l'histoire de l'humanité.

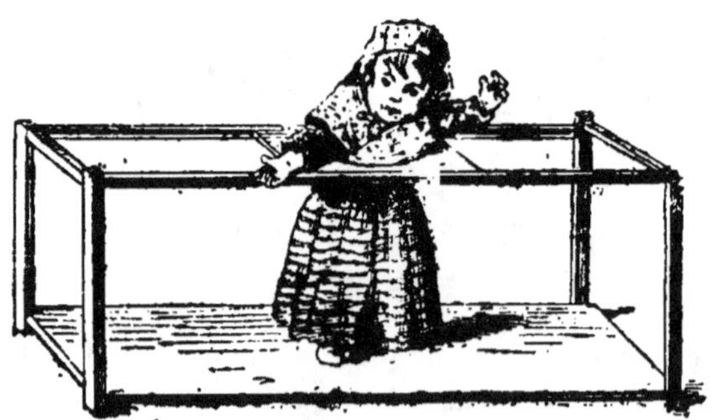

Fig. 185. — Glissière perfectionnée.
(*Sciences Biologiques.*)

Il n'est pas bien longtemps encore, lorsque, pour une raison quelconque, des parents voulaient se défaire de leur enfant, ils l'abandonnaient soit sur la voie publique, soit dans ce qu'on appelait alors les *tours*, après avoir fixé à ses vêtements ou à son cou une marque caractéristique, qui pût leur permettre de le désigner un jour s'ils voulaient rentrer en sa possession. Ce n'était pas seulement la pauvreté qui poussait à ce cruel abandon, ainsi qu'il nous est permis de le supposer en voyant sur certaine marque un agneau brodé sur du satin blanc.

Ces enfants ramassés étaient recueillis dans les hospices. Comme les courses étaient longues, grâce aux communications difficiles, il existait une profession spéciale, celle des *meneurs* et des *meneuses*, qui ramenaient aussi dans les campagnes, moyennant salaire, des enfants aux nourrices.

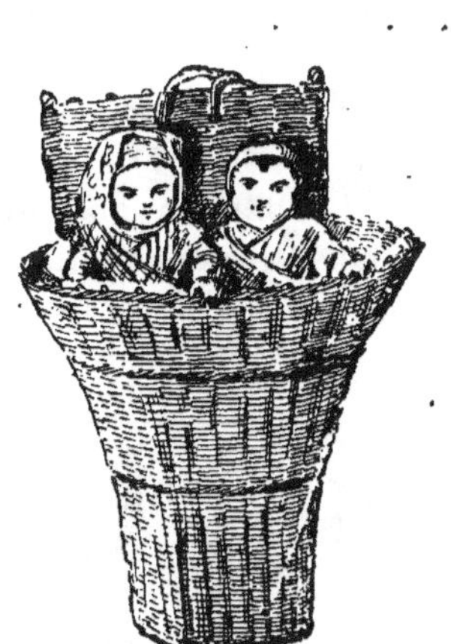

Fig. 186. — Hotte de meneur.
(*Sciences Biologiques.*)

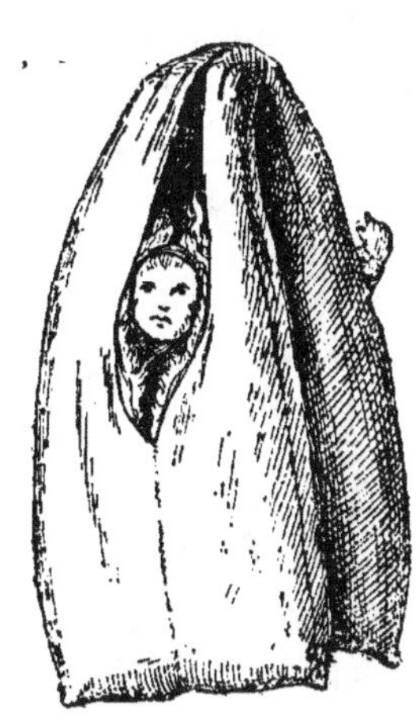

Fig. 187. — Bissac de meneur.
(*Sciences Biologiques.*)

Pêle-mêle ils entassaient dans une hotte, dans un bissac ou dans des paniers que portait un âne, les pauvres malheureux qu'on avait la barbarie de leur confier. Ils accomplissaient ainsi des trajets fort longs sans souvent donner la moindre nourriture aux petits êtres. On comprend dans quel état ils devaient arriver à destination et quelles tortures ils enduraient. On s'émut heureusement en haut lieu d'un pareil état de choses et la spéculation des meneurs fut interdite par ordonnance du 20 juin 1842.

Allaitement. — Dans l'antiquité, chez les Egyptiens et chez les Hébreux, ainsi que chez les peuples nomades et chez ceux où la civilisation n'a pas transformé les habitudes primitives, l'allaitement maternel est seul pratiqué. Chez les Grecs, chez les Romains, les nourrices apparaissent, mais le biberon est encore inconnu. A l'époque d'Auguste, toutes les Patriciennes achetaient une esclave venant d'accoucher ; quant aux Plébéiennes, elles se contentaient de louer une nourrice. Dans le Forum olitorium, il y avait un marché pour les femmes qui faisaient métier de leur lait. Elles se tenaient près d'une colonne qui avait reçu le nom de *colonne lactaire.*

Il faut arriver jusqu'au temps de la décadence de l'empire romain, à l'époque de Claude, Faustine, Valérien, Florien et Constantin le Grand pour trouver le premier biberon, ainsi qu'il ressort des découvertes faites en 1876 dans l'ancienne Lutèce et sur le territoire de Jonchéry (Marne), par Allair et plus tard par Toulouze.

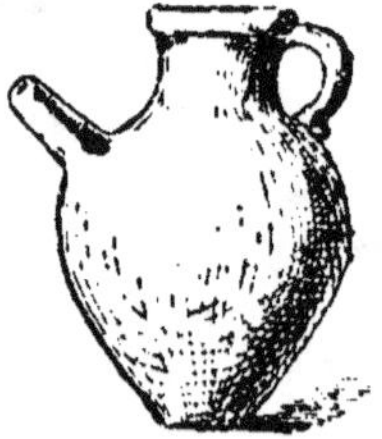

Fig. 188. — Biberon gallo-romain, en verre très mince, fort irisé. Fouilles de Paris (quartier Saint-Marcel). Epoque de Constantin le Grand.

(Sciences Biologiques.)

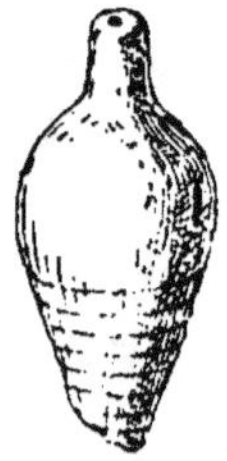

Fig. 189.— Biberon gallo-romain.

(Sciences Biologiques.)

Nous trouvons dans les musées plusieurs modèles du biberon gallo-romain : les uns sont en terre, les autres en verre finement travaillé. Tantôt ils reproduisent la forme de la mamelle, tantôt ils ressemblent à de petits vases. Ils portent deux ouvertures,

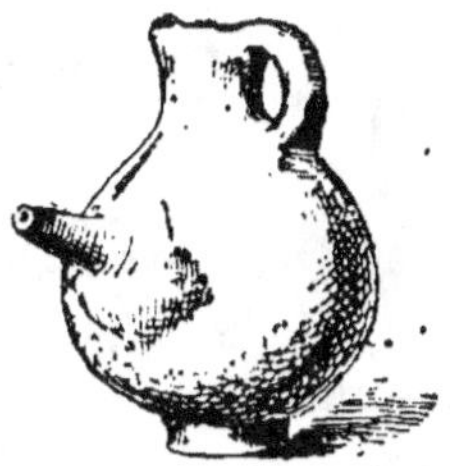

Fig. 190. — Biberon gallo-romain, en terre rouge brique (Paris, quartier Saint-Marcel). Epoque de Claude, Dominien, Faustine.
(*Sciences Biologiques.*)

l'une pour introduire le lait, l'autre pour le laisser s'écouler. Cette dernière est à l'extrémité d'un tube nommé *guttus* qui, remplaçant le bout du sein dont il a la longueur et le volume, permet la succion. Celle-ci devait se faire directement et sans l'intermédiaire d'un corps empêchant le lait d'arriver en trop grande quantité.

Comme chez les Romains, le biberon était connu dans l'ancienne France ; mais tant que l'allaitement maternel fut en honneur, c'est-à-dire jusqu'à l'époque de la Renaissance, il n'apparut que secondairement.

Nous connaissons, datant de la fin du XIV⁰ siècle, deux modèles de biberon en terre : l'un émaillé (fig. 191) est une façon de barillet à pied avec anses, l'autre (fig. 192) a la forme de ces bouteilles de grès que les laboureurs portent en bandoulière. Dans les deux, l'orifice des vases est si étroit, qu'il force à humer. Pleins, ils ne peuvent être vidés que si on les secoue fortement.

Vers la fin du XVI⁰ siècle, on perfectionna le biberon. A l'extrémité du conduit qui devait apporter le lait dans la bouche du bébé, on adapta une tétine, c'est-à-dire un appareil simulant un bout de sein, et permettant à l'enfant d'exercer une succion. On se servit soit d'un mamelon de vache, soit d'une peau fine per-

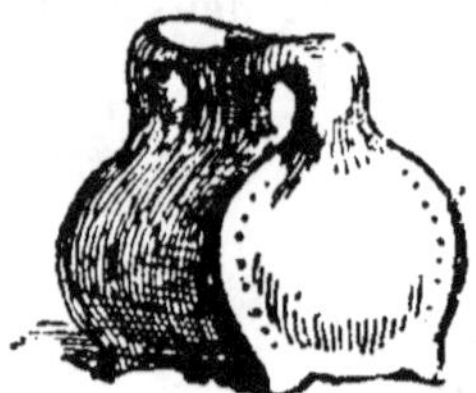

Fig. 191. — Biberon du XIV° siècle, provenant des fouilles du château de Pierrefonds.
(Sciences Biologiques.)

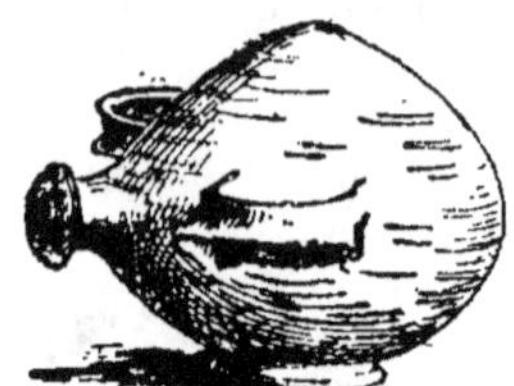

Fig. 192. — Biberon du XIV° siècle, provenant des fouilles du château de Pierrefonds.
(Sciences Biologiques.)

cée de petits trous. Au dire de Rosen, ce serait en Suède que l'on aurait commencé à inaugurer ce système.

Nous reproduisons deux modèles de biberon avec tétine qui semblent très anciens ; l'un est en bois (fig. 193) et assez origina-

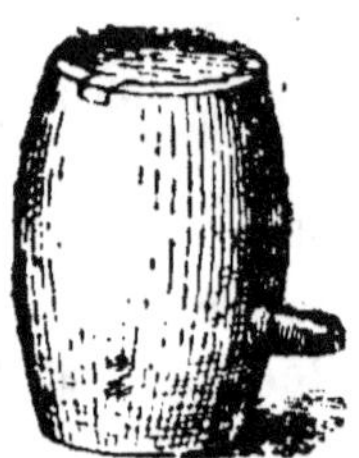

Fig. 193. — Biberon très ancien.
(Sciences Biologiques.)

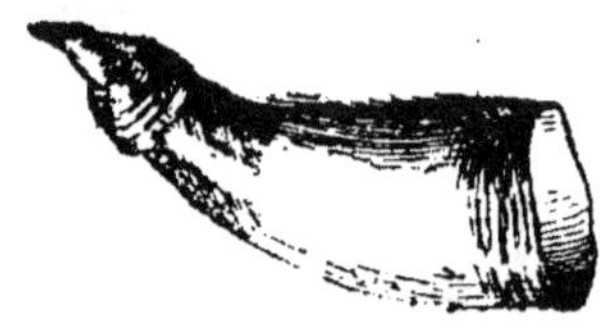

Fig. 194. — Biberon très ancien.
(Sciences Biologiques.)

lement construit, l'autre est une simple corne de vache creuse percée à l'extrémité la plus effilée et portant une tétine (fig. 194). Ce biberon primitif doit être tout à fait semblable au cornet dont on parle dans le roman de Robert le Diable.

A côté du biberon, nous trouvons aussi le système du petit pot. Il nous apparaît sous forme de petites cruches et de bols al.

longés munis comme le biberonromain d'un *guttus* (fig. 195). Du reste, il faut reconnaître que l'industrie moderne n'a point abandonné ces formes ; seulement de nos jours elles servent aux ma-

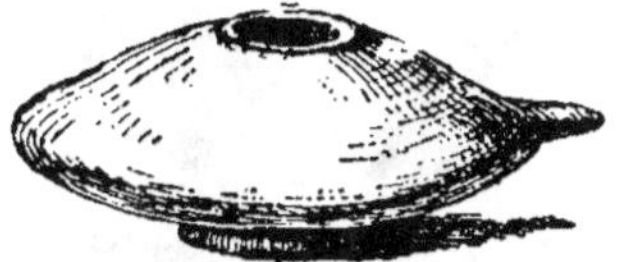

Fig. 195. -- Petit pot ancien.
(*Sciences Biologiques.*)

lades adultes pour leur permettre de boire facilement les tisanes ou autres liquides.

Outre les objets de porcelaine ayant été employés pour l'allai-

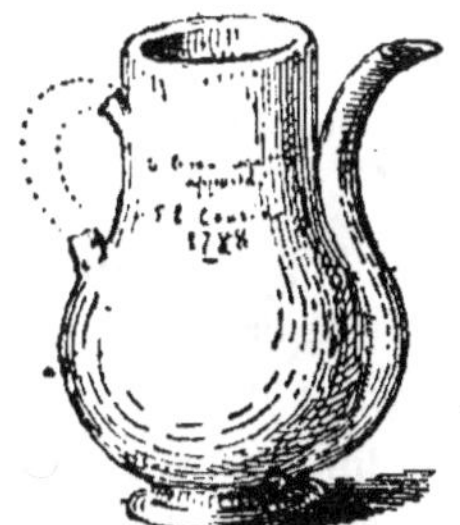

Fig. 196. — Biberon de P. L. Courrier (1788).
(*Sciences Biologiques.*)

tement au petit pot, nous trouvons d'autres récipients plus solides. Ils sont tantôt en étain, tantôt en fer-blanc, tantôt en bois.

Le modèle en bois n'est plus usité actuellement et l'a été fort peu de temps ; on en a bien vite reconnu les inconvénients dont le principal est l'extrême difficulté de le tenir propre. Il avait à peu près la forme du biberon actuel.

Quant aux autres récipients, ils étaient soit spécialement construits à l'usage des bébés, soit choisis parmi les objets que l'on trouve dans un ménage et adaptés à la fonction qu'on leur destinait (fig. 197).

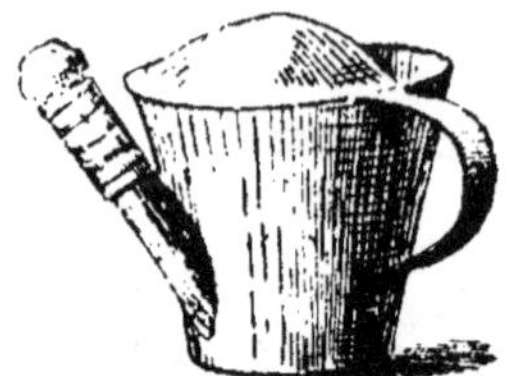

Fig. 197. — Récipient en fer-blanc avec tampon en toile.
(*Sciences Biologiques*.)

Pour transformer ces petits pots en biberons véritables et forcer le bébé à exécuter les succions, on plaçait à l'extrémité du guttus une tétine ou une peau, ou simplement une petite éponge ou un tampon de toile.

C'est ce qui se fait tous les jours dans nos campagnes, et lorsque nous indiquons ici ces modèles datant d'un siècle ou deux, il faut bien remarquer qu'ils sont encore en usage actuellement.

Outre l'allaitement au petit pot et au biberon, on pratiquait aussi anciennement celui de la cuillère. Celle-ci était ordinairement en bois et facile à manier. Elle avait une capacité variable.

Le prédécesseur de notre biberon actuel est un modèle en étain ressemblant à une petite bouteille. Le bouchon est traversé par un tube très court que l'on mettait dans la bouche du bébé après l'avoir recouvert d'un morceau de linge ou d'une peau percée de trous. Par un autre perfectionnement, l'étain, difficile à tenir propre, est remplacé par du verre.

Le biberon se compose alors d'une bouteille à long col, ayant parfois la forme de gourde et portant à son orifice une éponge ou un mamelon.

En modifiant un peu ce système, l'industrie actuelle a créé les types de biberons les plus divers. Tous se composent d'un récipient, généralement en verre, et d'un embout ou bouchon percé et traversé par un tube portant un mamelon à son extrémité.

Depuis l'invention du caoutchouc, tube et tétine sont ordinairement faits avec cette substance.

Nous ne décrirons pas ici tous les biberons actuellement en usage, les meilleurs ne valent souvent pas grand'chose.

On doit choisir de préférence les plus simples parce qu'il est plus facile de les tenir toujours parfaitement propres.

Dans l'exposition de cet aperçu, nous nous sommes inspirés d'un travail fort intéressant de MM. Auvard, accoucheur des hôpitaux, et Pingat, externe des hôpitaux, intitulé : *Considérations sur l'hygiène infantile ancienne et moderne* (1). Comme eux, nous nous étonnerons du peu de progrès accompli. L'enfant du Midi dans son bénissou est-il mieux et plus hygiéniquement couché que le petit romain dans son berceau, et notre biberon actuel est-il, malgré ses perfectionnements, de beaucoup supérieur aux vieux modèles gallo-romains ?

Les idées d'hygiène et de salubrité publique, que nous nous efforçons de répandre sans nous lasser, pénètrent peu à peu partout ; il y a cependant encore beaucoup à faire.

Sous une grande vitrine, au milieu de cette même pièce où nous nous trouvons, nous voyons tous les différents genres de layettes et de vêtements du premier âge actuellement employés, ainsi que les amulettes, colliers d'ambre, peaux de taupe, vantés dans la médecine populaire contre les convulsions et autres maux. Nous ne nous y arrêterons pas.

II

Services sanitaires.

Nous pénétrons ensuite dans la section des *services sanitaires*, branche dépendant de l'administration du Ministère de l'Intérieur.

---

(1) MM. Auvard et Pingat. — *Considérations sur l'hygiène infantile ancienne et moderne.* — Société d'éditions scientifiques, rue Antoine-Dubois, 4, Paris.

Afin de pouvoir diriger d'une façon méthodique et fructueuse nos études au milieu de l'amoncellement d'objets qui nous entourent, nous allons commencer par établir une petite classification. Elle nous permettra de mettre un peu d'ordre dans nos idées et nous évitera de nous perdre dans la diffusion et le chaos.

Trois groupes distincts peuvent être envisagés dans cette section, d'après le but qu'ils se proposent :

1° *Refuges contre les maladies et les infirmités (lazarets, hôpitaux, dispensaires, asiles d'aliénés, institutions nationales des aveugles et des sourds-muets) ;*

2° *Protection spéciale contre certaines maladies (vaccinations) ;*

3° *Protection hygiénique contre les maladies contagieuses (Purification de l'eau, de l'air, des maisons, des objets).*

Refuges contre les maladies et les infirmités.

Lazarets. — Les lazarets furent fondés au temps des croisades, sous l'invocation de saint Lazare, pour recevoir principalement les lépreux ; plus tard ils servirent de prisons aux voyageurs suspects de contagion et de magasins aux effets et marchandises de même provenance. Leur but officiel est de faciliter des mesures d'observation et d'assainissement qui doivent détruire les germes du mal dont on craint la propagation. Par malheur, ils ont été en même temps un obstacle et un détriment au commerce et à l'industrie, un appareil d'exploitation que l'intérêt et la cupidité mettaient en jeu aux dépens des hôtes forcés qu'ils recevaient. (Michel Lévy.)

On donne le nom de *quarantaine* à la séquestration, à l'isolement auquel on soumet les hommes et les choses que l'on considère comme pouvant actuellement compromettre la santé publique; fixée dans l'origine à une durée de quarante jours, elle n'est plus aujourd'hui que de cinq jours, elle se passe au lazaret ou sur les navires.

Les provenances (hommes, animaux, effets et marchandises) sont partagées en catégories ou régimes, suivant la patente ou certificat dont les a munies l'autorité compétente du lieu qu'elles ont quitté ; la patente fait connaître l'état sanitaire du lieu du départ et celui des gens de l'équipage et des passagers.

Elle est de deux sortes : la *patente brute* comprend les provenances qui ont été depuis leur départ infectées d'une maladie contagieuse, qui viennent de pays infectés ou qui ont communiqué avec des lieux, des personnes ou des choses susceptibles de transmettre la contagion. La *patente nette* s'applique aux provenances arrivant de pays exempts de tout soupçon.

La patente suspecte d'autrefois a été supprimée.

Deux quarantaines en découlent, celle de rigueur et celle d'observation.

Dans le premier cas, le déchargement des marchandises au lazaret n'est prescrit qu'en patente brute ; encore cette prescription se borne-t-elle aux marchandises dites de 1re classe, c'est-à-dire les hardes et effets à usage, les drilles et les chiffons, les cuirs et peaux, les plumes, crins et débris d'animaux en général, enfin la laine et les matières de soie.

· La quarantaine d'observation n'entraîne ni le débarquement des hommes, ni le déchargement des marchandises, ni l'emploi d'autres moyens hygiéniques que l'aération, le lavage et les soins de propreté.

Tout bâtiment, qui n'a pas eu de cas de maladie transmissible ou de décès depuis son départ du port infecté, compte la durée de sa traversée pour la quarantaine.

Tout navire, qui arrive avec patente nette et qui a à son bord un médecin, ne fait aucune quarantaine.

Le régime international actuel a supprimé bien des apprécia-ions arbitraires, bien des vexations, bien des rigueurs adminis-tratives grotesques qui n'étaient que nuisibles à tous.

Cette grande question est restée un peu incidente à l'Exposi-tion, car elle n'est signalée à notre attention que par quelques tableaux se rapportant au lazaret du Frioul, à Marseille, à celui de Mindin (en face de Saint-Nazaire), et par le plan en relief du lazaret de Trompeloup (Gironde).

Hôpitaux. — L'exposition de l'Assistance publique, est, nous devons bien le dire, aussi incomplète que possible. Celui qui croyait pouvoir se mettre au courant du rouage si compliqué mais si admirable de cette administration, a été complètement déçu. A peine quelques maigres dessins ou aquarelles essaient-ils de nous montrer le costume de nos malades ; quant au personnel des surveillantes, religieuses, infirmières et infirmiers, rien. Rien non plus du personnel médical. Aucun service hospitalier n'est représenté, aucune salle d'opération ; c'est peu.

A force de chercher, nous finissons par trouver le plan d'un hôpital. Heureusement ce plan a une telle importance qu'il mérite que nous lui accordions toute notre attention.

C'est le nouvel hôpital civil et militaire de Montpellier, hôpital modèle, pour l'édification duquel M. l'ingénieur Tollet a consacré tant d'efforts et tant de sacrifices. Il est vrai qu'aujourd'hui il a la satisfaction d'avoir enfin accompli l'un des points les plus importants de la réforme hospitalière.

Cet hôpital, que M. Carnot vient d'inaugurer lors de son récent voyage, remplit toutes les conditions de salubrité et satisfait tous les désirs des hygiénistes. On peut dire qu'il est quasi-parfait, ou approche en tout cas de la perfection plus qu'aucun autre établissement du même ordre. On lui a bien reproché d'avoir réuni sur un même point une agglomération trop considérable de malades, et peut-être aussi d'avoir introduit dans les façades un luxe de pierres de taille en opposition avec les principes mêmes du nouveau système ; quoi qu'il en soit, c'est avec une légitime fierté que, de l'aveu unanime des critiques étrangers, on constate que le meilleur hôpital actuellement construit et le plus conforme aux règles universellement acceptées est un hôpital français. C'est quelque chose, s'il est vrai, comme l'a écrit Tenon, que les hôpitaux soient à la mesure de la civilisation d'un peuple et qu'ils soient mieux appropriés et mieux tenus à proportion de ce qu'il est plus humain, plus instruit.

M. Tollet, à qui nous devons également l'hôpital Bichat, a mis vingt-cinq ans à créer pour ainsi dire la science des constructions hospitalières, et a eu beaucoup de peine à faire admettre les innovations que comporte le système qui porte son nom. Il a fini cependant par y réussir complètement, car nous tous hygiénistes considérons ses hôpitaux comme réalisant nos vœux au plus haut degré.

Tous les pavillons de malades, formant la partie principale et pour ainsi dire l'âme de l'hôpital, sont isolés et établis sur type uniforme. Ceux qui sont réservés aux blessés comportent, en dehors des annexes ordinaires prévues pour les malades, une salle pour les visites, les pansements et les petites opérations chirurgicales.

Leur caractéristique c'est d'être élevés de 3 m. 80 au-dessus du sol naturel, sur une série de voûtes elliptiques, portant un plancher en fer et briques. Ces voûtes, formant rez-de-chaussée, sont occupées seulement vers leurs extrémités, et restent largement ouvertes, à l'air libre, sur les deux tiers environ de leurs surfaces.

Toutes les salles présentent dans leur architecture le système ogival, qui obtient le maximum d'aération.

De grands jardins, plantés d'arbustes et d'arbres d'essences variées, occupent la plus grande partie de l'espace disponible autour des bâtiments. Trois vasques avec jets d'eau complètent l'agrément des jardins.

La maternité est complètement isolée de son infirmerie particulière et des autres services. Ses annexes contiennent le linge et les provisions journalières apportées de la réserve générale.

Les pavillons des maladies contagieuses sont également isolés.

Je n'entrerai pas dans le détail intérieur de chaque service, celui-ci étant à peu près le même dans tous les hôpitaux. Ce que je voulais seulement signaler, c'étaient les points vraiment originaux qui donnent un cachet tout spécial à ce magnifique établissement.

Dispensaires. — A côté des hôpitaux, chargés surtout de recevoir et de conserver les malades jusqu'à leur guérison, se trouvent des institutions qui s'occupent uniquement des soins à donner aux malades externes, c'est-à-dire à ceux qui, sans être obligés de s'aliter, peuvent encore aller et venir. Ce sont les *dispensaires* où, non seulement les soins médicaux sont donnés gratuitement, mais où l'on distribue encore les médicaments nécessaires.

De charmantes reproductions, véritables œuvres d'art, nous rappellent, parmi ces maisons hospitalières, celles particulièrement destinées aux enfants et dont les noms des riches fondateurs toujours en tête des œuvres de la Charité sont bien connus de tous les Parisiens.

C'est le dispensaire *Furtado-Heine*, dans le 14° arrondissement ;

Le dispensaire *Ruel*, dans le 4°, dont la remarquable maquette contient plus de 400 personnages pleins de mouvement et d'expression ;

Le dispensaire *Péreire*, à Levallois-Perret, qui a été construit par M. Lavezzari, l'architecte de l'hôpital des enfants de Berk-sur-Mer ;

L'orphelinat des arts de *Marie-Laurent*, qui, ainsi que son nom l'indique, est destiné à recueillir les orphelins de tous les artistes français ;

Enfin l'*assistance par le travail*, maison protestante, qui recueille tous les enfants abandonnés et cherche à leur procurer des moyens de travail honorable. Pendant leur séjour à la maison, ils doivent s'occuper à casser du bois jusqu'à ce qu'on leur ait trouvé une place.

Je ne fais que signaler les principales maisons au hasard de la visite, sans me laisser entraîner à de plus grands détails qui dépasseraient le cadre de ce travail.

Etablissements d'aliénés. — Voici maintenant les établissements d'aliénés, véritables villes où toute la coquetterie et le confortable que l'on a pu allier avec la plus parfaite sécurité ont été réunis. Nos principaux directeurs exposent avec un orgueil bien justifié les magnifiques plans en relief de leurs établissements modèles qui peuvent rivaliser, sans crainte, avec ce que l'étranger possède de plus beau.

Que de chemin parcouru depuis Pinel et Esquirol !

Deux cellules sont offertes aux regards des visiteurs, l'une en 1789, l'autre en 1889. Celle du siècle dernier présente une chambre en pierres, basse, permettant à peine au malade de se tenir debout. Le sol est dallé, avec un caniveau à ciel ouvert pour l'écoulement des eaux sales et déjections. Le mobilier est constitué par une botte de paille sur laquelle le malheureux insensé, quelques loques à peine sur le corps, est maintenu à l'aide d'une lourde chaîne scellée au mur et dont l'anneau entoure sa jambe. Comme nourriture on ne lui donnait que du pain et une cruche d'eau. La porte, grillée par de pesants barreaux, ferme au moyen d'un trousseau de geôlier. Du reste, ces cellules faisaient souvent partie des prisons, où criminels et fous étaient également confondus. Ceux-ci s'agitaient-ils sous le poids de leurs chaînes, la flagellation à coups de verges ou de nerfs de bœuf servait de remède à leur délire.

Des voix nombreuses s'étaient bien élevées contre les cruelles tortures stupidement infligées à des malheureux sans raison ; mais c'est à Pinel que revient l'honneur d'avoir brisé leurs chaînes à Bicêtre (1792). C'est de lui que date l'ère de réforme compatissante et de traitement sérieux, qui est un des plus beaux fleurons de notre civilisation moderne.

Actuellement, ainsi que nous pouvons le voir, ces infectes bouges sont remplacés par des chambres hautes et aérées. Le sol est planchéié ; les murs sont mollement capitonnés pour que le malade, tout en restant libre de ses mouvements, ne puisse se faire de mal quelque agité qu'il soit ; un lit rivé au parquet lui permet de se coucher à son aise ; plus de chaîne ni aucun lien ; quelquefois même des sonnettes électriques aux portes et aux fenêtres, afin de prévenir plus sûrement toute tentative d'évasion ou de suicide.

Un siècle a passé emportant les restes de barbarie et de superstition dans le grand courant des idées humanitaires et libérales, qui de notre beau pays de France ont donné au monde entier les immortels Droits de l'homme.

Institutions nationales des jeunes aveugles ; — Quinze-Vingts. — A côté des palais de misère destinés à recueillir ces malheureux qui ont perdu la raison, existent d'autres maisons ouvrant leurs portes à des infirmités bien tristes aussi, je veux parler des *aveugles* et des *sourds-muets.* Deux maisons spéciales sont affectées aux premiers.

La première, *les Quinze-Vingts,* est vénérable par son âge comme par les bienfaits innombrables qu'elle a accomplis depuis sa création. C'est en 1260 que saint Louis jeta les fondements de cet établissement institué pour trois cents ou quinze-vingts pauvres aveugles.

Le nombre primitif des secours s'est agrandi par l'adjonction de six cents pensions : Deux cent cinquante de 200 fr. ; quatre cent cinquante de 150 fr. ; et mille cinquante de 100 fr. Pour être admis soit aux places de pensionnaires internes, soit aux pensions externes, il faut être dans un état de cécité absolue et d'indigence constatée. Les choix se font parmi les aveugles de tous les départements de la France.

Malgré la diminution du nombre des aveugles (27 sur 100, Dr Dumont), depuis la disparition de la variole sous l'influence de la vaccine, on comprend combien eût été insuffisant cet hospice seul. C'est pourquoi l'Etat créa une nouvelle maison de refuge particulièrement destinée aux enfants, l'*Institution nationale des jeunes aveugles,* où une instruction spéciale et professionnelle leur est donnée, les mettant ainsi à même de prendre rang dans la vie et de lutter sans trop de désavantage avec leurs semblables.

C'est comme musiciens qu'ils semblent réussir le mieux. Tout le monde sait déjà combien il est fréquent de rencontrer des aveugles accordeurs de pianos. Cependant ils ne s'arrêtent pas là et peuvent devenir de véritables artistes. Deux élèves de l'Institution ont déjà remporté des premiers prix d'orgue et piano au Conservatoire de Paris.

Parmi les travaux manuels, celui aussi où ils excellent, c'est le rempaillage de chaises. C'est merveille de voir quelle délicatesse et quelle précision acquiert le toucher de ces malheureux déshérités !

Institutions nationales des sourds-muets. — Voici un point de l'Exposition bien intéressant où nous allons découvrir un monde de choses dont nous ne nous doutons pas.

Et d'abord, qui dit sourd-muet évoque aussitôt en nous l'idée d'un personnage silencieux faisant avec ses mains une série de gestes plus ou moins bizarres, pauvre paria que nous ne pouvons comprendre et avec lequel nous ne pouvons pas communiquer. Eh bien, rien n'est plus erroné.

Aujourd'hui le muet parle et le sourd entend ou du moins comprend la parole de tous ceux qui l'entourent, ce qui comme résultat revient au même. La mimique des mains est reléguée parmi les vieilles pratiques d'un autre âge, en un mot, le sourd-muet est rentré dans la société au milieu de laquelle il peut prendre la place à laquelle son intelligence lui donne droit.

Ce miracle, aussi merveilleux que ceux que nous lisons dans les Saintes-Ecritures, est dû aux généreux efforts de Jean Conrad Amman, médecin suisse établi à Amsterdam, de l'abbé de l'Epée, de Jacob Rodrigues Péreire, de l'abbé Sicard, du docteur Itard, dont les noms resteront à jamais gravés sur les tablettes d'or des bienfaiteurs de l'humanité. C'est surtout à ce dernier que l'on doit, depuis une dizaine d'années seulement, l'adoption définitive de la méthode orale et de la lecture sur les lèvres à la place de la mimique employée jusqu'alors, adoption officiellement consacrée par le Congrès international de Milan (1880), le

Congrès national de Bordeaux (1882), et le Congrès international de Bruxelles (1883).

Très peu de monde dans le grand public, fort peu de médecins même, ont une notion approximative des progrès réalisés de nos jours dans l'art de faire parler les sourds-muets et de leur faire comprendre la parole au mouvement des lèvres.

Frappé par ces notions nouvelles que j'avais recueillies devant les tableaux, les photographies, les différents ouvrages exposés au pavillon de l'hygiène, je résolus d'aller plus avant dans la question et c'est à l'Institution même de la rue Saint-Jacques que je vins puiser les documents curieux que je vais essayer de résumer.

L'accueil si sympathique que j'ai reçu de la part de l'éminent directeur M. Javal et de son distingué collaborateur M. Dubranle, censeur des études, m'a permis de visiter les classes et les ateliers, d'assister au mode d'enseignement employé, d'interroger moi-même, élèves et professeurs, et l'impression que j'en ai rapportée est une des plus consolantes et des plus encourageantes qu'il soit donné de ressentir.

La surdi-mutité vraiment de naissance est relativement rare. Pour M. le Dʳ Ladreit de la Charrière, le savant médecin auriste de l'établissement, il n'y a pas plus de 20 cas sur 100 à rattacher à cette cause. Les 80 autres cas sont imputables à des maladies survenues dans les premières années, telles que les fièvres éruptives, et en particulier la scarlatine, la pneumonie, la fièvre typhoïde, la fièvre rhumatismale, la coqueluche, la diphtérie et les oreillons.

Néanmoins, si cet accident survient avant l'âge de 4 ans, l'enfant devient fatalement sourd et muet. Après cet âge, jusqu'à 8 ans environ, il le devient par oubli des premiers mots qu'il a pu acquérir, si l'on n'a pas grand soin de lui apprendre à lire sur les lèvres et de l'obliger à continuer de parler.

Tout d'abord, on emploie tous les moyens que la science met en notre pouvoir pour tâcher de ramener un peu de sensibilité auditive. On échoue malheureusement souvent, mais le succès de temps en temps vient justifier les efforts.

Lorsque la médecine ne peut plus rien faire, alors l'instituteur entre en scène et peut dans une certaine mesure faire oublier l'effondrement physique et moral qu'a produit la surdi-mutité. « Il n'y a aucun mérite à revendiquer ce rôle, a écrit M. Ladreit de la Charrière, car je ne connais rien de plus attachant que la métamorphose intellectuelle et physique que l'éducation opère chez le sourd-muet en lui donnant des notions sur tout ce qu'il voit et peut comprendre, et en lui rendant la faculté d'exprimer sa pensée par l'écriture et par la parole. » C'est une transformation qui frappe tous ceux qui approchent de ces enfants.

M. Goguillot, un des plus zélés professeurs de l'Institution, me racontait l'anecdote suivante dont il avait été témoin.

Un jeune garçon d'une dizaine d'années est amené de province, plongé dans le mutisme le plus absolu. Jamais on ne lui avait même entendu pousser un cri, il était complètement aphone, entièrement séparé par conséquent du monde qui l'entourait. Le pauvre enfant, d'un caractère docile, n'était cependant pas dépourvu d'intelligence.

On commence son instruction, on arrive, comme nous le verrons plus loin, à lui faire émettre un son, ce son devient un mot, la voix se forme peu à peu. A force de patience et de persévérance des deux côtés, les progrès sont sensibles. Mais la fin de l'année arrive et professeur et élève vont goûter un peu d'un repos bien mérité.

Le père et la mère, après un an de séparation, arrivent au commencement des vacances chercher leur cher enfant, un peu anxieux sur la manière dont avait été supportée cette première année de scolarité. C'était la première fois que le pauvre être, faible et timide, ne se trouvait plus sous la protection des caresses maternelles ; aussi comme on allait choyer le pauvre infirme pendant ses deux mois de liberté.

La porte s'ouvre, l'enfant frais et rose, un éclair de joie dans les yeux, bondit au cou de ses parents : Bonjour papa ! Bonjour maman !

La mère, les yeux fixés sur son fils, s'arrête stupéfaite sans trouver un mot à articuler ; quant au père, vaincu par l'émotion, il tombe évanoui. C'était cependant un ancien gendarme, mais la surprise avait été trop forte, ils avaient quitté leur enfant muet, ils le retrouvaient parlant.

Comment arrive-t-on à accomplir un pareil miracle, qui est devenu la règle à l'époque de progrès où nous sommes ? Sans entrer dans des détails techniques, qui ne sont pas de mon ressort, je vais essayer d'établir succinctement la marche employée qui fera comprendre les nombreuses difficultés que l'on a à vaincre et combien sont méritants les modestes travailleurs, qui ont voué leur existence à cette œuvre admirable de la régénération des déshérités de ce monde.

Pour me faciliter cette tâche, je m'aiderai du magnifique ouvrage, écrit d'une façon si compétente par M. Goguillot : *Comment on fait parler les Sourds-Muets* (1) qui lui a valu une récompense justement méritée lors de l'Exposition et des belles planches qu'il a été assez gracieux pour mettre à ma disposition. Qui sait si en attirant l'attention pour ma modeste part sur ces points trop peu connus de tout le monde, je n'aurai pas, à défaut d'intérêt pour beaucoup, contribué à faire rendre la parole à quelque malheureux qu'on aurait abandonné sans espoir !

La parole s'apprend par « imitation », nous a toujours enseigné Béclard. Pour le jeune entendant, la parole est surtout un composé de sons et il la perçoit par l'ouïe. Pour le sourd-muet, elle est un composé de mouvements visibles et de vibrations ou, simplement, de souffles tangibles ; or il a des yeux pour voir et des mains pour toucher.

Pourquoi la vue et le toucher ne pourraient-ils pas suppléer l'ouïe ? Il est certain que si l'on n'attire pas d'une façon particu-

(1) M. L. Goguillot. — Comment on fait parler les sourds-muets, précédé d'une préface de M. le Dʳ Ladreit de la Charrière. In-8° avec 76 gravures. Chez Masson, éditeur, 1889.

lière les regards du sourd-muet vers les phénomènes visibles de la parole, il peut s'en désintéresser : ils sont d'abord pour lui une suite de mouvements confus auxquels il ne comprend rien. Mais si, par une gymnastique spéciale, on donne à son œil l'habitude de fixer la physionomie des personnes qui parlent, si on a soin de décomposer les mouvements de la parole — moins nombreux qu'on ne le croit généralement— et de les lui présenter un à un, en procédant du plus au moins visible, et en ayant soin de les lui faire reproduire à lui-même ; si, enfin, on lui montre que deux ou trois — quelquefois plus –- de ces mouvements groupés désignent un objet qu'il a sous ses yeux ou un acte qu'il voit exécuter, la clarté se fait dans son esprit : il s'intéresse à ces mouvements dont le pourquoi lui est expliqué et dont l'usage lui a été appris.

Mais, nous l'avons dit, la parole n'est pas seulement composée de mouvements ; ceux-ci sont accompagnés de vibrations ou simplement de souffles, de vibrations pour l'émission de la voix proprement dite, des voyelles et des consonnes appelées douces, de simples souffles pour la production des consonnes appelées fortes. Ces vibrations ont pour siège les parois de la cage thoracique, le larynx, la nuque, le dessus de la tête, les joues, la langue, la cloison et les ailes du nez, les dents mêmes. Ces souffles sont projetés avec plus ou moins de force, ils sont plus ou moins chauds ou froids. Il convient donc, en même temps squ'on attire l'attention du jeune sourd sur les mouvements visibles de la parole, de lui faire percevoir ce deuxième ordre de phénomènes, et c'est par le toucher qu'il y parviendra. A part ce toucher actif, toucher de relation, opéré par les doigts de l'élève sur les organes phonateurs de son maître et sur les siens propres, il est une impression tactile plus intime, passive, si on peut dire, — .quoiqu'elle ne puisse se produire sans le concours de la volonté, — qui a aussi un rôle très importantpour la fixation définitive de chaque élément chez l'élève qui est parvenu à les émettre comme il convient : nous voulons parler de ce toucher intérieur par lequel l'enfant sent les vibrations qui se produisent dans ses organes et se rend compte des efforts à faire pour ramener les mêmes phénomènes chaque fois qu'il est nécessaire. La fréquence des appels faits à ce toucher intime crée une mémoire musculaire qui se développe plus ou moins vite, selon que l'élève est plus ou moins doué au point de vue cérébral et celui-ci ne tarde pas à exécuter les mouvements d'où doivent résulter chaque son ou articulation avec une sûreté et une promptitude qui finissent par devenir fonctions inconscientes.

Si les organes vocaux du sourd-muet sont, il est vrai, régulièrement conformés, il faut reconnaître cependant que, par suite du manque d'exercice, ils sont peu accommodés aux fonctions de la parole. Le poumon surtout et les muscles inspirateurs et expirateurs, qui favorisent le jeu de cet organe, ne sont pas en état de produire l'effort nécessité par l'émission d'une phrase, d'un mot, d'une simple voyelle quelquefois. En développant les uns et les autres par des exercices appropriés et progressifs, on leur rend les aptitudes que l'inaction leur avait fait perdre, et c'est cet entraînement prémonitoire d'une grande importance, qui, négligé par nombre de professeurs, a été souvent la cause de leur insuccès et de leur découragement.

Avant de faire appel aux différents sens ou organes de l'élève pour lui apprendre la parole, il faut les rendre aptes à profiter des leçons qu'on va leur donner. Cette période préparatoire aura en conséquence un triple objet :

1° L'éducation de la vue ;

2° L'éducation du toucher ;

3° La préparation de l'appareil vocal.

L'œil du sourd-muet, généralement très mobile, a besoin d'être ramené à une fixité toute particulière pour pouvoir saisir les mouvements de plus en plus délicats qu'on va soumettre à son observation. Habitué jusque-là à ne voir que les côtés les plus saillants d'un objet, il ne sait pas saisir les détails. On s'efforce alors de lui faire imiter toutes sortes de mouvements, d'abord du corps, puis des membres, de la main, du doigt, enfin de la bouche et des lèvres, allant ainsi toujours du plus visible au moins visible.

« Il est à noter en effet, dit M. Cappelli, que le sourd-muet ne s'étant servi de la bouche que pour manger ne sait pas la mouvoir à la manière d'un parlant, il ne sait pas contracter et distendre ses lèvres, aplanir, élever, pousser, retirer et contracter la langue comme nous le faisons pour parler, instinctivement, par suite de la longue habitude que nous en avons. Il faudra donc accoutumer peu à peu le sourd-muet à ouvrir la bouche comme il convient et à faire exécuter aux lèvres et à la langue tous les mouvements que nous faisons en parlant (1) ».

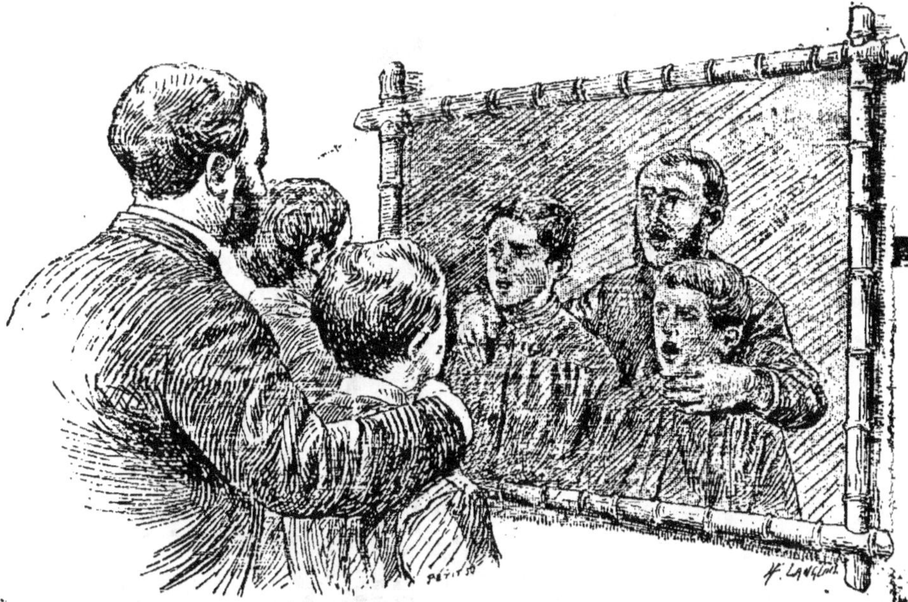

Fig. 198. — Exercice de gymnastique buccale devant le miroir.
(Tiré de *Comment on fait parler les sourds-muets*, par M. Goguillot.)

Pour obtenir de l'élève une imitation plus parfaite et plus prompte de ces mouvements, l'emploi du miroir est d'un grand

(1) Cappelli, *Dello educazione dei sordo-muti in Italia*, febbrai, 1881.

secours. Le jeune sourd-muet et le maître, se tenant devant une glace, exécutent ensemble la même gymnastique buccale : ainsi placé, l'enfant reproduit les diverses positions proposées bien plus fidèlement et spontanément que si l'on était obligé d'intervenir avec les doigts pour assurer une reproduction exacte ; et cela concourt à donner pour plus tard à la parole de l'élève plus de naturel, partant plus d'agrément. (Fig. 198.)

Le toucher a aussi besoin d'être notablement perfectionné, surtout chez le sourd-muet où il se montre d'habitude inférieur en délicatesse à celui de l'entendant. Son éducation se fait du reste très bien.

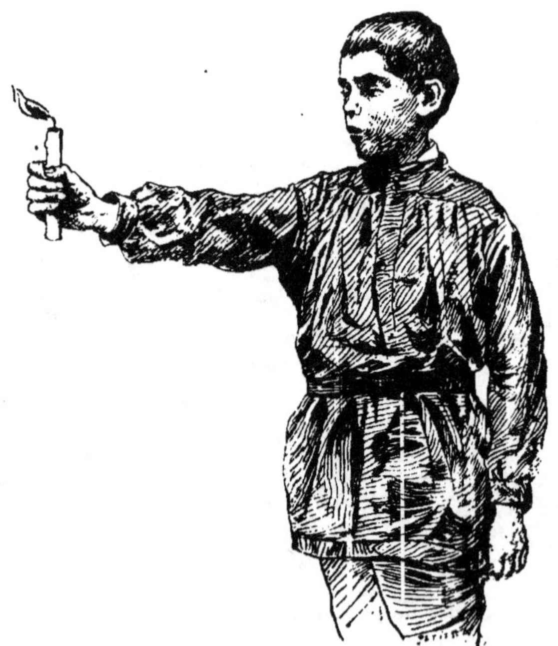

Fig. 199. — Développement du souffle par l'exercice de la bougie.
(Tiré de *Comment on fait parler les sourds-muets*, par M. Goguillot.)

Pour cela, on bande les yeux de l'élève avec un mouchoir et on l'habitue à reconnaître les objets qui l'entourent, allant des plus gros et des plus différents (chaises, tables, cahiers), aux plus semblables (crayons et porte-plume, crayons taillés seulement d'une façon différente, élèves habillés identiquement entre eux).

Enfin, dans la préparation de l'appareil vocal, on a surtout à apprendre à l'enfant à respirer. Généralement, la respiration d'un sourd-muet est courte et suffoquée, ses poumons ne s'étant pas autant développés que chez un enfant qui parle. Tandis que ce dernier respire de quatorze à vingt fois par minute, un sourd-muet adulte, dans le même laps de temps, respirera de vingt-quatre à vingt-huit fois.

On arrive à modifier cette respiration anormale en faisant

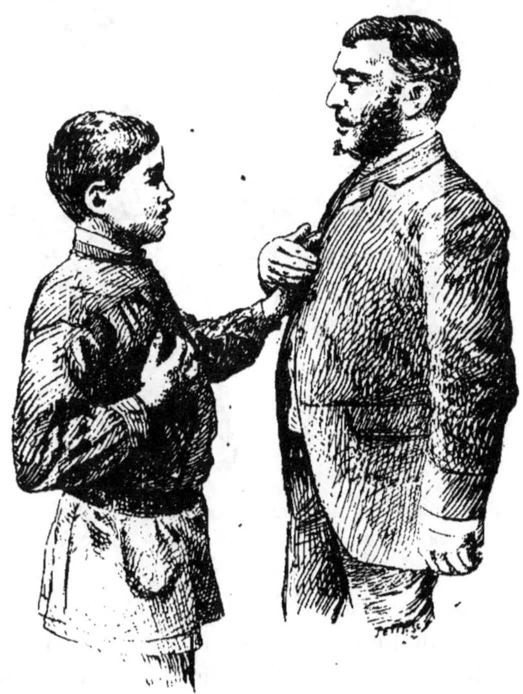

Fig. 200. — Perception des mouvements de la poitrine par le toucher.
(Tiré de *Comment on fait parler les sourds-muets*, par M. GOGUILLOT.)

souffler l'élève dans des ballons qu'il gonfle, ou bien sur de petits flocons de duvet, sur des petits morceaux de papier, dans des bulles de savon, sur des bougies allumées. Après de nombreuses expériences, M. Goguillot est arrivé à conclure qu'il faut attendre, avant de provoquer et de fixer la voix d'un jeune sourd, qu'il puisse éteindre la bougie au moins à bout de bras, c'est-à-dire à une distance qui varie de 45 à 60 centimètres, suivant la taille de l'enfant. (Fig. 199.)

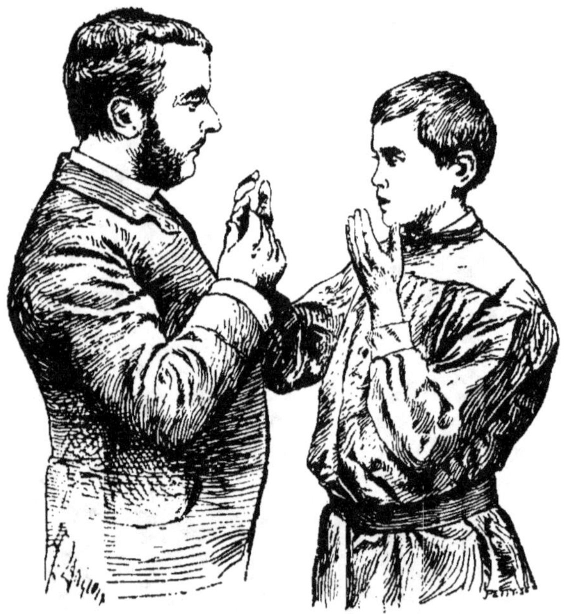

Fig. 201. — Perception du souffle sur la main.
(Tiré de *Comment on fait parler les sourds-muets*, par M. Goguillot.)

Mais il ne suffit pas d'avoir obtenu de l'élève la plus grande somme de souffle qu'il puisse donner, il faut encore lui apprendre à se servir judicieusement de ce souffle et à ne le dépenser qu'avec opportunité.

C'est au moyen du toucher que l'élève est amené à régler le

jeu de sa respiration. Le maître, prenant la main de l'enfant, se l'applique sur le thorax pour lui faire sentir les mouvements résultant de la dilatation ou de la contraction de l'appareil pulmonaire, et l'élève reportant son autre main sur son propre thorax, exécute à son tour les mêmes mouvements. (Fig. 200.)

C'est aussi sur sa main qu'on lui fait sentir l'effet produit par l'air inspiré ou le souffle expiré, sur sa main enfin qu'il s'exerce à reproduire les mêmes manifestations. (Fig. 201.)

Les différents exercices de cette période de préparation occupent exclusivement le premier mois de l'entrée à l'institution et encore on y revient souvent dans la suite.

Quand l'œil du jeune sourd paraît suffisamment habile à

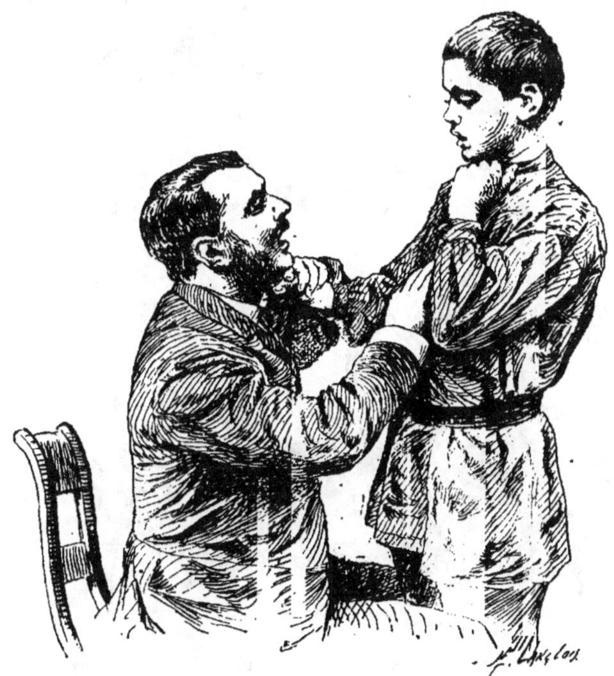

Fig. 202. — Perception de la vibration de la gorge dans l'émission
de la voix.
(Tiré de *Comment on fait parler les sourds-muets*, par M. GOGUILLOT.)

saisir les mouvements visibles de l'appareil de la phonation, quand ses doigts paraissent suffisamment aptes à percevoir les phénomènes tangibles qui accompagnent la parole, quand ses organes vocaux semblent avoir acquis la souplesse et la force nécessaires, alors on demande à l'enfant d'émettre de la voix.

Pour arriver à ce résultat, on appelle surtout son attention sur la vibration de la gorge (fig. 202), de la poitrine (fig. 200), du sommet de la tête (fig. 203), etc., vibration qui accompagne toujours l'émission d'un son. A cet effet, on lui fait appliquer la

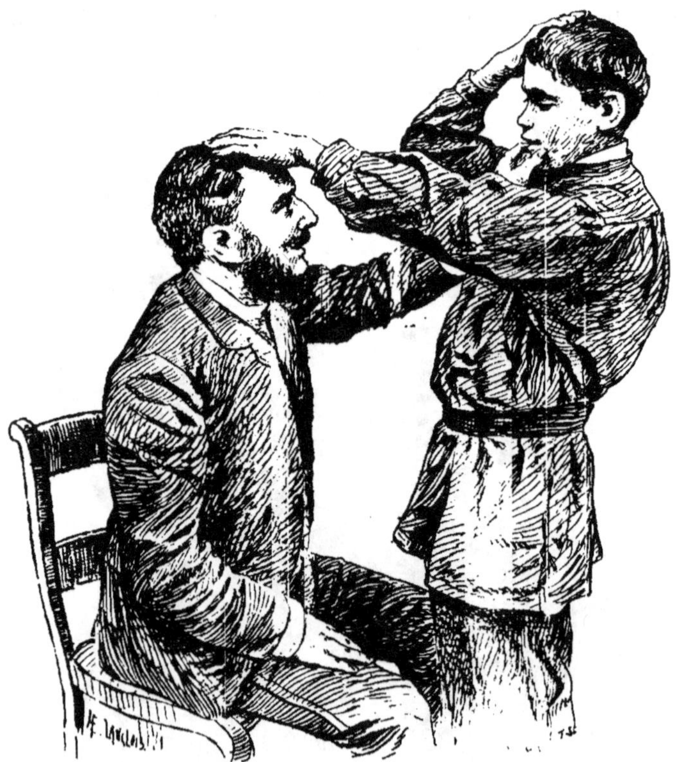

Fig. 203 — Vibration du sommet de la tête dans l'articulation de certains sons.

(Tiré de *Comment on fait parler les sourds-muets*, par M. Goguillot.)

main, ne fût-ce même qu'un doigt, sur la gorge, la poitrine, la
tête ou toute autre partie vibrante en émettant un son. Quand
l'élève a saisi ce mouvement, on lui fait observer que ces vibrations font complètement défaut dans la simple respiration. Dès
lors l'émission de la voix est acquise, encore bien imparfaite,
avec bien des défauts, mais ce sont les leçons ultérieures qui
seront chargées de la perfectionner.

Avec beaucoup de patience et de persévérance, on arrivera à
enseigner tous les éléments de la parole les uns après les autres,
voyelles, consonnes, syllabation, etc., etc.

Un des plus difficiles à faire saisir à la plupart des sourds-
muets est sans contredit le r lingual. Une foule de moyens ont
été mis en œuvre qui n'ont pas toujours réussi. Un de ceux qui
leur font le mieux sentir les vibrations qui se transmettent dans
ce cas au menton et aux dents, c'est l'emploi d'une règle que le
maître tient entre ses dents et qu'il fait tenir entre les dents de
l'élève, pendant qu'il articule assez fortement le r lingual.
(Fig. 204.)

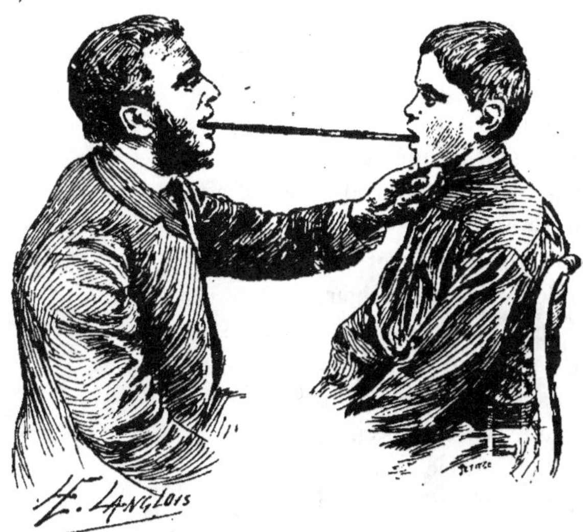

Fig. 204. — Exercice de la règle pour la prononciation du r lingual.
(Tiré de *Comment on fait parler les sourds-muets*, par M. GOGUILLOT.)

Malgré cela, on n'obtient pas toujours un résultat satisfaisant, on se contente alors du r guttural qui est plus facile à enseigner.

Le r guttural, d'ailleurs, est celui qu'articulent la plupart des Parisiens et des Marseillais. Et, comme disait un philologue, on ne voit pas pourquoi on serait plus difficile pour les sourds-muets que pour les Parisiens.

Chez les quelques élèves qui ont conservé un peu d'audition, on en profite au moyen de tubes acoustiques pour s'aider dans cette étude et c'est alors d'un grand secours, mais c'est la rareté.

Quand nous abordons la lecture, l'écriture, la syntaxe, nous rencontrons des particularités excessivement curieuses et dont on est loin de se douter. En effet, le sourd-muet se trouve dans une situation juste opposée à celle de l'enfant qui entend : celui-ci arrive assez vite à lire et est très long à apprendre l'orthographe, les mêmes consonnances ne s'inscrivant pas toujours de la même façon, ce qui le déroute; le sourd, au contraire, apprend facilement à écrire l'orthographe et ensuite ne fait plus de fautes, car c'est la forme des mots qu'il se rappelle et non le son, mais il est très long à apprendre à lire convenablement à haute voix. Le premier veut écrire comme il entend, le second veut parler comme il voit. Que de services l'adoption de la grammaire de Port-Royal rendrait à tous les deux, en prescrivant qu'un même son fût rendu par un même signe !

Quant à la syntaxe, le sourd-muet en a une à lui tout à fait spéciale. En parlant, comme en écrivant, il commet des inversions, qui lui sont particulières et dont il est parfois très long — toujours difficile — de le corriger.

Citer des exemples est très facile, il suffit d'ouvrir un cahier d'élève en cours d'instruction.

Ainsi je lis :

« Le lièvre le chien chasse. »

pour : Le chien chasse le lièvre.

« Bertrand girafe grand comme. »

pour : Bertrand est grand comme une girafe.

Pourquoi cet ordre bizarre? Beaucoup d'explications ont été

données. Pour M. Goguillot, c'est que le sourd-muet a une tendance naturelle à exprimer les faits dans l'ordre où il les voit se produire, et à exprimer successivement toutes les phases d'un même fait, sans les grouper, comme nous le ferions, sous une appellation générique, abstraite, qu'il ne comprend pas. Le sourd-muet analyse plutôt qu'il ne synthétise ; c'est le contraire chez les entendants.

Dans le premier exemple, c'est le lièvre qui marche devant, le chien le suit, enfin arrive le verbe qui exprime l'action.

Dans la comparaison du second exemple, les deux objets à comparer sont rapprochés (Bertrand, girafe), puis la qualité qui leur est commune est énoncée (grand). L'opération ne se passe-t-elle pas ainsi dans nos esprits ? Et en réalité n'est-ce pas notre langage moderne qui suit une construction absolument de convention ?

Reportons-nous au latin, le langage des anciens, nous lisons par exemple, à la première page des Annales de Tacite :

« Urbem Romam a principio reges habuere. »

« Ville Rome au commencement rois avaient. » C'est du pur sourd-muet. Aujourd'hui nous disons : Des rois eurent (ou gouvernèrent) d'abord la ville de Rome. Sommes-nous plus logiques?

En tout cas, les enfants arrivent à la longue à parler et à écrire comme nous, à force d'avoir été repris, mais cette tournure d'esprit très curieuse, peu connue en dehors de ceux qui les fréquentent, m'a paru intéressante à signaler.

Cette étude complète du langage demande de longues années, huit ans. Encore tous les sourds-muets n'arrivent-ils pas à ce résultat, car quelquefois, parallèlement à l'infirmité, le cerveau lui-même a subi un peu d'arrêt dans son évolution et l'intelligence s'ouvre peu ou point.

Quoi qu'il en soit, nous disons avec M. Goguillot : « C'est une laborieuse et perpétuelle conquête que l'exercice d'un art aussi hérissé de difficultés. Il faut l'effort d'une incessante bataille, la tension d'un esprit toujours en éveil, le continu travail de la tête, une combinaison journalière de procédés variés pour n'obtenir parfois, malgré tant d'efforts, que de médiocres résultats.

« Bien posséder le mécanisme de la parole ; avoir toujours présents à l'esprit les procédés indiqués par les principaux auteurs ; éviter des tâtonnements infructueux qui découragent l'élève ; éveiller sans cesse l'attention de celui-ci, aiguillonner son activité sans la lasser ; surmonter les paresses et les défaillances du corps et de l'esprit qui atteignent toujours plus ou moins les plus vaillants ; surmonter aussi l'inévitable appréhension que procure surtout aux maîtres débutants la nécessité de se laisser toucher les diverses parties du visage, et jusqu'à l'intérieur de la bouche, par des mains plus ou moins soignées, de respirer souvent des haleines fétides, de recevoir en pleine figure des éclats de salive ; avoir toujours l'oreille au guet pour surprendre un son, un élément qui vient d'échapper subitement de la bouche d'un enfant et que celui-ci ne donnait pas bien quand on l'y provoquait ; telle est la tâche d'un démutiseur ; tâche dont les rudes obligations, les fréquentes déceptions ne sont que petites misères pour celui que soutient, qu'entraîne, que domine le désir d'aboutir. »

Honneur aux vaillants qui combattent cette sainte cause ! Ils constituent, en France, le personnel de trois institutions nationales sises : l'une à Paris et réservée aux garçons seuls, une autre à Bordeaux, pour les filles seules, la troisième à Chambéry ; cette dernière, séparée en deux établissements, situés l'un dans la ville même et consacré aux filles, l'autre à Coguin, dans les faubourgs, pour les garçons. Soixante-sept autres écoles particulières sont dispersées à travers le territoire, y compris Alger. Presque toutes pratiquent la méthode orale pure, les signes en sont totalement bannis.

Protection spéciale contre certaines maladies.

Vaccinations. — En sortant par derrière du pavillon de l'hygiène, nous trouvons exposée la reproduction de l'*Institut vaccinal* de MM. Chambon et Saint-Yves-Ménard.

Il existe peu de moyens qui aient la propriété de détruire ou de neutraliser les principes morbifiques introduits dans l'organisme et de mettre celui-ci dans un état réfractaire permanent aux influences épidémiques.

Depuis longtemps cependant, on avait constaté qu'une première atteinte de certaines maladies infectieuses mettait assez généralement à l'abri d'une récidive, telle par exemple la variole, la rougeole, la scarlatine, la fièvre typhoïde.

Cherchant à tirer parti de cette constatation, on avait essayé d'inoculer la variole elle-même, pensant dans ce cas s'en rendre plus facilement maître et ainsi arrêter ces terribles épidémies des siècles passés qui décimaient les populations en jetant la terreur sur leur passage. Malheureusement cette pratique était très dangereuse et souvent on n'arrivait qu'à créer de nouveaux foyers d'infection.

En 1798, Jenner parut et montra que si au lieu d'inoculer la variole humaine, on se sert de la variole bovine ou cow-pox, tout danger est écarté en conservant l'immunité entière conférée par la première opération. Dès lors l'humanité était dotée de cet immortel bienfait, la vaccine.

Tout d'abord on vaccina les enfants de bras à bras, ne remontant à la picotte des vaches que lorsqu'on avait besoin de créer une nouvelle source de vaccin. D'une part c'était plus commode, moins dispendieux, et d'autre part on était persuadé que le vaccin ainsi récolté était encore plus efficace. Cependant, quelques voix s'étaient déjà élevées au sujet d'accidents survenus au cours de cette pratique. Des enfants malsains avaient communiqué de la sorte des maladies spécifiques à d'autres nourrissons, et le fait était assez grave pour attirer l'attention. Le Dʳ Trojà, à Naples, se mit à la tête du mouvement et institua le premier, d'une manière régulière, la vaccine animale dans cette ville (1804). Il vaccinait l'homme avec le vaccin de la vache et celle-ci avec le vaccin de l'homme, certain par cette alternance d'éviter toute inoculation dangereuse. Mais une vive opposition fut faite à cette pratique dans les sphères officielles de la médecine. On prétendait que les insuccès étaient beaucoup plus nombreux et, par conséquent, la garantie illusoire. En vain Gennaro Galbiati chercha-t-il, dans un mémoire, en 1810, à soutenir la nouvelle méthode, elle fut universellement réprouvée.

Elle ne disparut pas cependant complètement. Galbiati continua ses expériences et son successeur, Nœgri, inaugura même la transmission du vaccin de génisse à génisse (1849).

Lorsqu'on lui demandait du vaccin, il coupait la pustule avec un bistouri et l'envoyait tout entière. Il suffisait alors de gratter la partie inférieure, qui se trouvait être la plus profonde de la pustule, et les résultats étaient merveilleux. C'est là le procédé que l'on désigne encore aujourd'hui sous le nom de *procédé napolitain*.

Cette pratique resta néanmoins très limitée jusqu'en 1864.

À cette époque, au Congrès de Lyon, le Dʳ Viennois, dans sa thèse sur la syphilis vaccinale, revint à la charge sur les dangers de la vaccine de bras à bras et proposa comme moyen nouveau l'emploi du vaccin de génisse. Le père Palasciano, de Naples, qui assistait au Congrès, rappela alors tous les travaux qui avaient déjà été faits sur ce sujet et apprit que cette méthode était employée dans sa ville natale depuis le commencement du siècle.

Ces discussions scientifiques, qui avaient fait un certain bruit, avaient été suivies avec un grand intérêt par M. Chambon, qui alors terminait ses études. Il comprit de suite l'essor pratique qu'il y avait à donner à cette idée et il s'associa comme collaborateur son collègue et ami M. le Dʳ Lanoix. Celui-ci partit aussitôt pour Naples, afin d'étudier sur place le fonctionnement qui existait en Italie, et c'est à son retour que, rue Massillon, à côté de Notre-Dame, fut fondé le premier établissement de vaccine animale à Paris.

Tout d'abord le procédé de vaccination fut naturellement le procédé napolitain, mais il ne tarda pas à être rapidement transformé. L'ablation des pustules au bistouri était quelque peu barbare et peu sympathique au public parisien. C'est alors que M. Chambon imagina sa pince avec laquelle il saisit la base de la pustule pour la comprimer un peu et la maintenir, puis, après avoir lavé et antiseptisé celle-ci, il enlève la croûte qui la recouvre et gratte ensuite sa surface. Il recueille ainsi le vaccin allant de dehors en dedans, au lieu d'aller, comme à Naples, de dedans en dehors.

A peine deux ans après, l'épidémie de variole de 1866 éclata et attira l'attention sur cet établissement. Warlomont, de Bruxelles, et Pissin, de Berlin, y vinrent étudier la vaccination animale avant de l'importer dans leur pays. Le public s'y porta en foule. Mais le danger passé, l'oubli sembla reparaître.

En 1872, le Dʳ Lanoix quitta l'établissement, qu'en 1879 nous retrouvons, après différentes vicissitudes, rue Ballu.

Cette fois la fortune lui a souri à nouveau. *L'Institut vaccinal* est en pleine efflorescence. C'est lui qui fournit au service régulier de la vaccination dans les hôpitaux, les mairies et les écoles de la ville de Paris.

L'inoculation se fait directement du veau à l'homme, grâce à une voiture spéciale et un personnel dressé, qui se transporte tous les jours à heures fixes sur les différents points de la capitale.

M. Chambon s'est adjoint notre très distingué confrère et ami, M. le Dʳ Saint-Yves-Ménard, récemment encore sous-directeur du Jardin d'Acclimatation, dont la grande compétence ne contribuera pas peu au développement du succès de l'Institut devenu maintenant populaire.

A travers toute cette évolution, le mode de vaccination sur la génisse et la nature du vaccin recueilli ont quelque peu changé.

Jenner avait recueilli le virus de la *picotte* sur les pis de la vache et à cette époque on avait cru qu'on ne pouvait vacciner que sur le pis. Mais bientôt on s'aperçut qu'on pouvait impunément agrandir son champ d'action et aujourd'hui c'est sur le flanc, préalablement rasé et lavé avec une solution antiseptique, qu'on fait plusieurs rangées de scarifications par lesquelles on inocule le vaccin.

On se sert de jeunes veaux qui viennent d'être sevrés. Ils supportent ainsi sans malaise et sans diarrhée le changement de nourriture et le séjour à l'étable.

Jusqu'en ces temps derniers (1887), le vaccin réputé le meilleur était la lymphe liquide et transparente extraite par capillarité au sortir du bouton.

Cependant elle présentait de nombreux inconvénients. Au repos dans les tubes fins, le sérum se coagulait et on ne pouvait plus arriver à le faire sortir ; de plus, il s'altérait très vite. M. Chambon avait tourné la première difficulté en recueillant la lymphe dans de gros tubes où il laissait se coaguler le sérum, qui alors se déposait, et il reprenait ensuite la partie restée liquide dans des tubes capillaires. Mais la conservation n'était pas meilleure et, ce qui était plus grave, les succès étaient très irréguliers. Les adversaires de la vaccine s'en servaient déjà comme d'une arme, d'autres voulaient que le vaccin ait dégénéré, les luttes et les polémiques allaient recommencer, lorsqu'il y a 8 à 9 ans, arrivèrent de Milan les premières préparations de *pulpe vaccinale glycérinée*. Avec elles la conservation était assurée et les succès presque certains.

On se montra cependant très défiant au début, beaucoup de médecins s'élevèrent absolument contre son emploi. L'expérience s'est chargée toutefois de faire tomber peu à peu les résistances. Devant son inaltérabilité et sa puissance considérable, le revirement s'est fait presque complet.

Aujourd'hui c'est le seul vaccin que prépare et expédie partout l'Institut, en province et à l'étranger.

Il est recueilli, comme nous l'avons dit plus haut, en raclant la pustule antiseptisée et dont on a enlevé la croûte. Les tubes sortent toujours de l'étuve. La pulpe est alors placée dans un verre de montre où elle est broyée avec soin et mélangée par parties égales avec glycérine chimiquement pure et eau distillée bouillie. Ce mélange est ensuite enfermé dans des tubes scellés à la paraffine.

On obtient aussi une préparation solide en ajoutant un peu de sucre de lait et de gomme adragante. Celle-ci est moins employée.

Une recommandation très importante est de ne pas se servir de la pulpe pour la vaccination des génisses. C'est la lymphe seule qu'il faut toujours employer. En effet, il a été remarqué que, comme on vaccine les animaux de bête à bête, si l'on a employé tout d'abord la pulpe, on voit à partir de la troisième ou quatrième génération le vaccin s'altérer, n'être plus aussi pur, présenter de petites gouttelettes de pus, qui, continuant à évoluer dans les passages successifs, finira par produire des phlegmons. Avec la lymphe rien de semblable, le vaccin se reproduit toujours semblable à lui-même et magnifique.

Cet inconvénient de la pulpe ne présente aucun danger dans la vaccine humaine, puisque celle-ci ne dépasse pas le premier stade et n'est généralement pas reprise sur le premier porteur ; on ne bénéficie donc que de ses avantages (1).

D'autres établissements vaccinogènes existent encore à Paris en dehors de l'Institut vaccinal. Nous trouvons entre autres exposé celui du Dr Doucet, à Montmartre. La base d'opération est toujours la même. Les détails seuls dans les procédés peuvent changer.

De l'étranger, M. Moritz Hay nous a envoyé ses instruments et les plans et modèles relatifs à l'Institut vaccinal de Vienne, qu'il dirige, et qui est le plus important de l'Autriche entière.

A côté de ces expositions, nous trouvons celle de la *Compagnie de vulgarisation du vaccin contre le charbon*, celle-ci à l'usage des animaux seulement. Nous savons tous qu'à la suite des travaux de M. Pasteur, il est possible de protéger les troupeaux du charbon au moyen de l'inoculation de virus atténué. Cette pratique, qui a pris une grande extension, rend aujourd'hui de signalés services à tous nos éleveurs, en sauvant leurs troupeaux d'une maladie terrible qui souvent les décimait et en les protégeant par là même, eux aussi, de la contagion.

Cette Compagnie fait spécialement une exportation très impor-

______

(1) Je remercie sincèrement M. Chambon et M. Saint-Yves-Ménard pour tous ces renseignements précis, qu'ils m'ont donnés verbalement avec tant de complaisance dans mes différentes visites à l'Institut vaccinal.

tante de ses produits et appareils aux Indes, pour vacciner les éléphants qui, comme l'on sait, sont un élément de richesse pour le pays et qui étaient très aptes à attraper le charbon.

Protection hygiénique contre les maladies contagieuses.

Les dangers de la contagion nous viennent en général de *l'eau* que nous buvons, de *l'air* que nous respirons ou des *objets* qui nous entourent.

L'eau, qui nous est en général distribuée dans les villes, a presque toujours besoin d'être sérieusement purifiée avant d'être livrée à la consommation. Cette purification peut se produire soit en masse avant l'arrivée de l'eau en ville, soit en particulier chez l'habitant.

De nombreux procédés sont employés dans les deux cas. Nous pouvons en étudier plusieurs en examinant les tableaux et plans qui garnissent une des salles du pavillon où nous nous trouvons.

C'est d'abord la *Compagnie générale des eaux pour l'étranger* qui nous expose les travaux pour l'établissement des eaux à Venise, Bergame, Vérone, la Spezzia, Constantinople et Naples. Dans cette dernière ville, 120 millions ont déjà été dépensés dans ce but. A la suite d'une épidémie de choléra, 1200 maisons ont été rasées. On ne trouverait peut-être pas beaucoup de municipalités aussi énergiques dans leurs mesures.

A Constantinople, nous voyons les ouvrages colossaux, qui amènent les eaux du lac de Derkos en traversant 152 mètres de sable d'une lagune, formant ainsi un filtre gigantesque.

Nous ne pouvons que signaler ces importants travaux, bien instructifs cependant, mais entrer dans l'étude de cette question, qui est considérable, nous demanderait un second volume rien que pour elle.

Les *filtres domestiques* sont plus simples. Nous savons que, pour être bons, ils doivent remplir les conditions suivantes :

1° Débarrasser l'eau de toutes les matières en *suspension*, substances minérales solides, substances organiques solides, animalcules, microbes ou bacilles, germes de beaucoup de maladies.

2° Purifier l'eau des matières minérales ou organiques en *dissolution*.

3° Etre composés d'une matière filtrante inattaquable et imputrescible, *facile à nettoyer*.

Comme nous pouvons le voir, les appareils, qui ont la prétention de réunir ces trois ordres de qualités, sont nombreux, ils garnissent une salle. La porcelaine, le charbon, l'amianthe, etc., ont été employés dans leur fabrication. Nous attendons encore pour formuler une opinion à leur sujet ; ils sont trop nouvellement arrivés pour la plupart et manquent d'expérience. Peut-être à l'exposition prochaine pourrons-nous mieux nous prononcer en connaissance de cause.

A cette question des eaux se rattache l'exposition de la *plomberie sanitaire* pour l'installation des conduites dans les demeures et l'exposition des *grès français* et *belges* pour les canalisations souterraines des aqueducs. Ces grès, très satisfaisants, remplissent assez bien les qualités désirables, c'est-à-dire qu'ils sont très résistants à la pression, ne se fendent pas, ont leur paroi intérieure très unie et ne se laissent pas imprégner par l'humidité.

Ce sont là des points un peu techniques : passons.

La purification de *l'air* que nous respirons dans nos appartements et de ces appartements eux-mêmes avec les *objets* qu'ils contiennent est soumise aux mêmes règles et aux mêmes procédés ; voyons-les rapidement.

Désinfection par l'acide sulfureux. — Lorsqu'une pièce a été contaminée, un des meilleurs moyens pour la désinfecter est de l'imprégner de *gaz acide sulfureux*. Pour cela, il suffit d'y allumer du soufre et de fermer hermétiquement la pièce. Cependant la combustion du soufre n'est pas aussi facile à réaliser que cela paraît. Si on emploie la fleur, il faut, pour l'enflammer, l'arroser préalablement d'alcool, ainsi que l'a conseillé mon illustre maître, M. Dujardin-Beaumetz. Si l'on veut faire usage du soufre en canons ou en fragments, qui est moins cher, l'inflammation et la combustion sont bien plus compliquées.

Les médecins militaires chargés de la désinfection des casernes ont employé : tantôt des plaques de fontes entourées de sable et recevant des morceaux de soufre mélangés de copeaux auxquels on mettait le feu, tantôt des fourneaux de briques construits ad hoc, où l'on allumait du charbon de bois sur lequel on chargeait le soufre. On s'est encore servi de boîtes de conserves, où l'on disposait des canons de soufre et des mèches enduites de pétrole. Tous ces systèmes sont assez défectueux et ne donnent jamais une combustion bien complète.

Ce qu'il y a encore de mieux, c'est de recourir aux boîtes de soufre ou aux bougies spéciales de M. Deschiens, expérimentées au laboratoire d'hygiène de l'hôpital Cochin et entrées maintenant dans le commerce.

La dose nécessaire, signalée par M. Dujardin-Beaumetz, est de 20 grammes de soufre par mètre cube. Pour rendre l'action microbicide encore plus énergique, il est bon de faire dégager un peu de vapeur d'eau pendant l'opération.

On ferme hermétiquement la pièce et on ne la rouvre que 24 heures après.

Une précaution importante à prendre est d'enduire de graisse toutes les parties métalliques contenues dans la chambre (fer, cuivre, dorures), afin que le soufre ne les attaque pas.

Le procédé de la sulfuration comme désinfectant est très puissant et très sûr, quoi qu'en disent les Allemands.

Pour entretenir la pièce ensuite parfaitement saine, il faut pouvoir souvent la *laver à grande eau* sur toutes ses parois à la brosse et à la lance. Ceci ne peut se réaliser que dans les établissements, hôpitaux, écoles, casernes, où les murs, absolument nus, sont peints à l'huile.

Une nouvelle invention, qui pourra peut-être rendre des services et dont nous voyons un échantillon, consiste dans la faculté de durcir le plâtre au moyen d'une préparation spéciale dite *mar-*

moréine. Elle a été imaginée par M. Henri Vallin, ingénieur à Paris, dans le but de conserver les précieux matériaux rapportés par M. Dieulafoy de ses fouilles à Suze. On ne peut la rayer avec l'ongle et à l'Assistance publique on a lavé des murs, traités à la marmoréine, quarante-deux jours de suite à l'eau phéniquée sans détérioration appréciable. L'application de cet enduit se fait très simplement au moyen d'un pulvérisateur et le prix de revient est minime. Le plâtre est ainsi durci, mais il n'a pas perdu sa porosité.

Pulvérisateurs. — Lorsqu'il y a des tentures, des objets qui ne peuvent supporter la température de l'étuve, on se sert d'un *pulvérisateur* pour les imprégner de temps en temps de solutions antiseptiques.

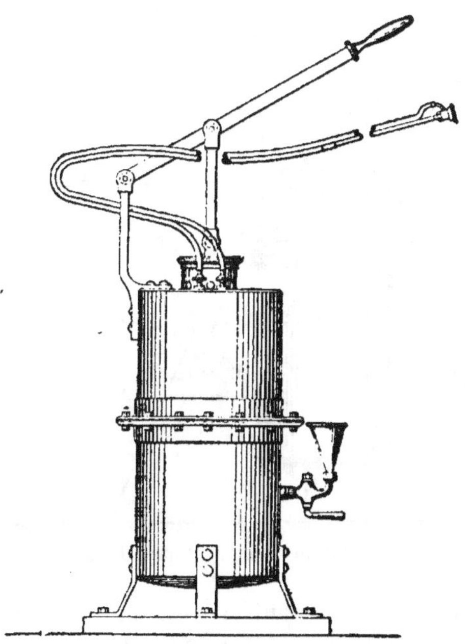

Fig. 205. — Pulvérisateur fixe, système Geneste et Herscher.

Cet appareil tout nouveau appartient à l'importante maison Geneste et Herscher, qui occupe tout un pavillon portant comme enseigne : « Application du génie sanitaire. » Il se compose de deux récipients superposés et communiquant entre eux par un tube de petit diamètre ; le récipient inférieur contient la solution désinfectante. Une petite pompe sert à comprimer de l'air dans le récipient supérieur ; deux robinets, dont l'un communique avec le réservoir d'air et l'autre avec le réservoir contenant le liquide, sont placés sur le haut de l'appareil. Sur ces robinets s'adaptent des tuyaux en caoutchouc qui communiquent avec l'appareil pulvérisateur.

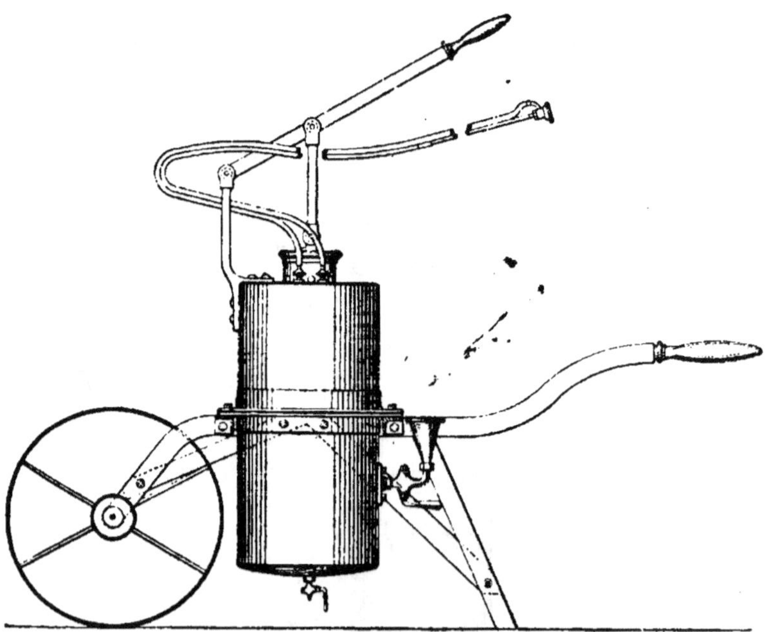

Fig. 206. — Pulvérisateur mobile, système Geneste et Herscher.

Pour établir le fonctionnement, on introduit le liquide antiseptique par l'entonnoir, puis on ferme le robinet de remplissage. On ferme également les deux petits robinets communiquant avec le pulvérisateur et on actionne le levier de la pompe. Après avoir donné une douzaine de coups de piston, on ouvre les deux robinets et le liquide s'échappe alors par le pulvérisateur sous forme de jet nébuleux ; on dirige ce jet sur les parois à désinfecter de manière à les humidifier légèrement. (Fig. 205.)

On emploie cet appareil dans les hôpitaux, les casernes, les écoles, lycées, asiles, les prisons, etc., etc.

Il peut être monté très facilement sur un petit chariot léger, qui permet son changement de place selon les besoins. (Fig. 206.)

On a employé ces appareils trois fois par semaine dans toutes les tentes, baraques, huttes des indigènes de l'Esplanade des Invalides. On n'a eu qu'à s'en louer, car, malgré l'agglomération de ces peuplades et leur changement de climat et d'habitudes, l'état sanitaire s'est maintenu des plus satisfaisants pendant les six mois qu'a duré l'Exposition.

Etuves fixes et locomobiles. — Pour désinfecter tous les autres objets, vêtements, lingerie, literie, rideaux, etc., on se sert des *étuves*.

Après les nombreuses et mémorables expériences entreprises pour déterminer l'action stérilisante et désinfectante de *l'air chaud et sec* (1), de la *vapeur d'eau* sous la forme d'un courant qui sort d'une chaudière en ébullition et qui s'échappe dans l'air libre (2), de la *vapeur d'eau surchauffée* qui s'échappe à la pression normale d'une chaudière, et traverse immédiatement après des surfaces métalliques, fortement chauffées qui en élèvent

(1) Koch und Wolffhügel, Untersuchungen über die Desinfection mit heisser Luft (Mittheil. a. d. kais. Gesundheitsamte, 1881, Bd. 1).

Vallin. Expériences sur les étuves à désinfection des hôpitaux de Paris. (*Annales d'hygiène*, 1884.)

Salomonsen und Levison (de Copenhague), Versuche mit verschiedenen Desinfectionsapparate (*Zeitschrift. f. Hyg.* 1888, Bd. IV).

(2) Koch, Gaffky et Loeffler, Versuche über die Verwerthbarkeit heisser Wasserdampfe zu Desinfectionszwecken (Mittheil. a. d. kais. Gesundheitsamte, Bd. I).

Buchner, In Nœgeli's Untersuchungen, 1852.

la température (1) ; enfin de la *vapeur d'eau sous pression* en vases clos (2), les auteurs n'ont pas hésité à conclure que l'air chaud et sec devait être totalement rejeté comme insuffisant pour détruire tous les germes vivants, et que parmi les autres procédés, c'était à la vapeur d'eau sous pression que la préférence devait être donnée.

Dans cet ordre d'idées, nos savants ingénieurs-constructeurs MM. Geneste et Herscher soumirent à l'étude un modèle d'étuve, qui donna lieu à une série d'expériences très importantes, entreprises à Paris par MM. les professeurs Grancher et Gariel (3), en 1883), à Lyon par une commission composée de MM. Arloing, Aubert, Clément, Colrat. Gayet, Poncet, J. Teissier, Weill et Vinay (4) en 1886 et 1887.

Tous ces savants constatèrent qu'un matelas, soumis pendant 15 minutes à l'action de la vapeur à 115° (c'est-à-dire à la pression de 0 kil. 75), était pénétré dans toute son épaisseur et qu'aucune des cultures que l'on avait placées dans son intérieur, même les plus résistantes (cultures sporulées de charbon, bacillus subtilis), n'avait pu résister.

La commission lyonnaise établit, en outre, que les diverses étoffes de lin, de coton, de laines exposées à des épreuves répétées de désinfection ne subissaient aucune modification appréciable dans leur texture, leur solidité, ni même leur coloration, ce qui, au point de vue pratique, a aussi une certaine importance.

(1) E. v. Esmarch, Die desinficirende Wirkung des stroemenden überhitzen. Dampfes (*Zeitschrift f. Hyg.*, 1888, Bd. IV).

Max Gruber (de Vienne), Erklaerung der Desinfectionskraft des Wasserdampfes (*Centralbl. f. Bakker.* 1888, Bd. III).

(2) A. Fitz, Uber Spaltpilzgaehrung (Berichte der deutsch. chemischen Gesellsch., 1884, 17ᵉ année).

L. Heydenreich, sur la stérilisation des liquides au moyen de la marmite de Papin (C. r. de l'Académie des sciences, 1884, t. XCVIII).

(3) Grancher, Expériences physiologiques sur la résistance des microbes à la chaleur des étuves (*Revue d'hyg.*, 1886, p. 182-189).

(4) Vinay, De la valeur pratique des étuves à désinfection (*Lyon médical* 1886, t. 53).

Notre très distingué cicerone, M. A.-J. Martin, a fait également ment des expériences analogues sur les balles de chiffons, si riches en spores de toute sorte et si difficiles à désinfecter. Il a démontré qu'il suffit de décercler les balles et d'écarter les chiffons, en tranches de 10 à 12 centimètres, pour que les balles de chiffons mises à l'étuve de Geneste et Herscher, pendant 20 et 25 minutes à la température de 110° soient désinfectées dans toutes les parties sans exception et sans détérioration sensible des divers tissus contenus dans ces balles (1).

L'appareil consiste en un grand cylindre de tôle de fer, horizontal, garni d'une enveloppe extérieure isolante en bois. Le cylindre formant le corps de l'étuve est fermé à ses deux extrémités par des portes circulaires en tôle, à fermeture hermétique,

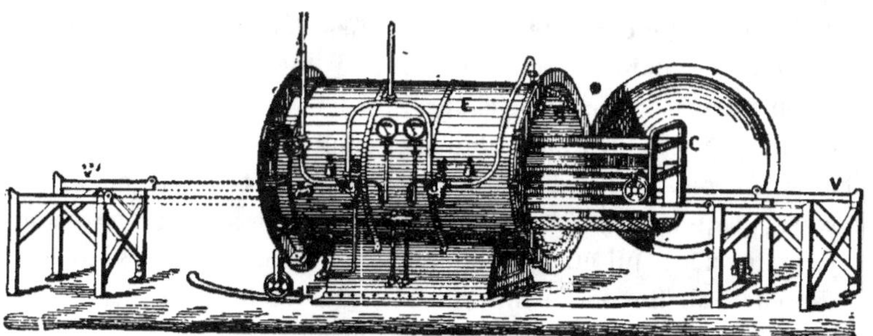

Fig. 207. — Etuve fixe à vapeur d'eau sous pression, système Geneste et Herscher.

qui servent, l'une, à l'introduction, l'autre, à la sortie des objets à désinfecter. Ces objets sont placés sur un chariot roulant et disposés de façon à ne pas toucher les parois de l'étuve. Un conduit d'arrivée amène la vapeur du générateur dans l'intérieur de l'étuve, un peu au-dessus de l'axe du cylindre. La vapeur s'échappe par un tuyau en cuivre rouge, percé de trous et garni d'un écran dans toute sa longueur. A l'intérieur du corps cylindrique deux batteries chauffantes complémentaires sont dispo-

(1) A.-J. Martin (*Revue d'hygiène*, 1887, p. 803).

sées, l'une accolée au plafond de l'étuve, l'autre à la partie inférieure sous la voie du chariot. Ces batteries consistent en tuyaux, reliés au générateur de vapeur par un conduit spécial. La batterie supérieure est doublée d'un écran qui garantit les objets à épurer contre les gouttes d'eau de condensation qui pourraient tomber du haut.

Ces batteries servent à chauffer l'intérieur de l'étuve et son enveloppe, pour éviter la condensation de la vapeur introduite dans l'étuve sur les parois du cylindre. Les deux conduits distincts d'arrivée de la vapeur, débouchant, l'un directement dans l'étuve et l'autre dans les batteries chauffantes, sont munis chacun d'un robinet de réglage, d'une soupape de sûreté et d'un manomètre. Un tuyau de dégagement, à robinet, fait communiquer le bas de l'étuve avec l'extérieur.

Voici la manœuvre de l'appareil. Les batteries chauffantes ayant été préalablement portées à une température de 135 à 140° on introduit le chariot chargé, on ferme la porte d'entrée et on donne accès à la vapeur dans l'enceinte de l'étuve. En même temps, on ouvre le robinet de dégagement et on le maintient ouvert jusqu'à ce que, par l'aspect du jet de sortie, on reconnaisse que l'air qui était en liberté dans l'étuve a été expulsé.

En effet, M. Heydenreich, réfutant les objections de MM. Koch, Gaffky et Loeffler relatives à la marmite de Papin, a démontré que l'échauffement est ralenti énormément par la présence de l'air, même en petite quantité et que cet échauffement est au contraire très rapide lorsque la vapeur est sans mélange. Ce phénomène n'a rien qui doive surprendre, puisque c'est la chaleur due à la condensation de la vapeur sur les parois froides des objets qui contribue pour la plus grande part à élever la température de ces objets (1) ; et l'on a observé depuis longtemps, dans le fonctionnement des condenseurs des machines à vapeur, l'effet nuisible de la plus petite quantité d'air.

(1) D'après Regnault, la chaleur latente de vaporisation de la vapeur d'eau saturée, à la température t°, est : 606,5 — 0,695 t. soit, pour la température de 100 degrés, une chaleur latente de 537 calories.

On ferme ensuite le robinet et on règle l'admission de la vapeur pour la pression correspondant à la température que l'on veut faire régner dans l'étuve (110° à 115°).

Après 5 minutes, on rouvre le robinet de dégagement et l'on ferme le robinet d'admission de la vapeur directe, de façon à produire un arrêt d'une minute environ. La dépression qui en résulte facilite le dégagement par sa propre force élastique de l'air emprisonné dans les mailles des tissus.

On rétablit alors l'arrivée de la vapeur, on referme le robinet de dégagement et l'on maintient l'exposition des objets au contact de la vapeur durant environ un quart d'heure en tout. Ce temps passé, on arrête l'admission de la vapeur directe, tout en continuant l'admission dans les batteries chauffantes, et le séchage des objets s'effectue dans l'étuve même, en entre-bâillant la porte de sortie.

C'est ce système d'étuve à vapeur directe sous pression qui a été adopté par le gouvernement. Il en a fait installer dans tous nos lazarets et principaux ports maritimes. Un chaland spécial a été aménagé au Havre, afin de se rendre auprès des navires en quarantaine, dans le bassin spécial au milieu duquel ils restent isolés.

La Compagnie des Messageries maritimes, la Compagnie nationale de Navigation, les transports chargés de ramener les troupes et les voyageurs d'Indo-Chine en ont été munis.

Nos hôpitaux militaires de Dakar et Saint-Louis, au Sénégal, ceux du Tonkin, de l'Algérie, la plupart de nos hôpitaux civils de Paris, les Asiles d'aliénés du département de la Seine, possèdent actuellement des étuves du système Geneste et Herscher.

Des stations de désinfection disposées pour servir à la fois pour le public et pour l'hôpital, sans crainte de communication entre les deux services, viennent d'être terminées à Marseille, Montpellier, Narbonne, Perpignan et Privas.

Ces étuves fixes, quelque nombreuses qu'elles fussent, ne pouvaient servir à tous les besoins, surtout en temps d'épidémie et pour les points éloignés des grands centres. Il est des cas où il y a grand avantage à pouvoir porter l'étuve elle-même le plus près possible du local contaminé, comme le chaland la porte auprès du navire en quarantaine. C'est dans ce but qu'a été construite l'*étuve locomobile*.

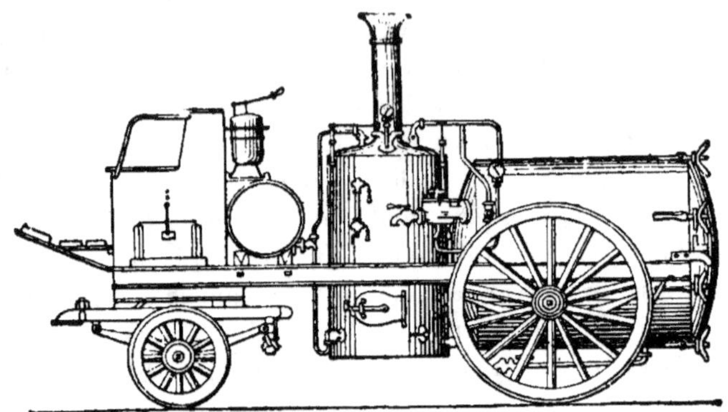

Fig. 208. — Etuve locomobile à vapeur d'eau sous pression, système Geneste et Herscher.

Celle-ci a été improvisée à la demande de M. le professeur Brouardel par MM. Geneste et Herscher au moment de l'épidémie de suette de Montmorillon en 1887. Elle comprend une étuve et un générateur de vapeur montés sur un train à quatre roues, portant également à l'avant une caisse à charbon qui forme siège. L'étuve est placée à l'arrière du train. La chaudière est verticale, elle occupe le milieu, de telle façon que la porte du foyer est facilement accessible, ainsi que la robinetterie de la dite chaudière.

Après les immenses services qu'elle rendit dans cette occasion et un peu plus tard à Créteil (Seine), où régnaient à la fois la variole et la diphtérie, le Conseil général du département de la Seine a acquis huit étuves locomobiles pour être mises à la disposition de chacun des cantons de ce département. Ces étuves sont envoyées sans retard et *gratuitement* dans toutes les communes où quelqu'un, sur la production d'un certificat médical constatant la nature de l'affection épidémique ou contagieuse, demande la désinfection des literies et linges contaminés.

Ce sont encore des étuves locomobiles de ce système, qui font le service actuellement dans nos postes sanitaires de la frontière d'Espagne, en garde contre l'invasion du choléra. Plusieurs de nos corps d'armée en sont munis.

Appareil pour nettoyer et désinfecter le matériel des marchés d'animaux et des abattoirs. — La désinfection du matériel des écuries, étables, abattoirs, marchés aux bestiaux, est d'une grande importance également ; c'est par la contamination de ce matériel que très souvent les épizooties se développent.

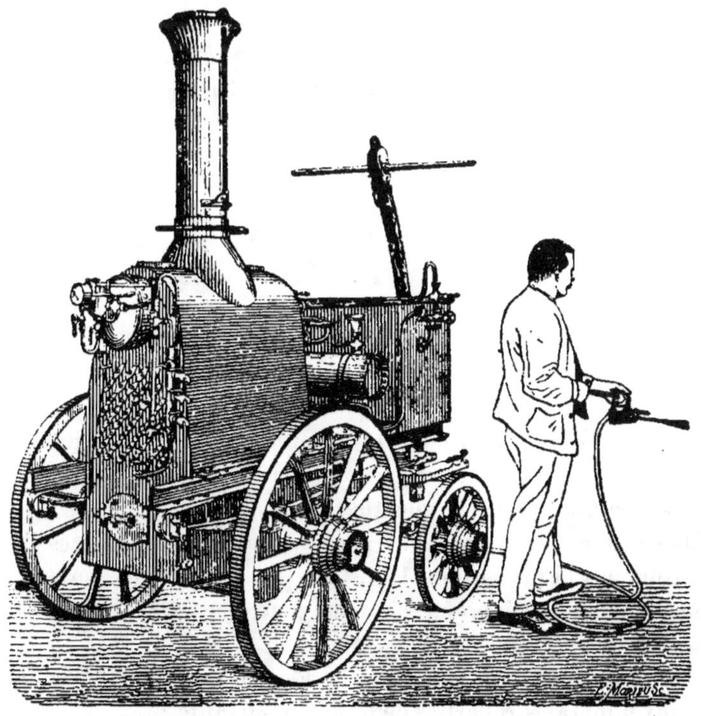

Fig. 209. — Locomobile pour la désinfection des écuries, étables, marchés
à bestiaux, abattoirs, etc..,
système Geneste et Herscher.

Un appareil, construit encore par MM. Geneste et Herscher, fonctionne actuellement au marché aux bestiaux de la Villette ; il est basé sur l'emploi d'un jet d'eau chaude à haute pression avec entraînement d'un liquide antiseptique (chlorure de zinc ou crésyl).

Il comprend une chaudière fixée sur un train de voiture qui supporte aussi un réservoir pour l'eau d'alimentation et un récipient contenant la solution antiseptique. L'eau de la chaudière est lancée par un tuyau dans un injecteur qui aspire la solution désinfectante ; le mélange d'eau chaude et de liquide antiseptique est projeté avec violence contre les objets à désinfecter au moyen d'un long tuyau flexible. Le liquide lancé agit donc à la fois par sa température élevée, son action chimique et sa force de projection. Les résultats obtenus sont très satisfaisants.

III.

Eaux minérales.

Dans une salle annexe du pavillon de l'hygiène, nous pouvons jeter un coup d'œil sur la richesse en eaux minérales de notre sol fécond.

Peu de bouteilles, contrairement à ce que l'on aurait pu croire, mais des documents scientifiques précis sur la constitution de ces eaux, leur régime climatérique, leur situation topographique, leurs vertus au point de vue thérapeutique.

Des ouvrages ont été écrits sur chacune de ces sources, nous n'avons pas la prétention de les suivre. Qu'il nous suffise des renseignements généraux que nous pouvons tirer de ce que nous avons sous les yeux.

Nous apprendrons ainsi que la France possède 1187 sources d'eaux minérales réparties de la façon suivante :

Sulfurées	calciques......................	72
	sodiques	250

Alcalines.. 485
Ferrugineuses.................................. 147
Salines { Chlorurées et sulfatées sodiques.... 127
         { Carbonatées et sulfatées calciques... 106

Ces sources ont une température qui varie entre 7° et 81° C.

Elles donnent à elles toutes 49.600 litres par minute, soit par 24 heures 71.000 mètres cubes.

Elles sont exploitées par 230 établissements balnéaires, qui ont reçu environ 300.000 baigneurs, lesquels y ont laissé plus de 100 millions de francs.

On ne boit pas également les eaux de toutes ces sources ; 927 seulement fournissent à la consommation des buvettes, les 260 autres sont réservées exclusivement pour des bains.

Peut-être trouvera-t-on un peu arides ces données de statistique, elles auront du moins le mérite d'être courtes. Du reste, cette étude particulière, quelque intéressante qu'elle puisse être, sortirait complètement de notre cadre et notre programme est encore loin d'être épuisé, car il nous reste à étudier la très curieuse exposition de la ville de Paris, nous montrant la synthèse des services publics, qui sont indispensables au bien-être et à la sécurité de deux millions d'habitants.

XXe EXCURSION

—

DEUXIÈME PROMENADE DANS LA SECTION D'HYGIÈNE

PAVILLON EST DE LA VILLE DE PARIS
(Champ de Mars)

L'HABITATION INSALUBRE ET L'HABITATION SALUBRE. — LES ÉGOUTS DE PARIS ET LES VIDANGES ; CHAMPS D'ÉPURATION. — LES SERVICES DE LA VOIRIE. — LE RÉGIME DES EAUX DISTRIBUÉES DANS PARIS.

En avant et de chaque côté du Dôme central, la ville de Paris avait fait édifier par M. Bouvard deux pavillons, assez simples à l'extérieur, destinés à réunir l'ensemble des rouages compliqués et délicats, pour la plupart peu connus, que nécessite la vie d'une capitale comme Paris.

Le pavillon de droite en venant de la Seine renfermait, à côté de salles consacrées à l'enseignement professionnel, une reproduction du laboratoire municipal, dont nous avons visité l'original même dans notre quatorzième excursion; le service d'inspection de la boucherie; et cette admirable application de la science à la lutte contre le crime, l'anthropométrie du docteur Bertillon, avec ses fiches et ses appareils de mensuration; enfin les services qui dépendent de la Préfecture de police et qui ont pour objet la sécurité tel que les pompes à incendie, les échelles de sauvetage et tout l'outillage dont se servent les sapeurs-pompiers. Nous étudierons cette dernière partie en détail dans la visite que nous ferons au Pavillon du sauvetage lors de notre prochaine excursion.

Pour aujourd'hui, nous nous attacherons donc spécialement au pavillon de gauche ou pavillon Est de la ville de Paris, où nous allons avoir à examiner des questions du plus haut intérêt, telles que *l'histoire de la maison salubre et insalubre, l'histoire des égouts de Paris et de la vidange avec les détails d'épuration et d'utilisation de ces boues à Gennevilliers et à Achères, l'exposé des différents services de la voirie, le pavage et l'outillage pour le nettoiement et l'arrosage des rues, le régime des eaux distribuées dans la ville, etc.*

Habitation insalubre et habitation salubre.

A l'entrée du pavillon Est de la Ville, du côté regardant le Dôme central, deux constructions fort ingénieuses mettent sous les yeux des visiteurs, mieux que toutes les descriptions, d'une part les nombreux défauts que présentent bon nombre de maisons actuelles de nos villes et de nos campagnes, et d'autre part ce que réclame une hygiène intelligente et bien comprise. Ce n'est pas une maison pauvre et une maison riche ; ce sont deux habitations de même rang dont l'une est construite avec ignorance et incurie, l'autre avec sagesse et discernement.

Elles sont à rez-de-chaussée et deux étages, plus un sous-sol pour la maison salubre, comme il convient. Les deuxièmes étages sont reliés par une passerelle qui permet d'aller d'une maison à l'autre. Des tableaux, des dessins, des modèles et surtout des notices courtes et précises affichées dans toutes les pièces, complètent la démonstration.

Maison insalubre. — Avant d'entrer dans la maison insalubre, remarquons d'abord sur la façade ce tuyau de fonte avec mauvaises dispositions des joints qui permet l'écoulement superficiel des eaux usées par une gargouille située sous le trottoir. En rentrant dans le rez-de-chaussée, nous foulons un parquet posé sur lambourdes encastrées dans la terre, sans scellement ni petits murs, ce qui sera une cause permanente d'humidité, de pourriture et de maladies.

Dans un coin, un lavabo, dont les tuyaux de vidange et de trop plein non siphonnés permettent le reflux des gaz de la fosse d'aisances dans l'intérieur de l'appartement. Les tuyaux se raccordent à angle droit, les soudures sont mauvaises. Dans un autre coin, une fontaine sur évier avec seau en dessous pour la vidange.

Dans la cuisine adjacente, l'évier mal construit déverse son contenu dans la rue, par une gargouille, ce qui a pour conséquence forcée des mauvaises odeurs dans la rue et dans la maison. Sur le mur sont appliqués des spécimens de tuyaux de plomb à joints défectueux. Sur le sol non incliné une bonde siphoïde dirige les eaux de lavage vers l'égout et maintient entre celui-ci et la cuisine une communication à peu près directe et constante.

La pièce à côté abrite un urinoir dont les plaques d'ardoise sont mal jointes et lavées par un maigre filet d'eau ; le sol est en mortier de ciment, et boit l'urine ; celle-ci coule à l'air libre vers la cour. Il n'y a pas d'éclairage artificiel et l'éclairage naturel est très insuffisant.

Une courette étroite, sombre, mal pavée, donne passage à des caniveaux non étanches dont les joints s'imprègnent d'ordures répandant de mauvaises odeurs, d'autant plus que le siphon de cour est défectueux. La sixième partie de la surface de cette cour est occupée par l'orifice mal clos d'une fosse d'aisances non étanche placée mi-partie sous la maison, mi-partie sous la cour, et dégageant ses émanations sous les croisées. Cette fosse est ventilée par un tuyau d'évent en fonte joignant mal et débouchant plus bas que le toit. Une des dalles de la fosse est enlevée et une pompe d'aspiration et de refoulement simule une vidange qui ne peut se faire qu'en passant par la maison. A côté un seau plein de sulfate de fer représente le seul et maigre correctif à apporter à cette mauvaise situation.

Deux tuyaux de descente des eaux ménagères sont l'un en fonte, l'autre en zinc, tous deux à joints mauvais ; ils sont desservis par des plombs disposés sous les fenêtres ou dans la cage de l'escalier. Des taches sur les murs représentent les traces des fuites et des débordements tant des plombs que des canaux qui leur font suite.

Une collection de modèles de tinettes filtrantes est accompagnée d'une notice indiquant les inconvénients de ces appareils.

Les cabinets d'aisances du rez-de-chaussée prennent jour et air sur l'escalier ; ils sont à défécation accroupie, manquent d'eau ; les clapets oxydés n'obturent pas l'orifice de chute ; le sol, recouvert d'une plaque de plomb détériorée par l'usure, laisse filtrer l'urine qui imprègne la terre. Le revêtement des murs est en ciment.

Si, pour échapper à ce rez-de-chaussée où l'on étouffe, qui respire la malpropreté et appelle la maladie, nous montons l'escalier, nous y trouvons les fenêtres qui donnent sur l'extérieur condamnées par la rampe ; une seule s'ouvre, mais hélas ! sur la courette infecte d'où nous sortons.

Au premier étage, les mêmes fautes avec quelques variantes se répètent dans les cabinets et la cuisine. Dans une chambre une baignoire se remplit au moyen d'un seau ; un terrasson en plomb protège insuffisamment le parquet ; sur le tuyau de vidange est disposé un coupe-air en plomb où les eaux grasses ou savonneuses s'accumulent et se décomposent et donnent des odeurs nauséabondes qui se répandent dans la pièce dès que la baignoire est vide.

La couleur du papier de tenture est à base d'arsenic. Dans un angle, un lavabo en métal se remplissant au broc ; l'eau s'y chauffe et s'y altère.

Le tuyau de vidange plonge dans un siphon en D ; sa plongée s'est corrodée et il en est résulté une communication directe entre la chambre et le tuyau de chute des cabinets.

Sur le palier du deuxième étage, une excellente petite notice fait en sept lignes le procès des plombs. Dans cet étage les choses sont un peu moins primitives que dans les deux précédents ; on constate des velléités d'assainissement, mais elles sont maladroites. Ainsi, dans les cabinets, on a cherché à obtenir l'obturation du tuyau de chute, mais c'est au moyen d'un siège à bascule. Sur la pierre d'évier de la cuisine, l'orifice de chute est fermé par un bouchon de cuivre. Sous la cage de ce même évier, une cuvette tournante, sorte de plomb perfectionné ou plutôt aggravé, constitue bien la plus étrange aberration qui soit jamais sortie du cerveau d'un plombier depuis les temps les plus reculés.

Dans le coin d'une chambre à coucher, nous trouvons un seau dit hygiénique, qui sert à toutes espèces d'usages, qu'on oublie trop souvent de vider et encore plus souvent de nettoyer. A côté, une toilette, assez propre d'ailleurs, est desservie par un seau analogue. Ici nous sommes éclairés au gaz, mais les produits de la combustion se déversent dans l'air qu'ils vicient : nous avons une cheminée sans prise d'air à l'extérieur ; il ne manque qu'un poêle mobile pour compléter le tableau.

Toute cette démonstration est tellement parlante qu'on éprouve un sentiment de soulagement en quittant cette demeure insalubre, et on pousse un soupir de satisfaction, lorsqu'après avoir traversé la passerelle, on pénètre dans l'intérieur de la maison voisine où tout respire la propreté et la santé. En jetant un coup d'œil dans cette cour plus spacieuse, mieux éclairée, sans causes de mauvaises odeurs, sur laquelle donnent des fenêtres aux rideaux de guipure blanche, on est rassuré sur les sentiments de propreté et d'esthétique des habitants.

Maison salubre. — A l'entrée de la maison salubre que nous allons parcourir de haut en bas, un écriteau nous apprend que les travaux de plomberie ont été exécutés par les élèves des cours professionnels de la chambre syndicale des ouvriers plombiers, couvreurs et zingueurs. Nous les féliciterons hautement des progrès qu'ils ont réalisés dans cette branche de notre travail natio-

nal pendant ces cinq dernières années, grâce à la direction intelligente de leurs savants professeurs, MM. Masson, inspecteur
de l'assainissement de Paris, Parisse, Basset et Lefébure, ingénieurs des Arts et Manufactures, et de M. le Dr A. J. Martin, au-
diteur au Comité consultatif d'hygiène de France. Nous sommes
heureux de voir avec quelle perfection ils sont arrivés à mettre
en pratique toutes les notions qu'on leur a apprises sur l'hygiène
de l'habitation, la plomberie sanitaire et toutes les questions techniques qui s'y rattachent. Nous ne pouvons que souhaiter de voir
leur exemple suivi par tous.

En effet, les beaux spécimens de tuyaux, de joints, de siphons
exposés sont loin des gaucheries primitives, qui nous ont fait
peine à voir dans la maison insalubre. Il est bon de faire remarquer que les tuyaux sont peints de diverses couleurs pour pouvoir les distinguer : ceux destinés à la ventilation sont en vert ;
ceux pour l'eau en bleu ; ceux du gaz en rouge et ceux de
décharge en ocre.

Au deuxième étage, une lampe Wenham évacue les produits de
la combustion, par un fumivore muni d'un tuyau débouchant à
l'extérieur. Une belle toilette a naturellement son tuyau de
vidange siphonné. La couronne du siphon se ventile par un tuyau
en plomb qui passe dans un angle de la pièce et qui ventile égale-
lement les siphons de la baignoire du premier et de l'évier du
rez-de-chaussée.

Dans la pièce à côté, nous trouvons un parquet à l'anglaise,
formé de frises de un mètre de long ajustées à leurs extrémités
sur des languettes et permettant des démontages très faciles
pour la visite et le nettoyage de l'entrevous. La cheminée a une
prise d'air à l'extérieur.

Les cabinets d'aisances sont desservis par le tout à l'égout ; le
réservoir de chasse est à tirage ; la cuvette est à occlusion hydraulique placée dans une cage dont les deux parois supérieure
et antérieure s'ouvrent pour permettre l'inspection ; elle repose
sur un terrasson en plomb muni d'un indique-fuite débouchant
à l'extérieur. Le réduit est largement éclairé par une baie qui

donne sur la cour et dont la moitié supérieure est constituée par du verre perforé.

Descendons l'escalier et constatons qu'il est largement aéré par les fenêtres non condamnées et permettant une aération libérale ; à la partie supérieure de ces fenêtres, des ventilateurs à valve de mica permettent la sortie de l'air, mais empêchent l'entrée non pas de l'air, ce qui ne serait pas un bien, mais de la pluie. Le premier étage possède l'éclairage électrique et un parquet démontable en chêne à point de Hongrie. Le papier de tenture est peint avec des couleurs non toxiques. Une baignoire avec colonne pour douches est disposée sur un terrasson de plomb muni d'un indique-fuite ; le tuyau de trop-plein est branché sur le tuyau de vidange dont le siphon est ventilé comme il a été dit. Une vitre perforée peut être masquée par un châssis plein. Le cabinet d'aisances est à siège isolé et accessible de tous côtés.

Au rez-de-chaussée, un cabinet d'aisances à défécation accroupie ; la coquille du siège et la cuvette sont en grès émaillé ; les urines tombent dans une rigole antérieure à retenue d'eau et sont balayées par des chasses automatiques. Le revêtement des murs est fait en carreaux de faïence. Un lavabo et un timbre d'office ont leurs tuyaux de décharge siphonnés et ventilés.

La cuisine est desservie par un robinet d'eau de source. L'évier est muni d'un siphon de plomb avec regard de visite pour le nettoyage. La partie du mur qui est exposée à être éclaboussée par l'eau de l'évier est revêtue de carreaux de faïence. Le carrelage est en grès cérame ; l'eau usée s'écoule par une pente douce vers un siphon en grès vernissé, ce qui permet des lavages journaliers à grande eau.

Le sol de la cour est cimenté ; un siphon assure l'écoulement des eaux. Un tuyau des eaux pluviales, en fonte avec joints à la céruse, est ouvert à ses deux bouts pour la libre circulation de l'air ; il déverse son contenu dans un siphon qui reçoit aussi la décharge de la cuisine. Le tuyau de chute des robinets est en plomb, métal peu oxydable, facile à appliquer, s'allongeant sans rupture des joints, se prêtant bien aux soudures solides, et se travaillant en bouts très longs, ce qui diminue le nombre des joints. Une trappe de regard avec joints étanches et grille de sûreté donne accès dans le regard de visite de la canalisation.

En nous dirigeant vers la cave nous passons à côté d'un urinoir à revêtement d'ardoise émaillée et de plaques de verre.

Dans le sous-sol, qui est éclairé par une minuscule lampe à incandescence, nous voyons la canalisation en grès vernissé, posée sur corbeaux ou sur un massif en maçonnerie ; la pente est de 0 m. 04. Des tampons mobiles permettent le nettoyage. Dans le branchement particulier, qui va de la maison à l'égout, il existe un siphon sur le trajet de la canalisation ; dans ce même branchement se trouvent deux compteurs, l'un pour l'eau de source, l'autre pour l'eau de rivière.

En sortant de cette maison où tout le monde a tant de choses à apprendre, nous complétons notre instruction en voyant, en grandeur naturelle, une section d'un égout du type n° 12 modifié, montrant l'aménagement intérieur et la disposition d'un siphon de chasse à vidange automatique ou volontaire en tête de l'égout.

De nombreux modèles en réduction, des dessins et des tableaux nous initient complètement à l'histoire intéressante des égouts de Paris.

Egouts et Vidanges.

Les égouts de Paris. — Sous la chaussée se dissimule à Paris tout un réseau de canalisation, dont l'histoire est représentée par des plans allant de 1660 (programme de Colbert) à nos jours et est accompagnée des vues et des modèles de nos égouts, dont deux en grandeur naturelle.

Dans le principe, c'était la Bièvre qui recevait les eaux résiduaires des faubourgs Saint-Marceau et Saint-Germain. Vers

1350, sous le roi Jean, les eaux du quartier Saint-Germain-des-Prés, depuis la porte de Buci jusqu'à la tour de Nesles, furent envoyées dans les fossés des fortifications. Plus tard, sous Charles VI, le prévôt des marchands, Hugues Aubriot, fit recouvrir de maçonnerie la rigole qui recevait les eaux du quartier Montmartre et les conduisait au ruisseau de Ménilmontant. C'est le premier égout couvert de Paris. Sous François Ier, quelques travaux furent entrepris et en 1663 le réseau de Paris était de 10.380 mètres ; au commencement de ce siècle il est de 15.836 mètres ; en 1831 il atteint 35.000 mètres. En 1832, après le choléra, on construisit 8 kilomètres par an, ce qui passa à cette époque pour une merveille. On continua ce travail jusqu'en 1838, mais la crainte du choléra s'effaça vite et cette belle ardeur ne se soutint pas, puisqu'en 1856 la longueur des égouts ne dépassait pas 140 kilomètres. En 1860, dans l'enceinte seule de Paris, il y a un développement de 228.000 mètres, qui atteint en 1884 le chiffre de 819.000 mètres, y compris la Bièvre, mais non compris le collecteur du Nord extra-muros (1). Enfin en 1888, le développement exact est de 855.601 mètres (2).

Actuellement, comme le fait remarquer M. le Dr Rochard, Paris n'a rien à envier à la vieille Rome, Paris l'emporte sur la Rome des empereurs par l'étendue de son réseau et le collecteur d'Asnières dépasse en largeur et en élévation la fameuse Cloaca-Maxima qui n'a que 4 m. 30 de hauteur et 3 m. 30 de largeur contre 5 m. 60 de largeur et 4 m. 40 de hauteur pour le grand collecteur.

Le système de nos égouts parisiens est partagé en 3 grands bassins :

1° Le bassin de la rive gauche dont toutes les eaux traversent la Seine au pont de l'Alma au moyen d'un siphon et vont se jeter dans le collecteur Marceau débouchant lui-même dans le collecteur d'Asnières, à Levallois-Perret, près du cimetière.

(1) Les égouts de Paris en 1885, par M. Humblot
(2) Rochard, Hygiène sociale.

2° Le bassin du Nord dont le collecteur débouche à Saint-Denis.

3° Le bassin central de la rive droite qui est desservi par le collecteur d'Asnières réuni au collecteur Marceau, le grand collecteur se jetant en Seine près du pont d'Asnières.

Le réseau des égouts de Paris, bien qu'inachevé, a maintenant une étendue à peu près suffisante pour recevoir les eaux pluviales et ménagères de la capitale et aussi les détritus de toutes sortes qui proviennent des habitations et de la voie publique, mais par la voie publique, il est encombré d'énormes quantités de sable qui constituent un très grave inconvénient.

Les égouts sont tous de forme ovoïde avec le radier en contre-bas, plus ou moins large, et une marche surélevée sur un des côtés dans les plus petits, sur les deux côtés dans les plus grands, marches devenant de véritables trottoirs dans les collecteurs. Elles sont destinées à faciliter le service du curage et de surveillance.

Les anciens égouts ont généralement peu de hauteur et un homme de taille moyenne ne peut y circuler qu'en se courbant fortement. La largeur déjà fort restreinte est encore diminuée par les nombreuses conduites qui y sont placées et dont le nombre va sans cesse en croissant. Depuis 1850 jusqu'en 1888, on a construit un très grand nombre d'égouts se divisant en 2 catégories bien distinctes : *grandes et petites galeries.*

Les grandes galeries dites *collecteurs* n'ont été construites qu'en dernier lieu, car on s'est bientôt aperçu qu'il y avait urgence à empêcher le déversement en Seine, pour éviter dans l'enceinte même de la ville les épidémies qui pouvaient naître en temps de sécheresse, par les dépôts qui se forment sur les rives du fleuve et par les émanations qui se produisent à la surface des eaux souillées. Afin de remédier à ce danger, on a établi plusieurs égouts collecteurs destinés à recevoir la plus grande partie des immondices de Paris pour être conduites en Seine en aval du pont d'Asnières par le grand collecteur et à Saint-Denis (bassin du Nord).

Pour empêcher les obstructions en route, on dispose de place en place sur les nouveaux égouts des réservoirs de chasse de 10 m. cubes environ de capacité, qui se remplissent en 24 heures avec l'eau de l'Ourcq, les égoutiers en allant et venant dans leurs travaux ouvrent les vannes, l'eau se précipite en torrent, entraînant tout devant elle. On tend de plus en plus actuellement à en rendre le fonctionnement automatique. Dans les égouts qui ne sont pas encore munis de ces réservoirs, ou dont la pente est insuffisante, on fait circuler des *wagons* et *bateaux-vannes*, selon la dimension de la galerie. Ces appareils retiennent l'eau, qui s'amoncelle derrière eux, et au moment où on lève les vannes, des chasses énergiques se produisent qui minent le banc de sable situé en avant et le font progresser avec la vanne.

Les eaux d'égout arrivent à la Seine qui, du pont d'Asnières à Saint-Denis jusqu'à Mantes, est absolument polluée. Elle charrie sur tout ce parcours des matières éminemment nuisibles par leurs émanations, les infiltrations s'étendant au loin, et les dépôts de toutes sortes qui s'accumulent sur ses rives. Il est vrai qu'une fois ou deux par an, la drague enlève à l'embouchure des égouts dans la Seine les sables, vases et fumiers déposés par les galeries, et la Préfecture de police, sur l'avis et les prescriptions du conseil d'hygiène, oblige à draguer ces dépôts à 1 mètre en contre-bas de l'étiage prévu de la Seine, afin d'éviter le dégagement des gaz provenant du limon des égouts, si celui-ci venait à être mis à découvert par une baisse des eaux ou même ne se trouvait pas recouvert par une couche d'eau aussi épaisse que vers le milieu du fleuve (1).

Vidanges. — Outre les eaux pluviales et ménagères, les sables et détritus provenant de la voie publique, les égouts reçoivent

(1) On consultera avec fruit le travail très approfondi qu'a fait sur ce sujet mon savant confrère et ami le Dʳ Dubousquet-Laborderie, intitulé : *Etude sur les égouts de Paris et les dangers qu'ils présentent au point de vue hygiénique,* dans les Bulletins et Mémoires de la Société de Médecine pratique de Paris nº 13, 1ᵉʳ juillet 1890.

encore les eaux résiduaires des usines et des *tinettes filtrantes dites appareils diviseurs*, écoulant des liquides imprégnés de matières fécales.

Autrefois les fosses d'aisances n'existaient pas. Ce n'est qu'en 1533 (Prescriptions de police en temps de peste au XVIe siècle) qu'un arrêt du Parlement obligea les propriétaires à en établir.

Antérieurement au XVIe siècle, il y avait bien à Paris déjà au XIIIe siècle des fosses d'aisances, mais c'était uniquement dans les demeures riches. On les nommait *chambres basses ou courtoises, fosses à retraictz*. Les latrines construites du XIIIe au XIVe siècle dans quelques demeures seigneuriales ou grands couvents (château de Coucy, Marcoussis, Pierrefonds, Châteaudun, Mont-Saint-Michel, etc.), sont baptisées aujourd'hui du nom d'*oubliettes* dont on fait sonder de l'œil la profondeur aux touristes attendris (Pr Mérimée).

A Paris n'exista longtemps que *le tout à la rue* et les vignettes des anciens manuscrits nous montrent seulement, dans les hôtels des grands seigneurs, des vases de nuit placés sous les lits. Isabeau de Bavière, en 1387, possédait 2 *orinaulx* que son trésorier avait fait placer *en un estuy de cuir bouilli double poinçonné et armoiyé des armes de la dicte dame et fermant à clef* (Douet d'Arcq).

Au XVe siècle, la Maison aux Piliers (Hôtel-de-Ville) avait des fosses d'aisances, mais ni les hôtelleries, ni les collèges, ni les habitations particulières n'en possédaient.

En 1504, le jour où Anne de Bretagne fit son entrée à Paris, la municipalité se montra fort galante : « Les échevins avaient posté de distance en distance, le long des rues, des personnes chargées de présenter aux dames tout ce qu'il fallait pour calmer leur faim et leur soif et aussi des vases destinés à un autre usage » (1).

(1) Sainte-Foix. — Essais sur Paris.

Il faut arriver à Louis XVI pour voir les premières latrines *dites à l'anglaise* établies dans l'appartement réservé à la Reine dans la cathédrale de Reims, au moment du Sacre (1).

En 1835, le préfet de police proposa comme un progrès l'emploi d'appareils pour séparer les solides des liquides, ces derniers devant être rejetés sur la voie publique.

En 1867, dit M. l'ingénieur Berlier, le préfet de la Seine autorisa les propriétaires à écouler les liquides ou eaux-vannes de leurs fosses directement à l'égout : de procédés en procédés, on est arrivé, comme perfectionnement, à l'installation dans les immeubles de *tinettes filtrantes* qui, retenant les matières solides quand elles les retiennent, laissent s'écouler les liquides à l'égout au moyen d'un tuyau en poterie ou en fonte de 20 à 30 centimètres de diamètre (2). En réalité, ce procédé des tinettes filtrantes laisse toujours passer des matières dangereuses et constitue un moyen des plus insalubres, car il a été calculé qu'en moyenne les eaux d'égout contiennent par mètre cube 3 kilogrammes de matières étrangères dissoutes ou en suspension.

Aujourd'hui cette question des vidanges soulève encore bien des polémiques. Tout le monde est d'accord pour condamner les tinettes filtrantes, mais lorsqu'il s'agit de déterminer quel est le meilleur mode à employer d'une façon exclusive, à Paris du moins, deux camps se trouvent en présence : les partisans du *tout à l'égout*, représentés surtout par les ingénieurs de la Ville, et leurs adversaires, qui comptent dans leurs rangs des hygiénistes de grande autorité.

Les premiers s'appuient sur les résultats obtenus dans certaines villes étrangères, Vienne, Berlin, et, en France, à la maison de Nanterre, où le tout à l'égout est pratiqué pour 4,000 habitants avec purification totale par irrigation sur 4 hectares; à Reims, où ce système est adopté et dont les champs d'irrigation mesurent une superficie totale de 500 hectares de terre. Cette ville expo-

(1) *Journal d'hygiène*, n° 1711, 1890.
(2) Berlier. — Hygiène et salubrité dans les grandes villes.

sait à ce sujet un magnifique plan en relief à 1/2000ᵉ qui a été fort remarqué.

Ceux qui s'opposent à cette pratique pour Paris, font valoir la topographie défectueuse d'une partie des égouts de la cité où la pente est insuffisante, le courant d'eau et l'aération beaucoup trop faibles, la facilité d'inondation par les hautes eaux de la Seine trop grande, ce qui leur fait craindre des stagnations, des refoulements dont les émanations s'échappant par les bouches d'égout sur la chaussée seraient une cause d'insalubrité plus considérable que ce qu'on a actuellement.

Nous ne descendrons pas dans la lice pour prendre part au tournoi. Malgré son grand intérêt, ce n'est pas ici la place ; qu'il nous suffise seulement pour aujourd'hui de l'indiquer.

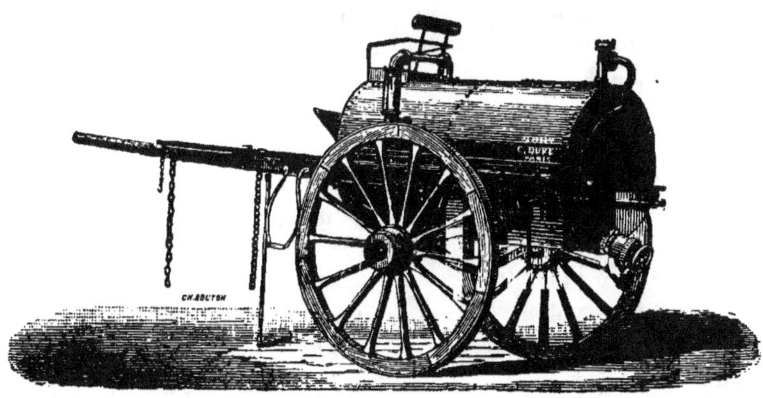

Fig. 210. — Tonneau de vidange par le vide (communiqué par la maison Sohy et C. Durey).

Cependant un procédé qui nous semble devoir ne pas être négligé est celui des *vidanges pneumatiques*. En 1879, Belgrand, dans un volume intitulé : « *Documents relatifs aux eaux de Paris* », avait étudié une combinaison supprimant les fosses fixes et les tinettes filtrantes en faisant aboutir les tuyaux de chute à des conduites qui, au moyen de machines, transporteraient au loin toutes les matières excrémentitielles.

Ce système installé dans deux arrondissements, depuis 1882, fonctionne sans qu'on ait pu lui reprocher la moindre interruption. En 1881, une commission, étudiant la même question à l'instigation du ministre de l'agriculture et du commerce, adopta comme moyen terme les conclusions suivantes : « Les fosses fixes ne peuvent être supprimées subitement et il faut d'abord empêcher toute communication entre la fosse et le sol et ne laisser de communication entre la fosse et l'air que par le tuyau d'évent. Pour atteindre ce but, il faut des fosses étanches en métal et l'évacuation de ces fosses doit être faite au moyen de l'air comprimé, le vide ou tout autre procédé sans ouverture de la fosse à l'air libre.

C'est actuellement le moyen encore le plus généralement répandu. Tout le monde connaît ces grands tonneaux que l'on rencontre de temps en temps la nuit dans les rues. Une pompe pneumatique, communiquant par un tuyau à une ouverture supérieure fait le vide dans l'intérieur de la tonne.

Celle-ci étant en communication à sa partie inférieure par un robinet vanne et un tube de 100 millim. avec la fosse, les matières montent automatiquement sous la pression atmosphérique. Les tuyaux de refoulement d'air de la pompe communiquent avec un fourneau-brûleur qui détruit ainsi toutes les émanations qui pourraient être nuisibles.

Ce procédé de vidange, étant donné l'existence des fosses, est certainement le meilleur, mais il ne faut pas oublier que ce n'est qu'un palliatif et que les deux grands projets qui restent en présence sont le *tout à l'égout* et les *vidanges pneumatiques* directes sans l'intermédiaire de la fosse.

Emploi des eaux d'égout de la Ville de Paris champs d'épuration.

Par le rapide exposé qui précède, on peut se rendre compte de l'énorme masse d'immondices reçues par le réseau des égouts de Paris.

Tout d'abord ces eaux-vannes étaient déversées en Seine dans l'enceinte même de la ville, mais le fleuve y devint tellement infect que sur les plaintes continuelles des habitants, on commença les grands travaux de l'ingénieur Belgrand qui consistèrent à faire déboucher les eaux d'égout hors de Paris par deux grands collecteurs, celui d'Asnières, le plus important, et celui de Saint-Denis ou du Nord. Or il arriva ceci, c'est qu'avant ce déversement, c'était Paris qui jetait les hauts cris ; depuis qu'on lui eut ainsi donné satisfaction, ce furent les localités suburbaines qui s'élevèrent de toutes parts de la façon la plus unanime et la plus motivée. Une quantité d'eau aussi considérable arrivant en un même point du fleuve, n'avait plus le temps de se mélanger suffisamment, la Seine fut transformée à Asnières en un véritable égout où les poissons ne pouvaient plus vivre.

Devant les protestations indignées des riverains, la ville chercha un moyen d'empêcher l'infection de la Seine. On se rappela alors qu'à Novarre et à Milan depuis des siècles, à Edimbourg depuis 80 ans, à Berlin et à Dantzig depuis 10 ans, on irrigue avec les eaux résiduaires de vastes terrains, où elles se purifient par filtration et cela sans le moindre danger pour les habitants. On résolut de suivre cet exemple et les premières expériences d'épandage furent confiées à Durand-Clay, sous la haute direction de Belgrand ; elles eurent lieu à Clichy sur un terrain de 2 hectares. On essaya parallèlement deux systèmes : l'épuration par le sol et l'épuration chimique. On construisit aussi de grands bassins de décantation dans la plaine de Gennevilliers. Après un an, on reconnut qu'il fallait tout abandonner à la terre, les procédés chimiques étant insuffisants et impraticables.

De nombreux projets surgirent alors, interrompus par la guerre de 1870 et la Commune, repris ensuite, aboutissant enfin à une nouvelle expérience, mais cette fois en grand. Il s'agissait, moyennant un million, de détourner un tiers des eaux d'égout. « Si quelques erreurs, disait le rapporteur, M. Callon, se sont glissées dans les études antérieures, si l'on s'est fait quelques illusions sur la valeur et la facile réalisation des procédés agricole et chimique, toutes ces imperfections apparaîtront. » La durée de l'essai devait être de 10 ans, et il n'en devait résulter *ni insalubrité, ni incommodité.* Après 18 mois du système, Gennevilliers était inondé, les caves remplies d'eau, les terrains bas changés en marais. Les protestations s'élevèrent plus nombreuses que jamais, accompagnées de pétitions aux Chambres, de papiers timbrés, de procès, etc..

Le procédé était bon cependant en lui-même, mais le défaut résidait en ce qu'on voulait faire trop absorber à un espace trop restreint.

Les études recommencèrent, les commissions succédèrent aux commissions et aboutirent enfin à la solution adoptée récemment par les Chambres, qui ajoute, comme on le sait, les terrains d'Achères à ceux de la plaine de Gennevilliers, pour recevoir, il est vrai, la totalité des eaux d'égout de Paris.

Sans vouloir discuter une loi qui a été votée, on ne peut cependant s'empêcher de formuler certaines réserves en songeant que 1.442 hectares, somme des deux champs d'épandage du projet, devront absorber 300 à 400.000 m. c. d'eau-vanne par jour, 100 millions de mètres cubes par an, quand l'expérience a démontré que pour cette même quantité il fallait une surface de 15.000 hectares environ (1). N'y a-t-il pas lieu de craindre qu'il se forme à bref délai, dans cette partie de la forêt de Saint-Germain que les ingénieurs appelèrent *le champ régulateur,* un vaste et pernicieux cloaque, grâce à ce procédé que le Dʳ Larger et mon très distingué confrère et ami le Dʳ Dubousquet-Laborderie appellent un peu satyriquement *l'art de produire artificiellement la fièvre intermittente, ou le meilleur procédé à suivre si on veut se livrer à l'étude de la pathologie expérimentale* (2) ?

(1) A Berlin, qui a une population moitié moindre que Paris (1.356.069 habitants), l'épandage se fait sur 7614 hectares. Dans ces conditions, il réussit très bien.

(2) Voir sur ces importantes questions la très remarquable communication de M. le Dʳ Dubousquet-Laborderie, intitulée : *De l'épandage des eaux*

Quoi qu'il en soit, les esprits sont actuellement calmés parmi les populations irriguées. La production intensive survenue dans leurs terrains, jadis incultes, leur rapporte de beaux bénéfices, et l'or que déposent ces eaux bourbeuses a amené une conciliation qu'auraient en vain cherchée toutes les juridictions du monde. Ils en arrivent même aujourd'hui, et je l'ai vu avec le D⟨r⟩ Dubousquet, à ne vouloir admettre aucune relation entre les fièvres qu'ils peuvent avoir et les marécages qui les entourent.

Ils font, il est vrai, deux récoltes par an. Leurs légumes sont splendides en vigueur et en dimension. Malheureusement, comme toutes les cultures hâtives, ils n'ont aucun goût. « J'en achète, nous disait un grand restaurateur de Paris, pour les mettre dans mon étalage, car ils sont très flatteurs à l'œil, mais je me garde bien de les donner à manger à ma clientèle. » Néanmoins ils ne sont pas nuisibles à la santé ; comme nous le verrons tout à l'heure, les eaux d'irrigation ne touchent pas ou à peine leurs feuilles et leurs tiges ; il a été en outre démontré que les microbes ne pénétraient pas dans les racines ; enfin la cuisson vient ajouter sa garantie contre toute crainte de danger.

Bien que l'épaisseur du terrain perméable à Gennevilliers soit assez considérable, puisqu'elle varie entre 2 m. 50 et 3 m. l'élévation de la nappe souterraine eût été la conséquence inévitable des irrigations, si la Ville de Paris n'avait établi un système de drainages destiné à donner aux eaux épurées un débouché facile vers la Seine. Ce drainage consiste en une série de cinq collecteurs, formés de tuyaux pleins ou perforés qui mesurent ensemble une longueur d'environ 8 kilom. et qui rayonnent dans la plaine amenant au fleuve des eaux pures et limpides.

Pour donner une idée exacte de ces procédés d'épandage méthodiquement faits, on avait installé au Trocadéro un type d'épuration par le sol et d'utilisation des eaux d'égout. Nous allons nous

d'égout sur les surfaces restreintes et des fièvres intermittentes et typhoïde de la plaine de Gennevilliers et des bords de la Seine en aval de Paris, dans les Bulletins et Mémoires de la Société de Médecine Pratique de Paris, n° 15, 1⟨er⟩ août 1890.

y transporter de suite afin de ne pas couper en deux cette étude.

Le terrain d'expérience, disposé le long de la Seine juste au-dessus du grand égout de Billy, qui passe à cet endroit, mesurait 225 mètres carrés. Il était planté en arbres fruitiers, en plantes vertes, en légumes et en fleurs, De profonds sillons étaient creusés à sa surface et les plantations étaient uniquement faites le long des crêtes des guérets.

Deux fois par jour, on ouvrait des regards par où les eaux de l'égout se répandaient dans toutes les rigoles, irriguant ainsi tout le champ. On ne laissait jamais monter le niveau du liquide assez haut pour qu'il atteignît les plantations. Dans ces conditions, aucune mauvaise odeur ne provenait de ce terrain d'irrigation et la végétation y était luxuriante. A Gennevilliers, ce sont les propriétaires qui ont la clé de leurs regards d'eaux-vannes et ils les ouvrent quand bon leur semble.

Un point intéressant était de montrer aussi l'excellence de la filtration à travers le sol comme moyen de purification des eaux. En effet, quelque chargées qu'elles soient en microbes et en détritus, si elles traversent lentement et en quantité déterminée une certaine couche de terre, elles se débarrassent complètement de toutes leurs impuretés. Qu'est-ce du reste qu'une source sinon l'écoulement au dehors d'eaux quelconques ayant ainsi filtré jusque dans les profondeurs du sol? Et bien, on avait improvisé ainsi une petite source artificielle.

Sur l'un des côtés du champ d'expérience, on avait creusé une tranchée d'environ trois mètres de profondeur, dans laquelle on avait accès au moyen d'un escalier. Sa paroi répondant au terrain d'épandage, au lieu d'avoir été maçonnée, avait été fermée au moyen d'une épaisse glace qui permettait par transparence de voir les différentes couches du sol superposées. On suivait ainsi de visu toutes les phases de l'opération. A la partie supérieure apparaissait la couche noirâtre et limoneuse, polluée par toutes les immondices de l'égout. Quelques centimètres plus bas, l'éclaircissement était déjà considérable, et peu à peu en descendant on arrivait à la couche inférieure, d'où s'échappait par une petite gargouille dans une vasque un filet d'eau claire, limpide, cristalline comme la plus pure eau de source. Un petit gobelet, attenant à cette fontaine-wallace d'un nouveau genre, permettait aux sceptiques, qui n'acceptent une vérité qu'après expérimentation, de constater sur eux-mêmes par le goût et l'odorat que le grand collecteur comme source d'eau potable n'est pas, ainsi que cela en a l'air, une monstruosité paradoxale. Le contrôle bactériologique est venu du reste confirmer d'une façon irréfutable l'affirmation de l'excellence de cette eau. Tandis que le liquide répandu à la surface du champ, nous a dit M. A. J. Martin, contient plusieurs millions de microbes par centimètre cube, le petit filet d'eau qui s'écoule à la partie inférieure ne contient plus pour la même quantité que trois ou quatre bactéries. Or nous verrons tout à l'heure que l'eau qui nous est distribuée à domicile, même la plus pure, est loin d'être aussi parfaite, et c'est cependant de l'eau de source.

L'épandage ainsi compris est donc une excellente pratique, mais pour qu'il donne ces résultats surprenants, il faut absolument que la quantité de liquide à épurer ne soit pas considérable pour un même point de terrain dans un temps donné, afin que la filtration puisse se faire lentement et que les débris organiques déposés à la surface du sol aient le temps de s'oxyder, de se brûler, de se transformer par les mille opérations chimiques qui s'opèrent dans la végétation.

Au contraire, si le même terrain est imprégné à jet continu d'un torrent d'eaux-vannes qui l'inonde, il ne boit plus, la filtration s'arrête ou se fait mal, les micro-organismes, loin d'être détruits à la surface du sol, prolifèrent dans le remarquable bouillon de culture formé par ces eaux stagnantes, des émanations pestilentielles s'en échappent, on a créé artificiellement de magnifiques marais pontins.

Ce coin de l'Exposition était un des plus importants, car ce sont là des questions vitales, pour ainsi dire, d'intérêt général et toujours pleines d'actualité, sur lesquelles chacun peut être appelé à causer à un moment donné et quelques notions précises peuvent empêcher de dire bien des sottises.

Revenons maintenant au Pavillon de la Ville de Paris et continuons notre excursion en examinant rapidement les différents *services de la voirie.*

Services de la voirie. — Le pavage et l'outillage pour le nettoiement et l arrosage des rues.

Tout Parisien un peu observateur, j'allais dire un peu flâneur — et quel est le Parisien qui ne l'est pas ? — connaît tous les détails des différents services de la voirie aussi bien que le premier agent-voyer venu. Je ne ferai donc que les signaler pour mémoire, n'ayant rien à apprendre sur ce sujet.

L'installation des rues et boulevards de Paris répond à cinq types particuliers que l'on peut rattacher à deux grandes divisions : les VOIES NON PAVÉES et les VOIES PAVÉES.

Les VOIES NON PAVÉES comprennent :

1° *La route*, empierrée au moyen de morceaux de grès concassés, recouverts d'une couche de sable et de ciment, le tout fortement comprimé et nivelé sous le passage de pesants rouleaux à vapeur.

2° *La rue macadamisée*, où sur un fond de béton bien uni, on étend au moyen de fers rougis au feu une couche d'asphalte de 5 à 6 centimètres d'épaisseur.

Cette installation est très douce au tirage des voitures et fait peu de bruit, mais les chevaux y glissent facilement, n'y ont pas de prise pour les lourdes charges. De plus, l'asphalte résiste mal aux grandes chaleurs de l'été et à cette époque, elle se laisse facilement déprimer par les voitures, ce qui exige un entretien continuel.

Les RUES PAVÉES, beaucoup plus solides que les précédentes et par là même formant la majorité des rues de Paris, comprennent :

1° *La rue pavée en grès*, simplement sur la terre battue et au sable.

C'est le procédé ordinaire, le moins coûteux des différents pavages, mais aussi le moins résistant. La ville extrait elle-même les pavés dont elle a besoin de ses importantes carrières des Maréchaux, à Vaux-de-Cernay. Deux cent cinquante ouvriers y travaillent sous les ordres de M. Tartary, qui a confectionné un plan en relief très remarquable de cette carrière et exposé toute une série de photographies.

On pouvait se rendre compte des procédés d'extraction, de la configuration des lieux, de la nature géologique du sol. L'air comprimé, la vapeur, l'électricité rendent aujourd'hui le travail plus aisé. Jadis, il fallait trois hommes travaillant trois heures pour forer un trou à un mètre de profondeur, maintenant la perforation se fait en dix minutes par un seul ouvrier. La Ville de Paris extrait par an 750.000 pavés, 20.000 tonnes de pierres brutes, du sable blanc pour verrerie, etc..

Sous l'influence de la trépidation continue du sol, due au passage incessant des voitures, des camions, des omnibus, les pavés ne tardent pas à se dissocier entre eux et à former des inégalités excessivement désagréables pour toute circulation. On est arrivé à accroître de beaucoup leur résistance par le procédé suivant.

2° *La rue pavée en grès sur fond de béton*. Au lieu de placer les pavés simplement dans le sable sur le sol battu, on recouvre préalablement celui-ci d'une couche de béton comme pour la rue macadamisée, et sur ce mur ainsi constitué, on dépose côte à côte les pavés alignés, que l'on unit en coulant dans leur intervalle du mortier.

Ce pavage est d'un prix bien plus élevé que le pavage simple, mais sa résistance et sa durée font rattraper largement la mise de fonds de premier établissement.

3° Enfin *la rue pavée en bois* représente le dernier perfectionnement du jour. Ce pavage, qui s'opère comme dans le cas précédent, remplace simplement les pavés de grès par des cubes de bois dur saturés de goudron et de matières imputrescibles.

Avec l'extrême solidité que nous avons vue, il présente en outre des avantages considérables : élasticité agréable au pied, atténuation du bruit, roulement facile, prise suffisante aux sabots des chevaux qui glissent bien moins que sur la pierre. Aussi son extension s'est rapidement établie dans toutes les principales voies du centre de la capitale, où on le substitue peu à peu à la pierre précédemment employée.

Non loin de la section du pavage, nous voyons tout l'outillage du *nettoiement et de l'arrosage des rues*.

La propreté des voies publiques intéresse au plus haut degré les populations. N'est-ce pas là un des facteurs qui s'opposent le mieux à la propagation des épidémies? Aussi Paris a-t-il un soin jaloux de sa voirie. Du reste, il jouit seul du privilège de convertir en taxe municipale obligatoire le devoir imposé ordinairement aux riverains de balayer chaque jour au droit de leur propriété, en sorte que le service ainsi centralisé dans la même main est plus régulièrement et plus parfaitement fait.

Dès le matin, à l'aurore, des équipes armées de balais parcourent les rues de la cité pour enlever la poussière ou la boue. Leur ouvrage reprend encore dans la journée, si le temps est pluvieux et que la boue s'amoncelle sur les chaussées. Mais la superficie de Paris est considérable, il faut aller vite et gêner le moins possible la circulation. Des machines spéciales viennent alors en aide aux manœuvres, et constituent ce magnifique matériel, devant lequel nous sommes actuellement arrêtés.

La nouvelle *machine balayeuse perfectionnée*, système Sohy, adoptée par la Ville de Paris, se compose essentiellement d'un train monté sur roues et pouvant être attelé, et d'un balai-rouleau de 2 m. 10 de long, formé d'une monture en bois avec axe en fer, garni d'une brosse en piassava.

Le mouvement lui est transmis au moyen d'une chaîne sans fin qui le commande et s'attache autour de l'essieu.

Le balai est suspendu sur le sol au moyen de deux leviers li-

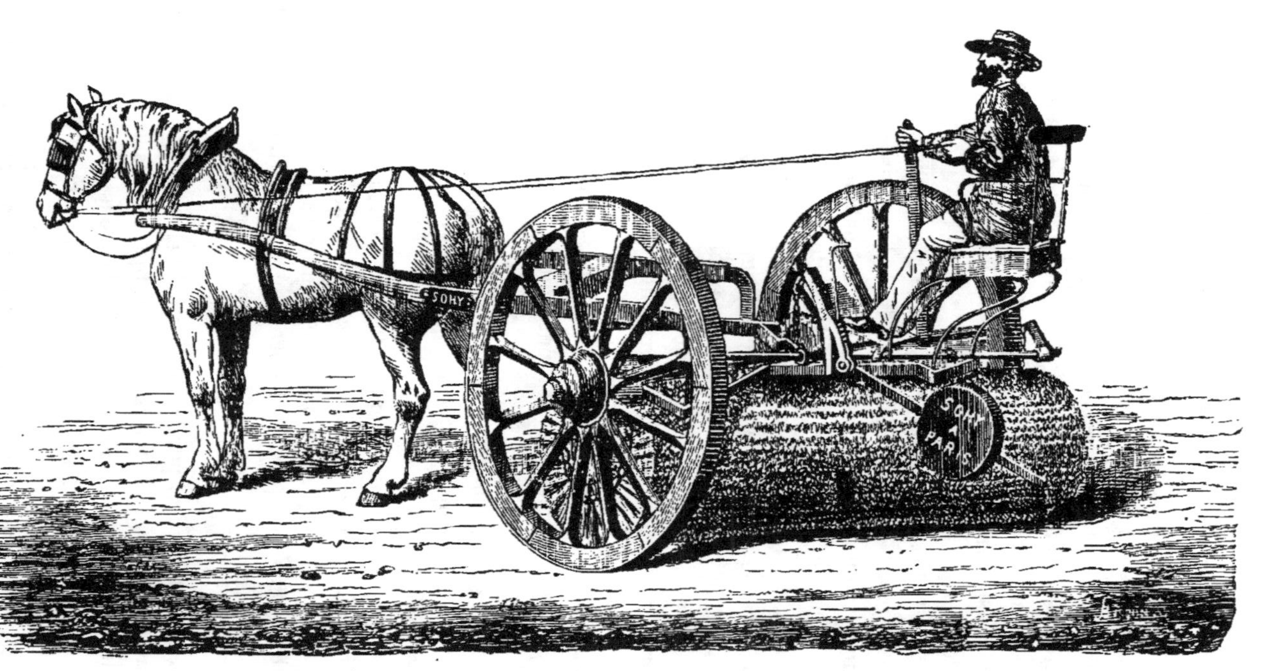

Fig. 211. — Machine balayeuse, modèle de la ville de Paris (système Sohy).

bres et épouse facilement toutes les sinuosités de la chaussée à balayer.

A gauche du siège sont placés un levier et une poignée qui permettent sans effort de relever et de suspendre le balai au-dessus du sol ou de l'abaisser. A droite, un levier de débrayage permet de transmettre ou de retirer instantanément au balai son mouvement rotatif.

Une qualité très importante, c'est que l'angle formé par l'essieu et l'axe du balai étant de 35 degrés, le balai chasse énergiquement du côté du déversoir les produits du balayage.

Cette machine, d'une très grande légèreté, rend de grands services. Dans les endroits où la circulation est considérable, la machine balayeuse marchant parallèlement aux trottoirs en suivant les voitures, le travail s'exécute sans interruption et sans gêne aucune pour les voitures ou les piétons. L'ouvrier balayeur, au contraire, balayant perpendiculairement aux trottoirs, se trouve exposé à des accidents et est entravé à chaque instant dans son travail par les voitures et par les passants, ce qui réduit d'une manière sensible la surface qu'il pourrait balayer sur une voie complètement libre.

Le travail fait par la machine équivaut à celui de 12 bons ouvriers et est beaucoup plus parfait que celui exécuté par le balayage à la main.

A la machine-balayeuse peut s'adapter, au lieu et place du balai ordinaire, un balai métallique, chasse-neige, au moyen duquel les voies publiques de Paris encombrées de neige l'hiver sont déblayées en quelques heures, au fur et à mesure de la chute, la circulation ne subissant ainsi presque pas d'interruption.

En temps ordinaire, pour obtenir un parfait balayage, il suffit de prendre les deux précautions suivantes : Arroser légèrement le sol lorsqu'il est trop sec, pour éviter la poussière ; délayer la boue à l'aide de l'arrosage lorsqu'elle est trop compacte, afin de la rendre liquide.

En été, l'arrosage, fait un peu plus abondamment, sert aussi à rafraîchir le sol et par conséquent l'air ambiant. Il se pratique au moyen de la *lance*, ajustée à l'extrémité d'un long tuyau articulé et monté sur roulettes, que l'on adapte aux différentes prises d'eau ménagées le long des trottoirs.

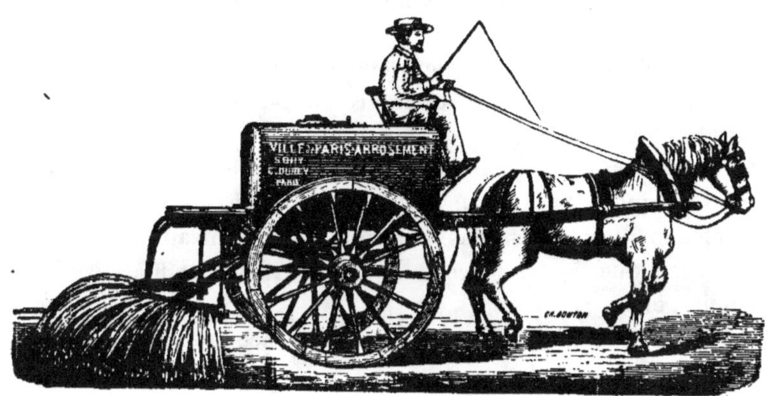

Fig. 212. — Tonneau d'arrosage adopté par la ville de Paris
(système Sohy).

On se sert aussi des *tonneaux* possédant à leur partie postérieure et inférieure une paume d'arrosoir parabolique par ou l'eau jaillit sous forme de pluie et donne une gerbe, pour les

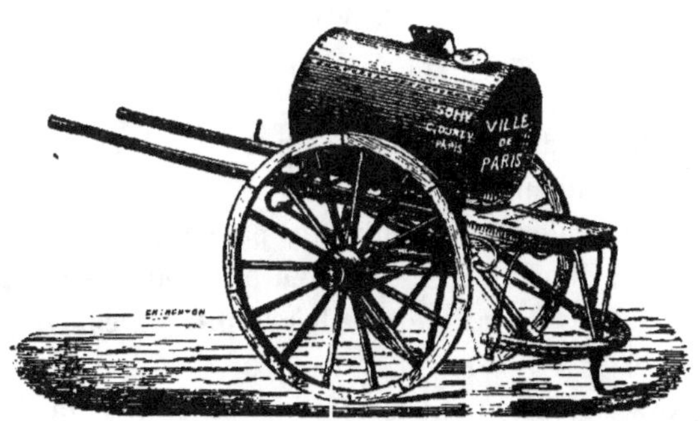

Fig. 213. — Tonneau d'arrosage à bras, modèle de la ville de Paris
(Sohy et C. Durey).

grands modèles, ayant une largeur de 4 m. 50 environ. Ces tonneaux, tout en métal, sont en effet de deux grandeurs.

Les uns sont attelés et servent pour les grandes artères, les avenues, les boulevards. Leur contenance est de 1200 litres et ils peuvent couvrir à chaque versement une surface de 3.000 mètres carrés.

Le modèle plus petit, qui peut être traîné à bras, est employé pour les rues plus étroites, les contre-allées, etc.. Il est de 250 litres.

À côté de tous ces appareils, nous trouvons les différents antiseptiques que la Ville met à la disposition de ses équipes, pour la désinfection des points plus particulièrement insalubres de la voirie. tels que les emplacements où l'on tient des marchés, les urinoirs, etc.

Ce sont les solutions phéniquées, au chlorure de zinc, le chlore, qui sont le plus employés.

Régime des Eaux distribuées dans Paris.

Ici nous abordons encore un point faible de notre belle capitale. De même que nous n'avons pas ménagé les marques d'admiration pour toutes les merveilles qui la font unique au monde, de même aussi, pour être sincères, devons-nous savoir reconnaître ses imperfections.

Paris manque d'eau potable. C'est là un fait contre lequel, il est vrai, on cherche bien à réagir, mais dont l'amélioration présente de bien grosses difficultés en pratique.

La Seine, telle qu'elle est, il n'y faut pas songer et nous savons pourquoi. L'expérience forcée qu'on en fait tous les ans suffit du reste amplement et la statistique des hôpitaux est implacablement éloquente.

Il reste alors actuellement la *Vanne*, la *Dhuis*, la *Marne* et l'*Ourcq*.

Dans trois bassins vitrés, rangés côte à côte, nous pouvons

comparer les eaux de la Vanne, de l'Ourcq et de la Seine. A part la première qui a un aspect limpide, les deux autres verte et jaune ont un petit reflet saumâtre qui n'a rien de bien attrayant.

Si, pour plus ample information, nous interrogeons sur leur analyse le laboratoire météorologique de Montsouris, il nous répond :

Moyennes générales des Eaux de Paris pendant les années 1887, 1888 et 1889.

Eau de la Vanne................ .	705	bactéries par c.m.c.
— Dhuis....................	1.890	—
— Ourcq..................	36.190	—
— Marne..................	28.510	—
— Seine à Ivry.............	27.340	—
— — à Austerlitz...... .	31.060	—
— — à Chaillot.........	77.525	—

Nous sommes loin des 3 à 4 bactéries par centim. cube de la petite source du champ d'épandage du Trocadéro, surtout qu'il faut ajouter ceci, c'est que l'inconstance bactériologique des eaux de sources alimentant Paris est considérable et que l'eau de la Vanne, par exemple, qui peut à certains moments ne contenir que 22 microbes par c. m. c., ce qui est splendide, en possède, en revanche, à d'autres moments jusqu'à 15.600 (voir nota, p. 545 de l'*Annuaire de Montsouris*).

Il n'y aurait encore que demi-mal si l'on avait assez d'eau, mais la quantité manque aussi, et cependant c'est là la base de toute hygiène.

Sans demander la quantité de luxe qu'avaient su se donner les maîtres de l'antique Rome, 1000 litres ou 1 mètre cube d'eau par jour et par habitant, il faudrait à Paris, pour l'agglomération qui y existe, au moins 220 à 250 litres d'eau par vingt-quatre heures et par tête ; or nous n'en avons pas encore 100 litres.

En conséquence, au moment des fortes chaleurs de l'été, alors que la consommation d'eau augmente, les réservoirs deviennent rapidement insuffisants et alors, par quartiers, chacun son tour, on est mis pendant une vingtaine de jours au régime de l'eau de Seine. C'est la bride lâchée à la fièvre typhoïde qui, docile, va errer à travers la population au gré du dispensateur qui en ouvre ou ferme le robinet.

Cette question capitale a depuis longtemps préoccupé les esprits des hygiénistes et des pouvoirs publics. Les récentes discussions au sein du Parlement ont montré toutes les difficultés auxquelles on se bute, lorsqu'on cherche à apporter quelque modification au régime en vigueur, difficultés budgétaires à cause des dépenses considérables qu'entraînent le captage des sources et l'adduction de leurs eaux, difficultés avec les propriétaires qui se soulèvent tous avec une énergie désespérée lorsqu'on parle de leur enlever leur rivière.

Après bien des orages, la Chambre vient de voter la dérivation d'un cours d'eau de l'Eure, l'*Avre*, à l'effet d'augmenter la quantité d'eau réellement potable disponible pour la population parisienne. Ce projet prévoit la dépense énorme de 300 millions de francs, que l'on a ensuite considérablement réduite par une série de demi-mesures, afin de la rendre pratique. Paris va-t-il donc enfin sortir de la situation défavorable dans laquelle il se trouve depuis si longtemps ?

Illusion ! Ce n'est pas encore ce qui nous délivrera à tout jamais de l'eau de Seine, comme cependant on l'a écrit.

La quantité d'eau amenée ainsi ne sera pas supérieure à 1280 litres par seconde, total du débit des fontaines de la vallée de l'Avre, soit 55.296.000 litres en 24 heures, ce qui, pour une population de 3 millions d'âmes, donne seulement 18 *litres et demi* par habitant.

Ainsi donc, après tant de sacrifices, nous serons arrivés à avoir 80 litres par tête au lieu de 60, peut-être atteindrons-nous 100, si nous comptons avec les plus optimistes ; il en manquera encore plus de la moitié.

De plus, la population parisienne n'est pas immobile dans son évolution, elle croît, suivant des lois absolument positives, d'environ 13.000 habitants en 5 ans ; donc, quand les travaux d'adduction de l'Avre seront terminés, la disette d'eau sera redevenue exactement la même qu'aujourd'hui. Ce sera le travail des Danaïdes.

Il ne faut cependant pas traiter d'utopie, de rêve irréalisable, l'approvisionnement de Paris en eau potable. Le mot « impossible », que le vainqueur d'Austerlitz rayait de la langue française est plus que jamais banni de nos traités scientifiques. Avec le temps et l'étude on arrive à tout.

Il y a quelques mois à peine, la Société de Médecine Pratique consacrait plusieurs de ses séances à l'examen approfondi de cette importante question. Un de ses membres, M. Gautrelet, si compétent dans toutes les questions de chimie et d'hygiène, attirait son attention sur de nouvelles expériences fort curieuses entreprises par l'un de nos techniciens les plus distingués, M. Lefort, ingénieur en chef des ponts et chaussées du département de la Loire-Inférieure, dans le but d'approvisionner d'eau potable empruntée à la Loire la ville de Nantes, qui par sa situation géographique ne peut être pourvue d'eau de source (1).

Les résultats satisfaisants que donnait son puits filtrant à barbacanes latérales d'un système tout spécial paraissant mériter qu'on lui accordât une sérieuse attention, une commission fut nommée dans le sein de la Société pour aller étudier sur place ce nouveau procédé.

A son retour, après discussion minutieuse des conclusions favorables du très remarquable rapport de M. le docteur Edouard Michel (2), dans le détail duquel je ne puis malheureusement pas entrer, nous avons voté les conclusions suivantes :

(1) M. E. Gautrelet. — Hygiène alimentaire. De l'approvisionnement en eau potable des villes situées sur des fleuves ou rivières. In *Bulletins et Mémoires de la Société de Médecine Pratique de Paris,* séance du 27 fév. 1890. N° 6 du 25 mars 1890.

(2) M. E. Michel. — De l'utilisation des eaux fluviales au point de vue alimentaire. In *Bulletins et Mémoires de la Société de Médecine Pratique de Paris*, séance du 24 avril 1890. N° 10 du 15 mai 1890.

« 1° Il y a lieu de rechercher les moyens pratiques d'assainir, aussi complètement que possible, principalement au point de vue de l'alimentation, les eaux des fleuves et des rivières, en particulier à Paris, l'eau de Seine. L'intérêt des populations, la difficulté de se procurer indéfiniment des sources et le prix très élevé de l'adduction des sources, font de cette question d'hygiène urbaine, l'une des plus sérieuses et des plus dignes d'être étudiée et résolue.

« 2° Les procédés de filtration, en se perfectionnant de plus en plus, peuvent et doivent arriver à un pareil résultat ; fait absolument démontré par ce qui se passe à la surface du sol et pour les eaux de sources.

« 3° Le puits d'essai installé sur la Loire par M. Lefort fournit des résultats inattendus et remarquables au point de vue chimique et bactériologique.

« 4° La Société de Médecine Pratique est d'avis qu'il y a lieu de savoir ce que des puits semblables pourraient donner installés sur la Seine ou la Marne.

« 5° Elle désire, par son vote, appeler sur ces questions ainsi considérées l'attention des Pouvoirs publics et émet le vœu que le Conseil municipal de Paris fasse procéder à une expérimentation sérieuse du système Lefort, expérimentation surveillée par une commission spéciale. »

Nous avons eu l'extrême satisfaction de voir que l'on prenait en considération nos conclusions. Malheureusement, souvent il y a loin entre une bonne intention et sa réalisation dans notre beau pays de France. Néanmoins, comme on le voit, cette question est en pleine évolution, on travaille activement de toutes parts ; qui sait quels progrès nous trouverons réalisés dans ce sens lors de la prochaine Exposition !

Les différentes eaux distribuées à Paris sont captées dans de grands réservoirs, recouverts de terre gazonnée pour leur conserver toute la fraîcheur désirable et placés sur l'une quelconque des collines qui entourent la ville, comme par exemple Montrouge et Montmartre. Des pompes élévatoires y amènent l'eau sans cesse

Nous pouvons étudier en détail l'intérieur du nouveau réservoir de Montmartre, que l'on vient de construire à côté de la basilique du Sacré-Cœur, et dont la reproduction à l'échelle se trouve dans la section que nous visitons. Il présente trois salles immenses superposées et voûtées, contenant séparées les unes des autres, eaux de source et eaux de rivière.

Les eaux de la Seine, de la Marne et de l'Ourcq sont distribuées uniquement, sauf dans le cas d'insuffisance signalé plus haut, pour les travaux de la voirie, arrosage, jets d'eau, pour le service des égouts, en un mot pour ce que nous pourrions appeler l'usage externe.

Les eaux de sources sont seules distribuées à domicile pour les besoins domestiques. Il y a donc ainsi une double canalisation. Mais comme au début de l'été on est toujours obligé de substituer à ces dernières dans les ménages l'eau de Seine, pour un nombre de jours qui n'excèdent, il est vrai, jamais 20 et qui sont désignés par voie d'affiches, il en résulte que la même canalisation reçoit alternativement eau pure et eau suspecte pour l'alimentation, ce qui influe beaucoup sur la sécurité qu'elle peut présenter. D'où l'indication jusqu'à nouvel ordre de filtres de ménage dans chaque appartement.

Avant de quitter cette salle, nous pouvons encore examiner le magnifique matériel de l'*Observatoire de Montsouris*. C'est là que sont recueillies journellement les observations météorologiques enregistrées au Bulletin hebdomadaire de statistique municipale, l'état de l'air, sa température, son degré hygrométrique, la tension de la vapeur, la pluie tombée, la pression barométrique, l'électricité, les vents, les poussières qu'ils entraînent, etc. Un laboratoire très bien outillé sert aux analyses sur les eaux, la constitution du sol au point de vue agronomique ou autre.

Enfin, dans les dernières salles qui complètent ce pavillon et viennent rejoindre la porte d'entrée, nous trouvons des cartes, des tableaux, des plans. Des aquarelles sont consacrées à fixer divers aspects de la zone voisine des fortifications. De grande dessins représentent l'aspect des quartiers du centre et celui des faubourgs en 1789 et en 1889. Nous voyons aussi les épures des différentes mairies et des monuments publics dernièrement cons- truits. Nous nous arrêtons même avec beaucoup d'intérêt devant une magnifique maquette reproduisant la nouvelle École de Mé- decine avec son annexe l'École Pratique.

Nous en avons fini avec l'hygiène et la multitude d'aperçus importants qu'elle comporte. Dans notre prochaine et dernière excursion, nous nous proposons de visiter l'exposition des appa- reils de sauvetage.

XXIe EXCURSION

—

VISITE DES APPAREILS DE SAUVETAGE

(PAVILLON DE LA MARINE)

Le Feu et l'Eau

6 Novembre. Le ciel a revêtu son manteau gris d'hiver. Les feuilles arrachées des arbres dansent sur le sable leurs dernières rondes avant de disparaître à jamais flétries. Les malheureux palmiers, cactus, bois des îles n'ont pu résister aux premiers frimas de nos contrées inhospitalières pour eux, et leurs longues feuilles desséchées pendent lamentablement le long de leurs troncs. La plupart de nos hôtes étrangers, originaires des régions équatoriales, ont déjà fui comme les frileuses hirondelles vers leurs beaux cieux toujours ensoleillés, et dans la grisaille de notre brumeux automne toutes ces arabesques, ces fresques, ces moulures aux couleurs vives et crues, qu'harmonisait la grande lumière du chaud soleil d'août apportant l'illusion de leurs terres natales, nous paraissent maintenant heurtées, bizarres, dépaysées. On sent que l'on assiste à la fin d'un monde merveilleux, né hier sous la baguette magique d'une fée et qui demain va rentrer dans le néant. Et ce n'est pas sans regret et sans tristesse que l'on dit adieu à tous ces palais si riches et si luxueux

au milieu desquels on s'était déjà fait une douce habitude de vivre.

Dans quatre jours, le dernier coup de canon retentira annonçant la fermeture définitive des portes, mais jusqu'au dernier moment nous voulons voir et apprendre.

Nous terminerons la série de nos études en visitant sur les quais, dans le grand Pavillon de la marine, la section réservée aux appareils de sauvetage. Nous compléterons ainsi toutes les notions que nous avons acquises sur les moyens dont nous disposons pour nous garantir des nombreux dangers qui nous entourent.

C'est sous la conduite d'un vieux sauveteur, M. Arnould Rogier, secrétaire général de la Société des Sauveteurs de la Seine, que nous entreprenons cette promenade, et les nombreuses médailles et décorations qui brillent sur sa poitrine nous rappellent qu'au-dessus des engins les plus perfectionnés que nous pourrons rencontrer, le meilleur instrument de sauvetage, c'est encore le corps humain dans lequel bat un cœur que le danger d'autrui émeut et qui a pris pour devise : sauver ou périr.

Le riche matériel que nous allons passer en revue a pour but de nous protéger contre deux éléments terribles dans leur fureur, le Feu et l'Eau.

Le Feu.

La Ville de Paris et son brave régiment de sapeurs-pompiers tiennent ici une place d'honneur. Organisation et engins peuvent également servir de modèle.

Ainsi qu'on le sait, des casernes et des postes sont répartis dans tous les quartiers de la capitale. Ils sont tous en relation entr'eux et avec la Préfecture de Police au moyen du téléphone. En outre de cela, un réseau télégraphique les réunit à des boutons d'alarme placés dans des petits cadres le long des murs ou sur des petites colonnes de fontes établies aux principaux carrefours

des rues de tout Paris. Dès qu'un commencement d'incendie se
déclare, il suffit à n'importe qui de courir à l'appareil d'alarme
le plus proche, de l'ouvrir et d'appuyer sur le bouton électrique
qui s'y trouve, jusqu'à ce qu'une sonnerie lui réponde.

A ce moment les sapeurs-pompiers quittent leur poste et ac-
courent en suivant un itinéraire qui est inscrit dans chaque appareil. On peut donc se porter au devant d'eux ou les attendre
pour leur indiquer le lieu du sinistre.

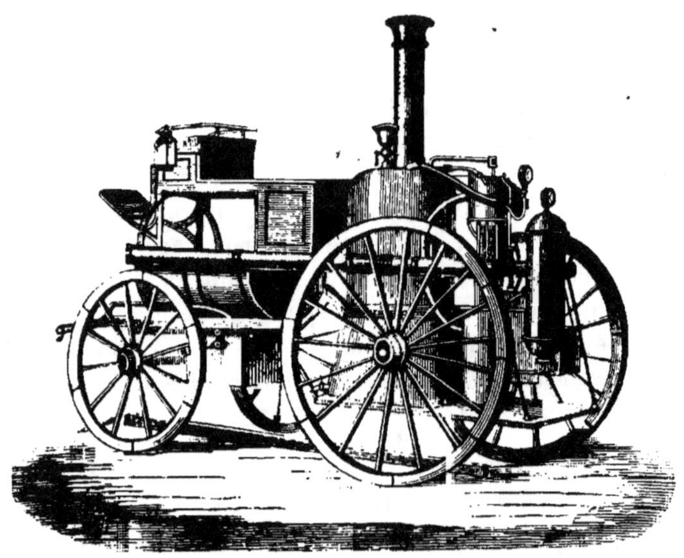

Fig. 214. — Pompe à incendie à vapeur, adoptée par le corps des pompiers
de Londres (communiquée par la maison Sohy et Durey).

Ils arrivent avec leurs pompes qui répondent à deux modèles :
la *pompe à vapeur attelée* et la *pompe à bras*. Le modèle de
la pompe à vapeur que nous reproduisons ici est celui qui est
adopté par les pompiers de Londres. Elle ne diffère pas très notablement de celle que nous avons à Paris, son allumage se fait
rapidement au moyen de charbon imprégné de pétrole et sa sur-

face de chauffe étant considérable, il faut à peine quelques minutes pour la mettre sous pression. Sa force de projection est considérable ; la hauteur du jet atteint 54 mètres, près de deux fois et demi la hauteur d'une maison à cinq étages et son débit dépasse 1.500 litres par minute.

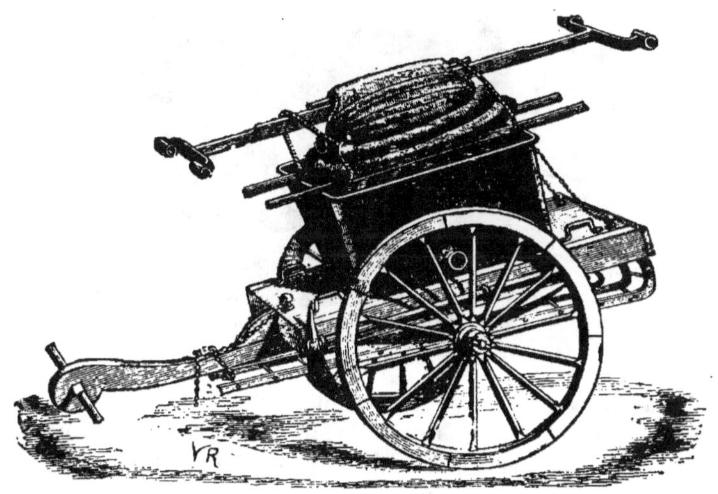

Fig. 215. — Pompe à incendie à bras, modèle de la ville de Paris.
(Sohy et C. Durey.)

La pompe à bras, montée sur chariot, est le modèle actuel de la Ville de Paris. Elle est très utile dans les petits feux ou pour les premiers secours au commencement d'un incendie. La hauteur de son jet peut atteindre 28 mètres et son débit 400 litres par minute, calculé pour 60 coups doubles de balancier.

Ces différentes pompes sont tout en cuivre sans soudure. Les ferrures sont en fer forgé.

Elles sont accompagnées de tout un gréement comprenant des tuyaux en cuir cloué avec leurs raccords en cuivre, un manchon en cuir pour réparation provisoire des tuyaux, une lance, une hache à pic et à tranchant, un cordage de 20 mètres avec bilboquet, deux leviers en frêne, deux tamis en osier, etc.

Les tuyaux, qui doivent mettre la pompe en communication avec la prise d'eau, sont portés soigneusement pliés dans un petit chariot, appelé *dévidoir*. L'homme qui le manœuvre se

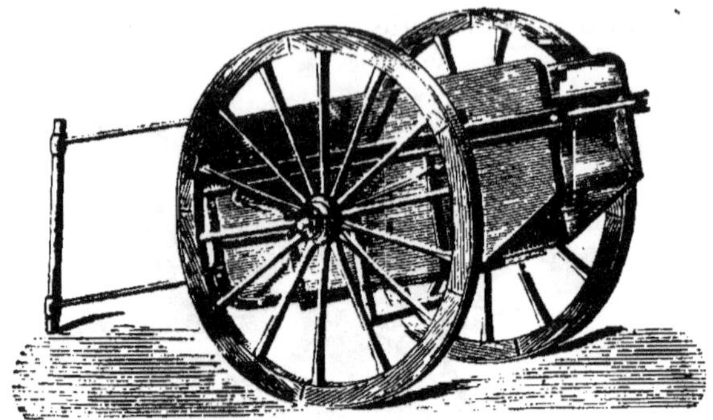

Fig. 216. — Dévidoir à caisse, modèle des pompiers de Paris.
(Sohy et C. Durey.)

rend tout droit à la bouche d'incendie, l'ouvre, y fixe l'extrémité de son tuyau et revenant au pas gymnastique jusqu'à la pompe en traînant son chariot le dévidement se fait de soi-même.

Nous trouvons encore à côté de ces modèles des pompes à main, des avant-trains pour atteler les pompes et porter les servants, des seaux en toile à voile et en osier garnis en zinc, des appareils à liquides et à gaz extincteurs, les extincteurs automatiques qui fonctionnent à l'École d'artillerie de La Fère, etc...

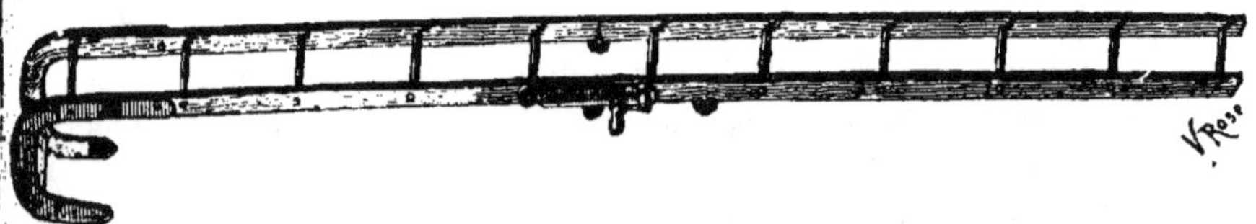

Fig. 217.—Echelle à crochets, modèle de la ville de Paris (Sohy et C. Durey.)

Voici maintenant pour faciliter le sauvetage dans les immeubles incendiés toute la série *des échelles*, échelle à crochets pliante, échelle à coulisses à 2 et 3 rainures, échelle de corde en aloès avec échelons en frêne, et enfin la grande échelle en fer articulée, montée sur chariot permettant d'atteindre la hauteur d'un 7ᵉ étage. De petites plates-formes, qui s'adaptent à différentes

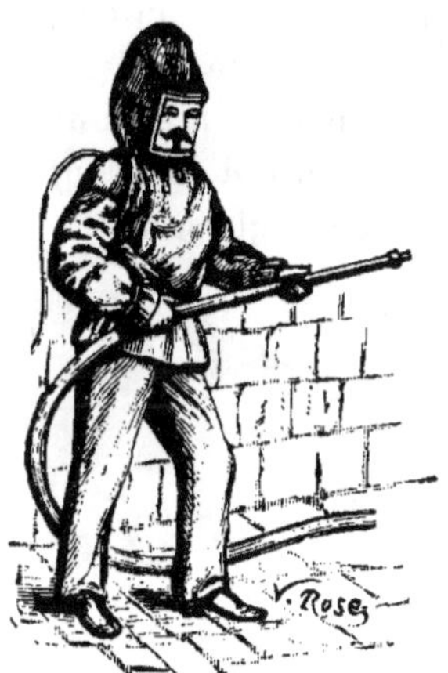

Fig. 218. — Appareil à feux de cave, nouveau modèle de Paris.
(Sohy et C. Durey.)

hauteurs facilitent le sauvetage des personnes sous la direction d'un pompier et servent pour la manœuvre des jets de pompe en permettant de plonger dans les intérieurs par les fenêtres en n'importe quel point.

Tout ce matériel de nos sapeurs-pompiers est de premier ordre comme invéntion et comme construction.

Dans les feux de caves ou d'endroits clos, alors qu'il se produit beaucoup de fumée et qu'il y a à craindre d'être asphyxié, les hommes qui doivent y pénétrer revêtent un costume spécial imperméable et incombustible, ils ont la tête recouverte d'une sorte de capuchon attenant au vêtement, dont la partie en rapport avec le visage est formée par une plaque de verre solide, et à l'intérieur de ce capuchon, aboutit un petit tube qui est en com-

munication avec une pompe à air placée à l'extérieur et chargée
de fournir à la respiration nécessaire du travailleur.

Plus loin nous trouvons un spécimen du fameux *sac de sauvetage* en fort treillis, que l'on adapte à une fenêtre et dans lequel on jette toutes les personnes à sauver comme des lettres à
la poste. Plusieurs hommes qui, au bas, tiennent l'extrémité du
sac tendu, amortissent la chute et la changent en un glissement
nullement périlleux. Le parfait fonctionnement de cet appareil a
surtout été démontré au grand concours international de Vincennes par les firewomen anglaises.

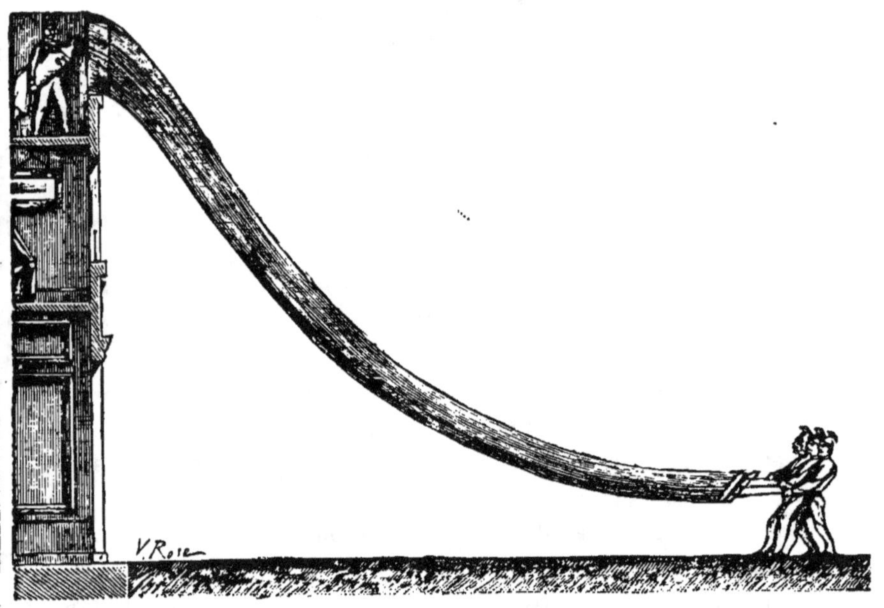

Fig. 219. — Sac de sauvetage avec commande à porte-mousqueton,
modèle de la Ville de Paris. (Sohy et C. Durey.)

On a imaginé aussi des *descenseurs*, appareils portatifs très
simples qui s'adaptent à une corde lisse et permettent, au moyen
d'une sangle formant siège accrochée par un anneau, de descen-

dre les personnes les moins entraînées à la gymnastique et les plus terrorisées. Il suffit de relever la corde en-dessus de soi et

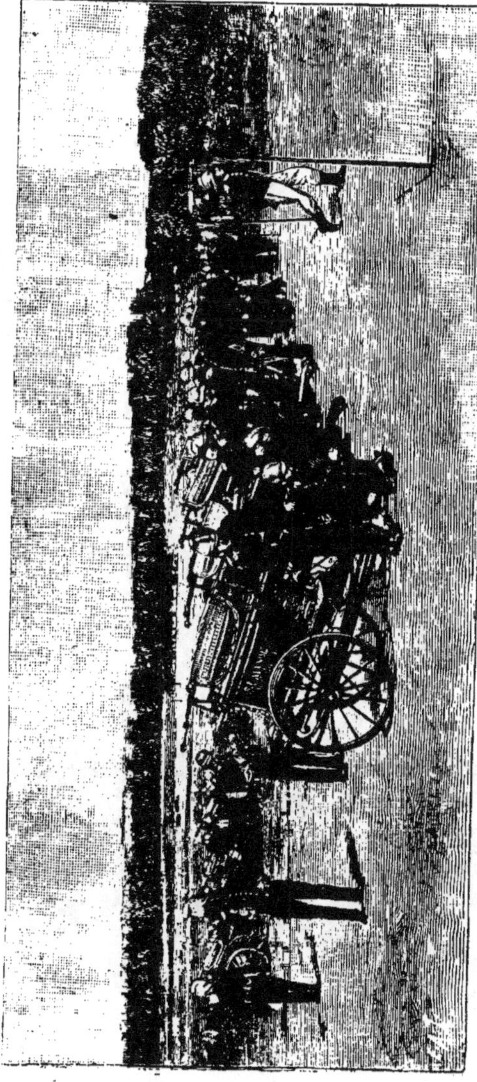

Fig. 220. — Les pompes en batterie au concours de Vincennes (Tiré du journal « *l'Illustration* »).

de la passer dans le crochet horizontal pour arrêter la descente quand on le désire.

M. Evrard, d'Asnières, expose un *descenseur automatique, à frein régulateur de vitesse.*

Cet appareil peut se mettre en poche, ce qui le rend très pratique. Les sapeurs-pompiers de Paris et le capitaine A. Rogier, de Chauny, l'ont expérimenté avec succès.

Un autre engin de sauvetage, qui, lui, cherche à prévenir le

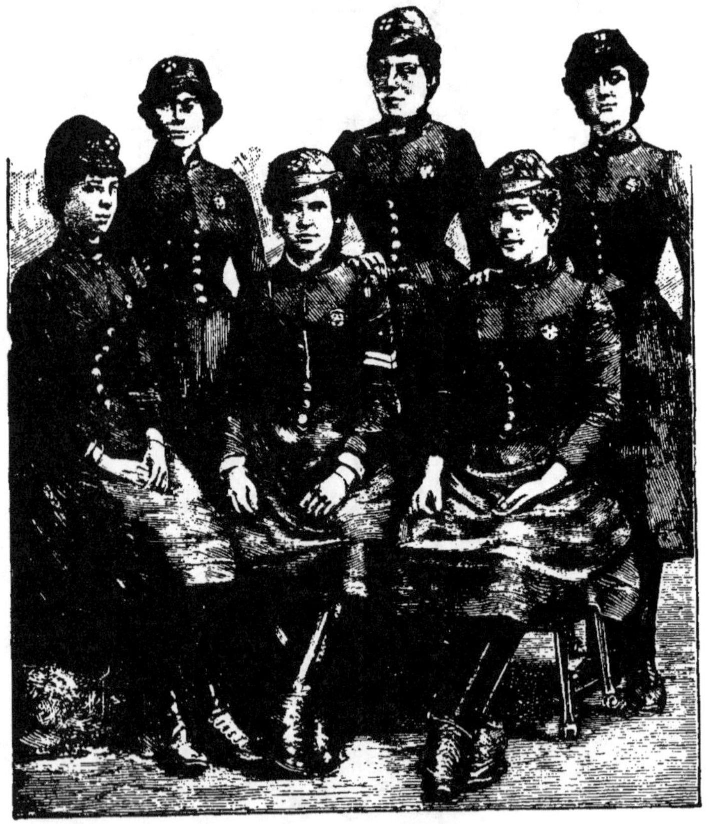

Fig. 221. — Les firewomen (Tiré du journal « l'*Illustration*) ».

mal au lieu de le combattre, consiste dans les nombreux liquides (il y en a de dix sortes) qui rendent les étoffes et les bois incombustibles.

M. Hourdequin, de Valenciennes, un ami de notre conférencier, présente, en miniature, tous les appareils propres à combattre les incendies.

Non loin de là une exposition rétrospective très curieuse nous montre les progrès réalisés dans cette branche depuis 1789 jusqu'à nos jours.

Ainsi que nous l'avons dit plus haut, pendant l'été un grand concours universel eut lieu à Vincennes entre les délégués de tous les pompiers du globe qui s'étaient réunis en Congrès. De nombreuses et très captivantes expériences furent exécutées devant un public immense. Toutes les nations de l'Europe étaient représentées. Mais la brigade qui obtint le plus grand succès de curiosité fut celle composée des six *firewomen* (femmes-pompiers) de Londres. La nouveauté du fait, joint à leur adresse et à leur intrépidité, leur valut tous les suffrages.

L'Eau.

Les nombreux appareils employés sur l'eau en cas de naufrage nous sont moins familiers que les précédents, et pour en comprendre toute la valeur, c'est sur nos côtes en présence de la mer démontée par l'ouragan, qu'il faudrait les voir entre les mains de nos héroïques marins. La lutte est encore plus terrible et plus corps à corps qu'avec le feu. De combien de prodiges, de combien d'actions d'éclat restées inconnues n'ont-ils pas été les témoins ?

Voici d'abord *les bouées* de sauvetage de toutes grandeurs, *des corsets* en tissu caoutchouté, qui permettent de se soutenir indéfiniment sur l'eau, des *costumes de bain* avec poches d'air comprimé, un *hamac flottant*.

Tout près, un *matelas flottant* que notre conférencier a fait expérimenter sur les lacs du Bois de Boulogne.

Plus loin nous trouvons *un canon* et *un mousqueton porte-amarre,* qui permettent d'établir un va-et-vient entre le navire en détresse et la côte.

Au milieu de la salle, la Société Centrale de sauvetage des Naufragés expose son *canot* sur son chariot et son *canon porte-amarre* sur son affût. Son matériel au 1ᵉʳ avril, comprenait 75 canots et 430 postes de secours. Manœuvré par des hommes dévoués et exercés, ce canot a contribué à sauver la vie à 5.368 personnes, à sauver ou secourir 762 navires. Grâce à sa construction extrêmement solide et à la disposition ingénieuse de chambres à air le long de sa coque, il a su résister à tous les assauts de la mer en furie, et il est insubmersible même lorsqu'il est rempli d'eau.

La Vendée a aussi envoyé un très intéressant canot insubmersible, ainsi que la Société des Sauveteurs du Havre.

Pour Paris, nous nous arrêtons un instant devant un bateau à vapeur, destiné à la Seine, sans roulis, à deux coques, ayant 34 compartiments étanches.

Enfin, encore des bouées armées de suspensions intérieures et extérieures, à fanal inextinguible, des sirènes pour le temps de brouillard, des fanaux et des phares pour indiquer l'entrée du port, c'est-à-dire le lieu du salut.

Nous ne pouvons guère que citer au hasard de la visite tous ces modèles remarquablement ingénieux et pratiques, qui, malheureusement, dans une chambre, hors de leur élément, ressemblent un peu à des momies sous vitrine.

Nos colonies et les pays étrangers offrent surtout des modèles d'embarcations.

Cependant la Belgique nous montre quelques appareils de sauvetage et un ouvrage très intéressant, *le Sauveteur*, de MM. Dubus et de Brissy, de Mons.

Le Danemark expose des *abat-vagues* et des *ceintures de sauvetage*, ainsi que l'Espagne et les Etats-Unis.

La Suisse semble avoir le privilège des *échelles*.

L'Italie et le Portugal ont leurs appareils basés sur les mêmes principes que les nôtres.

La Grande-Bretagne expose les *grenades Haster-Star* pour éteindre l'incendie. Mais ces grenades, comme tous les gaz extincteurs, ne réussissent guère que dans les incendies à leur début et dans des endroits clos.

Nous achevions à peine notre excursion au travers des salles de l'exposition de sauvetage et de la navigation, que le docteur Jasiewicz nous dit :

« Tout cela est beau, il est vrai ! Mais ce n'est pas tout de retirer de l'eau un individu ; faut-il encore au moins savoir le rappeler à la vie. La mort par submersion est des plus rapides ; des personnes, qui s'étaient jetées à l'eau et en avaient été immédiatement retirées, avaient déjà exhalé le dernier souffle. Quatre ou cinq minutes, et même moins, suffisent pour amener la mort du submergé. Aussi vous comprenez combien il est nécessaire que le sauvetage se fasse vivement, la rapidité étant dans ce cas une des plus grandes chances de succès. Voilà pourquoi aussi, puisque la moindre perte de temps peut être fatale, les appareils ne valent pas le courage de l'homme qui se dévouera pour se porter au secours de son semblable. Donc rapidité du sauvetage avant tout, et on n'est pas certain de réussir.

Mais d'autre part il semble prouvé que certains individus ont pu être rappelés à la vie après avoir séjourné dans l'eau un temps relativement fort long, surtout si ces individus se trouvent en syncope. Dans l'un et l'autre cas, qu'il y ait eu asphyxie rapide par la submersion ou syncope, il est bon de savoir quels secours il faut administrer aux asphyxiés, et aux noyés en particulier, et, si vous n'êtes pas trop fatigués, je vous propose de venir visiter un des Pavillons de secours de la Ville de Paris. Cette visite sera le complément de celle de ce matin ».

La plupart des confrères présents acceptèrent la proposition, et, dirigés par notre collègue, nous nous rendîmes au pavillon de secours situé sur la berge de la Seine, près du pont de l'Alma.

Poste de secours aux noyés. — La Ville de Paris a fait élever de distance en distance, le long du fleuve, des postes de secours, à la garde desquels sont préposés des agents de police mis au courant des soins à administrer aux blessés, aux asphyxiés et particulièrement aux noyés. Un bateau est amarré près du poste et permet de se porter au secours des personnes en danger. Tous les propriétaires de bateaux à vapeur, de lavoirs, d'établissements de bains chauds et froids sont tenus également de posséder les objets nécessaires pour porter secours aux noyés.

Mais nous pénétrons dans le poste. M. Jasiewicz, après quelques courtes explications sur les caractères de l'asphyxie par submersion et sur les indications auxquelles doivent répondre les soins administrés aux noyés, nous montre les divers objets disposés dans le pavillon.

Voilà d'abord le lit sur lequel le noyé sera étendu. A portée du lit, des draps, des couvertures, des flanelles, qu'un caléfacteur permet de rapidement échauffer pour essuyer, frictionner, réchauffer le submergé.

Le caléfacteur est maintenu à une température moyenne et peut, en un temps très court, chauffer la quantité nécessaire d'eau, si l'on voulait donner un bain. La baignoire est placée en un coin du poste, à proximité du caléfacteur.

Près du bain, sur une planchette, un réservoir à oxygène d'une contenance d'une cinquantaine de litres du précieux gaz capable de faciliter la respiration du noyé et de le rappeler plus vivement à la vie, en activant la transformation du sang noir en sang rouge artériel.

Dans une armoire, appliquée contre le mur, se trouvent une trentaine d'objets, dont la plupart d'ailleurs sont tombés en désuétude, comme le soufflet, l'appareil fumigatoire pour brûler le tabac destiné aux insufflations par le rectum, etc., mais dont quelques-uns sont encore avantageusement utilisés, ainsi l'abaisse-langue, l'écarte-mâchoires, le spéculum laryngé, l'éponge placée au bout d'une baleine destinée à nettoyer la bouche et les voies respiratoires supérieures souvent encombrées de saletés avalées par le noyé pendant la submersion, la plume d'oie pour chatouiller l'arrière-gorge et par mouvements réflexes amener la production des mouvements respiratoires, le thermomètre, le marteau de Mayor, la boule d'eau chaude, etc., et divers flacons contenant de l'ammoniaque, de l'acide acétique, de l'éther, du cognac, de l'alcool camphré, etc..

Ainsi de ces appareils, ceux qui autrefois paraissaient avoir un emploi prépondérant, comme le soufflet pour insuffler de l'air dans la poitrine, ont été abandonnés, et on a conservé seulement les objets jouant un rôle accessoire.

En effet, comme l'explique très bien un tableau illustré appliqué contre une des parois du poste, on ramène, quand le noyé n'est pas mort, la respiration par des moyens fort simples, qui consistent dans la production de mouvements alternatifs reproduisant les mouvements naturels de l'inspiration et de l'expiration.

Supposons un noyé apporté dans le poste. On l'étend sur le lit, un peu sur le côté droit, la face tournée contre terre, la tête un peu plus haut que le corps, afin de faciliter l'écoulement des liquides. Un levier en bois de buis permet de desserrer les dents, l'écarte-mâchoires peut être appliqué et la langue abaissée ; le spéculum laryngien permet d'aller nettoyer avec le pinceau-éponge les parties supérieures des voies respiratoires, puis, ces premiers soins rapidement donnés, on doit avant tout se préoccuper d'assurer la respiration. Voici le procédé opératoire fort simple qui a jusqu'à présent donné les meilleurs résultats.

On élève les bras du noyé des deux côtés de la tête, les tenant étendus en haut pendant environ deux secondes, afin d'imiter une inspiration profonde; on ramène ensuite les bras des deux côtés du tronc, en comprimant latéralement la poitrine, en même temps qu'on la fait comprimer légèrement d'avant en arrière ; on simule ainsi l'expiration. Ces mouvements alternatifs d'inspiration et d'expiration sont répétés environ quinze fois par minute, et il faut les continuer longtemps, la persévérance étant souvent, dans des cas qui paraissaient absolument perdus, couronnée par le succès. Les secours aux noyés, comme aux asphyxiés doivent être continués même après que ces individus ont été rappelés à la vie, car on a vu souvent des sujets ainsi ranimés mourir plusieurs heures après leur résurrection.

Ces mouvements constituent donc le moyen le plus simple comme le plus sûr pour ramener la respiration. Comme adjuvants, on peut avoir recours aux frictions, à l'oxygène, au bain chaud, au marteau de Mayor, aux liqueurs stimulantes, aux lavements d'eau salée, etc.

La Ville de Paris n'est pas seule à veiller ainsi le long des rives du fleuve, des Sociétés, telles que les *Hospitaliers sauveteurs bretons* et les *Sauveteurs de la Seine*, l'aident dans cette œuvre humanitaire et entretiennent à leurs frais des postes de secours, marqués par leurs drapeaux respectifs et installés sur différents pontons échelonnés le long de la Seine et de la Marne. Cette surveillance active, parfaitement organisée, qui tous les ans sauve tant d'existences, a été particulièrement remarquée de nos visiteurs et surtout des Anglais, qui n'ont rien de semblable à Londres sur la Tamise.

Qu'il nous soit donc permis, une fois de plus, de constater que c'est un excès de courtoisie chez nous de trouver meilleur tout ce qui se fait à l'étranger. Nous pouvons en cette occasion nous convaincre que ce n'est pas seulement par l'abnégation et le dévouement que nous tenons le premier rang dans le monde, mais qu'encore nos engins de sauvetage peuvent servir de modèle.

J'ai terminé cette longue étude aux sujets si nombreux et si variés avec l'espérance d'avoir rempli une lacune inhérente du reste à toutes les expositions, c'est-à-dire le manque de démonstrations orales. Le public qui se promène et qui regarde ne demande qu'à voir, qu'à écouter, qu'à s'instruire, mais il faut que des personnes compétentes lui tendent un peu la main. Que sert de lui montrer des chefs-d'œuvre et des merveilles, s'il ne les comprend pas! Peut-être me reprochera-t-on d'arriver un peu tard, mais les questions traitées sont toujours toutes d'actualité, et aidé du souvenir de ce qu'on a vu, on pourra profiter avec beaucoup plus de fruit des enseignements recueillis dans cet ouvrage. Tel est le but, du reste, que je me suis proposé, heureux si mes forces ne m'ont pas trahi et si j'ai pu faire œuvre utile et profitable.

TABLE DES MATIÈRES

—

XVIIIe EXCURSION.

XIXe EXCURSION.

XXe EXCURSION.

XXIe EXCURSION.

GRAVURES

—

CARTES

Clermont (Oise). — Imprimerie Daix frères, place Saint-André, 3.

www.ingramcontent.com/pod-product-compliance
Lightning Source LLC
LaVergne TN
LVHW010604180726
843502LV00001B/136